Kinderwunsch

Möglichkeiten, Erfüllbarkeit und Machbarkeit in unserer Zeit

Verlag: Krause & Pachernegg GmbH, A-3003 Gablitz

Druck: Überreuter Buchproduktion, A-2100 Korneuburg

ISBN 3-901299-26-2

© 2000 by Verlag Krause & Pachernegg. Alle Rechte vorbehalten. Das Buch und alle in ihm enthaltenen Beiträge sind urheberrechtlich geschützt. Ohne schriftliche Genehmigung des Verlags dürfen diese Publikation oder Teile daraus nicht in andere Sprachen übersetzt oder mit mechanischen, photographischen, elektronischen oder sonstigen Mitteln reproduziert oder auch auf Datenträger übertragen werden. Eine Markenbezeichnung kann geschützt sein, auch wenn beim Namen kein Hinweis auf ein Schutzrecht angegeben ist.

Alle Angaben von Dosierungen, Anwendungshinweisen, Applikationsformen usw. Erfolgen außerhalb der Verantwortung von Autoren und Verlag und sind vom jeweiligen Anwender im Einzelfall auf ihre Richtigkeit zu prüfen.

KINDERWUNSCH

*in vitro-Fertilisierung und Assistierte Reproduktion –
Neue Erkenntnisse und Therapiekonzepte*

*Möglichkeiten, Erfüllbarkeit und
Machbarkeit in unserer Zeit*

Herausgeber: Franz H. Fischl

2., vollständig überarbeitete und ergänzte Auflage 2000

Krause & Pachernegg GmbH
Verlag für Medizin und Wirtschaft
A-3003 Gablitz, NÖ

*Alles, was wir für
selbstverständlich halten,
verstellt uns den Blick
auf das Wunder*

Dieses Buch ist besonders meiner Frau Claudia und unserem gemeinsamen Sohn Clemens Alexander, der unmittelbar vor Drucklegung dieses Buches das Licht der Welt erblickt hat, in tiefer Liebe und Dankbarkeit gewidmet. Die heranwachsende Schwangerschaft in ihrer Faszination hat während der Arbeit an diesem Buch dieser noch einen besonderen Stellenwert gegeben.

VORWORT

Nach 5 Jahren – am Beginn des neuen Jahrtausends – erweist es sich als sinnvoll und nötig, das Fachbuch über den unerfüllten Kinderwunsch, das anläßlich des 9. Weltkongresses für in vitro-Fertilisation und assistierte Reproduktion 1995 herausgegeben wurde, neu aufzulegen und völlig zu überarbeiten.

Die Fortschritte in der Reproduktionsmedizin und ihrem wissenschaftlichen Umfeld sind in den letzten Jahren geradezu sprunghaft gestiegen. Die Ergebnisse der molekular-biologischen Forschung werden gemeinsam mit der assistierten Reproduktion nicht nur viele medizinische Disziplinen prägen und verändern, sondern auch soziale, ethische und ökonomische Umwälzungen in die Wege leiten und die Gesellschaft zunehmend verändern. Die Dechiffrierung des menschlichen Genoms ist praktisch abgeschlossen, die Präimplantationsdiagnostik wird bereits in einigen Ländern praktiziert, Kernexpression und Klonversuche haben bereits einen hohen wissenschaftlichen Standard erreicht und sind vielfach reproduzierbar. Dazu kommt neben der zunehmenden Abkoppelung der Sexualität von der Fortpflanzung die Abkoppelung des Gebäralters vom reproduktiven Alter, die Entkoppelung des fetalen Wachstum vom Uterus, sowie die Aufgabe der Spontangeburt über die elektive Sectio der werdenden Mutter. Dieser rasante Fortschritt gerade auf diesem so sensiblen Gebiet, das in seinen Ausführungen letztendlich uns alle betrifft, führt dazu, daß es unter den Kolleginnen und Kollegen sowohl vehemente Befürworter wie auch Gegner gibt.

Insbesondere die Veränderungen der Gesellschaft haben Auswirkungen auf den Zeitpunkt des Entstehens eines intensiven Kinderwunsches. Lebenspartnerschaften werden immer später eingegangen und damit der Kinderwunsch immer später in Angriff genommen. Zuerst kommt die Karriere, dann die Positionierung in der Gesellschaft, der Lebensgenuß und danach erst das Eingehen einer unter Umständen nur zeitlich begrenzten Partnerschaft, in welcher Form auch immer, und zuletzt die Erfüllung des Kinderwunsches. Diese tiefgreifenden Veränderungen der Gesellschaft, die von den Soziologen und Zukunftsforschern für die nächsten Jahre vorausgesagt werden, beinflussen auch die Forschung auf dem Gebiet der assistierten Reproduktion, werden aber auch eine Vielzahl von Problemen, deren Lösungen noch offen sind, mit sich bringen.

Die weltumfassende Wissensexplosion, der medizinisch technische Fortschritt wie auch die elektronische Vernetzung werden mit an der Änderung des Menschenbildes maßgeblich beteiligt sein. Daneben wird die Lebenserwartung weiter stark ansteigen und ebenso das soziale und gesellschaftliche Verhalten verändern. Selbst die auf diesem Gebiet tätigen Spezialisten können gerade noch mit der rasanten Entwicklung Schritt halten. In Zusammenarbeit mit den bekanntesten deutschsprachigen Spezialisten auf dem Gebiet der assistierten Reproduktion wird dieser so faszinierende Teilbereich, angefangen von der ethischen Problematik, über die pychologische und psychosomatische Sicht, bis hin zur Darstellung der modernsten und neuesten Techniken abgehandelt. Den Abschluß bilden Untersuchungen über mögliche Umwelteinflüsse auf die Sterilität, neben der heute nicht mehr wegzudenkenden Auseinandersetzung der medizinisch unterstützten Reproduktion bei viralen Infektionen, sowie die gesetzlichen Regelungen in den einzelnen deutschsprachigen Ländern, sowie ein faszinierender, für manche vielleicht auch beklemmender Ausblick in die nähere Zukunft. So bekommen die interessierten freipraktizierenden Kollegen/innen aller Fachrichtungen, aber auch die interessierten Studenten/innen einen umfassenden Ein- und Überblick in die moderne Reproduktionsmedizin. Möge es manchem/r Kollegen/in erleichtern, seine/ihre Kinderwunschpatienten entsprechend dem neuesten Stand der medizinisch unterstützten Reproduktionsmedizin zu beraten, bzw. seine/ihre Vorurteile abzubauen, um den schon seit Jahrtausenden im Menschen steckenden Wunsch und die Sehnsucht nach einem Kind zu erfüllen.

Franz Fischl
Wien, im Oktober 2000

INHALTSVERZEICHNIS

F. Fischl	Vorwort	7
F. Fischl	Einleitung	13
B. Maier	Ethische Fragen in assistierter Fortpflanzungshilfe und Reproduktionsmedizin im deutschsprachigen Raum	15
H. Kentenich	Psychosomatisch orientierte Beratung und Behandlung steriler Paare	29
F. Fischl	Begriffsbestimmung und Pathogenese, Sterilität – Infertilität	47
J. Deutinger	Die Sonographie in der Sterilitätsdiagnostik und -therapie	57
R. Felberbaum, K. Diedrich	Die ovarielle Stimulation in der assistierten Reproduktion: Empfehlungen für ein modernes Management	71
F. Fischl	Polyzystisches Ovarsyndrom in der Sterilitätsdiagnostik und -therapie	93
H. Michelmann, B. Hinney	Hormonelle Stimulation, ovarielles Alter und Eizellqualität: Gibt es eine Beziehung?	103
H. Hutter, G. Dohr	Von der Implantation zur frühen Schwangerschaft	115
E. Plas, C. R. Riedl	Der männliche Sterilitätsfaktor und seine therapeutischen Möglichkeiten in der assistierten Reproduktion	123
A. Obruca	Samenanalyse und Samenpräparationstechniken in der assistierten Reproduktion	133
F. Fischl	Homologe intrauterine Insemination (IUI) und heterologe Insemination (AID): Stellenwert in der modernen assistierten Reproduktion	141
L. Mettler	Die in vitro-Fertilisation als etablierte Therapie	149
A. Obruca	Intrazytoplasmatische Spermieninjektion (ICSI)	167
E. Plas, P. F. Engelhardt	Operative Gewinnung von Spermatozoen aus der Sicht des Andrologen	177
H. Zech, N. Zech, P. Vanderzwalmen	Der Blastozystentransfer im Vergleich zum klassischen Embryotransfer	185

H. Strohmer	Assisted Hatching	193
E. Siebzehnrübl	Kryokonservierung und Reproduktionsmedizin	199
M. K. Hohl, M. Häberle	Die Bedeutung der Mikrochirurgie im Zeitalter der modernen assistierten Reproduktionsmedizin	215
W.-H. Weiske	Mikrochirurgische Refertilisierung nach Vasektomie: Aktueller Stand	223
M. Weigel, M. Beichert, F. Melchert	Assistierte Reproduktion bei chronischen Virusinfektionen	231
D. Spitzer	Auswirkungen von Umweltbelastungen und Schadstoffen auf die Reproduktion	247
K. Illmensee	Die Zukunft der assistierten Reproduktion – Klonen und Gentechnik in der Reproduktionsmedizin	255
M. Imhof, S. Imhof	Ovarian Tissue Banking zur Langzeiterhaltung der Eierstockfunktion	267
H.-U. Pauer, W. Engel	Stellenwert der Präimplantationsdiagnostik in der Assistierten Reproduktion	277
E. Bernat	Fortpflanzungsmedizin und Recht: Österreichisches Fortpflanzungsmedizingesetz, Deutsches Embryonenschutzgesetz, Schweizer Bestimmungen und Gesetzeslage	285
Sachwortverzeichnis		299

AUTORENVERZEICHNIS

ao. Univ.-Prof. Dr. iur. Erwin **Bernat**
Karl-Franzens-Universität Graz, RESOWI-Zentrum, Institut für Zivilrecht,
Ausländisches und Internationales Privatrecht
A-8010 Graz, Universitätsstraße 15/D4
E-mail: Erwin.Bernat@kfunigraz.ac.at

Univ.-Prof. Dr. med. Josef **Deutinger**
Universitätsklinik für Frauenheilkunde, Abteilung für pränatale Diagnostik
und Therapie
A-1090 Wien, Währinger Gürtel 18–20
E-mail: Josef.Deutinger@univie.ac.at

Univ.-Prof. Dr. med. Ricardo **Felberbaum**
Medizinische Universität zu Lübeck, Klinik für Frauenheilkunde und Geburtshilfe
D-23538 Lübeck, Ratzeburger Allee 160
E-mail: Rfelberbau@aol.com

Univ.-Prof. Dr. med. Franz H. **Fischl**
Universitätsklinik für Frauenheilkunde, Abteilung für gynäkologische Endokrinologie und
Sterilitätsbehandlung
A-1090 Wien, Währinger Gürtel 18–20
E-mail: Franz.Fischl@akh-wien.ac.at

Univ.-Prof. Dr. rer. nat. Karl **Illmensee**
Universitätsklinik für Frauenheilkunde
A-6020 Innsbruck, Anichstraße 35
E-mail: Karl.Illmensee@uklibk.ac.at

Univ.-Prof. Dr. med. Martin **Imhof**
Universitätsklinik für Frauenheilkunde, Abteilung für gynäkologische Endokrinologie und
Sterilitätsbehandlung
A-1090 Wien, Währinger Gürtel 18–20
E-mail: M.Imhof@xpoint.at

Univ.-Prof. Dr. med. Heribert **Kentenich**
DRK-Frauenklinik, Kliniken Westend
D-14059 Berlin, Pulsstraße 4
E-mail: drkfrauenklinik@gmx.de

Univ.-Prof. Dr. med. Michael **Hohl**
Kantonsspital Baden, Frauenklinik
CH-5404 Baden-Dättwil
E-mail: Frauenklinik@ksp.ch

Mag. Dr. rer. nat. Heinz **Hutter**
Institut für Histologie und Embryologie, Karl-Franzens-Universität Graz
A-8010 Graz, Harrachgasse 21/7
E-mail: Heinz.Hutter@kfunigraz.ac.at

Dr. med. et Dr. phil. Barbara **Maier**
Landesfrauenklinik Salzburg
A-5020 Salzburg, Müllner Hauptstraße 48
E-mail: B.Maier@lks.at

Univ.-Prof. Dr. med. Lieselotte **Mettler**
Universitätsklinikum Kiel, Klinik für Gynäkologie und Geburtshilfe
D-24105 Kiel, Michaelisstraße 16
E-mail: lmettler@email.uni-kiel.de

Univ.-Prof. Dr. sc. agr. Hans Wilhelm **Michelmann**
Arbeitsgruppe Reproduktionsmedizin der Universitäts-Frauenklinik Göttingen
D-37075 Göttingen, Robert-Koch-Straße 40
E-mail: hwmichel@med.uni-goettingen.de

Dr. med. Andreas **Obruca**
Universitätsklinik für Frauenheilkunde, Abteilung für gynäkologische Endokrinologie und Sterilitätsbehandlung
A-1090 Wien, Währinger Gürtel 18–20
E-mail: Andreas.Obruca@akh-wien.ac.at

Dr. med. Hans-Ulrich **Pauer**
Institut für Humangenetik der Universität Göttingen
D-37073 Göttingen, Heinrich-Düker-Weg 12d
E-mail: Wengel@gwdg.de

Dr. med. Eugen **Plas**
Urologische Universitätsklinik Mainz
D-55101 Mainz, Langenbeckstraße 1
E-mail: plas@urologie.klinik.uni-mainz.de
(unterstützt durch das Aesca-Reisestipendium 1999)

Priv.-Doz. Dr. med. Ernst **Siebzehnrübl**
Universitätsklinik für Frauenheilkunde, Arbeitsgruppe für operative Reproduktionsmedizin
D-91054 Erlangen, Universitätsstraße 21–23
E-mail: Ernst.Siebzehnruebl@gyn.med.uni-erlangen.de

Univ.-Doz. Dr. med. Dietmar **Spitzer**
Landesfrauenklinik Salzburg
A-5020 Salzburg, Müllner Hauptstraße 48
E-mail: D.Spitzer@lks.at

Univ.-Prof. Dr. med. Heinz **Strohmer**
Universitätsklinik für Frauenheilkunde, Abteilung für Geburtshilfe
A-1090 Wien, Währinger Gürtel 18–20
E-mail: Heinz.Strohmer@akh-wien.ac.at

Priv.-Doz. Dr. med. Michael **Weigel**
Universitätsfrauenklinik Mannheim, Universitätsklinikum
D-68135 Mannheim, Theodor Kutzer-Ufer 1–3
E-mail: Michael.Weigel@gyn.ma.uni-heidelberg.de

Dr. med. Wolf-Hartmut **Weiske**
Urologische Praxis
D-70372 Stuttgart, König Karl-Straße 38
E-mail: WeiskeWH@t-online.de

Univ.-Prof. Dr. med. Herbert **Zech**
Institut für Reproduktionsmedizin und Endokrinologie
A-6900 Bregenz, Römerstraße 2
E-mail: zech@ivf.at

EINLEITUNG

F. H. FISCHL

Bereits vor mehr als 2000 Jahren war die Problematik, aber auch die Dramatik des unerfüllten Kinderwunsches bekannt und die Wichtigkeit der Fortpflanzungsfähigkeit in der Überlieferung der Schöpfungsgeschichte dokumentiert: *„Und Gott schuf den Menschen sich zum Bilde, zum Bilde Gottes schuf er ihn; und er schuf Mann und Weib. Und Gott segnete sie und sprach zu ihnen: Seid fruchtbar und mehret Euch und füllet die Erde und macht sie Euch untertan . . ."* (Genesis 1: 27–28).

Sowohl das Alte als auch das Neue Testament weisen immer wieder auf die traurige und triste Lage unfruchtbarer Frauen hin: Sarah (Genesis 16: 1, 18: 10, 21: 2), Rebecca (Genesis 25: 21), Rachel (Genesis 30: 1, 2, 22), Hanna (Samuel 1: 2–20) und Elisabeth (Lukas 1: 5). Sarah zum Beispiel, die den Vollbesitz ihrer Weiblichkeit nicht durch eigene Nachkommenschaft beweisen konnte, verdächtigte ihren Mann Abraham unbewußt der Unfruchtbarkeit und forderte ihn daher auf, ihrer Magd beizuwohnen. Abraham kam der Aufforderung nach, wohnte der Magd Hagar bei, und sie empfing. Dieser in der Bibel geschilderte Vorfall zeigt nicht nur den Versuch, die Fruchtbarkeit des männlichen Ehepartners zu er- und beweisen, sondern auch den danach folgenden Schmerz und die Eifersucht des betroffenen anderen, sterilen Gatten: *„Da nun Sarah sie (Hagar) aus Eifersucht demütigen wollte, floh sie von ihr."*

Praktisch durch die gesamte Menschheitsgeschichte bis in unsere Zeit wird dem unfruchtbaren Paar Zweifel, Tadel, Mißtrauen, Mitleid, ja manchmal auch Spott und Verachtung zuteil, je nach bestehender Gesellschaftsordnung und Religion. Besonders die Frau, der früher fast allein die Schuldzuweisung der Kinderlosigkeit entgegengebracht wurde, empfand und empfindet auch heute noch oftmals Gefühle der eigenen Wertlosigkeit gegenüber der Familie und dem Ehemann. Dies kann zur Selbsterniedrigung, ja bis zur Verstoßung aus der ehelichen Gemeinschaft führen, abhängig von den Gesellschaftsnormen, die manchmal Kinderlosigkeit als Grund für die Anullierung der Ehe gelten lassen, oder den Ehemann berechtigen, eine zusätzliche (Ehe-) Frau zu nehmen.

Selbst wenn keine spezifischen Sanktionen gegenüber der kinderlos gebliebenen Frau bestehen, kann die fehlende Mutterschaft auch heute noch eine Abwertung des sozialen Status nach sich ziehen. Wie wichtig die Behandlung der Kinderlosigkeit ist, zeigt sich auch in der weiten Verbreitung von Fruchtbarkeitsriten in fast allen Kulturkreisen. Fürbitten um spätere Fruchtbarkeit sind sowohl Bestandteil von Aufnahme- und Einweihungsriten als auch von Hochzeitszeremonien in vielen Kulturen. Die meisten Kulturen haben eigene Vorstellungen und Mittel zur Heilung von Fruchtbarkeitsstörungen entwickelt und gepflegt; dazu gehören z. B. die Anrufung der Götter, die Verwendung von speziellen Glücksbringern und Fetischen, aber auch Wallfahrten zu heiligen Plätzen. Die Wahl von Brunnen, Quellen und Flüssen hierfür beruht auf dem Bewußtsein, daß im Wasser und Regen die Fähigkeit liegt, die verdorrte und unfruchtbare Erde wieder mit Leben zu erfüllen.

Unfruchtbarkeit an sich ist eine normalerweise selten, wenn überhaupt die körperliche Leistungsfähigkeit beeinträchtigende Erkrankung. Sie kann jedoch zu schweren psychischen, aber auch physischen Störungen beider Partner führen (Störungen der ehelichen Gemeinschaft bis hin zur Trennung der Partner, Einschränkung der sozialen Funktionen, Störung des Sexuallebens u. ä. m.). Auch in solchen Gesellschaftssystemen, in denen Familienplanung und Geburtenkontrolle offizielle Politik sind und somit vielfach gefördert werden, fühlt sich das von ungewollter Kinderlosigkeit betroffene Paar oft minderwertig und gesellschaftlich ausgeschlossen. In manchen Kulturen stellt Kinderlosigkeit die physische und soziale Gleichberechtigung der Frau in Frage und mindert gleichzeitig den gesellschaftlichen Status des Ehemannes. Unabhängig von jeder Bevölkerungspolitik der verschiedenen Länder gehört die Freiheit jedes einzelnen Paares, sich fortzupflanzen, zu den grundlegenden Menschenrechten.

Die meisten ungewollt kinderlosen Paare haben mit mehr oder weniger schweren psychologischen, familiären und sozialen Problemen zu kämpfen. Diagnose und Behandlung der Kinderlosigkeit können bei nicht fachkompetenter Führung der Paare durch den betreuenden, speziell dafür ausgebildeten Arzt zu weiteren Problemen führen, beeinträchtigen doch diese Therapien nicht nur das Intimleben des Paares, sondern erfordern auch vielfach einen hohen Zeit- und Geldaufwand. In vielen Länder wird die Behandlung der Kinderlosigkeit von den Krankenkassen nicht oder nur zum Teil getragen und die Paare müssen für die oft nicht unerheblichen Kosten selbst aufkommen. Zusätzlich wurde in den letzten Jahren die Behandlung des Kinderwunsches in vielen Ländern gesetzlich geregelt, eingeschränkt und mit strengen Auflagen versehen, was einen nicht zu unterschätzenden Eingriff des Staates in die Privat- und Intimsphäre eines Paares bedeutet.

Die Gefühle und der Wunsch nach eigenen Kindern, verbunden mit Zorn, Ärger, Verzweiflung und Enttäuschung über langdauernde unerklärliche Unfruchtbarkeit hat bis in unsere Zeit daher nichts an Aktualität eingebüßt, und fast scheint es so, daß die neuen modernen Techniken der heutigen Sterilitätsbehandlungen diese Bitte zunehmend erfüllen können. Umso mehr bleibt die Frage offen, inwieweit dieser Bitte um jeden Preis nachgegeben werden darf und soll. Dennoch kann bei einer erfolgreichen Behandlung der Sterilität auf diese neuen Techniken, wie hormonelle Stimulationsbehandlungen, verschiedene Inseminationstechniken, die in vitro-Fertilisierung und den Embryotransfer, die verschiedenen Mikromanipulationstechniken der assistierten Reproduktion, nicht verzichtet werden. Nach wie vor bleibt daher die erfolgreiche Betreuung des Kinderwunschpaares mit Hilfe modernster Abklärungs- und Therapiemethoden eine große Herausforderung für den Sterilitätsfachmann.

ETHISCHE FRAGEN IN ASSISTIERTER FORT-PFLANZUNGSHILFE UND REPRODUKTIONS-MEDIZIN IM DEUTSCHSPRACHIGEN RAUM

B. MAIER

SITUATIONSANALYSE

10–15 % aller Partnerschaften bleiben ungewollt kinderlos. In zunehmendem Maße suchen Betroffene Hilfe durch reproduktionsmedizinische Interventionen[1]. Assistierte Fortpflanzungshilfe meint medizinische Unterstützung bei der Verwirklichung des Kinderwunsches, den ein Paar allein, ohne medizinische Hilfe nicht realisieren kann. Sie ist ihrem Wesen nach Substitutionsbehandlung, die subsidiär zur Verfügung gestellt wird.

Der sehr verbreitete Begriff Reproduktionsmedizin betont den Vorgang des „producere", den Aspekt der Machbarkeit. Genau genommen wird nicht produziert, nicht reproduziert, sondern stimuliert, aufbereitet, transferiert. Welche medizinischen Vorgangsweisen gehören zum Bereich Fortpflanzungshilfe und Reproduktionsmedizin? Die Aufzählung erfolgt ohne Anspruch auf Vollständigkeit: Eizellstimulation, Spermagewinnung und -aufbereitung, Insemination, IVF (in vitro-Fertilisation), GIFT (Gamete Intrafallopian Transfer), ICSI (Intracytoplasmatic Sperm Injection) zur Behandlung männlicher Sterilitätsproblematik, ... und die gesamte Abklärungspalette vor diesen Maßnahmen.

IVF steht mit ICSI im Zentrum gesellschaftlicher Diskussionen. Die Erfolgsrate von IVF liegt im Durchschnitt zwischen 20 und 25 % – abhängig von Persönlichkeitsvariablen (insbesondere dem Alter der Frau und den Sterilitätsursachen des Paares) und den durchführenden Zentren[2]. Erfolgsraten insbesondere aus Amerika von 50 % und mehr werden berichtet. Diese werden häufig um den Preis von höhergradigen Mehrlingsschwangerschaften mit nachfolgender fetaler Reduktion erkauft. Ein Embryotransfer von mehr als drei Embryonen ist ethisch aus diesem Grund nicht vertretbar. Eine Abhilfe scheint über den Blastozystentransfer möglich [1]. Inseminationsbehandlungen liegen in ihrer Erfolgsquote deutlich niedriger.

Soziologisch zeichnen sich steigende Tendenzen zu späten Schwangerschaften ab. Die Realisierung der Schwangerschaft wird sowohl durch das Alter der Frau als auch durch zunehmende andrologische Infertilitätsprobleme erschwert.

Etwa die Hälfte der Paare, die in der Reproduktionsmedizin Hilfe suchen, bleiben kinderlos – eine in der Euphorie der prinzipiellen Machbarkeiten oft vergessene oder verdrängte Tatsache.

---

[1] Dazu stehen 51 Zentren in Deutschland und 20 in Österreich zur Verfügung. Verglichen mit der Größe des Landes und der Einwohnerzahl ist Österreich besonders gut versorgt.

[2] Was die Transparenz angeführter Zahlen betrifft, ist mit Unschärferelationen zu rechnen. Sie betreffen Alter der Frau, Indikationsstellungen etc.

RECHTLICHE RAHMENBEDINGUNGEN

Eine gesetzliche Grobregelung wurde in Deutschland 1990 mit dem Embryonenschutzgesetz und in Österreich 1992 mit dem Fortpflanzungsmedizingesetz zur Geltung gebracht. In der Schweiz orientiert man sich nach regional-kantonalen Regelungen. In den Gesetzestexten findet sich eine gewisse Kondensierung anthropologischer und wertethischer Vorstellungen. Formuliert wurden sie erst NACH der medizinischen Entwicklung.

Am Beispiel Österreichs ist diese prinzipielle Verspätung der rechtlichen Regelung einer bereits bestehenden Praxis klar zu verfolgen: 1982 wurde das erste Kind nach IVF geboren (das zweite im deutschsprachigen Raum). Erst danach entwickelte sich eine breitere gesellschaftliche Diskussion, zehn Jahre später wurde das FmedG promulgiert. Den ÄrztInnen stand noch lange Zeit keine gesetzliche Orientierung in diesem Tätigkeitsbereich zur Verfügung.

Gesetze brauchen breiten Konsens. Sie müssen sich mit dem Menschen- und Weltbild vieler, davon möglicherweise Betroffener zur Deckung bringen lassen. Im österreichischen FmedG wird bei der Kernfrage, welche Methoden der Fortpflanzungsmedizin zugänglich sein sollen, von den Prinzipien der Würde des Menschen, des Kindeswohles und der Fortpflanzungsfreiheit ausgegangen. Dies ist auch beim DtEschG der Fall, das aber vornehmlich Verbotsbestimmungen enthält, um Mißbrauchsgefahren in diesem sensiblen Bereich der Entstehung von menschlichem Leben vorzubeugen. Dies entspricht den kollektiven Ängsten der Enteignung der Fortpflanzung in medizinischen Labors und der Sorge um ungeborenes Leben, das in diesen Bereichen dem Zugriff bestimmter Interessen besonders ausgesetzt sein kann.

Die Frau, die von den reproduktionsmedizinischen Interventionen zumeist am stärksten betroffen wird, ist in ihrer Menschenwürde so zu achten, daß sie keiner Instrumentalisierung und keinem privaten oder gesellschaftlichen Druck, sich medizinisch unterstützter Fortpflanzung zu unterziehen, ausgesetzt wird.

Das präsumptive Kindeswohl ist auf dem Hintergrund des in der Reproduktionsmedizin u. U. (im heterologen System) problematischen, personalen Bezugsrahmens zu sehen. Nur heterologe Insemination wird toleriert. Eizell- und Embryonenspende sowie Leihmutterschaft entfernen sich zu weit von den Bedingungen der „natürlichen Fortpflanzung", daß sie mit der herrschenden gesellschaftlichen Auffassung von der Entstehung menschlichen Lebens, von Menschenbild und Menschenwürde nicht vereinbar sind. Insbesondere sind bei Eizellspenden die Szenarii der Gewinnung von Eizellen problematisch: Das Eingriffsrisiko ist hoch – es sei denn eine Frau unterzieht sich gerade selbst einer IVF-Behandlung. Soll sie Eizellen abgeben können, um eventuell eigene Behandlungskosten besser zu decken? Was passiert, wenn sie selbst nicht schwanger wird, ihr Eizellpool durch die Abgabe geschrumpft ist, für sie selbst nichts übrig geblieben ist, sie sich deswegen einem neuen Zyklus mit all seinen Implikationen unterziehen wird müssen etc.

Leihmutterschaft wird verboten, weil die Mutter jene Frau ist und bleiben soll, die das Kind gebärt. Ein Splitting in genetische und durch Schwangerschaft und Geburt konstituierte Mutterschaft soll wegen der Konflikte, die aus der Hergabe des Kindes nach der Geburt für die Mutter entstehen sowie die Probleme, die sich für das Kind entwickeln können, verhindert werden.

Fortpflanzungsfreiheit ist Ausdruck der Autonomie des Menschen. Sie kann aber nur soweit durchgesetzt werden, als sie legitime Interessen anderer Menschen (auch werdender) nicht verletzt. Sie bleibt dem Kindeswohl und der Menschenwürde aller Beteiligten untergeordnet.

Wertkonflikte entstehen, wo verschiedene Interessen konkurrieren. Zum Beispiel können dem Kinderwunsch und seiner Durchsetzung ein möglicherweise gefährdetes Wohlergehen des präsumptiven Kindes, der Fortpflanzungsfreiheit, ein Recht des Kindes auf einheitliche Eltern-, besonders Mutterschaft entgegenstehen.

In welchem Ausmaß Fortpflanzungs- und Selbstbestimmungsfreiheit, die in Deutschland, der Schweiz und in Österreich ausdrücklich verfassungsrechtlichen Schutz genießen, durch den Gesetzgeber legitim verkürzt werden können, ist nach Bernat eine Wertungsfrage [2].

ETHISCHE VORSTELLUNGEN IM BEREICH DER REPRODUKTIONSMEDIZIN

Allgemeine Überlegungen

Wir leben in einer pluralistischen Gesellschaft, in der es verschieden akzentuierte Vorstellungen zu Möglichkeiten und Grenzen von Fortpflanzungshilfe und Reproduktionsmedizin gibt. Sie sind abhängig von Prämissen wie Information, Menschen- und Weltbild, Interessen und besonders von der Betroffenheit.

Erschwerend für den gesellschaftlichen Diskurs erwies sich der Umstand, daß sich die medizinische Entwicklung viel rascher vollzog als ihre ethische und rechtliche Aufarbeitung. Dies ist ein strukturelles Problem, das im Wesen von Theorie und Praxis begründet liegt. Erst nach gemachten Erfahrungen und dem Aufkommen neuer Problemsituationen sowie bisher nicht dagewesener Dilemmata wird in einer breiteren Öffentlichkeit diskutiert.

Medizintheoretische Überlegungen sollten unbedingt auch problemorientierte Extrapolationen aus derzeit Gegebenem für die Zukunft liefern. Nach Evaluierung bisheriger Praxis und kritischer Sichtung positiver wie negativer Folgen sind wir gefordert, in der Zeit ethisch zu denken und zu handeln.

Reproduktionsmedizin ist nicht nur medizinisches Know-how, sondern berührt auf der Basis unseres Menschenbildes Fragen der Lebensgestaltung direkt Betroffener wie der gesamten Gesellschaft. Das ist die Position einer ganzheitlichen Argumentationsweise, die technische Eingriffe in den Zeugungsvorgang nicht nur nach den Kriterien einer somatisch orientierten Medizin beurteilt, sondern die psychosozialen Implikationen mitbedenken will. Doch gibt es auch Ansichten, die die Autonomie von präsumptiven Eltern absolut setzen und ihnen die Entscheidung über Möglichkeiten und Grenzen des für sie Mach- und Bewältigbaren allein überlassen will. Viele Meinungen siedeln sich irgendwo dazwischen an.

Wertvorstellungen sind ohne Analyse der ihnen zu Grunde liegenden anthropologischen Leitbilder schwer nachvollziehbar. Sie repräsentieren unsere Phantasien vom Menschen, wie er ist bzw. wie er sein soll und bleiben meist unreflektiert, obwohl sie als soziokulturelle Phänomene verdichtet und institutionalisiert in Gesetzestexten, Schriften von Glaubensgemeinschaften, im Wissenschaftsbetrieb wie im gegenwärtigen medizinischen System vorkommen und unser Leben nachhaltig beeinflussen. Jede Kultur hat ihr eigenes Kategoriensystem, mit dessen Hilfe sie die Welt klassifiziert und ihr Bild vom Menschen entwirft. Jenseits dieses Systems werden Störungen lokalisiert und gegebenenfalls geahndet. Anthropologische Leitbilder prägen auch im Bereich von medizinisch unterstützter Fortpflanzung unser Denken und Handeln. Wir fällen unsere Entscheidungen anthropologisch, nach Maßgabe unseres Menschenbildes. Auch was wir in der Reproduktionsmedizin für möglich und akzeptabel oder grenzüberschreitend und unzumutbar halten, ist direkt oder indirekt Ausdruck unserer Wertvorstellungen.

Ethische Fragestellungen in der Reproduktionsmedizin

Phänomen Fortpflanzungsmedizin

Fortpflanzungsmedizin invadiert in sensible menschliche Bereiche, die bislang verborgen und tabuisiert waren. Die Forschung zu Physio- und Pathologie der Fortpflanzung hat dieses Phänomen wissenschaftlich erhellt. Technische Mittel haben die Reproduktion in noch nie dagewesenem Ausmaß disponibel gemacht. Man denke an die Möglichkeiten der Schwangerschaftsverhütung, an die Chance mit medizinischer Hilfe zu einer Schwangerschaft auch in späteren Jahren zu kommen etc. Dies suggeriert prinzipielle Planbarkeit und Machbarkeit des Wunschkindes zum selbstgewählten Zeitpunkt. Wenn sich doch Schwierigkeiten einstellen, wird diese Enttäuschung schlecht verkraftet.

Probleme der Reproduktionsmedizin werden nicht mehr nur im Kreis der Experten abgehandelt, eine immer breitere Öffentlichkeit tritt in den Diskurs ein. Dies manifestiert sich in einer stärkeren Medienpräsenz der Thematik. Noch relativ wenig melden sich direkt Betroffene zu Wort[3]. Die grundlegende Frage angesichts der technischen Möglichkeiten ist jene, ob der Mensch in den bisherigen Seins- und Erfahrungsbereichen bleiben oder diese verlassen will [3].

Befürworter und Gegner der Reproduktionsmedizin

Befürworter moderner europäischer reproduktionsmedizinischer Methoden sehen in ihnen Errungenschaften, die es ermöglichen, vielen sterilen Paaren jene Stigmatisierung zu ersparen, die ungewollter Kinderlosigkeit auch in der Gesellschaft Mitteleuropas noch immer anhaftet. Trotz Geburtenrückgang haben Kinder eine zentrale Bedeutung für Familie und Gesellschaft. Die soziale Stellung der Frau und die Entfaltung weiblicher Identität sind oft an ihre biologische Fruchtbarkeit geknüpft. IVF etc. werden als Möglichkeiten zur Beseitigung der Diskriminierung verstanden – zumindest für einen Teil der Betroffenen. Feministische Kreise kritisieren zu Recht die dadurch weiter kaschierte Grundeinstellung einer Gesellschaft, die den Wert von Frauen nach ihrer Fruchtbarkeit bemißt, und fragen: „Ist das einer der Gründe, weshalb sich manche Frauen so bereitwillig allen Arten dieser zeitaufwendigen, schmerzhaften und manchmal auch erniedrigenden Tests und medizinischen Manipulationen unterziehen, um ein Kind zu bekommen [4]?"

---

[3] Selbsthilfegruppen für Paare mit unerfülltem Kinderwunsch und nach erfolgreicher Behandlung, die sich unter anderem auch Öffentlichkeitsarbeit zur Aufgabe stellen, sind noch nicht allzu zahlreich. In Österreich existiert bisher nur die Gruppe „Wunschkind – Kinderwunsch".

Kritiker der Reproduktionsmedizin argumentieren häufig mit Nutzen-/Schaden-Relationen. Rechtfertigt der durchschnittliche Therapieerfolg (ca. 25 % baby-take-home-rate) den Aufwand für die Gesamtzahl der Betroffenen wie für die Solidargemeinschaft der Sozialversicherungsträger? Da jede medizinische Therapie an ihrem Erfolg und ihren Nebenwirkungen gemessen werden kann, erscheint dies auch für die Reproduktionsmedizin legitim. Verschärfen Folgeprobleme durch reproduktionstechnische Maßnahmen die Situation des kinderlos gebliebenen Paares, gibt es Zusatzschwierigkeiten für erzielte Schwangerschaften, das spätere Kind – und zwar in physischer, psychischer und sozialer Perspektive? Dazu seien folgende Fragen als Beispiele angeführt: Outcome der IVF-Babies (assoziierte Probleme mit Mehrlingsschwangerschaften, Frühgeburtlichkeit etc.), spätere Aufklärung der Kinder über ihre Herkunft aus heterologer Insemination, IVF (mögliche Identitätsproblematik) etc. – wir haben dazu noch keine Erfahrungswerte, die Reproduktionsmedizin und „ihre" Kinder sind noch zu jung.

Vor einer differenzierten ethischen Beurteilung muß analysiert werden, ob die Schwierigkeiten in der Reproduktionsmedizin direkt aus den zur Verfügung stehenden Methoden oder erst aus ihrer kritiklosen Anwendung abgeleitet werden können. Es ist zu diskutieren, ob sie den Verfahren selbst oder disponierten PatientInnen oder beiden (in wechselseitiger Verstärkung) zuzurechnen sind. Am Beispiel der erhöhten Mehrlingsraten ist dieser Umstand gut ablesbar.

Die Begriffe „Krankheit", „Diagnose" und „Therapie" in der Fortpflanzungsmedizin

Wir sprechen von Reproduktionsmedizin und „Kinderwunschtherapie". Dieser Sprachusus drängt die Frage auf, ob Sterilität eine Krankheit sei, die einer Behandlung bedürfe, die ein Anrecht auf Therapie zur Folge hätte? In Deutschland (BG-H Dezember 1986) wird Sterilität versicherungsrechtlich als Krankheit gewertet und 4 IVF-Versuche von der Krankenkasse bezahlt, in Österreich wurde erst in diesem Jahr nachgezogen.

Therapie setzt eine eingehende Abklärung der Frau wie des Mannes voraus (sollte sie voraussetzen!). In 10–15 % kann keine medizinisch ausreichende Erklärung für die Kinderlosigkeit des Paares gefunden werden. Aufgrund der Diagnose sollte die Indikation zur (Art der) Therapie erfolgen. IVF ist anerkannte Therapie tubarer Sterilität. Rechtfertigt sich ihr Einsatz auch bei ungeklärter, „kryptogenetischer" Sterilität? Haben wir es dabei mit einer Form von „technological fixing", des Versuchs technischer Behebung von Problemen, die auf einer anderen Ebene anzusiedeln sind (z. B. auf der psychischen), zu tun?

Von Krankheit im üblichen Sinn kann bei Sterilität nicht die Rede sein. Wenn wir ihren Inhalt zu definieren versuchen, könnte das folgendermaßen geschehen: Frustration in der Verwirklichung eines wesentlichen Lebenswunsches mit u. U. schweren psychosozialen Implikationen, für manche eine Leiderfahrung, die mit depressiver Symptomatik und im Extremfall suizidalen Tendenzen einhergehen kann. Sind solche Folgen an disponierende Persönlichkeitsstrukturen und bestimmte soziale Gegebenheiten gebunden? Auf diese Problematik werden wir zu einem späteren Zeitpunkt zurückkommen. Auf jeden Fall gilt: „Die Art und Weise, wie Unfruchtbarkeit erlebt wird, kann die Beziehung zu sich selbst, zum eigenen Körper, zum Partner und zu der sozialen Umwelt radikal verändern [5]."

Gegen eine medizinische Engführung der Thematik „Unfruchtbarkeit und Kinderlosigkeit" wenden sich Sichtweisen, die Sterilität nicht als Krankheit, sondern als relativen und dynamischen Zustand qualifizieren, der von mannigfaltigen physischen, psychischen und sozialen Faktoren beeinflußt wird. Die Medikalisierung der Unfruchtbarkeitsproblematik hat zur Folge, daß Fruchtbarkeit als Normalzustand und daran gemessen, Sterilität und Infertilität als zu therapierende Abweichungen betrachtet werden. Reproduktionstechnologien sind eine gesellschaftliche Realität, von denen ein Aufforderungsangebot zur Bewältigung der Problematik ausgehen kann. H. Piechowiak kritisiert, indem er andere, die Lebensentfaltung beschränkende Faktoren in psychischer, sozialer und ökonomischer Hinsicht mitbedenkt: Was aber aus diesem unermeßlich weiten Leidensreservoir soll Gegenstand medizinischer Therapie und Forschung sein und mit welchem Grund? Ergibt sich die Legitimation aus der Sache, ist das subjektive Leidensgefühl der Patienten maßgeblich oder bestimmt die Medizin selbst (vielleicht ohne einen wirklich adäquaten Bedarf auf der „Konsumentenseite") erst von ihren Behandlungsmöglichkeiten her, wann und wofür ihre Interventionen einzusetzen sind [6]?

Ist Reproduktionsmedizin in Gefahr, zu einer „médecine du désir" zu werden? [7]

Dies hängt u. a. von einigen Vorentscheidungen ab. Wird unter Autonomie der PatientInnen nur ihre „voluntas" und nicht mehr ihre „salus" subsummiert, kann die Durchführung bestimmter Therapien mehr schaden (gewollt, in Kauf genommen) als helfen. Für den Arzt, die Ärztin sind nach Piechowiak nicht mehr Wissen, Gewissen und Können, sondern nur noch Wissen und Können gefordert [6].

Neue Technologien können Ansprüche auf ihre Anwendung evozieren, die mehr am technisch Möglichen als menschlich Sinnvollen ausgerichtet werden. In die Diskussion über Beanspruchungsrechte fließen verschiedene Wertungsakzentuierungen ein. Das Leiden von Paaren mit unerfülltem Kinderwunsch ist wahrzunehmen, es darf weder durch Verweigerung aussichtsreicher reproduktionsmedizinischer Therapien aggraviert, noch durch aussichtslose, sinnlos wiederholte Interventionen prolongiert werden. Von psychologischer Seite herrscht Einhelligkeit darüber, daß damit die Chance zu einer Verarbeitung von Kinderlosigkeit vertan und weitere psychosoziale Schwierigkeiten für die Betroffenen eingehandelt werden können [8, 9].

Der Kinderwunsch

Einige Bemerkungen zur Phänomenologie des Kinderwunsches und seinen psychosozialen Implikationen sind bei der Analyse von Wertvorstellungen zur Reproduktionsmedizin unumgänglich. M. Stauber hat verschiedene Weisen des Kinderwünschens zusammengestellt und damit verbundene mögliche Probleme aufgezeigt [10]. Ein vorwiegend narzißtischer, ein fixierter Kinderwunsch, einer mit pathologischen Grundzügen ist nicht durch rein medizintechnische Maßnahmen therapierbar. Hier bedarf es vielmehr psychotherapeutischer Intervention.

Von den bedingungslosen Befürwortern der Reproduktionsmedizin wird in diesem Zusammenhang die Untersuchung des Kinderwunsches *per se* kritisiert, seine Motive wären bei Menschen, die keiner Fortpflanzungshilfemaßnahmen bedürfen, oft ebenso bedenklich, seine Ausprägung häufig ebenso pathologisch, ohne daß darüber befunden würde. Muß aber nicht, da es sich in der Reproduktionsmedizin um ein aktives Eingreifen in den menschlichen Fortpflanzungsprozeß handelt, überlegt werden, was eine Absolutsetzung des Kinderwunsches in Verbindung mit der Illusion grenzenloser medizintechnischer Machbarkeit für die Frau, ihren Partner und ein vielleicht doch noch mögliches Kind bedeutet? Ein Kind, das aus einem extrem narzißtischen Kinderwunsch entspringt, hat vorwiegend Funktion für einen anderen Menschen. Wie ist es bei einer solchen Art „Wunschkind" um dessen Autonomie, sein Subjektsein bestimmt?

Psychologische Beratung, gegebenenfalls Betreuung muß dem Paar laut Gesetz in Deutschland wie in Österreich angeboten werden. Selbstverständlich besteht keine Pflicht zur Annahme. Die Aufgaben des Psychologen, der Psychotherapeutin sind im Aufspüren und Beseitigen fertilitätshemmender Barrieren, wie auch in der Begleitung durch die stressreichen diagnostischen und therapeutischen Prozesse zu sehen. Noch viel zu sehr ist psychologisches Intervenieren an den medizinischen Ablauf gebunden. Seine eigenständige Zielsetzung wäre in der Akzeptanz von Kinderlosigkeit und der Integration in die Lebenssituation zu suchen.

Die Verwirklichung eines Kinderwunsches sollte auch von der Perspektive des Gewünschten, des späteren Kindes zu sehen versucht werden.

Günstige Voraussetzungen für seine gedeihliche Entwicklung sind nach bisherigen Maßstäben (elterliche) Fürsorge und ein personales Beziehungsnetz. Ein Splitting von genetischer, austragender und sozialer Mutter- bzw. Vaterschaft wie es technologisch im heterologen System möglich ist, kann problematische Interaktionen und konflikt-

trächtige Entwicklungen hervorrufen. In Deutschland und Österreich sind Eizell-, Embryonenspende sowie Leihmutterschaft aus diesem Grund nicht erlaubt. Personale Entwicklungen sind nicht bloß an somatische Entwicklungsstadien gekoppelt, sondern durch die Aufnahme von Beziehung sowie das Durchhalten eines Miteinanders in Fürsorge und Konsistenz ermöglicht [11].

Risiken und Folgeprobleme reproduktionsmedizinischer Interventionen

Die reproduktionsmedizinischen Methoden können als solche vielfältige somatische wie psychosoziale Folgeschwierigkeiten und Risiken hervorrufen. Im heterologen System kommt es zur Trennung von genetischer und sozialer Elternschaft. Samenspende für heterologe Insemination ist gesetzlich im gesamten deutschsprachigen Raum unter strengen Kautelen erlaubt. Die gesellschaftlichen wie rechtlichen Normen erlauben Eizell- und Embryonenspende sowie Leihmutterschaft nicht. Der Mutter-Kind-Beziehung wird eine so wesentliche Bedeutung schon *in utero* beigemessen, daß eine heterologe Auflösung nach den Wertvorstellungen dieser Gesellschaft untragbar erscheint. Auch die Durchführung der Methoden hat Risiken. Hormonelle Überstimulationen (*in extremis* das zwar seltene, aber u. U. lebensgefährliche schwere Ovarielle Hyperstimulations-Syndrom), Infektionen nach Fizellpunktionen und in Diskussion möglicherweise ein etwas erhöhtes Risiko von Mißbildungssyndromen nach bestimmten stimulierenden Medikamenten und nach ICSI.

Diskutiert wird nachhaltig über den Embryotransfer bei IVF. Wieviele Embryonen dürfen transferiert werden? Zumeist werden nicht mehr als drei in die Gebärmutter eingebracht. Aber schon da zeigt sich eine erhöhte Mehrlingsinzidenz mit u. U. gravierenden Folgeproblemen. Übersteigt die Anzahl der Feten die Austragungskapazität der Mutter, wird u. U. eine fetale Reduktion als *ultima ratio* durchgeführt. Um das zu vermeiden, wird der Transfer von nur einem Embryo diskutiert; das wäre um den Preis einer deutlich niedrigeren Schwangerschaftsrate möglich.

Was geschieht mit überzähligen Embryonen? EschG und FmedG verbieten Forschung an und mit ihnen. Der Embryo soll den Schutz potentiellen menschlichen Lebens von Anfang an genießen. Auch die Embryonenspende ist in beiden Ländern verboten. In den angloamerikanischen Ländern ist eine Forschungserlaubnis bis zum 14. Tag gegeben. In diesem Sinne wird für die EU-Mitgliedsländer mit der Bioethik-Konvention eine Vereinheitlichung angestrebt, die aber gerade im deutschsprachigen Bereich auf großen Widerstand stößt.

Ein weiteres Problem in der ethischen Diskussion ist die Kryokonservierung. Sie könnte wiederholte hormonelle Stimulationen (mit u. U. großem Risiko z. B. bei ausgeprägtem PCO-Syndrom) und invasive Follikelpunktionen auf ein Minimum reduzieren. Die Schädigungsrisiken sind mit denen in der Natur vergleichbar. Fragen mit ethischer Relevanz können sich daran anschließen: Follikelpunktion als junge Frau, Befruchtung und Implantation nach Abschluß der Karriere, zum „richtigen", absolut selbstgewählten Zeitpunkt, auch in der Menopause? Was passiert mit Gameten, die nicht mehr gewollt werden, oder was, wenn deren „Eigentümer" nicht mehr am Leben sind? Ist eine generationenübergreifende Verpflanzung denkbar? Auf dem Hintergrund solcher – technisch möglicher – Visionen scheint sich der defensive Umgang mit der Kryokonservierung zu rechtfertigen.

Nach Inseminationen und IVF kommt es zu einer deutlich erhöhten Rate von Mehrlingsschwangerschaften, Aborten, Eileiterschwangerschaften und Frühgeburten. Schwangerschaftsprobleme wie Hyperemesis gravidarum, vorzeitige Wehentätigkeit und Gestose treten nach reproduktionsmedizinischen Eingriffen gehäuft auf. Die Sectiofrequenz liegt bei 40 %. Liegen diese Schwierigkeiten an den Methoden oder an den Patientinnen mit vorbelasteter Anamnese? Sie implementieren sich wechselseitig. Mehrlingsschwangerschaften liegen in der Methode und verursachen ein erhöhtes Risiko von Frühgeburtlichkeit etc. Andererseits können darüber hinaus Frauen, denen ihr Körper (ihre „Seele", ihr Unbewußtes, ihre Lebensgeschichte) eine Schwangerschaft ohne fremde Hilfe verweigert hat, während einer doch noch zustande gekommenen Gravidität mit mangelndem Vertrauen in ihn ausgestattet sein. Eine problemlose Schwangerschaft und Entbindung ist ihnen deshalb kaum möglich. Verstärkend wirken ihre Ängste und die „Overprotection" der ÄrztInnen und des Pflegepersonals den doch „besonderen" Patientinnen gegenüber. IVF in der Menopause nach Kryokonservierung oder Eizellspende ist im deutschsprachigen Raum nicht akzeptiert. Das Recht des Kindes auf eine Mutter der nächsten und nicht der übernächsten, also der Großmuttergeneration, scheint in der gesellschaftlichen und juridischen Diskussion den Ausschlag gegeben zu haben.

Fortpflanzungsmedizin – für wen?

Insemination und IVF werden nur für Ehepaare oder Paare in eheähnlicher Gemeinschaft angeboten. Sie ist Voraussetzung. Alleinstehenden Frauen wird ihr Kinderwunsch durch unsere Fortpflanzungsmedizin bislang nicht erfüllt, z. B. durch heterologe Insemination. Alleinstehende Männer, die zur Realisierung ihres Kinderwunsches eine Gastmutter benötigen würden, haben schon wegen dieser Schwierigkeiten und des Verbots der Surrogatmutterschaft keine Chance. Mit dem Argument des Rechts des Kindes auf eine gesellschaftlich anerkannte Familienstruktur werden solche Ansinnen auch bei möglicher Durchführbarkeit verweigert.

„Technology Assessment"

„Technology Assessment" ist ein relativ junger Begriff, der erstmals 1966 in einem Bericht für den amerikanischen Kongreß geprägt wurde [12, 13]. Er meint die systematische Erforschung von gesellschaftrelevanten Wirkungen, die auftreten können, wenn eine neue Technologie eingeführt, angewandt oder wieder zurückgezogen wird. Von besonderem Interesse sind die unbeabsichtigten, indirekten oder latenten Wirkungen und Folgeprobleme. Das 1972 gegründete „Office of Technology Assessment" berät im Hinblick auf aktuelle technische Entwicklungen nach einer Forschungstätigkeit von mindestens vier Phasen:

a) Aufgabenstellung und Definition der Problematik, State of the Art, sozialpolitische Situation
b) Mögliche Einflüsse, Eingrenzungen von möglicherweise betroffenen Personengruppen und Bereichen
c) Positive und negative Auswirkungen der präsumptiven Einflüsse
d) Erhebung möglicher Handlungsalternativen und Analyse von deren möglichen Folgen

a) und b) sind wissenschaftlicher Untersuchung zugänglich, c) und d) rekrutieren auch Wertvorstellungen und dahinter stehende anthropologische Leitbilder. In Amerika wird nach utilitaristischen, konsequenzialistischen Maßstäben analysiert. In den ethischen Beurteilungen Mitteleuropas spielen Fragen der Menschenwürde – ein Begriff mit vielen Facetten – eine grundlegende Rolle. Allgemeiner Konsens ist aber darüber zu erreichen, daß eine Folgenabschätzung bei Anwendung neuer Technologien von Vorteil ist. Sie ist nicht voraussetzungslos, Wertvorstellungen einer Gesellschaft fließen ein. Dennoch verschafft sie mehr Transparenz in der Bewertung. Was technisch möglich ist, sollte menschlich (auf physischer, psychischer und sozialer Ebene) bewältigbar sein. Mögliche Folgeprobleme sollten nicht gravierender als die Ausgangsschwierigkeiten sein.

H. Jonas warnt vor der unreflektierten Zwangsläufigkeit der Anwendung technischen Fortschritts [14]. Alles versucht zu haben, ist nicht selten Motivation zur Inanspruchnahme schon sinnlos erscheinender reproduktionsmedizinischer Interventionen. Muß, was zur Verfügung steht, auch gebraucht werden, vielleicht gar nicht unbedingt gewollt? Am Beispiel IVF: Sie ist DIE klinische Behandlungsmethode der tubaren Sterilität, ein substituierendes Vorgehen, das die Aufgabe der defekten Eileiter durch in vitro-Fertilisierung ersetzt. Wenn die Indikation auf psychogene Sterilität ausgeweitet, das Verfahren unkritisch häufig bei entsprechend disponierten Persönlichkeiten durchgeführt wird, kann dies zu einer gewissen Eigendynamik führen. Die „Psycho-Logik" von IVF prägt sich an entsprechenden Frauen mit hohem chronischem Stresspegel wie folgt aus: Im Kreislauf von Hoffnung (nach Eizellstimulation, Befruchtung und Embryotransfer), Warten (ob die nächste Regel kommt) und Enttäuschung, der nur mit einem neuen Versuch zu entfliehen möglich zu sein scheint, entwickeln sich psychischer Dauerstress und depressive Zustandsbilder [9]. Werden solche Entwicklungen nicht oder zu spät erkannt, hat die „Therapie" zur Aggravierung vorbestehender Probleme beigetragen, die narzißtische Kränkung, die in der Frustration des Kinderwunsches besteht, prolongiert und die Auseinandersetzung mit Kinderlosigkeit sowie Trauerarbeit verhindert.

Technische Rationalität ist sachbezogen, es kommt zu Objektivierungen auch in subjektive Bereiche hinein, die diesen nicht adäquat sind, sondern verzerren, was subjektive Realität ist [15]. Wäre im Sinne der letzten Phase des „Technological Assessment" nicht vermehrt über die Prävention von Fruchtbarkeitsstörungen zu reden? Davon ist in der allgemeinen Diskussion zur Reproduktionsmedizin relativ wenig zu hören. Information über schädigende Agentien und Verhaltensweisen werden kaum angeboten. Es geht primär um Reparation von Störungen, weniger um ihre Verhinderung – gemäß der allgemeinen Tendenz in unserer Medizin.

Die ethische Bewertung von Alternativen: DIE Alternative zum erfüllten Kinderwunsch wäre die gelungene Verarbeitung von Kinderlosigkeit. Das Suchen und Finden anderer individueller Sinnentfaltungsmöglichkeiten ist oft durch die gesellschaftliche Bewertung von Kinderlosigkeit erschwert. Noch in vielen Bereichen wird die soziale Stellung der Frau über ihre Kinder definiert, definieren sich Frauen selbst – nach Erziehung, Bildungsgrad, Emanzipation verschieden ausgeprägt – nur als „vollwertig", wenn sie eine Schwangerschaft durchlebt, ein Kind zur Welt gebracht haben. Für diese bleibt die soziale „Lösung" des Problems durch Übernahme eines Pflegekindes oder Adoption immer nur ein Weg der zweiten Wahl. Die rechtliche Regelung von Adoptionen ist umständlich und langwierig. Der Wunsch nach Säuglingen ist viel schwerer zu erfüllen, größere Kinder werden weniger gern adoptiert. Eine schwangere Frau, die entschlossen ist, ihr Kind zur Adoption freizugeben, ist noch immer einer gesellschaftlichen Stigmatisierung ausgesetzt. Sie gilt als „Rabenmutter" schlechthin, obwohl sie sich, statt die Schwangerschaft abzubrechen, dazu entschließen konnte, ihrem Kind das Leben zu schenken. Die Adoption von Kindern aus der dritten Welt bringt viele Probleme. In der Vermittlung ist oft nicht zu entscheiden, ob eine Form von Kinderhandel im Hintergrund steht.

Die Sterilitätstherapie überschreitende Problematik der Reproduktionsmedizin

Was ist in der (mit Hilfe der) Reproduktionsmedizin außer den Sterilitätsproblemen noch angeh- bzw. lösbar? Die Fortpflanzungsmedizin arbeitet an der Schnittstelle zur Humangenetik, deren Forschungsmöglichkeiten von der Reproduktionsmedizin nicht zu trennen sind. Beide Bereiche dürfen nicht vermengt werden, dennoch berühren sie einander. Die Schnittstellen liegen z. B. auf dem Gebiet der Präimplantationsdiagnostik (evtl. Feststellung von genetischen Erkrankungen vor Implantation des Embryos in die Gebärmutter, auch Geschlechtsbestimmung möglich etc.), der Qualitätsverbesserung von Gameten und der Keimbahntherapie. Kann es in Zukunft nicht auch die Indikation zu IVF aus genetischen Gründen geben, z. B. zur Präimplantationsdiagnostik in Familien mit Erbkrankheiten [16]?

Der Diskussionsentwurf zu einer Richtlinie der Deutschen Bundesärztekammer zur Präimplantationsdiagnostik (PID) im Jahr 2000 erarbeitet, beinhaltet die Frage, ob PID (= PDG: preimplantation genetic diagnosis) bei anamnestisch stark belasteten Paaren, für deren Nachkommen ein hohes Risiko für eine bekannte und schwerwiegende, genetisch bedingte Erkrankung besteht, zum Beispiel Duchenne'sche Muskeldystrophie, Fragiles X-Syndrom und andere, indiziert sein kann [17]. Unter diesen Umständen wäre PID bei solchen, zwar fruchtbaren, aber dem Konflikt einer Schwangerschaft *pro futuro* mit einem schwerbehinderten Kind ausgesetzten Paaren, eine Indikation für IVF mit all ihren Implikationen. Zwar werden solche Indikationen auf eng umschriebene, genetische Erkrankungen beschränkt, sogar explizit herausgestrichen, was keine Indikation sein kann (die Geschlechtsbestimmung ohne Krankheitsbezug, das Alter der Eltern, eine Sterilitätstherapie durch assistierte Reproduktion) [17], um Abklärungsautomatismen und Dammbrüche zu verhindern, dennoch würden und werden sich durch PID als Bestandteil der Reproduktionsmedizin deren Strukturen und Ziele verändern. Nicht nur in der „Laienöffentlichkeit" wird sich die Erwartung von der Erfüllung eines Kinderwunsches zur Erfüllung eines Wunsches nach einem gesunden Kind transformieren, auch Betroffene unfruchtbare Paare könnten die PID im Rahmen von IVF wollen, nach dem Motto: Eine genetische Abklärung beispielsweise auf Trisomie 21 ginge da schon in einem. Nun kann zwar ethisch gesehen die Moralität oder Unmoralität einer Handlung nicht an möglichem Mißbrauch festgemacht werden, es muß aber ein Balanceakt zwischen individual- und sozialethischer Verantwortung versucht werden.

So sehr es für einzelne Paare mit genetischer Risikosituation wünschenswert sein mag, PID in Anspruch nehmen zu können, so sehr ist sozialethisch die eugenisch selektive Dimension von PID zu problematisieren. Diese Spannung wird im Diskurs über Folgen und Implikationen für einzelne Betroffene wie für die Gesellschaft als Ganzer auszuhalten sein. Es geht nicht bloß um die einzelne ärztliche bzw. die Entscheidung der betroffenen Paare, sondern um einen ethisch höchst relevanten Paradigmenwechsel in der Reproduktionsmedizin.

Integration und Explikation anthropologischer Leitbilder und ethischer Wertvorstellungen in assistierter Fortpflanzungshilfe und Reproduktionsmedizin

Im Vergleich zur minutiösen Analyse des physiologischen Ablaufs der menschlichen Fortpflanzung sind psychosoziale Prozesse für diesen Bereich relativ wenig erhellt, ihre Berücksichtigung in der Reproduktionsmedizin noch viel zu gering ausgeprägt. Eine anthropologische Theorie, die unter Berücksichtigung der vielen psychosozialen Implikationen von Fruchtbarkeit und Sterilität angelegt wäre, würde eine menschliche Praxis in der Reproduktionsmedizin ermöglichen. H. Hepp hat in seiner Eröffnungsrede des 50. Kongresses der Deutschen Gesellschaft für Gynäkologie und Geburtshilfe folgendes zu bedenken gegeben: „Der zentrale Einwand gegen die moderne Reproduktionsmedizin basiert auf der Aussage, die Wissenschaften der Psychosomatik, Psychologie, Soziologie und die Lehre von der geistigen Person des Menschen in bezug auf die Qualität künstlicher Befruchtung seien fast nicht entwickelt. Die moderne Fortpflanzungstechnologie sei ohne ein anthropologisches Konzept übernommen und weiterentwickelt worden, ohne auf die leib-seelische Natur des Menschen Rücksicht zu nehmen." [18, 19]

Ethik menschlicher Reproduktion involviert PatientInnen und ihre ÄrztInnen, aber auch PsychologInnen, BiologInnen etc. MedizinerInnen sollten ihre Aufgabe nicht nur in der Erforschung und Anwendung neuer medizinischer Verfahren sehen, sondern reflexiv die anthropologischen Ziele analysieren. Dazu ist ein interdisziplinärer Diskurs gefragt. Medizin ist gerade im sensiblen Bereich der Fortpflanzung nicht nur Physio- und Pathologie, sondern Anthropologie. Besonders die Reproduktionsmedizin übersteigt in ihren Auswirkungen die alleinige Kompetenz von ÄrztInnen, die die Interessen ihrer PatientInnen subsidiär zu vertreten haben. Dabei ist zu beachten, was D. Krebs herausgestellt hat: „Von zahlreichen Fachdisziplinen wird versucht, medizinische Fragestellungen ethischer Natur zu beantworten und zu lösen. Sie alle haben den Vorteil, ihre Antworten sorgfältig zu überlegen und ihre Meinung aus einer gewissen Distanz zum Betroffenen, dem Patienten, auszudrücken. Die ärztliche Entscheidung ist dagegen meist eine schnell zu treffende, und der Arzt ist in seiner Aufgabe, für den einzelnen Hilfe zu bringen, nicht frei von Emotionen. Persönliche Erfahrungen und auch Niederlagen bei der Behandlung von Patienten fließen in seine Entscheidungsfindung ein" [20]. Der Arzt/die Ärztin ist auch nicht frei vom Eindruck von Erfolgen der Reproduktionsmedizin und kann in einer davon ausgehenden Sogwirkung von Machbarkeitsphantasien miterfaßt werden. Zur Verantwortung des Arztes/der Ärztin seien in Anlehnung an U. Wiesing [21] folgende Punkte herausgestellt:

- Verantwortung gegenüber dem Paar: Der Arzt/die Ärztin kann zwischen den Zielen und den Folgen seiner/ihrer Handlungen nie vollständige Kongruenz zusichern. Es gibt keine hundertprozentigen Garantien. Zusicherbar sind „nur" Sorgfalt und Gewissenhaftigkeit in der Aufklärung der PatientInnen, in der Indikationsstellung (und dem Therapieangebot, den Zielsetzungen) und der Durchführung der Interventionen. Dazu gehörten auch Hilfsangebote nach erfolgloser wie auch „erfolgreicher" Therapie in der Reproduktionsmedizin.
- Verantwortung gegenüber dem Kind: Arzt/Ärztin spielen eine mehr oder weniger aktive Rolle bei der Entstehung der Schwangerschaft. Aktives Handeln erfordert immer einen bestimmten Grad ethischer Legitimation. Nicht nur der Kinderwunsch allein ist maßgeblich, sondern das künftige Wohlergehen des Kindes. Es soll so gut als möglich in die ärztlichen Überlegungen Eingang finden.
- Die Arzt/Ärztin-PatientIn-Beziehung soll unter dem Aspekt von gleichberechtigter Partnerschaft stehen. Nach H. M. Sass geht es vornehmlich um PatientInnenverantwortung, wenn er betont: „Es ist nicht mehr der Gynäkologe, der stellvertretend für die Patientin aus den zur Verfügung stehenden Optionen der Intervention entsprechend seinem Weltbild auswählt, sondern vielmehr die Patientin selbst, die aus ihrem Selbstverständnis, ihrem Verantwortungsbewußtsein und ihrem Lebensentwurf Entscheidungen treffen und verantworten muß [22]." Stauber warnt unter Betonung der Wechselseitigkeit der Arzt/Ärztin-Beziehung vor einer „unheilvollen Allianz", die sich gelegentlich entwickelt, wenn beide Teile folgendermaßen orientiert sind: „Der Arzt, der den Erfolg der Kinderwunschbehandlung nur in einem Kind und nicht auch in einer

Krisenbewältigung sieht, ist meist ohne Überlegungen bereit, alles organisch Machbare für ein Kind zu tun. Die dazu passende Patientin wünscht sich ein Kind um jeden Preis und zeigt eine grenzenlose Risikobereitschaft" [10]. Medizinisches Handeln als reflektierte Interaktion zwischen Arzt/Ärztin und PatientIn ist nicht reine Anwendung eines vorgegebenen technischen Wissens an einem bestimmten Menschen, nicht bloß zweckrationales, sondern kommunikatives Handeln. Die Verantwortung liegt im Sinne der Figur des Antwortens, der Figur von Not und Hilfe auf beiden Seiten und kann nur kommunizierend, gemeinsam getragen werden.

- Die Versuche zur Kontrolle der Fortpflanzung sind so alt wie die Menschheit selbst. Die Revolution liegt auf der Ebene der technischen Mittel. „Aber dürfen wir, was wir können?", läßt sich mit Zimmerli fragen, und konstatieren: „Daß die gedankliche und moralische Bewältigung einer neuen Technologie ebenso wichtig ist wie ihre technische Beherrschung, ist eine Einsicht, die sich erst langsam Platz schaffen mußte" [23]. Im Sinne einer Metaphysik der Machbarkeit könnte man mit G. Anders von der Antiquiertheit des Menschen sprechen. Wollen wir es nicht darauf ankommen lassen, dürfen wir uns nicht einer Anpassungsethik verschreiben, die sich dem neuen Können verdingt und zu einer bloßen „Ethik der Machbarkeit" verkommen würde. Es darf als Forderung bestehen bleiben, daß die modernen Techniken der Sterilitätstherapie sich daran messen lassen müssen, ob sie auf Dauer der Entfaltung erfüllten Menschseins förderlich sind. Das sollte Maßstab ihrer Evaluierung sein.

LITERATUR

1. Behr B, Pool TB, Milki AA, Moore D, Gebhardt J, Dasig D. Preliminary clinical experience with human blastocyst development in vitro without co-culture. Hum Reprod 1999; 14: 454–7.
2. Bernat E. Die rechtliche Regelung von Fortpflanzungsmedizin und Embryonenforschung in Deutschland, Österreich und der Schweiz. Fertilität 1992; 223–9.
3. Baruzzi A. Machbarkeit. Perspektiven unseres Lebens. Alber (Reihe: Weiterdenken!), Freiburg (Breisgau)-München 1996; 67.
4. The Boston Women's Health Book Collective, übersetzt und bearbeitet von Blume A und Preuschoft C. Unser Körper. Unser Leben. Ein Handbuch von Frauen für Frauen, Band 1. Rowohlt, 1988; 609.
5. Winkler U. Der unerfüllte Kinderwunsch. Ein Ratgeber für kinderlose Paare. Beck, München 1994; 14.
6. Piechowiak H. Eingriffe in menschliches Leben. Sinn und Grenzen ärztlichen Handelns. Knecht, Frankfurt/Main 1987; 37–40.
7. Bondolfi A. Ethik und Selbsterhaltung. Sozialethische Anstöße. Herder, Freiburg/Breisgau 1990; 71.
8. Auhagen-Stephanos U. Wenn die Seele nein sagt. Vom Mythos der Unfruchtbarkeit. Rowohlt, Hamburg 1991.
9. Hölzle Ch, Wiesing U. In-vitro-Fertilisation – ein umstrittenes Experiment. Fakten, Leiden, Diagnosen, Ethik. Springer 1991.
10. Stauber M. Psychologie der ungewollten Kinderlosigkeit. Frauenarzt 1994; 35: 1186.
11. Maier B. Ethik in Gynäkologie und Geburtshilfe. Entscheidungen anhand klinischer Fallbeispiele. Springer 2000; 93.
12. Walters L. Technology Assessment. In: Reich WT (ed). Encyclopedia of Bioethics. Free Press, New York, 1982.
13. Meran JG. Technology Assessment. WMW 1993; 3; XII.
14. Jonas H. Technik, Medizin und Ethik. Praxis des Prinzips Verantwortung. Suhrkamp 1985.
15. Maier B. Reproduktionsmedizin als Technologie-Reproduktionsmedizin als ethische Herausforderung. Reproduktionsmedizin 1999; 15: 258–67.
16. Fischer EP, Schleuning WD (Hrsg). Vom richtigen Umgang mit Genen. Die Debatte um die Gentechnik. Piper, München 1991.
17. Hepp H. Präimplantationsdiagnostik – medizinische, ethische und rechtliche Aspekte. Diskussionsentwurf zu einer Richtlinie der Bundesärztekammer. Dt Ärztbl 2000; 97: A1213–221.
18. Hepp H. Zwei Leben – Anspruch und Wirklichkeit. Erweiterte Fassung der Eröffnungsansprache des 50. Kongresses der Deutschen Gesellschaft für Gynäkologie und Geburts-

hilfe vom 23. August 1994 in München. Springer 1994; 18.
19. Peterson P. Manipulierte Fruchtbarkeit (psychosomatisch-psychologische Aspekte der In-vitro-Fertilisation und anderen Fertilitätstechnologien). In-vitro-Fertilisation, Genomanalyse und Gentherapie. J. Schweitzer, München 1985.
20. Krebs D. Moderne Reproduktionstechniken. In: Bettendorf G, Breckwoldt M. (Hrsg.). Reproduktionsmedizin. Fischer, Stuttgart, New York 1989; 294.
21. Wiesing U. Zur Verantwortung des Arztes in der Reproduktionsmedizin. WMW 1993; 7/8: 36.
22. Sass HM. Ethische Aspekte moderner Reproduktionstechniken. In: Bettendorf G, Breckwoldt M. (Hrsg.). Reproduktionsmedizin. Fischer, Stuttgart, New York 1989; 294.
23. Zimmerli WCH. Dürfen wir, was wir können? In: Fischer PE, Schneuning WD (Hrsg). Vom richtigen Umgang mit Genen. Die Debatte um die Gentechnik. Piper, München 1991.

Psychosomatisch orientierte Beratung und Behandlung steriler Paare*

H. KENTENICH

Zusammenfassung

Psychosomatische Sterilitätstherapie muß den psychischen Bedürfnissen der Paare, die unter dem Problem der Kinderlosigkeit leiden, gerecht werden. Die körperlich orientierte Sterilitätstherapie hat in den letzten Jahren durch die Einführung der Retortenbefruchtung (IVF) und Mikroinsemination (ICSI) rapide Fortschritte gemacht, so daß wahrscheinlich etwa jede zweite Patientin in der Sterilitätstherapie auch schwanger wird. Sowohl im Erstgespräch als auch während der diagnostischen Phase und der zielgerichteten Therapie sind die Hauptprobleme die große Erwartungshaltung der Paare und der mit der Diagnostik und Therapie verbundene Stress. Dieses muß bei jedem einzelnen Schritt bedacht werden.

Wenngleich es nur wenige Kontraindikationen gegen eine aktive Sterilitätstherapie gibt, so ist in vielen Fällen eine intensivere psychische Betreuung des Paares notwendig. Der Behandlungserfolg wurde lange Zeit ausschließlich im geborenen Kind gesehen. Heute muß aber eine umfassendere Definition erfolgen: Erfolg ist auch eine Öffnung weiterer Lebensperspektiven für das Paar, die Erlangung eines befriedigenden Sexuallebens, Vermeidung von Mehrlingsgeburten und Vermeidung von medizinischen Risiken. Schlüsselfragen können in der Betreuung des sterilen Paares eine Hilfe sein, um eine rein körperlich orientierte Therapie zu vermeiden und eine psychosomatische Therapie zu ermöglichen.

Einleitung

Praktische Sterilitätstherapie hat ihre Grundlage im ärztlichen Gespräch. Im Vordergrund steht die Erfassung des psychischen Problems und danach die medizinische Diagnostik. Die Therapie kann relativ einfach sein: Information und Beratung, Hormonkorrektur, Zyklusbeobachtung oder leichte Stimulationstherapie.

Die weitergehenden Angebote der modernen Sterilitätstherapie sind jedoch vielfältig: Insemination, in vitro-Fertilisation (IVF), intratubarer Gametentransfer (GIFT), intrazytoplasmatische Spermainjektion (ICSI) und viele weitere Varianten. Diese Behandlungen sind von ihrem Ablauf für das Paar sehr aufwendig: Jeder Schritt beinhaltet Blutentnahmen, Injektionen, Ultraschallun-

---

* Dieser Beitrag entstand auf Grundlage eines Lehrbuchbeitrages des Autors in: Stauber M, Kentenich H, Richter D (Hrsg): Psychosomatische Geburtshilfe und Gynäkologie. Springer-Verlag, Heidelberg 1999.

tersuchungen. Außerdem kann die Einschätzung jedes einzelnen Schrittes zur Folge haben, daß die Behandlung abgebrochen werden muß. All dies ist so kompliziert, daß sich die betreuenden Ärzte der Hilfe von Biologen, medizinisch-technischen Assistenten, Embryologen etc. bedienen müssen, um überhaupt Erfolg zu haben. Ein Einzelner ist kaum noch in der Lage, das gesamte reproduktionsmedizinische Gebiet gedanklich zu erfassen oder fachlich zu beherrschen. Schon die Spezialisierung seiner Ausbildung dauert mehrere Jahre.

Doch zunächst gilt es, die psychische Situation zu erfassen: Die Unfruchtbarkeit wird von den betroffenen Paaren – vor allem von den Frauen – häufig als sehr leidvoll erlebt [1–3]. Mit diesem Leid wenden sie sich meistens an den Arzt mit der Bitte um Hilfe. Es ist Aufgabe des Arztes, das Paar über die in Frage kommenden Behandlungsmöglichkeiten umfassend zu informieren und mit dem Paar gemeinsam abzuwägen, welches therapeutische Verfahren je nach Diagnose am sinnvollsten ist.

Aufgrund der Komplexität der zu berücksichtigenden Faktoren (medizinischer Befund, psychische Situation des Paares) handelt es sich hier um eine schwierige Aufgabe.

Der Wunsch nach einem Kind

Bevor die Probleme einer Sterilitäts-Behandlung und der Sinn eines Betreuungskonzeptes näher diskutiert werden, ist zunächst die Erörterung einer banalen Frage wesentlich: „Warum haben Paare Kinderwunsch?"

Wird diese Frage den sterilen Paaren gestellt, so sind häufige Antworten: „Weil es zum Paar dazugehört", „weil Kinder dem Leben einen Sinn geben" oder „weil man sich in den Kindern wiederfindet." Die Antworten zeigen schon, daß Kinder gewünscht werden, weil diese für die eigene Person wesentlich sind. Man spricht von einem narzißtischen Gewinn, denn Kinder geben einem selbst viel Positives zurück. Selbstverständlich werden Kinder auch um ihrer selbst willen geliebt. Den Wunsch nach Nachwuchs kann man vielleicht bei den Tieren als ein triebimmanentes, instinktgesteuertes Bedürfnis ansehen. Bei den Menschen reicht dies weiter: Waren früher leibliche Kinder zur Altersvorsorge (vor der Einführung der Rentenversicherung) wesentlich, so stehen heute andere Bedürfnisse im Vordergrund. Die Entstehung des Kinderwunsches ist Ergebnis einer Persönlichkeitsentwicklung, denn der Kinderwunsch ist nicht von Anfang an da, sondern wächst im Laufe des Lebens. Zugleich ist er das Ergebnis der individuellen Reifung, wie sie sich im psychosozialen Umfeld abspielt [4]. Diese umgebenden psychosozialen Faktoren modulieren den Kinderwunsch. In Industriegesellschaften steht bei bestimmten Bevölkerungsschichten zunächst die Karriere im Vordergrund, während es in anderen Gesellschaften vollkommen „normal" ist, wenn bereits 17jährige Frauen das Bedürfnis haben, schwanger zu werden. In jedem Fall ist aber der Kinderwunsch in eine Partnerbeziehung eingebettet bzw. er entwickelt sich in der Dynamik der Beziehung zwischen beiden Partnern.

Das Problem der Sterilität

Wenn wir nun den Kinderwunsch als das Ergebnis eines psychischen Reifungsprozesses auffassen, so ist die Auseinandersetzung bei der Frau (und beim Mann) mit dem Kinderwunsch doch von Ambivalenz geprägt. Es gibt Gründe, die für ein Kind sprechen (narzißtischer Gewinn; Liebe, die vom Kind zurückgegeben wird). Es gibt aber auch Gründe, die gegen ein Kind sprechen: Kinder und Beruf erfordern Prioritätensetzung, der gesamte Tagesablauf ändert sich durch ein Kind, Freizeit und Urlaub müssen anders gestaltet werden, und die Partnerbeziehung wird durch ein Kind neu definiert.

Wenn aber in einer Partnerbeziehung der Kinderwunsch heranreift und die Frau wird nicht schwanger, so kann das Problem der Sterilität zu einer schweren Krise führen [1, 4–6]. Zunächst ist die Frau überrascht, daß sie nach ein, zwei oder drei Monaten des Wartens nicht schwanger wird. Sie wundert sich über den Beginn der Regelblutung, denn „eigentlich hätte es ja klappen müssen". Schließlich (nach weiteren Monaten oder Jahren des Wartens) ist sie in ihrem Selbstwertgefühl gekränkt (narzißtische Kränkung). Daß sie selbst vom Problem der Sterilität betroffen ist, hat sie sich nicht vorstellen können. Dies kannte sie nur von anderen. Sie konsultiert schließlich einen Arzt. Dieser untersucht sie, gibt ihr Ratschläge oder Medikamente, aber es klappt trotzdem nicht. Zu dem Problem der Kränkung tritt nunmehr das Problem der Hilflosigkeit: Was kann die Patientin tun? Schließlich treten Schuldgefühle auf: „Was habe ich falsch gemacht? Habe ich früher eine Eileiterentzündung nicht auskuriert?" Zudem überkommen sie Gefühle der Trauer und der Verzweiflung. Jede Monatsblutung ist eine erneute „Niederlage". Die Sterilität wird dann schließlich auch zum Paarproblem: Es ist die Frage zu klären, wer „Schuld" an der Sterilität hat und ob man sich überhaupt in die Hände eines Arztes begeben soll [7].

ERSTGESPRÄCH

Für das Erstgespräch sind Fragen des Settings wesentlich: So sollte man sich möglichst das Paar gemeinsam bestellen und einen Zeitraum von etwa 20–30 Minuten einplanen. Die gemeinsame Betreuung des Paares ist nicht nur deswegen notwendig, weil medizinische Untersuchungen bei Mann und Frau erforderlich sind. Im ersten Gespräch soll auch erfaßt werden, ob die Sterilität ein gemeinsames, paarbezogenes Problem ist. In den meisten Fällen lastet zwar das Problem der Kinderlosigkeit eher auf der Frau als auf dem Mann, was psychologisch und anthropologisch auch verständlich ist [1, 8]. Trotzdem sollte erkannt werden, wie sich der Kinderwunsch in dieser speziellen Paarbeziehung gestaltet.

Wenn die Patientin aber alleine kommt oder auch mehrfach Entschuldigungen für das Nichterscheinen des Partners benennt, so sollte man dieses mit dem „3. Ohr" wahrnehmen. Mitunter ist ein sehr ungleichmäßig verteilter Kinderwunsch und starker eigener Druck zur Behandlung hinter einem solchen Problem vorhanden.

Im Erstgespräch sollte man außerdem auf den Ablauf von Körperfunktionen eingehen. Das Wissen der Paare um die Körperfunktionen ist oft sehr spärlich [9]. Nur wenige Paare haben klare Vorstellungen von Aussehen, Zustand und Funktion der Sexualorgane und von den Hormonabläufen. Dieses sollte man anhand von Zeichnungen und Informationsmaterial verdeutlichen. Gerade bei modernen Verfahren der Sterilitätstherapie (IVF/ICSI) besteht eine Diskrepanz zwischen dem vorhandenen Wissen der Paare und dem notwendigen Wissen zur Durchführung dieser therapeutischen Verfahren

[10]. Bei der zunehmenden Technisierung sind die Paare überfordert, so daß eine sehr genaue Information und Aufklärung notwendig ist. Auf der medizinischen Ebene müssen dem Paar die notwendigen Untersuchungen erläutert werden. Diese betreffen die Organe oder Organprodukte, die im Rahmen einer Sterilitätsdiagnostik abgeklärt werden müssen. Das Nähere findet sich in entsprechenden Lehrbüchern (z. B. [11–14]) oder in diesem Buch.

Ein häufig gemachter Fehler besteht darin, sich im Erstgespräch auf anatomische Befunde zu beschränken. So fragen Ärzte oft isoliert nur nach früheren Operationen oder bereits durchgeführten Hormonuntersuchungen und bleiben an diesen Befunden „kleben". Dies wird mitunter auch von den Paaren selbst gewünscht, weil sie sich ja über die Behebung von Störungen den schnellen Erfolg wünschen. Gerade das Erstgespräch sollte aber das Problem der Sterilität umfassender (von der somatischen und psychischen Seite her) ansprechen. Daraus folgt aber nicht, daß man das Paar mit „Psychofragen" überfordern darf. Fragen zur Befindlichkeit, zum Kinderwunsch, zum Leiden am Problem der Sterilität, umfassender zur Sterilitätskrise müssen in das Erstgespräch gut integriert sein, so daß man nicht an der natürlich vorhandenen Abwehr der Patienten scheitert.

Noch mehr gilt dies für Fragen der Sexualität. Bei vielen Sterilitätspaaren ist das Sexualleben eingeschränkt [6]. Sexualität ist vor allem dann lustvoll, wenn sie spontan gelebt wird. Je länger sich aber ein Paar selbst bemüht, schwanger zu werden oder sich in Sterilitätstherapie befindet, umso mehr wird die Sexualität auf die Konzeption ausgerichtet. Hierdurch können nahezu alle Formen von Störungen der Sexualität eintreten: Appetenzstörungen, Exzitationsstörungen, Schmerzstörungen, Orgasmusstörugen, Ejakulationsstörungen und Satisfaktionsstörungen [15].

Ärzte sind kaum darin ausgebildet, Fragen der Sexualität anzusprechen. Sexualität umfaßt den persönlichsten Bereich des Paares, der mit einer normalen Scham auch geschützt wird. Fragen der Sexualität müssen nicht immer im ersten Gespräch angesprochen werden. Sie sollten aber natürlich in den diagnostisch-therapeutischen Ablauf integriert werden. Gut geeignet sind Fragen wie: „Wie geht es Ihnen mit Ihrer Sexualität?", „Wie zufrieden sind Sie mit Ihrer Sexualität?" (näheres siehe Tab. 3). Im Erstgespräch sollte der Arzt erspüren und verstehen können, warum das Paar auf Behandlung drängt: Die Krise der Sterilität lastet so schwer, daß eine Lösung nur über die schnell erzeugte Schwangerschaft möglich zu sein scheint. Insofern sollte man erkennen, warum das Paar „drängt, etwas zu tun". Viele Ärzte geben vorschnell diesem Wunsch nach, so daß oft hektischer Aktionismus entsteht. Wesentlicher ist, dieses Drängen der Paare zu verstehen und einen medizinisch rationellen und psychisch nachvollziehbaren Diagnostik- und Therapiefaden zu erstellen.

Ein weiterer Fehler besteht darin, beim Abschluß des Erstgespräches eine eindeutige Diagnose zu benennen. Mediziner lieben es, schnell zu klaren Festlegungen zu kommen, weil es ihren Vorstellungen vom Menschen und seinen Krankheiten entspricht. Oft genug werden Patientinnen dann mit speziellen „Etiketten" (Corpus luteum-Insuffizienz, Tubensterilität etc.) belegt, ohne daß es zu diesem Zeitpunkt wirklich eindeutige Beweise für diese Diagnosen gibt.

Diagnostische Phase

Nachdem im Erstgespräch der Ablauf der diagnostischen Phase erklärt worden ist, ergeben sich während der Diagnostik doch wiederum einige Probleme. Grundsätzlich ist es so, daß jeder einzelne diagnostische Schritt beim Mann oder bei der Frau Stress hervorrufen kann, da hierzu Arztbesuche notwendig sind, die man in das Berufsleben einplanen muß, ohne daß sich die Patientinnen im eigentlichen Sinne krank fühlen. Zu Beginn der betreffenden Untersuchung sollte noch einmal auf den Sinn dieser Untersuchung hingewiesen werden, um dem Paar den Ablauf der Diagnostik nachvollziehbar machen zu können.

Ein häufig begangener Fehler besteht darin, durchgeführte Untersuchungen zu wiederholen. Die Untersuchung von Hormonen ist sinnvoll. Man sollte sich aber vergegenwärtigen, daß Hormone auch tageszeitlichen Schwankungen unterworfen sind und daß die Zyklen nicht gleichmäßig ablaufen. Insofern sind Hormonbefunde immer mit großer Vorsicht zu interpretieren [16]. Man erhält nicht unbedingt eine größere Klarheit, wenn man diese Hormonuntersuchungen mehrfach veranlaßt, weil auch diese Wiederholungen immer nur einen partiellen Ausschnitt der Zyklusabläufe wiedergeben. Das gleiche gilt für Spermiogramme: Spermiogramme sind jahreszeitlichen und individuellen Schwankungen unterworfen [17]. Insofern ist hier auch nur selten ein Erkenntnisgewinn über mehr als zwei Spermiogramme zu erwarten.

Das Führen von Basal-Temperaturkurven ist sinnvoll, erlauben sie es doch, der Patientin den zyklischen Hormonablauf darzustellen und darüber den Körper und seine Funktionen besser kennenzulernen. Auf der anderen Seite kann der Umgang mit Basaltemperaturkurven auch negative Folgen haben: Sie zwingen die Patientin, bestimmte Tagesabläufe streng einzuhalten (Messen der Temperatur vor dem Aufstehen) und beinhalten eine Vielfalt von Fehlermöglichkeiten (Veränderung des Schlafrhythmus, Fehleranfälligkeit durch Infekte). Insofern sollte man nicht mehr als zwei bis drei Basal-Temperaturkurven führen lassen.

Auch der Postkoital-Test beinhaltet Vor- und Nachteile. Ein Vorteil ist sicherlich darin zu sehen, daß man in Zyklusmitte einige Erkenntnisse über die Zervix, Zervixschleim sowie Spermien-Zervixinteraktion gewinnen kann. Auf der anderen Seite ist dieser Test schwer zu standardisieren und man neigt daher auch zur Überinterpretation der gewonnen Befunde. Aus diesem Grunde sieht die European Society of Human Reproduction and Embryology (ESHRE) in ihren Guidelines [16] diese Methode als nicht sehr sinnvoll an.

Vom zeitlichen Ablauf her sollte man darauf achten, daß die diagnostische Phase nicht länger als 2–3 Monate dauert. Heute sind bei der Patientin nur etwa 2–3 diagnostische Kontakte notwendig. Beim Mann beschränken sich diese ebenfalls auf 1–2 Spermiogramme, Blutuntersuchung (FSH, Testosteron, HIV) und eine eventuell zu erfolgende klinische Untersuchung durch den Gynäkologen/Andrologen/Urologen.

DIE PROBLEME DES MANNES BEI DER STERILITÄTSBEHANDLUNG

Bei der Sterilität des Paares ist die primäre, an den Mann gerichtete Frage: Ist das Spermiogramm normal, subfertil oder infertil? Es interessiert die WHO-Klassifizierung [18], eventuell ergänzt durch Hormonanalyse und Chromosomenanalyse. Daraus kann man schon schnell die Schlußfolgerung ziehen, ob und welche Sterilitätsbehandlung des

Paares erfolgversprechend ist oder nicht.

Die Erfolgsaussichten bei schwerer männlicher Subfertilität waren früher schlecht, sind aber nach Einführung der Mikroinsemination (ICSI) deutlich besser geworden [11, 12, 14]. Auch die Standardwerke der Reproduktionsmedizin (inkl. der psychosomatischen Literatur) [6] spiegeln das Dilemma wider: Das Wissen über die Sterilitätsursachen und die therapeutischen Möglichkeiten bei der Frau sind weitaus größer als beim Mann. Im Folgenden soll nunmehr das bisherige Wissen skizzenartig dargestellt werden.

Sexualität und Sexualstörungen des Mannes

Untersuchungen in Mitteleuropa und den USA zeigen, daß 18 % der Männer an einer Ejaculatio praecox leiden. 16 % haben leichte Form der Impotenz. 2 % berichten über starke Formen der Impotenz [19]. Das Problem des verheimlichten Inzestes wird in den letzten Jahren immer mehr aufgedeckt. So scheint jedes 3. Mädchen, aber auch jeder 9. Junge unter 14 Jahren von Erwachsenen sexuell mißbraucht worden zu sein [20]. Ob diese Zahlen realistisch sind, kann nicht gesagt werden. Übereinstimmend wird aber die Dunkelziffer des sexuellen Mißbrauchs als sehr hoch angesehen. Daß die Sexualität des Paares durch die Sterilität, durch die Sterilitätsdiagnostik und Sterilitätstherapie beeinträchtigt wird, ist bekannt. So geben 30 % der Männer während der Behandlung Sexualstörungen an [21, 22]. Die Reglementierung der Sexualität kann dazu führen, daß 11 % der Männer den Koitus ganz nach der Basaltemperaturkurve ausrichten [23]. Da die therapeutischen Möglichkeiten der Reproduktionsmedizin oft die Masturbation mit anschließender Samenaufbereitung voraussetzen und da die Masturbation notwendige Voraussetzung für ein Spermiogramm ist, zielten einige Untersuchungen auf die Problematik der Masturbation ab. Pusch et al. [23] fanden, daß 18–38 % der Männer die Masturbation für die Erstellung eines Spermiogramms als belastend ansahen. Beeinträchtigend waren vor allem das Fehlen der erotischen Atmosphäre (77 %) und der Partnerin (73 %) [24]. Wenn die Masturbation für die Therapie erforderlich war (z. B. IVF) berichteten 29 % der Männer, daß sie dies als mäßig bis sehr unangenehm empfanden [25, 26]. Zudem ist bekannt, daß die Mitteilung von „schlechten Spermien" zusätzlich Sexualstörungen induzieren kann [1].

Stress und Spermiogrammbefund

Schon frühere Untersuchungen [27] zeigten, daß psychische Störungen zu Impotenz, retrograder Ejakulation und Oligozoospermie führen können. Stress (als Disstress empfunden) kann negativen Einfluß auf Anzahl, Motilität und Morphologie beim Spermiogramm sowohl bei Primaten [28] als auch bei Menschen [29–31] haben.

Wenn beruflicher und familiärer Stress untersucht wurde, so fanden Daigger [32], Giblin et al. [33] und Stauber [1] ebenfalls einen negativen Einfluß auf Volumen, Anzahl, Motilität und/oder Morphologie. Stress in Beruf und Extremsituationen (Krieg) kann zu einer Reduktion der Testosteronproduktion führen, welche wiederum die Spermiogrammparameter beeinflussen kann [30, 34, 35]. In einer Untersuchung zwischen dem Bewältigungsmechanismus (Coping) und Spermiogrammparametern zeigte sich, daß Männer, die sich im Umgang mit Belastungen eher passiv, nachdenklich und depressiv gaben, gute Spermiogrammparameter hatten. Männer, die sich eher aktiv, handlungsorientiert und selbstsicher darstellten, hatten Oligozoospermie und verminderte Testosteronwerte [36, 37]. Dies haben spätere Untersuchungen jedoch nicht nachvollziehen können [38].

Bei diesen Untersuchungen ist aber anzumerken, daß die Spermiogrammparameter stark variieren und jahreszeitliche Schwankungen haben [1, 39, 40].

Die Ängste des Mannes bei Sterilität

Die Problematik der Sterilitätsbehandlung besteht u.a. darin, daß die Sexualität nach dem Eisprung (zumindest zeitweise) ausgerichtet werden muß. Insofern ist verständlich, wenn viele Männer mit Libido-, Erektions-, Orgasmus- und Ejakulationsproblemen bei der geregelten Sexualität (nach Basaltemperaturkurve) reagieren. Verständlich ist auch, daß Männer Probleme mit der Masturbation haben, wenn die Frau bereits „alles getan und geleistet hat". Dies ist die Situation bei der intrauterinen Insemination, beim GIFT und IVF/ICSI. Die Frau hat die Prozeduren der Stimulationsbehandlung auf sich nehmen müssen und hat „viele Eier" produziert: Nun muß der Mann „funktionieren".

Da bei vielen Männern nur ein begrenztes Wissen über die Körperfunktionen und Veränderungen bei Sterilität vorhanden sind, wird oft von den Männern Subfertilität mit „nicht vollwertiger Mann" oder „sexueller Impotenz" gleichgesetzt. Hier ist viel Informationsarbeit notwendig, um auf solche Ängste (die mitunter geheim sind und gar nicht geäußert werden) einzugehen. Eigene Untersuchungen zeigen, daß auch Befürchtungen vorhanden sind, die Spermien könnten im Labor verwechselt werden [41, 42]. So aktualisieren und potenzieren sich ursprüngliche Ängste: *Pater semper incertus.* Auch die Rolle des Arztes kann für den Mann problematisch sein. Pusch et al. [23] fanden in einer Untersuchung, daß 35 % der Männer Bedenken hatten, wegen Sterilität zum Arzt zu gehen. Schließlich sollte auch daran gedacht werden, daß weitere Ängste zur Zukunft vorhanden sein können. Es bleibt offen: Wie verändert sich die Partnerschaft, wenn das Kind geboren ist und ein Dritter die Partnerschaft beeinflußt? Verändert sich die Sexualität nach der Geburt? Hat die Ehe bestand?

Probleme und Fallstricke des Arztes

Schon die Wortwahl bei männlicher Subfertilität kann problematisch sein: „Zu wenig Spermien", „zu schlapp" „Mißbildungen an den Spermienköpfen". Diese Formulierungen können Ängste hervorrufen und das Selbstwertgefühl des Mannes herabsetzen.

Die Beteiligung des Mannes an der Sterilitätstherapie kann vielfältig sein. Selbstverständlich ist ein gemeinsames Paargespräch zu Beginn der Diagnostik und Therapie sinnvoll. Oft lohnt es sich, den Mann einzeln zu befragen, denn die Angaben zur Sexualität können zwischen Mann und Frau differieren. Und mitunter äußert der Mann eher Sexualprobleme, wenn man mit ihm allein spricht. Insofern ergibt ein Einzelgespräch mit dem Mann (anläßlich einer klinischen Untersuchung von Hoden und Nebenhoden) durchaus einen Sinn. Die Fragen zur Sexualität sollten vorsichtig gestellt werden. Da dies einer der intimsten Bereiche des Menschen ist, sollte man die Fragen nicht unbedingt bereits im Erstgespräch stellen. Wesentlich ist, wenn der Mann spürt: „Ich kann über Sexualität offen reden, wenn ich möchte."

In bezug auf die Spermiogrammbefunde sollte der Arzt in seiner Interpretation sehr vorsichtig sein. Wir wissen, daß die Spermiogrammparameter stark schwanken (u. a. auch jahreszeitlich) und daß die aktuell befundeten Spermien eine Reifezeit von 70–90 Tagen haben [43]. Insofern muß man bei einer Spermiogrammbefundung mit einer schnellen Ursachenzuweisung (Rauchen, Trinken, Noxen) sehr vorsichtig sein. Selbst fertile Männer zeigen deutlich Variationen der Spermiogrammparameter [44]. Eine Festlegung („zeugungsunfähig") sollte man selbst bei schweren Formen der Subfertilität und einer nur einmalig diagnostizierten Azoospermie nicht stellen.

Da bei einem Drittel der Männer die Umstände der Masturbation als belastend angesehen werden, ist größere Aufmerksamkeit auf das Ambiente zu richten. Wenn heute noch auf der Toilette masturbiert werden muß, so ist dies unwürdig. Ob animierende Literatur oder Videos zur Verfügung stehen, ist sekundär. Wesentlich ist, daß der Mann für die Masturbation eine angenehme, die Intimsphäre achtende Umgebung hat.

Wenn die Frau an Dyspareunie leidet oder ein Paar Sexualstörungen hat und primär deswegen die Insemination, IVF oder ICSI wünscht, so kann dem nicht ohne weiteres entsprochen werden. Hier muß eine gemeinsame Sexual- oder Paartherapie im Vordergrund stehen. Der schnelle Ausweg auf invasive Therapieformen ist mechanisch und falsch. In Einzelfällen kann neben der Sexual- und Paartherapie parallel medizinisch-therapeutisch vorgegangen werden. Es gibt allerdings Fälle, bei denen auch eine Sexualtherapie versagt.

Psychologisch gesehen, befindet sich der Arzt in der Rolle des „Rivalen" zum Ehemann. Denn er „verbessert" durch seine Maßnahmen die Spermien. Er stellt erst den Zustand der Befruchtungsfähigkeit her. Dieses Problem schwingt im Verhältnis von Arzt und Patient mit.

Verbesserungsmöglichkeiten

Selbst die Reproduktionsmediziner haben große Schwierigkeiten, die Physiologie der Reproduktion und insbesondere der Pathophysiologie zu kennen. Der Patient als letztes Glied dieser Kette hat es besonders schwer. Insofern ist eine gute Information beim Problem der Subfertilität, der Vermeidung von möglichen Noxen in der Therapie sinnvoll. Man sollte sich nicht scheuen, diese Information auch mehrfach zu geben. Diese Probleme potenzieren sich bei ausländischen Patienten, bei denen das Stigma „infertil" aus Furcht vor sozialen Konsequenzen verheimlicht werden muß [45].

Wie und in welchem Maße der Mann seine Frau in Diagnostik und Therapie begleiten kann, sollte nicht dogmatisch geregelt werden. Es sollten immer wieder Angebote vorhanden sein, die Patientin bei der Konsultation zu begleiten oder auch bei der Follikelpunktion und beim Embryotransfer anwesend zu sein. Hier gilt es aber nur, Signale zu geben und keinesfalls suggestive Behandlungsvorschriften zu machen. Die reale Anwesenheit des Mannes ist sekundär. Die Berücksichtigung der Paarbeziehung (und ihrer Eigenheiten) ist primär. Die einzelnen Patienten und das Paar haben ihren individuellen Weg, Gefühle zu zeigen oder mit ihnen umzugehen. Insofern ist vom Arzt der eigene paarspezifische Weg der Diskussion zu suchen. Einige Paare und Männer sind offener. Andere können erst langsam zulassen, Partnerschaftsfragen und Fragen der Sexualität zu besprechen. Manchmal braucht der Arzt länger, um erst eine Kommunikation zu ermöglichen [46].

Die Vermeidung der Reglementierung der Sexualität ist bedeutsam. Natürlich ergibt es einen Sinn, wenn ein Paar in den ersten Monaten der therapeutischen Maßnahmen die Sexualität nach der Basaltemperaturkurve ausrichtet. Wenn aber Paare über Jahre hinweg die Basaltemperaturkurve führen und ihre Sexualität dementsprechend „einengen", so ist dies sinnlos und schädlich. Hier wird mehr an spontaner Sexualität zerstört, als therapeutischer Nutzen gewonnen werden kann.

Da wir wissen, daß Sterilitätsdiagnostik und -therapie beim Mann Ängste hervorrufen können, die seine Männlichkeit betreffen, sollten auch immer vorsichtige Signale zur Besprechung dieser Ängste gegeben werden. Ein Mann wird sich in der Sterilitätstherapie nur dann aufgehoben fühlen, wenn er nicht nur an seinen Spermiogrammparametern gemessen wird.

KONTRAINDIKATION GEGEN THERAPIE

Allgemein gelten als Kontraindikationen diejenigen, die gegen eine Schwangerschaft sprechen. Aufgrund der medizinischen Fortschritte sind aber z. B. Diabetes mellitus, Hypertonus und Gefäßerkrankungen nur sehr selten noch als eindeutige Kontraindikation gegen eine Schwangerschaft anzusehen (Tab. 1). Bezüglich der Infektionen bleibt die HIV-Infektion der Frau weiterhin eine Kontraindikation gegen eine aktive Sterilitätstherapie, da trotz weiterer Fortschritte der Medizin noch mit einem Infektionsrisiko des neugeborenen Kindes von etwa 1–10 % zu rechnen ist [47].

Die Psychose sowie die schwere Neurose müssen als Kontraindikationen angesehen werden, wenn die Betreuung des Kindes nicht möglich sein wird. Dieses bedarf jedoch im Einzelfall einer sehr genauen Abklärung, die interdisziplinär (mit Psychiater / Psychotherapeut gemeinsam) durchgeführt werden sollte. Beachtet man dies nicht, so begibt man sich sehr schnell in eine ethisch schwierige Situation. Der Arzt darf nämlich nicht zur entscheidenden Instanz darüber werden, wem eine Schwangerschaft „gegönnt" und wem sie „verwehrt" wird. Ethisch akzeptabel ist nur, wenn dem Paar durch Aufklärung, Information und Beratung eine weitgehend autonome Entscheidung ermöglicht wird. In der Regel bleibt es die Entscheidung des Paares, ob eine Kinderwunschbehandlung durchgeführt wird oder nicht.

Abgeleitet davon (und teilweise unabhängig davon) ist aber die Entscheidung zu sehen, ob der Arzt die Behandlung dann selbst durchführt oder nicht. Jeder Arzt wird und muß seine individuellen Grenzen finden, was die Therapie angeht. Dieses muß im Zweifelsfall auch der Patientin / dem Paar gegenüber verdeutlicht werden.

Schwierigkeiten bereitet auch das Vorgehen bei psychogener Sterilität. Psychogene Sterilität und psychosomatische Faktoren der Sterilität sollten nicht miteinander gleichgesetzt werden. Psychogene Sterilität bedarf einer sehr strengen Definition. Es müssen nämlich psychische Gründe vorhanden sein, die ursächlich zu einer Sterilität führen. Wenn dies nachweislich der Fall ist, dann sollte keine medizi-

Tabelle 1: Kontraindikation gegen Therapie

Kontraindikation gegen Schwangerschaft (selten)
HIV-Infektion der Mutter
Psychose oder schwere Neurose, die Betreuung des Kindes unmöglich macht
Eindeutig psychogene Sterilität

nisch orientierte Therapie durchführt werden. Dem Paar muß verdeutlicht werden, daß eine psychische Betreuung oder Psychotherapie / Paartherapie eher die Lösung des Problems darstellt. Schwierig wird es aber dann, wenn das Paar innerlich nicht bereit ist, diese psychogenen Faktoren zu akzeptieren. Auch hier muß der Arzt dann seine eigene Position definieren. Er sollte zurückhaltend sein, eine rein medizinisch orientierte Therapie bei Hinweis auf psychogene Sterilität zu beginnen.

INTENSIVERE PSYCHISCHE BEFRAGUNG UND BETREUUNG

Innerhalb einer Sterilitätssprechstunde suchen oft Frauen und Männer bei Z. n. Sterilisation um Hilfe. Dieses ist lebensgeschichtlich in den meisten Fällen nachvollziehbar. Man sollte aber den Patientinnen oder Patienten widerspiegeln, daß sie sich zu einem früheren Zeitpunkt sehr eindeutig gegen eine Schwangerschaft ausgesprochen haben und sich nunmehr sehr eindeutig für das Zustandekommen einer Schwangerschaft aussprechen. Dieses sollte gemeinsam mit dem Paar psychodynamisch aufbereitet werden (Tab. 2).

Das gleiche gilt bei (mehrmaliger) Abruptio. Da Schwangerschaft immer einen Ambivalenzkonflikt beinhaltet, muß bei Z. n. Abruptio vermieden werden, das Thema im Sinne einer Schuldzuweisung aufzuarbeiten. Auch hier gilt es, lebensgeschichtlich nachzuvollziehen, warum sich die Patientin nicht in der Lage sah, sich zu einem früheren Zeitpunkt für das Leben des Kindes auszusprechen.

Gerade in Ballungsräumen und Großstädten haben viele Patientinnen / Paare Erfahrungen mit Psychotherapie oder ähnlichen therapeutischen Verfahren. Oft wurde von der Patientin wegen früherer partnerschaftlicher Krisen ein Psychotherapeut in Anspruch genommen, aber auch wegen des Kinderwunsches. Dieses sollte im ärztlichen Gespräch aufgriffen werden und mit dem Paar überlegt werden, ob und wie medizinische und psychische Therapie miteinander verbunden bzw. eine medizinische Therapie auch mit zum Inhalt der Psychotherapie werden kann.

Eine intensivere psychische Befragung und Betreuung ist insbesondere bei den Patientinnen angezeigt, bei denen das Problem der Kinderlosigkeit zum Lebensmittelpunkt wurde [1–3]. Dies sind die Patientinnen, die häufig den Arzt gewechselt haben und offensichtlich keinen stabilen therapeutischen Prozeß eingehen konnten. Intensivere Betreuung brauchen auch die Patientinnen über 40 Jahre, die ahnen, daß die Erfüllung des Kindeswunsches aufgrund des Altersproblems nur noch schwer möglich ist und bei denen „die Zeit drängt". Gerade diese Patientinnen bedürfen unserer intensiveren psychosomatischen Betreuung.

Tabelle 2: Intensivere psychische Befragung und Betreuung

Z. n. Sterilisation
Z. n. (mehrmaliger) Abruptio
Anamn.: Psychotherapie / psychiatr. Behandlung
Häufiger Arztwechsel
Alter > 40 Jahre
Hinweis auf psychogen mitbedingte Sterilität

WAS IST BEHANDLUNGSERFOLG?

Diese Frage erscheint zunächst banal: Es gibt keine Zweifel, daß Schwangerschaft und Geburt die anzustrebenden

Erfolgskriterien einer Sterilitätsbehandlung sind. Daran sollte nicht vorbeigeredet werden. Diese Definition sollte aber erweitert werden, gerade weil der Behandlungserfolg keinesfalls garantiert werden kann [48]. Als Erfolg sollte auch definiert werden:
- „Ehrliche" Beratung: Dem Paar sollten die korrekten Zahlen benannt werden, in einer bestimmten Sterilitätstherapie schwanger zu werden. Diese Zahlen sollten sich auf die Geburt beziehen und nicht auf die Schwangerschaft, denn das Paar ist an einer Geburt interessiert und nicht an biochemischer Schwangerschaft oder Abort [49, 50] (Näheres siehe Abb. 1–3). Die Risiken und Nebenwirkungen der Medikamente und therapeutischen Verfahren sollten klar benannt werden [51].
- Begrenzung der Behandlung auf einen für das Paar akzeptablen Weg: Sehr oft verlangen Paare die Fortsetzung einer Therapie, bis die Schwangerschaft eintritt. Aber eine Schwangerschaft kann nicht in jedem Fall erreicht werden. Insofern gilt auch als Erfolg, wenn es dem Paar ermöglicht wird, eine Grenze der Behandlung zu finden. Diese Grenze ist immer individuell. Sie sollte nicht vom Arzt verordnet werden, sondern im Diskussionsprozeß mit dem Paar erlangt werden.
- Vermeidung von Mehrlingsgeburten: Mehrlings- und Frühgeburten sind eines der größten Probleme der Reproduktionsmedizin. In 20–30 % enden Schwangerschaften nach IVF bzw. ICSI mit einer Mehrlingsgeburt (siehe auch Abb. 1–3). Man kann sich darüber streiten, ob Drillinge ein Behandlungserfolg oder -mißerfolg sind. Wir sollten aber wissen, daß Schwangerschaften unter 32 Wochen – auch unter den Bedingungen einer neonatologen Intensivmedizin – zu einer hohen Rate an Behinderungen führen. Etwa 28 % aller Kinder unter 32 Wochen sind entweder blind, taub, haben schwere frühfetale Schäden oder einen IQ unter 70 [52].
- Vermeidung von medizinischen Risiken: In früheren Zeiten wurden häufig unnötige Operationen (Antefixation) durchgeführt. Ein zweifelhafter „Erfolg" dieser Operationen war oft, daß Patientinnen nunmehr endgültig (durch die Verwachsungen bedingt) tubensteril waren. Nutzen und Risiken sind abzuwägen. Überstimulationssyndrome sind eines der häufigsten Risiken der Stimulationsbehandlung [51]. Eine Vermeidung von schweren Überstimulationssyndromen kann also als Erfolg angesehen werden.
- Befriedigendes Sexualerleben: Nahezu ein Drittel aller sterilen Paare hat Sexualstörungen [53–55]. Diese Störungen sind entweder schon vor Beginn der Therapie vorhanden, sehr häufig werden sie aber in der Therapie durch die Behandlungsmethoden verstärkt. Gerade dadurch, daß die Sexualität zielgerichtet ist (während der Stimulationsbehandlung) oder vermieden werden muß (homologe Insemination, IVF), ist die Spontanität der Sexualität stark beinträchtigt. Die Spontanität ist mit das Wesentlichste einer zufrieden erlebten Sexualität. Wenn es dem Paar ermöglicht wird, Fragen der Sexualität zu diskutieren und die Therapie auch entsprechend auszurichten, so ist dies ein Behandlungserfolg. Zu bedenken ist auch: Was bedeutet die sexualitätslose Zeugung im Labor für das Sexualleben des Paares, die Phantasien in bezug auf das werdende Kind und die spätere Elternschaft? Welche Möglichkeiten hat das Paar, die bei der Zeugung im Labor feh-

lende Intimität anderweitig zu erleben?
- Akzeptieren der eigenen Grenzen: Die Reproduktionsmedizin gaukelt vor, daß fast alles möglich ist. Seit nahezu 20 Jahren können wir schwere Formen der tubaren Sterilität mit IVF behandeln. Es bietet sich die ICSI-Methode bei schweren Formen der männlichen Subfertilität an. Trotzdem kann eine Schwangerschaft keinesfalls in jedem Fall erreicht werden. Diese Grenzen sollten wir Ärzte auch akzeptieren.
- Bewältigung der Sterilitätskrise: Wenn nach einem langen Behandlungs- und Beratungsprozeß die Sterilität akzeptiert werden kann, so ist dies ein Erfolg. Diese Akzeptanz der Sterilität und eine Hinwendung zu anderen Perspektiven im Leben bedeuten den ersten Schritt in eine neu formulierte Zukunft [2, 3, 6].

Vorgehen bei „Misserfolg"

Schwangerschaft und Geburt ist das primäre Ziel einer Sterilitätstherapie. Doch wie häufig kann dieses Ziel erreicht werden? Weltweit gibt es kaum Datenbanken, die exakte Antworten wiedergeben, weil nur solche Datenerhebungen valide sind, die prospektiv erhoben werden. Die englische Human Fertilisation and Embryology Authority (HFEA) reguliert IVF, ICSI und andere reproduktionsmedizinische Behandlungen in Großbritannien. Die von ihr zur Verfügung gestellten Datenbanken geben eine valide Grundlage zur Erfolgswahrscheinlichkeit verschiedener Behandlungsoptionen. Die Abbildungen 1–3 zeigen die Geburtenraten, aber auch die Mehrlingsgeburtenraten nach IVF (Abb. 1), ICSI (Abb. 2), und donogener Insemination (Abb. 3). Man muß also realistisch davon ausgehen, daß pro Behandlungsversuch in etwa 15–20 % (IVF und ICSI) eine Geburt zu erwarten ist. Bei donogener Insemination liegt die Rate bei nur 9–10 % [50].

Berücksichtigt man nunmehr, daß man diese Verfahren ja wiederholen kann (die Geburtenraten beziehen sich auf den Behandlungsversuch), so ist wahrscheinlich, daß bei Sterilitätstherapie nur etwa die Hälfte der Paare schwanger wird. Mit berücksichtigt

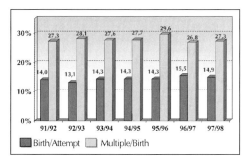

Abbildung 1: Geburtenrate nach IVF [50]

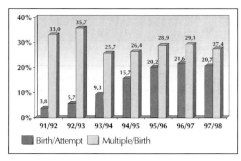

Abbildung 2: Geburtenrate nach ICSI [50]

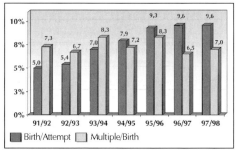

Abbildung 3: Geburtenrate nach donogener Insemination [50]

werden muß allerdings auch, daß viele Schwangerschaften von „sterilen Paaren" behandlungsunabhängig entstehen, z. B. in Therapiepausen oder nach Abschluß einer Behandlung [1, 45].

Was ist aber mit den Paaren, die nicht schwanger werden? Stauber [1] stellte fest, daß der nicht erfüllbare Kinderwunsch eine tiefe Kränkung darstellt, die von vielen Paaren neurotisch verarbeitet wird. In den Nachuntersuchungen zeigten sich neu aufgetretene psychosomatische Symptome, insbesondere funktionelle Sexualstörungen bei der Frau und beim Mann. Auch eine Abkapselung von der Außenwelt und eine gegenseitige Vorwurfshaltung deuten darauf hin, daß der nicht erfüllte Kinderwunsch im weiteren Leben seine Bedeutung hat.

Strauß [6] weist auf die mangelnde Lebenszufriedenheit von langfristig unfruchtbar gebliebenen Paaren hin. Schulz-Ruhtenberg [56] berichtet ebenso wie Stauber [1] in einer Untersuchung von 72 Paaren mit „frustranem" Kinderwunsch über negative Folgen. Diese Paare haben ein hohes Maß an Verleugnung (der weiterhin schlechten Prognose). Außerdem sind sie häufig mit den Ärzten unzufrieden. Es dominieren Verarbeitungsprobleme im Sinne einer eingeschränkten Lebensverwirklichung. Diese eher negativen Befunde können Ärzte dazu veranlassen, dem Paar „in jedem Fall" zu einem Kind verhelfen zu wollen. Zwar bleibt die Erlangung einer Schwangerschaft und die Geburt eines oder mehrerer Kinder weiterhin das primäre Ziel der Sterilitätstherapie. Aber gerade die Ergebnisse der erfolglos gebliebenen Paare verdeutlichen, daß eine allein auf Schwangerschaft abzielende Betreuung des Paares den langfristigen Bedürfnissen des sterilen Paares nicht gerecht werden kann.

Neuere Untersuchungen bei kinderlos gebliebenen Paaren zeigen allerdings, daß diese Lebenskrise insgesamt doch in das weitere Leben integriert werden kann [57].

PROBLEME BEI DER BETREUUNG

Bei möglichen Problemen in der Arzt-Patienten-Beziehung sollten wir die Übertragung und Gegenübertragung genauer betrachten:

Umgang mit Übertragung

Das Phänomen der Übertragung bedeutet, daß die Patientin eigene Gefühle, die sie früher zu wichtigen Personen (Mutter oder Vater) hatte, in ihrem späteren Leben auf andere Personen überträgt. Diese Übertragung geschieht insbesondere dann, wenn diese Person für sie eine besondere Bedeutung bekommt. Oft ist der Arzt (im Speziellen der Reproduktionsmediziner) das Ziel solcher Übertragungen, da die Patientin von ihm eine Lösung wesentlicher Lebensfragen erhofft. In dieser Übertragungssituation erlangt der Arzt dann eine Bedeutung, die er von sich aus unterschätzt.

Zugleich zeigen die Paare besondere Formen der psychischen Abwehr (sog. Abwehrmechanismen). Sehr häufig benutzen Sterilitätspatientinnen z. B. die Abwehrform der Idealisierung. Sie idealisieren alles, was zu einer Schwangerschaft führt. So wird der Arzt „in höchsten Tönen" gelobt, die technische Medizin wird idealisiert und das Kind kann nur von seinen guten Seiten her antizipiert werden. Eine andere Form der Abwehr ist die Verleugnung. Das Paar ist geneigt, die individuelle Chance, schwanger zu werden, zu überschätzen und die relativ niedrigen realen Erfolgsquoten zu verleugnen.

Gegenübertragung

Jeder Arzt und Berater hat seine eigene persönliche Historie und seine eigenen Persönlichkeitsmerkmale. Er wird also auf bestimmte Patientinnen in unterschiedlicher Weise reagieren. Dadurch wird er einige Patientinnen besonders „angenehm", andere wiederum als besonders „unangenehm" erleben. Wenn der Arzt z. B. sehr zwanghafte Züge hat, so wird er die Patientin eher akzeptieren, wenn sie sich in der medizinischen Behandlung sehr korrekt verhält. Er wird aber seine Probleme mit einer eher hysterisch strukturierten Patientin haben, die „alles nicht so genau nimmt", zu spät zur Sprechstunde kommt oder die Tabletten falsch nimmt [58].

Unbewußte Verbindung zwischen Arzt und Patient

Dieses Phänomen wird in der Reproduktionsmedizin oft beobachtet. Beide (Arzt und Patientin) bevorzugen die aktive Behandlung (Stimulation, IVF, ICSI). Wenn man aktiv etwas tun kann, dann braucht man keine Zeit zum Überlegen oder Diskutieren. Es bleibt keine Zeit, um Trauer zuzulassen. Diese unbewußte Einheit führt zur Abwehr von Emotionen, weil beide z. B. den Mißerfolg (Monatsblutung, keine Schwangerschaft, Fehlgeburt) schnell „vergessen" wollen. Diese Einheit macht verständlich, warum in der Sterilitätstherapie die psychische Seite so wenig zugelassen wird. Dies bedeutet keinen Vorwurf an Arzt oder Patientin, denn von psychischer Seite her können wir dieses Phänomen verstehen. Der Arzt sollte sich dieses Problem jedoch vergegenwärtigen. Es ist auch sinnvoll, immer wieder Behandlungspausen zuzulassen, „um das Kind kommen zu lassen, wenn die Zeit reif ist". In dieser Hinsicht denken wir, daß die Arzt-Patienten-Beziehung auch einen unbewußten Hintergrund hat.

Die Medizin läuft Gefahr, die Verleugnung des psychischen Problems der Sterilität zu unterstützen. Paare begeben sich oft über Jahre in medizinische Behandlung und wechseln häufig die Ärzte mit der Hoffnung, eine günstigere Diagnose oder weitere Behandlungsvorschläge zu erhalten. So vermeiden sie mit Hilfe der Medizin eine wirkliche Auseinandersetzung mit ihrer Sterilität. Auch weckt die aktive medizinische Behandlung mit ihren technischen Möglichkeiten die Illusion einer Kontrolle der Fruchtbarkeit.

Gemeinsame Betreuung von Ärzten und Psychologen

Es bleibt weiterhin grundsätzliche ärztliche Aufgabe, die Paare gut zu beraten und eine psychosomatisch orientierte Betreuung zu gewährleisten. Das bedeutet allerdings nicht, daß die Ärzte „omnipotent" die gesamte psychische Betreuung gewährleisten können. Jeder Arzt wird die Grenze seiner eigenen Kompetenz auch in der psychischen Betreuung finden. Insofern ist die Einbeziehung von Psychologen in das Team essentiell.

Fiegl und Kemeter [59] konnten zeigen, daß das gemeinsame Paargespräch in Gegenwart der Psychologin und des Arztes sinnvoll ist, da das Paar ihnen gegenüber sich den Ansprechpartner auswählen kann und die Kompetenz im gemeinsamen Gespräch fachlich und personell trennen kann. Eine Trennung einer psychosomatischen Betreuung in einen ärztlichen und psychologischen Teil hat aber immer die Gefahr, daß der Arzt für das „Handeln" und der Psychologe für das „Fragen" zuständig ist. Eine psychosomatische Grundkompetenz des Arztes ist also in jedem Fall gefordert. Es empfiehlt sich jedoch, allen Paaren den Hinweis auf die parallele Betreuung durch den Psychologen/ Psychotherapeuten/ Paartherapeuten zu geben, um dem Paar diesen individuellen Weg zu ermöglichen. Die „Heidelberger Kinderwunschsprechstunde" [60] berichtete über äußerst positive Erfahrungen mit diesem Modell. Insbesondere zeigten sich positive Effekte in bezug auf eine bessere Verarbeitung des Kinderwunsches mit psychologischer Beratung und/ oder fokussierter Paartherapie [60–62].

Beratung kann kein Screening für Elternschaft sein

Im täglichen Leben ist jedem Paar erlaubt, ein Kind zu zeugen oder nicht. Insofern kann der Berater keinerlei Instanz sein, eine Entscheidung darüber herbeizuführen, welchem Paar es erlaubt ist, ein Kind zu bekommen und welchem nicht. Beratung und Betreuung von Paaren muß dem Paar die Möglichkeit eröffnen, diese Entscheidung selbst zu treffen – als weitgehend autonome Entscheidung.

SCHLÜSSELFRAGEN DER BERATUNG

Zum Schluß wollen wir anhand einiger Schlüsselfragen (Tabelle 3) praxisorientierte Hinweise geben:

Wie lange versuchen Sie schon, schwanger zu werden?

Mitunter hat die Patientin gerade erst mit der Pille aufgehört und kommt schon in die Konsultation. Hier ist Information zu den Konzeptionschancen notwendig. Oder es steckt eine zwanghafte Herangehensweise dahinter, wenn die Patientin glaubt, daß in einem Lebensstil, wo alles planbar ist, auch der Körper wie eine Maschine zu reagieren hat.

Wer leidet mehr unter der Kinderlosigkeit?

In den meisten Fällen ist der Leidensdruck bei der Patientin größer als beim Partner [6]. Dies ist verständlich, denn der Mann kann niemals selbst schwanger werden oder ein Kind bekommen. Auf der anderen Seite kann aber der Leidensdruck beim Ehemann sehr viel größer sein, wenn die Patientin z. B. Kinder aus frühen Beziehungen hat, oder wenn der Leidensdruck aufgrund einer männlich bedingten Sterilität für

Tabelle 3: Schlüsselfragen

- Wie lange haben Sie Kinderwunsch?
- Wie lange sind Sie in Behandlung?
- Bei wievielen Ärzten waren Sie in Behandlung?
- Was ist die Ursache Ihrer Sterilität (subjektive Theorie)?
- Wer leidet mehr unter der Kinderlosigkeit (Mann oder Frau)?
- Was hat sich in Ihrem Leben verändert seit dem Wissen um die Sterilität?
- Wie zufrieden sind Sie mit Ihrer Sexualität und Liebe (Lust, Frequenz, Anorgasmie, Dyspareunie)?
- Was hat sich in Ihrer Sexualität verändert?
- Psychosomatische Krankheitsbilder (Ulcus, Asthma, Unterbauchschmerz, Haut)?
- Psychiatrische/psychotherapeutische (Vor-) Behandlung (Lebenskrisen, Partnerschaft, Sterilität)?
- Wenn Sie Ihre eigene Kindheit betrachten, was möchten Sie Ihrem Kind weitergeben und was möchten Sie ihm ersparen?
- Welche Therapie sollte Ihrer Ansicht nach durchgeführt werden?
- Wie stehen Sie zu Alternativen (Adoption, Pflegekind)?
- Wo sind Grenzen der Therapie? Dauer der Therapie?
- Wie geht es weiter, falls wir nicht „erfolgreich" sind?

den Ehemann stärker ist. In dieser Situation trägt er zudem auch die „Schuld" der Sterilität, was sein subjektives Empfinden angeht.

Warum soll das Kind jetzt kommen?

Kinderwunsch entsteht in Partnersituationen zu bestimmten Zeiten. Oft ist zu beobachten, daß der Kinderwunsch dann aktuell wird, wenn ein Angehöriger vor kurzer Zeit gestorben ist, oder wenn ein sonstiger schwerer Verlust zu beklagen ist. Wir sollten als Ärzte den zeitlichen Rahmen der Sterilität und die Aktualität des Kinderwunsches nachvollziehen können.

Was veränderte sich in Ihrem Leben seit dem Zeitpunkt der Sterilität?

Viele Paare haben ihr tägliches Leben nach Bekanntwerden der Sterilität vollkommen verändert. Die Sexualität wird oft nur zielgerichtet wahrgenommen. Mitunter glaubt die Patientin, durch Aufgabe ihres Berufes schneller schwanger werden zu können, weil sie sich dann ganz der Sterilitätsdiagnostik und -therapie widmen kann. Dies führt aber in den meisten Fällen zu einer größeren Fokussierung und Fixierung auf den Kinderwunsch und wirkt letztendlich kontraproduktiv.

Welche psychosomatischen Beschwerden haben Sie?

Wir sollten die Patientin auch nach psychosomatischen Beschwerden wie Asthma, Unterbauchschmerz, Magen-Darm-Problemen, Hauterkrankungen, Dysmenorrhoe etc. fragen. Auch die Frage nach psychiatrischen und psychotherapeutischen Vorbehandlungen oder aktuellen Behandlungen ist wesentlich. Eine Fokussierung auf rein körperliche Befunde kann den Menschen in seiner Ganzheit nicht erfassen. Viele Patienten haben eine Reihe von psychosomatischen Beschwerden, die sie zusätzlich belasten.

Wenn Sie auf Ihre eigene Kindheit blicken, was wollen Sie gleich machen und was wollen Sie anders machen als Ihre Eltern?

Diese Frage eignet sich mitunter nicht für das Erstgespräch. Es ist aber wichtig, (gerade bei „komplizierten" Paaren) zu wissen, was das Paar während der eigenen Kindheit geprägt hat. Viele Patientinnen haben eine karge Kindheit gehabt oder idealisieren nun ihre Kindheit (bzw. ihren Vater oder ihre Mutter), weil diese Idealisierung das Bild einer schönen Kindheit aufrecht erhält. Hier besteht die Gefahr, daß das in der Sterilitätstherapie zu zeugende Kind gedanklich fixiert ist. Es soll diesem eine Kindheit gegeben werden, die der eigenen gleicht. Oder es soll genau das Gegenteil erfolgen: Man will dem Kind die Sorgen und Nöte der eigenen Kindheit ersparen. Das zu zeugende Kind kann in dieser Situation instrumentalisiert werden.

Welche Alternativen gibt es für Sie?

Die Frage nach Alternativen, nach Behandlungsdauer und möglicher Beendigung der Therapie sowie die Frage, wie man sich ein Leben ohne Kind vorstellen kann, muß irgendwann im Verlauf des Beratungsprozesses diskutiert werden. Diese Fragen müssen nicht am Anfang stehen. Eine Sterilitätstherapie ist aber dann ungenügend, wenn die Frage nach Alternativen erst am Ende einer frustranen Therapie auftaucht. Dann wird das Paar den Hinweis auf Alternativen als Strafe nach einer erfolglosen Therapie ansehen.

KONKLUSION

Zusammengefaßt bedeutet Beratung und Betreuung, dem Paar zum Zeitpunkt der Sterilitätskrise die Möglichkeit zu geben, diese besonders schmerzliche Erfahrung in einen größeren Zusammenhang des Lebens zu stellen. Grundlagen sind medizinische Diagnostik und Therapie – erweitert um psychosomatische Betreuung. Auch moderne Reproduktionsmedizin kann menschlich gestaltet werden. Sie ist in sich weder gut noch schlecht. Weder idealistische Bewunderung noch ideologische Ablehnung sind sinnvoll. Es kommt darauf an, das Paar im Zentrum zu sehen und Diagnostik und Therapie individuell anzupassen.

LITERATUR

1. Stauber M. Psychosomatik der ungewollten Kinderlosigkeit. 3. Aufl. BMV, Berlin, 1993.
2. Brähler E, Felder H, Strauß B (Hrsg). Fruchtbarkeitsstörungen. Jahrbuch der Medizinischen Psychologie 17. Hogrefe-Verlag, Göttingen-Bern-Toronto-Seattle, 2000.
3. Strauß B (Hrsg). Ungewollte Kinderlosigkeit. Psychologische Diagnostik, Beratung und Therapie. Hogrefe-Verlag, Göttingen-Bern-Toronto-Seattle, 2000.
4. Frick-Bruder V, Schütt E. Zur Psychologie des männlichen und weiblichen Kinderwunsches. In: Stauber M, Conrad F, Haselbacher G (Hrsg). Psychosomatische Gynäkologie und Geburtshilfe 1990/91. Springer, Berlin-Heidelberg-New York, 1991; 15–21.
5. Brähler E, Meyer A. Jahrbuch der medizinischen Psychologie. Psychologische Probleme in der Reproduktionsmedizin. Springer, Berlin-Heidelberg-New York, 1991.
6. Strauß B. Psychosomatik der Sterilität und der Sterilitätsbehandlung. Enke, Stuttgart, 1991.
7. Menning BE. The emotional needs of infertile couples. Fertil Steril 1980; 34: 313–9.
8. Wright J, Duchesne C, Sabourin St, Bissonnette F, Benoit J, Girard Y. Psychosocial distress an infertility: men and women respond differently. Fertil Steril 1991; 55: 100–8.
9. Borde Th, David M, Kentenich H. Wissen über den weiblichen Körper von deutschen und türkischen Patientinnen einer Frauenklinik. BZgA-Forum 1999; 2: 12–21.
10. Yüksel E, Kentenich H. Sterile türkische Paare. „Sprachlosigkeit" erschwert die Behandlung. Münch med Wschr 1996; 138: 65–8.
11. Bettendorf G, Breckwoldt M. Reproduktionsmedizin. Fischer, Stuttgart-New York, 1989.
12. Runnebaum B, Rabe T. Gynäkologische Endokrinologie (Bd I) und Fortpflanzungsmedizin (Bd II). Springer, Berlin-Heidelberg-New York, 1994.
13. Diedrich K (Hrsg). Weibliche Sterilität. Ursachen, Diagnostik und Therapie. Springer, Berlin-Heidelberg-New York, 1998.
14. Leidenberger F. Klinische Endokrinologie für Frauenärzte. 2. Aufl. Springer, Berlin, 1998.
15. Sigusch V. Sexuelle Störungen und ihre Behandlung. Thieme, Stuttgart-New York, 1996.
16. The ESHRE Capri Workshop. Guidelines: Prevalence, Diagnosis, Treatment and Management of Infertility. Excerpts on Human Reproduction. Oxford University Press, 1996.
17. Lerchl A, Nieschlag E. Gibt es eine Spermakrise? Deutsches Ärzteblatt 1996; 93: B1936–9.
18. WHO. WHO-Laborhandbuch zur Untersuchung des menschlichen Ejakulates und der Spermatozoen-Zervixschleim-Interaktion. 4. Aufl. Springer, Berlin-Heidelberg-New York, 1999.
19. Bezemer W. Sexuality and infertility. 8th annual meeting of the ESHRE. The Hague, July 5th–8th 1992.
20. Aktion Jugendschutz. Jedes dritte Mädchen wird sexuell mißbraucht. Der Tagesspiegel, 26.08.1992.
21. Weller J. Zur psychologischen Situation der kinderlosen Ehe. Geburtsh Frauenheilk 1978; 38: 507–12.
22. Kockott G. Auswirkungen der Sterilitätsbehandlung auf die Sexualität. In: Schirren C, Frick J, Schill WB (Hrg). Fortschritte der Reproduktionsmedizin und Reproduktionsbiologie. Grosse, Berlin, 1990; 217–20.
23. Pusch HH, Urdl W, Walcher W. Untersuchungen zum psychosozialen Hintergrund von Sterilitätspatienten. Arch Gyn Obstet 1989; 245: 1055–7.
24. Grieb I, Rohde A, Fischer J, Marneros A, Diedrich K. Das Bonner Psychiatrisch-Psychologische Projekt zur In-vitro-Fertilisation. III. Der männliche Patient in der Kinderwunschsprechstunde. Erleben der ungewollten Kinderlosigkeit und Samenspendesituation. Fertilität 1997; 13: 39–45.
25. Kentenich H, Hölzle C, Schmiady H, Stauber M. Am schlimmsten ist das Warten. Sexualmedizin 1987; 9: 228–32.
26. Reading EA. User perceptions of infertility treatment. In: Wijma K, Schoultz B (eds). Reproductive life. Advances in research in psychosomatic obstetrics and gynecology. Parthenon, Carnforth, 1992; 546.
27. Palti Z. Psychogenic male infertility. Psychosom Med 1969; 31: 326–30.

28. Cui K. The effect of stress on semen reduction in the marmoset monkey (Callithrix jacchus). Hum Reprod 1996; 11: 568–73.
29. Moghissi KS, Wallach EE. Unexplained infertility. Fertil Steril 1983; 39: 5–21.
30. McGrady AV. Effects of psychological stress on male reproduction: a review. Arch Androl 1984; 13: 1–7.
31. Bents H. Psychology of male infertility: a literature survey. Int J Androl 1985; 8: 326–36.
32. Daigger M. Untersuchungen zur sterilen Partnerschaft unter besonderer Berücksichtigung andrologischer psychosomatischer Befunde. Inaugural-Diss. FU Berlin 1988.
33. Giblin PT, Poland ML, Moghissi KS, Ager JW, Olson JM. Effects of stress and characteristic adaptability on semen quality in healthy men. Fertil Steril 1988; 49: 127–32.
34. Kreuz LE, Rose RM, Jennings JR. Suppression of plasma testosterone levels and psychological stress. A longitudinal study of young men in officer candidate school. Arch Gyn Psychiatry 1972; 26: 479–82.
35. Steeno OP, Pangkahila A. Occupational influences on male infertility and sexuality. Andrologia 1984; 16: 93–101.
36. Hellhammer DH, Huber W, Freischem CW, Nieschlag E. Male infertility: Relationship among gonadotropines, sex steroids, seminal parameters and personality attitudes. Psychosom Med 1985; 47: 58–66.
37. Hellhammer D. Unfruchtbare Dynamiker: Streß scheint eine wichtige Rolle bei der Sterilität von Männern zu spielen. Süddeutsche Zeitung, 19.03.1992.
38. Deipenwisch U, Hilse R, Oberpenning F, Sader M, Nieschlag E. Persönlichkeit und Streßverarbeitungsstrategien von ungewollt kinderlosen Männern. Fertilität 1994; 10: 118–21.
39. Politoff L, Birkhauser M, Almendral A, Zorn A. New data confirming as circannual rhythm in spermatogenesis. Fertil Steril 1989; 52: 486–9.
40. Saint-Pol P, Beuscart R, Leroy-Martin B, Hermand E, Jablonski W. Circannual rhythms of sperm parameters of fertile men. Fertil Steril 1989; 51: 1030–3.
41. Kentenich H. Die IVF im Rahmen der Kinderwunschsprechstunde unter besonderer Berücksichtigung psychosozialer Gesichtspunkte. Habilitationsschrift, FU Berlin 1989.
42. Kentenich H, Stauber M. Psychosomatische Aspekte bei IVF-Patientinnen. Gynäkol Prax 1991; 15: 529–41.
43. Schenck B, Habenicht UF. Physiologie der männlichen reproduktiven Funktionen. In: Schneider HPG, Lauritzen C, Nieschlag E (eds). Grundlagen und Klinik der menschlichen Fortpflanzung. De Gruyter, Berlin-New York, 1988; 337–84.
44. Cooper TG, Jockenhövel F, Nieschlag E. Variations in semen parameters from fathers. Hum Reprod 1991; 6: 859–66.
45. Yüksel E, Kentenich H. Psychosomatisches Betreuungskonzept steriler türkischer Paare. Abschlußbericht. Förderkennzeichen 01 KY 9308 des Bundesministeriums für Bildung, Wissenschaft, Forschung und Technologie 1997.
46. Kentenich H. Psychological guidance of IVF patients. Human Reprod 1992; 4 (Suppl): 13–8.
47. Weigel M, Beichert M, Melchert F. Assistierte Reproduktion bei HIV-Infektion des Ehepartners. Von der Kontraindikation zur Indikation? Reproduktionsmedizin 1999; 15: 410–8.
48. Kemeter P. Psychologische Aspekte der modernen Fortpflanzungsmedizin. In: Ringler M, Fennesz U, Springer-Kremser M (Hrsg). Frauen-„Krankheiten". WUV-Universitätsverlag, Wien, 1992; 240–57.
49. Templeton A, Morris JK, Parslow W. Factors that affect outcome of IVF treatment. Lancet 1996; 348: 1402–6.
50. HFEA – Human Fertilisation and Embryology Authority. Eighth Annual Report 1999.
51. Schenker JG, Ezra Y. Complications of assisted reproductive techniques. Fertil Steril 1994; 61: 411–22.
52. Ohrt B, Riegel R, Wolke D. Langzeitprognose sehr kleiner Frühgeborener. Arch Gyn Obstet 1995; 257: 480–92.
53. Möller A, Fällström K. Psychological factors in the etiology of infertility: a longitudinal study. J Psychosom Obstet Gynecol 1991; 12: 13–26.
54. Möller A, Fällström K. Psychological consequences of infertility: a longitudinal study. J Psychosom Obstet Gynecol 1991; 12: 27–45.
55. Golombok S. Psychological functioning in infertility patients. Hum Reprod 1992; 7: 208–12.
56. Schulz-Ruthenberg C. Untersuchung über Auswirkung und Verarbeitung eines nicht erfüllten Kinderwunsches. Med. Diss. FU Berlin, 1976.
57. Bengel J, Carl C et al. Langfristige psychische Folgen der Kinderlosigkeit – eine Übersicht. Z Klin Psycholog Psychotherap 2000; 29: 3–15.
58. Kentenich H. Die Emotionen des Arztes in der Sterilitätssprechstunde. Der Gynäkologe 1993; 26: 205–9.
59. Fiegl J, Kemeter P. Die In-vitro-Fertilisation aus der Sicht einer gynäkologisch-psychologischen Zusammenarbeit. Fertilität 1989; 5: 156–61.
60. Wischmann T, Verres R. Entwicklung eines psychosomatischen Beratungskonzeptes für Paare mit unterfülltem Kinderwunsch – „Heidelberger Kinderwunschsprechstunde". Abschlußbericht 1998.
61. Strauß B. Prognostische Bedeutung psychosozialer Faktoren für den Verlauf einer Sterilitätsbehandlung/Entwicklung und Evaluation eines Beratungskonzeptes für Sterilitätspatienten. Abschlußbericht 1998.
62. Hölzle C. Der Einfluß von psychotherapeutischer Beratung auf die Lebenszufriedenheit und Fertilität ungewollt kinderloser Paare. Abschlußbericht 1998.

Begriffsbestimmung und Pathogenese: Sterilität – Fertilität

F. FISCHL

Begriffsbestimmung

Der Zustand der Kinderlosigkeit wird in der Medizin mit mehreren Fachausdrücken belegt, die heute z. T. synonym verwendet werden und daher auch manchmal für Verwirrung sorgen können. Wir unterscheiden vor allem zwei Begriffe:

Sterilität

Unter dem Begriff Sterilität versteht man entsprechend dem lateinischen bzw. griechischen Ausdruck den Zustand der Unfruchtbarkeit. In der modernen Reproduktionsmedizin wird dieser Ausdruck für das Unvermögen, schwanger zu werden, verwendet. Lehrbuchmäßig spricht man von einem derartigen Zustand dann, wenn das Bemühen schwanger zu werden, einen Zeitraum von 2 Jahren übersteigt; d. h. wenn nach zwei Jahren ungeschütztem Verkehr keine Schwangerschaft auftritt. Nachdem heute der Kinderwunsch erst viel später in Angriff genommen wird, verkürzt man diesen Zeitraum bei über 30-jährigen auf ein Jahr. Der Begriff der Sterilität wird dadurch zeitlich enger bzw. kürzer gefaßt.

Infertilität

Unter dem Begriff der Infertilität versteht man das Unvermögen, schwanger zu bleiben. Das Wort leitet sich vom griechischen bzw. lateinischen *inferro* ab und bedeutet soviel wie hinein- bzw. austragen. Das Nicht-Austragen einer Gravidität wird in der herkömmlichen Medizin als Infertilität bezeichnet. Allerdings beginnt auch bei diesem Begriff die Grauzone größer zu werden. Die Möglichkeit, heute Aborte bereits zu einem sehr frühen Zeitpunkt diagnostizieren zu können, führt viele Fälle, die früher, als man den Frühabort noch nicht feststellen konnte und die daher als Sterilität diagnostiziert wurden, in den Begriffsbereich der Infertilität hinüber. Außerdem wird auch der Begriff im Anglo-Amerikanischen großzügiger für Sterilitätsprobleme verwendet. Nachdem die Publikationen auf dem Gebiet der medizinischen Forschung vorwiegend in dieser Sprache veröffentlicht werden, kommt es dadurch zu einer großzügigeren Anwendung auch im deutschen Sprachgebrauch. Somit verschwimmt die Bedeutung dieser Begriffe und sie werden immer häufiger synonym verwendet, obwohl die Begriffe „Sterilität" und „Infertilität" eine unterschiedliche Bedeutung beinhalten.

Epidemiologische Daten

Das Durchschnittsalter der Erstgebärenden beträgt in fast allen Ländern Europas und somit auch in Österreich bereits knapp 30 Jahre und ist in allen europäischen Länder weiter ansteigend, etwa alle 3 Jahre um ein Jahr. Obwohl in vielen Ländern der westlichen Hemisphäre die Zahl der Geburten ständig sinkt, steigt jedoch gesamtgesehen die Zahl der Geburten ab dem 35. Lebensjahr leicht an, während die Zahl der Geburten bei Frauen in jungen Jahren dramatisch im Sinken ist. Die durchschnittliche Anzahl der Kinder pro Familie liegt in Europa zwischen 1,1–1,9, in Österreich bei 1,34 [1].

Betrachtet man die Altersverschiebung der Erstgebärenden und den Anstieg der Geburten bei den über 35Jährigen, dann stellt sich die Frage: Wie lange kann eine Frau heute noch als fertil bezeichnet werden? Das durchschnittliche Lebensalter der Frau beträgt in Europa rund 80 Jahre, das Klimakterium tritt durchschnittlich mit etwa 51–52 Jahren ein. Inwieweit beeinflußt das bei Erstgraviden steigende Alter auch das Ansteigen von Sterilitätspatientinnen? Neueste internationale Untersuchungen und Statistiken in der westlichen Welt zeigen, daß zwischen 40 und 45 Jahren etwa noch eine jährliche Chance von 10 % auf eine Schwangerschaft besteht. Diese Chance sinkt nach dem 45. Lebensjahr auf etwa 3–5 % ab. Jenseits des 50. Lebensjahr treten Graviditäten nur mehr in Einzelfällen auf, wobei es sich dabei praktisch immer um Mehrgebärende handelt.

Möglicherweise wirkt sich neben dem höheren Alter der Paare mit unerfülltem Kinderwunsch in zunehmendem Maße auch die Belastung der Umwelt mit verschiedensten Schadstoffen negativ auf die Fertilität der Paare aus [2–6]. Der kausale Nachweis hierfür ist jedoch meist noch nicht gelungen, bis auf wenige Ausnahmen wie bei Blei und Selen (toxischer Effekt auf die Spermatogenese). Ebenso schädlich wirken sich sowohl bei der Frau, wie auch beim Mann starkes Rauchen, aber auch chronischer Alkoholgenuß aus [7–10]. Beim Mann kann auch extreme Hitzeeinwirkung die Spermiogenese negativ beeinflussen. Ziemlich wahrscheinlich ist der negative Einfluß von chlorierten Kohlenwasserstoffen auf die Fertilität der Frau. Wissenschaftlich gut untermauert sind die ungünstigen Folgen von Stress auf den Hormonhaushalt der Frau (z. B. Kriegs- oder Hungeramenorrhoe u. ä.). Beim Mann sind – aufgrund von Fallbeschreibungen – Auswirkungen von Stress auf die Spermiendichte ebenfalls denkbar. Derzeit sind die Umwelteinflüsse auf die Empfängnis- und Zeugungsfähigkeit noch lange nicht völlig geklärt oder untersucht und werden somit in den wissenschaftlichen Publikationen sehr kontroversiell behandelt [11–13]. Auf diese Problematik wird in einem späteren Kapitel intensiver eingegangen.

Unerfüllter Kinderwunsch

Etwa 12–15 % aller Paare bleiben ungewollt kinderlos, die Tendenz ist dabei in Europa leicht steigend. Tritt bei einem Paar innerhalb eines Jahres keine Konzeption ein, spricht man in Abhängigkeit vom Alter von einer Sterilität. Etwa 60–70 % aller Paare, die eine Schwangerschaft anstreben, erreichen dieses Ziel auch innerhalb eines Jahres. Bei jüngeren Frauen unter 30 Jahren kann eine aktive Abklärung der Sterilität nach entsprechender Beratung daher auch erst nach 2 Jahren begonnen werden. Über die „normale Wartezeit" auf eine natürliche Schwangerschaft gibt es also unterschiedliche Auffassungen, die von einem Jahr aufwärts beginnen. Generell gilt die Formel, daß die Chance einer Schwangerschaft bei einem gesunden Paar, das nicht verhütet und zum „richtigen" Zeitpunkt und regelmäßig Geschlechtsverkehr hat, bei 20–25 % pro Zyklus liegt. Dieser Durchschnittswert wird im Einzelfall natürlich von vielen Faktoren beeinflußt, etwa vom Alter des Paares, von der allgemeinen Lebensweise, vom Stress, von der psychischen Verfassung, von vorhandenen Grunderkrankungen, von der vorangegangenen Anwendung von Kontrazeptiva und vielen anderen mehr [1, 14].

Mögliche Ursachen der Kinderlosigkeit liegen etwa jeweils zur Hälfte sowohl bei der Frau wie auch beim Mann. Die Gründe sind zu jeweils 40–45 % in körperlichen Störungen bei der Frau und beim Mann und in weiteren 10–20 % in idiopathischen oder psychischen Ursachen zu finden. Die idiopathische Sterilität wird im Englischen treffend auch „unexplained infertility" genannt, d. h. es kann mit den derzeitigen Untersuchungsmethoden bei diesen Paaren keine faßbare Ursache der Sterilität gefunden werden.

PATHOGENESE DER STERILITÄT

Es ist zu erwarten, daß die Pathogenese der Sterilität – wie bereits erwähnt – in den kommenden Jahren neu beschrieben und geschrieben werden wird, da der Einfluß von parakrinen Substanzen, der Stellenwert von immunologischen Vorgängen, die Genetik von Zytokinen im Frühembryo bzw. im Endometrium in zunehmendem Maße bekannt werden und damit eine Neubeschreibung der Sterilitätsursachen notwendig machen wird. Beim derzeitigen Wissensstand spielen jedoch noch, zumindest für die nächste Zeit, die konventionellen Sterilitätsursachen eine Rolle, von denen die wichtigsten und interessantesten dargelegt werden sollen [15].

Ätiologische Faktoren

Ätiologische Faktoren bei der Frau sind in ca. 45 % zu finden: Tubenfaktor (durch Infektionen, welche die Tuben betreffen), Hormonstörungen z. B. Polycystisches Ovar-Syndrom mit oder ohne Hyperandrogenämie, Störungen in der Follikelreifung, fehlende Ovulation, Lutealinsuffizienz, Endometriose, Uterusfaktoren, wie Uterus myomatosus, Zervixantikörper.

Neuroendokrine Ursachen

Die neuroendokrinen Folgen von physischen bzw. psychischen Stress-Situationen werden seit geraumer Zeit auf ihre Auswirkung bezüglich einer Sterilität erforscht und diskutiert. Die Beobachtung, daß Stress-Situationen auf das Menstruationsverhalten, auf die Ovarialtätigkeit sowie auch auf die Fertilität und Sterilität einen Einfluß ausüben, ist seit langem bekannt. Die pathophysiologischen Grundlagen werden seit kurzem so verläßlich beschrieben, daß man hier in zunehmendem Maße einen pathophysiologischen Konnex annehmen kann. Nach dem derzeitigen Wissensstand sind es vor allem die Interleukine I und II, die beim kognitiv oder zerebral wahrgenommenen Stress im hohen Ausmaß freigesetzt werden und einen direkten Einfluß auf die hypothalamisch-hypophysär-ovarielle Achse ausüben. Beide Interleukine erhöhen den Cortisol-Releasing-Faktor und reduzieren auf der anderen Seite das Gonadotropin-Releasing-Homon. Damit kommt die hypothalamisch-hypophysär-ovarielle Achse zum Erliegen. Aber auch ein anderer Mechanismus wird diskutiert, der in stressbeladenen Situationen einen Einfluß auf den Steroidmetabolismus haben soll: Das Renin-Plasminogensystem ist in der Nebenniere ein endokrines Stresskompartiment, das auf Flüssigkeitsverlust, Blutungen, hämorrhagischen Schock und Blutdruckabfall relativ rasch reagiert [16]. Zahlreiche Untersuchungen scheinen dafür zu sprechen, daß dieses „Emergency-System" auch im ovariellen Gewebe wirkt, wo es – und dies ist sehr bekannt – in ähnlicher Weise auf die Umwandlung des Cholesterins in das Pregnenolon Einfluß ausübt wie in der Nebenniere. Eine Störung der proteolytischen Aktivität dieser Hormone kann direkt, unter Umgehung der hypothalamisch-hypophysären Achse, eine Veränderung des ovariellen Steroidmusters bewirken.

Diskutiert wird ein weiterer pathophysiologischer Zusammenhang zwischen Stress und Infertilität: Lymphozyten können in Stress-Situationen offensichtlich ihre Genexpression umstellen bzw. so adaptieren, daß sie in der Lage sind, hypothalamische Hormone wie z. B. das ACTH freizusetzen. Damit können sie, unabhängig vom zentralen Nervensystem, in parakriner Weise Stressfaktoren freisetzen, die den Eizelltransport in der Tube, die Implantation im Endometrium, vor allem aber das immunologische Umfeld des Genitaltraktes verändern.

Sexual-Transmitted-Diseases

Vor allem die Chlamydien-Infektion stellt – wie in unzähligen Studien nachgewiesen – eine nicht zu unterschätzende Sterilitätsursache dar, die zu einem Verschluß der Tuben und damit zu einem traumatischen Einbruch in die fertile Potenz einer Frau führt. Auch bei dieser Sterilitätsursache hat man den Eindruck, daß ihre Inzidenz im Zunehmen ist, wobei die Diagnosestellung durch neue molekularbiologische Methoden derartig verbessert wurde, daß man dadurch mit einer Eindämmung dieser Ätiologie rechnen kann [17]. Durch Isolierung von DNA-Material aus dem Urin von Frauen, aber auch von Männern, gelingt es derzeit, eine Chlamydien-Infektion mit hoher Validität nachzuweisen und auch beim asymptomatischen Träger zu diagnostizieren. Diese nicht-invasive und einfache Möglichkeit des Keimnachweises wird sicher dazu beitragen, daß diese Sexual-Transmitted-Disease, die als häufige Ursache der Sterilität dient, reduziert werden kann.

Der Kinderwunsch in späten Jahren – die Problematik der Frau über 40

In zunehmendem Maße wird ein Kinderwunsch bei Frauen registriert, die älter als 35 Jahre sind [1, 14, 18, 19]. Dies korreliert mit der ebenfalls zu beobachtenden, gesellschaftlichen Entwicklung, daß viele Frauen zunächst ihre Ausbildung und die ersten Schritte ihrer beruflichen Karriere abgeschlossen haben möchten, wenn sie sich entschließen, schwanger zu werden [19]. Allerdings trägt das ebenfalls zur Zunahme der Sterilität bei, da ja erwiesen ist, daß ab dem 35. Lebensjahr die Fertilität zunehmend geringer wird. Die Ursache für diesen relativ frühen Alterungseffekt im Bereich der Sterilität wurde durch den Transfer befruchteter Donor-Eizellen in postmenopausale Frauen aufgezeigt. Dementsprechend ist es nicht das Endometrium, das für die abnehmende Fertilität mit zunehmendem Alter verantwortlich ist, sondern eher das genetische Material in der Oozyte selbst [20–22]. Postmenopausale Frauen, denen Embryonen junger Frauen eingesetzt wurden, konnten ohne Mühe eine Schwangerschaft austragen, ein Hinweis dafür, daß der limitierende Faktor im Genom der Eizelle selbst zu liegen scheint. Die früher vermutete Auffassung, daß es sich um einen Alterungsprozeß im hypothalamisch-hypophysären Bereich handle, würde nur insofern – im Lichte dieser Beobachtungen – richtig sein, als er in die meiotische Reifungsteilung der Oozyte involviert ist. Die wissenschaftliche Meinung geht allerdings in die Richtung, daß es weder das Endometrium, noch der hypothalamisch-hypophysäre Bereich wäre, sondern ausschließlich das Erbgut der Eizelle, die im Alter zunehmend belastet wird und damit für die abnehmende Fertilität verantwortlich ist.

Das Alter der Frau ist somit ohne Zweifel ein limitierender Faktor hinsichtlich des Erfolges einer Sterilitätstherapie. So stellen sich auch von medizinischer Seite immer mehr die Fragen: Wie lange kann eine Frau noch relativ problemlos schwanger werden? Inwieweit können die modernsten und aufwendigsten Methoden der Reproduktionsmedizin hier noch hilfreich eingreifen und wie hoch ist dabei das Risiko für Mutter und Kind? Das heißt: Welche Risiken bestehen sowohl für die werdende Mutter, wie auch für den heranwachsenden Fetus durch das höhere Alter [19, 22, 23]? Hier zeigt sich, daß die assistierte Reproduktionsmedizin bis maximal 45 Jahre noch positiv unterstützend eingreifen kann, wobei die Erfolgsaussichten, sprich die Zahl der Schwangerschaften über 40 Jahre, deutlich zurückgehen und die Abortusrate umso mehr ansteigt. In Deutschland ist daher nach positivem ärztlichem Gutachten hinsichtlich einer Erfolgswahrscheinlichkeit auch eine Kostenübernahme zwischen dem 41. und dem vollendeten 45. Lebensjahr möglich [24]. Diese Regelung berücksichtigt den biologischen und medizinischen Tatbestand, daß eine Frau zwischen 41 und 45 Jahren durchaus noch über eine ausreichende funktionelle Reserve des Ovars verfügen kann und somit relativ zum chronologischen Alter „reproduktionsmedizinisch jung"

ist. Es stehen diagnostische Verfahren zur Verfügung, die mit großer prognostischer Treffsicherheit das reproduktionsbiologische Potential einer präklimakterischen Frau ermitteln kann (z. B. der Clomiphen-Test oder die Bestimmung des FSH-Wertes am 3. Zyklustag). Liegt ein entsprechendes reproduktionsbiologisches Potential aufgrund der Tests vor, so sind Schwangerschaftsraten wie bei wesentlich jüngeren Frauen zu erwarten. Dementsprechend heißt es im Kommentar zu den „Richtlinien" in der Fassung vom 16. 2. 1996 (Deutsches Ärzteblatt): *„Nach den heute vorliegenden Erfahrungen ist bei Frauen über 40 Jahre ein Ausschluß aus der Therapie nicht gerechtfertigt, sofern noch keine klimakterische Umstellung erfolgt ist (Erhöhung der Gonadotropine)"* [25].

PATHOGENESE DER MÄNNLICHEN STERILITÄT

Ätiologische Faktoren beim Mann sind in ca. 40 % zu finden. Als Ursache sind Infektionen des Genitaltrakts, Varikozelen, St. p. Mumpsorchitis, Spermiogenesestörungen zu finden, oftmals ist die Herabsetzung der Spermaqualität auch idiopathisch.

Die männliche In- bzw. Subfertilität

Die Fragen nach den Ursachen einer stetig abnehmenden Spermaqualität in den Industrieländern wird seit Jahren kontroversiell beurteilt. Seit mehr als 20 Jahren gibt es Berichte, die von einer abnehmenden Samenqualität in den Industrieländern berichten [26–30]. Derartige Beschreibungen basieren allerdings nicht auf prospektiven Untersuchungen, sondern sind oft retrospektive Untersuchungen, die verschiedene wichtige Variablen wie Alter, Abstinenz vor Samenanalyse, Ejakulationsfrequenz – alles Umstände, die sich ebenfalls auf die Samenqualität auswirken – unberücksichtigt lassen. Darüberhinaus sind derartige Untersuchungen deswegen limitiert, weil – ähnlich wie bei Hormonuntersuchungen – auch die Samenuntersuchung einer starken Fluktuation unterworfen ist, die meist außer acht gelassen wurde.

Weitere Ursachen für die möglicherweise doch abnehmende männliche Fertilität liegen einerseits im Stress, in der Belastung mit Genußgiften wie Nikotin und Alkohol, aber auch in der seit kurzem intensiv diskutierten Östrogenexposition der Umwelt. Eine Reihe von Produkten der Kunststofftechnologie zeigt einen aromatischen Phenolring, der dem Ring A des 17β-Östradiols entspricht, und daher haben diese Kunststoffmetabolite auch eine partielle östrogene Aktivität. In eigenen Untersuchungen wurde die Östrogenaktivität in Abwasser unterhalb Wiens gemessen und dabei eine durchschnittliche Östrogenaktivität von $81 \pm 2,9$ pg/ml gefunden. Parallel dazu wurde von der Firma Schering das Ethinylestradiol im gleichen Abwasser evaluiert und dabei Konzentrationen zwischen 14 und 24 pg/ml festgestellt [15]. Die Tatsache, daß wir offensichtlich in einem „Meer" von Östrogenen schwimmen und die männliche Fertilität tatsächlich sinkt, muß in prospektiven Untersuchungen weiter abgeklärt werden [31].

Fortpflanzung ist die Voraussetzung allen irdischen Lebens

Hinter der Reproduktion steht die Autorität von Jahrmilliarden und spiegelt sich archetypisch im Bewußtsein des Menschen: Es gehört zu den natürlichsten Dingen unserer Welt, eine Form von Partnerschaft einzugehen und Kinder zu zeugen. Klappt dies nicht, so kommen die Paare zunehmend unter Druck.

Dennoch sehen viele Paare den Kinderwunsch nicht als gesundheitliches Problem, sondern schämen sich für ihre Unfruchtbarkeit. Verletzte Gefühle, oberflächliche Reaktionen der Umwelt und nicht zuletzt die enge Verbindung des Themas Kinderwunsch mit der Sexualität machen auch heute noch ungewollte Kinderlosigkeit zum Tabuthema, über das Betroffene – wenn überhaupt – nur im engsten Familien- und Freundeskreis sprechen können.

Die Weltgesundheitsorganisation (WHO) hat ungewollte Kinderlosigkeit eindeutig als Krankheit definiert! Dies wird von vielen Krankenkassen und Versicherungsträgern in verschiedenen Ländern allerdings nicht so gesehen. Umso wichtiger ist es, bei ungewollter Kinderlosigkeit eine effektive schnelle Abklärung des Kinderwunschpaares durchzuführen und diese danach einer adäquaten Sterilitätsbehandlung zuzuführen, nachdem sich die Paare in ärztliche Behandlung begeben haben. Der Zeitfaktor, die verständliche Ungeduld, aber auch die oft schon frustrane Vorgeschichte einer mehr oder weniger langen und intensiven erfolglosen Behandlung erschweren vielfach das Vorgehen.

Da bei jeder Diskussion über die Reproduktionsmedizin auch allgemeine Bedenken gegen diese medizinische Disziplin geäußert werden, soll auf diese ebenfalls kurz eingegangen werden: Ein häufiges Argument, das nicht ignoriert werden darf, ist die Belastung, der sich Frauen im Rahmen einer Sterilitätsbehandlung aussetzen. Dieser Hinweis ist richtig, er muß ernst genommen werden und wird durch den bescheidenen Erfolg mancher Sterilitätsstrategien noch verstärkt. Hier liegt es allerdings beim ärztlichen Betreuer, aufklärend tätig zu sein, wie er das ja eigentlich vor jeder seiner Aktionen tun müßte. Er sollte den Ratsuchenden vor Beginn einer Behandlung klar machen, was auf sie zukommt und wie hoch oder niedrig die zu erwartenden Erfolgsaussichten sind. In den meisten Sterilitätszentren wird dies sowohl mündlich als auch schriftlich und überdies unter Beiziehung von Psychologen getan. Wenn sich Mann und Frau dann trotzdem entschließen, die Mühsal einer medizinischen Intervention auf sich zu nehmen, dann muß dies genauso akzeptiert werden, wie viele andere Schwierigkeiten, denen sich der Mensch ebenfalls aus freien Stücken aussetzen kann und die – vor allem wenn sie aus Freizeitaktionen bestehen – vom Personalen her einen weit untergeordneten Rang einnehmen.

Berechtigt ist zweifellos eine weitere Frage, nämlich ob es nicht zielsicherer wäre, die Gründe einer Sterilität zu beseitigen als eine Therapie vorzunehmen. Sieht man von Hormonstörungen ab, so sind es in jüngster Zeit vor allem zwei Faktoren, die möglicherweise dazu beitragen, daß die Sterilität immer mehr zu einem gesellschaftlichen Problem wird [14, 32]: Einerseits handelt es sich um die Zunahme der sogenannten Sexual-Transmitted-Diseases, die vielfach beim Mann symptomlos verlaufen, bei der Frau jedoch entzündungsähnliche Erscheinungen im Genitalbereich auslösen, die daher nicht immer von den Betroffenen wahrgenommen werden müssen. Derartig stille Krankheiten können zu einem Verschluß der Tuben führen. Die einzige Therapiemöglichkeit besteht dann in der in vitro-Fertilisation, die Prophylaxe hingegen in der Verminderung der krankheitsbedingenden Ursache, der Promiskuität.

Ein weiterer Sterilitätsgrund ist die – wahrscheinlich umweltbedingte – herabgesetzte Spermaqualität, die bei immerhin 40–50 % aller kinderlosen Ehepaare die Ursache für Sterilität darstellt. Diese Beobachtung ist durchaus ein starkes Argument gegen jene Vorwürfe, die von Seiten der Feministinnen immer wieder ins Feld geführt werden: Durch die Sterilitätsbehandlung – so meinen sie – würde die Frau par excellence zum „Ausbeutungsobjekt" des Mannes [23].

Derartige Argumente beweisen nicht nur die schwache fachliche Kompetenz, sondern vor allem die Ferne, die militante DiskutantInnen tatsächlich zum betroffenen Menschen haben. Die Tatsache, daß es zur Hälfte der Mann ist, der die Kinderlosigkeit bedingt, daß er ebenfalls unangenehmen Untersuchungen und Therapien, wie z. B. bei MESA und TESE, ausgesetzt wird, vor allem aber, daß er aufgrund des eigenen Defizits in keiner Weise befähigt ist, die Schuld auf die Frau abzuwälzen und sie dadurch zu dominieren, beweist, daß diese Anschuldigungen hier in eine falsche Richtung gehen. Falsch ist auch die Mobilisierung zweifelhafter Argumente, die Ehepaaren deshalb das Recht auf Reproduktionshilfe nehmen wollen, weil gleichzeitig in der 3. Welt Kinder verhungern bzw. in unseren Breiten ein großzügiger Embryozid gestattet ist. Hier werden wieder völlig verschiedene Argumente vermischt. Frauen, die eine Schwangerschaft abbrechen, sind nicht dieselben wie jene, die sich sehnlichst ein Kind wünschen. Man wird diesen Kinderwunsch jener nicht verwehren können, nur weil es auf der anderen Seite Frauen gibt, die das Recht zugesprochen bekamen, sich in der Konfliktsituation gegen eine Schwangerschaft zu entscheiden.

Während man heute bereits die Fortschritte der Molekularbiologie und Molekulargenetik bei der Bekämpfung von Krebs und anderen Erkrankungen akklamiert, ist man auf dem Gebiet der Fortpflanzungsmedizin diesbezüglichen Errungenschaften gegenüber distanziert eingestellt. Die Angst vor Manipulation und Beeinflussung der menschlichen Erbmasse scheint bei diesen Befürchtungen dennoch eher im Hintergrund zu stehen. À la longue wird aber auch hier das gelten, was auf die gesamte Medizin angewandt werden kann: Durch Verbote ist medizinischer Fortschritt nicht zu stoppen, der Mißbrauch wird nicht durch Gesetze, sondern durch eine kollektive Verantwortung, die es zu fördern und auszubauen gilt, reduziert [15].

Dementsprechend rechtfertigen sich auch die medizinischen Hilfen für reproduktives Verhalten, für das Weitergeben des Lebens von selbst. Andererseits bestätigt dem Arzt auch der tägliche Umgang mit Menschen, daß er „Recht" tut, wenn er kinderlosen Ehepaaren zur Verwirklichung eines ihrer grundlegenden Lebensziele verhilft – ein Argument, das ebenfalls nicht vieler Reflexionen bedarf, oder gerade in unserer Zeit vielleicht doch [24, 33–36]? Die ethischen Probleme entstehen nicht durch die Reproduktionshilfe, sondern durch den Menschen selbst. Den gilt es zu ändern, wenn man sich zu einer humaneren Welt aufmachen möchte.

LITERATUR

1. Fischl F. Unerfüllter Kinderwunsch – unabwendbares Schicksal oder positive Herausforderung? Krause & Pachernegg, Gablitz, 2000; 11–13, 23–41.
2. Gerhard I, Runnebaum B. Schadstoffe und Fertilitätsstörungen – Schwermetalle und Mineralstoffe. Geburtsh Frauenheilk 1992; 52: 383–96.
3. Gerhard I, Eckrich W, Runnebaum B. Schadstoffe und Fertilitätsstörungen – Lösungsmittel, Pestizide. Geburtsh Frauenheilk 1993; 53: 147–60.
4. Wagner U, Schlebusch H, van der Ven H, Krebs D. Pestizide in Follikelflüssigkeit und Seminalplasma. Arch Gynecol Obstet 1989; 245: 1039–40.
5. Koninckx P, Braet P, Kennedy S, Barlow D. Dioxin pollution and endometriosis in Belgium. Hum Reprod 1994; 9: 1001–2.
6. De Stefano F, Amnest J, Kresnow M, Schrader S, Katz D. Semen characteristics of Vietnam veterans. Reprod Toxicology 1989; 3: 165–73.
7. Hakim R, Gray R, Sc M, Zacur H. Alcohol and caffeine consumption and decreased fertility. Fertil Steril 1998; 70: 632–7.
8. Van Voorhis B, Dawson J, Stovall D, Sparks A, Syrop Ch. The effects of smoking on ovarian function and fertility during assisted reproduction cycles. Obstet Gynecol 1996; 88: 785–79.
9. Elenbogen A, Lipitz S, Mashiach S, Dor J, Levran D, Ben-Rafael Z. The effect of smoking on the outcome of in-vitro fertilization-embryo transfer. Hum Reprod 1991; 6: 242–4.
10. Augood C, Duckitt K, Templeton A. Smoking and female infertility: a systematic review and meta-analysis. Hum Reprod 1998; 13: 1532–9.
11. Al-Hakkak Z, Hammamy H, Murad A, Hussain A. Chromosome aberrations in workers at a storage battery plant in Iraq. Mutat Res 1986; 171: 53–60.
12. Ensslen S, Riedel H, Blöthgen H, Heeschen W, Grillo M, Jung H. Chlorkohlenwasserstoffe in Follikelflüssigkeit und Sperma. Fertilität 1990; 6: 119–22.
13. Sharara F, Seifer D, Flaws J. Environmental toxicants and female reproduction. Fertil Steril 1998; 70: 613–22.
14. Winkler U. Der unerfüllte Kinderwunsch. Ein Ratgeber für kinderlose Paare. Beck, München 1994.
15. Frigo P, Lang C, Huber JC. Untersuchungen zur Konzentration von Östradiol- und Ethinylöstradiol im Abwasser der Stadt Wien. In: Umweltbundesamt (Hrsg). Tagungsberichte: Umweltchemikalien mit hormoneller Wirkung. 1996.
16. Morris R, Paulson R. Ovarian derived prorenin-angiotensin cascade in human reproduction. Fertil Steril 1994; 62: 1105.
17. Lee H, Chernesky M, Schachter J, Burczak J, Andrews W, Muldoon S, Leckie G, Stamm W. Diagnosis of chlamydia trachomatis genitourinary infection in women by ligase chain reaction assay of urine. Lancet 1995; 345: 213.
18. O'Connell M, Rogers C. Differential fertility in the United States 1976–1980. Fam Plann Perspect 1982; 14: 281–6.
19. Rindfuss R, Bumpass L. How old is too old? Age and the sociology of fertility. Fam Plann Perspect 1967; 226: 8.

20. Stein Z. Review and commentary a woman's age: childbearing and child rearing. Am J Epidemiol 1985; 121: 327.
21. Hepp H. Präimplantationsdiagnostik – medizinische, ethische und rechtliche Aspekte. Diskussionsentwurf zu einer Richtlinie der Bundesärztekammer. Dt Ärztbl 2000; 97: A1213–21.
22. Gagel DE, Ulrich D, Pastor V-S et al. IVF-Paare und IVF-Kinder. Ein Überblick zu ihrer Entwicklung. Reproduktionsmedizin 1998; 11: 31.
23. Blume A, Preuschoft C. Unser Körper. Unser Leben. Ein Handbuch von Frauen für Frauen. Band 1, The Boston Women's Health Book Collective, Rowohlt 1988; 609.
24. Wiesing U. Zur Verantwortung des Arztes in der Reproduktionsmedizin. WMW 1993; 7–8: 36–40.
25. Bernat E. Die rechtliche Regelung von Fortpflanzungsmedizin und Embryonenforschung in Deutschland, Österreich und der Schweiz. Fertilität 1992; 5: 223–9.
26. James WH. Secular trend in reported sperm counts. Andrologia 1980; 12: 381–8.
27. Irvine DS. Falling sperma quality. BMJ 1994; 309: 476.
28. Carlsen E, Giwercman A, Keiding N, Skakkebaek NE. Evidence for decreasing quality of semen during past 50 years. BMJ 1992; 305: 609–13.
29. Auger J, Kunstmann J, Czyglik F, Jouannet P. Decline in semen quality among fertile men in Paris during the past 20 years. N Engl J Med 1995; 332: 281.
30. Mortimer D. Semen analysis and sperm washing techniques. In: Gagnon C (ed). Controls of sperm motility: biological and clinical aspects. CRC press, Boca Raton, FL, 1990; 263–8.
31. Mortimer D. The male factor in infertility. Part 1. Semen analysis. Curr Probl Obstet Gynecol Fertil 1985; 8: 3–87.
32. Stauber M. Psychologie der ungewollten Kinderlosigkeit. Frauenarzt 1994; 35: 1186.
33. Zimmerli WCH. Dürfen wir, was wir können? In: Fischer PE, Schneuning WD (Hrsg). Vom richtigen Umgang mit Genen. Die Debatte um die Gentechnik. Piper, München 1991.
34. Jonas H. Technik, Medizin und Ethik. Praxis des Prinzips Verantwortung. Suhrkamp 1985.
35. Baruzzi A. Machbarkeit. Perspektiven unseres Lebens. Alber (Reihe: Weiterdenken!), Freiburg (Breisgau)/München 1996; 67.
36. Piechowiak H. Eingriffe in menschliches Leben. Sinn und Grenzen ärztlichen Handelns. Knecht Frankfurt/ Main 1987; 40.

Die Sonographie in der Sterilitätsdiagnostik und -therapie

J. DEUTINGER

Ultraschall — ein wesentlicher Bestandteil der Sterilitätsdiagnostik und -therapie

Die Sonographie ist ein wesentlicher Bestandteil einer effizienten Sterilitätsdiagnostik bzw. -therapie. Gerade im deutschsprachigen Raum wurden entscheidende Schritte bei der Etablierung der Sonographie als Routinemethode gesetzt.

Anfang der 1970er Jahre gelang es Kratochwil erstmals, das Ovar sonographisch zur Darstellung zu bringen [1]. Er führte auch vaginosonographische Untersuchungen durch [2], diese Methode ist jedoch wegen der damals noch mangelhaften gerätetechnischen Voraussetzungen vorübergehend wieder in Vergessenheit geraten. Aufbauend auf die Erkenntnisse, daß das Ovar sonographisch darstellbar ist, gelang es in den 1970er Jahren, den Zyklusablauf im Ovar zu erfassen bzw. Follikulometrien vorzunehmen [3, 4].

Anfang der 1980er Jahre wurden erstmals wieder Versuche unternommen, die vaginosonographische Methode einzusetzen [5]. Der zu erwartende Vorteil lag auf der Hand: Durch die Nähe des Schallkopfes zu den Organen des kleinen Beckens konnte eine verbesserte Darstellung dieser Strukturen erwartet werden. Wieder wurden Meilensteine dafür in Österreich gesetzt: Feichtinger und Kemeter entwickelten gemeinsam mit der Firma Kretztechnik eine neue Vaginalsonde, einen sogenannten „Panoramascanner" [6]. Und damit hat diese Methode in kurzer Zeit einen Siegeszug um die ganze Welt angetreten. Insbesondere die Sterilitätsdiagnostik und -therapie hatte maßgeblichen Anteil an der raschen Verbreitung dieser Methode, ja man kann sogar sagen, Vaginosonographie und Sterilitätsdiagnostik und -therapie haben einander gegenseitig befruchtet.

In den letzten Jahren kamen als neue Aspekte die vaginosonographisch durchgeführten Doppler-Strömungsmessungen [7] bzw. die vaginosonographisch vorgenommenen Tubendurchgängigkeitsprüfungen hinzu. Eine weltweite Umfrage zeigte bereits im Jahre 1989 [8], daß viele Kliniken nicht mehr auf diese Methode verzichten wollen, und heute kann man sich eine Facharztpraxis ohne dem Angebot der Vaginosonographie fast nicht mehr vorstellen. Dennoch hat auch die abdominale Sonographie heute noch ihre Bedeutung. Wenn die Patientin mit gefüllter Harnblase kommt, kann durchaus zunächst mit einer derartigen Untersuchung das Auslangen gefunden werden. Bei Virgines, oder wenn die Patientin aus anderen Gründen keine vaginosonographische Untersuchung möchte, ist nach wie vor die abdominale Sonographie die Methode der Wahl.

Praktische Durchführung der vaginosonographischen Untersuchung

Für die Vornahme der vaginosonographischen Follikulometrie werden die Patientinnen gebeten, die Blase zu entleeren. Die Untersuchung selbst wird bevorzugt in Steinschnittlagerung der Patientin durchgeführt, weil damit die größtmögliche Mobilität des Scanners gewährleistet ist. Der Schallkopf wird mit einem Gel versehen, wodurch sich ein verbesserter Kontakt zum Scheidengewölbe ergibt. Bezüglich des Untersuchungsganges ist nicht nur aus hygienischen Gründen der Überzug mit einer kondomartigen Hülle wichtig. Verschiedene Kontaktgels rufen *in vitro* eine Verschlechterung der Samenmotilität und eine Verminderung der Eizellteilungsrate hervor, was sich insbesondere bei Sterilitätspatientinnen nachteilig auswirken könnte [9].

Zunächst sollte der Uterus in der Längsachse zur Darstellung gelangen, was die Orientierung erleichtert. Anschließend empfiehlt es sich, den Scanner um 90 Grad zu drehen, wodurch ein koronares bzw. (in Abhängigkeit vom Winkel des Scannerschaftes) queres Schnittbild erzielt wird. Dadurch können in vielen Fällen beide Ovarien gleichzeitig am Monitor abgebildet werden.

Unveränderte Tuben entziehen sich meist einer sonographischen Untersuchung. Nur unmittelbar nach der Ovulation, wenn sich im Douglas physiologischerweise etwas freie Flüssigkeit befindet, können diese gelegentlich zur Darstellung gebracht werden [10].

Zyklusdiagnostik am Uterus

Zyklische Veränderungen am Endometrium

Beim Zyklusmonitoring sollte nicht nur auf die Follikulometrie Wert gelegt, sondern es sollten bewußt zunächst die sonographisch faßbaren Veränderungen des Endometriums in die Beurteilung des zyklischen Ablaufes miteinbezogen werden. Für die sonographische Darstellung des Endometriums eignet sich die vaginosonographische Untersuchung besser als die transabdominale Untersuchungsform. Bei letzterer kann in 5 % aller Untersuchungen das Endometrium sonographisch nicht eingestellt werden; meist handelt es sich um ausgeprägte Adipositas oder um einen retroflektierten Uterus [11]. Die vaginosonographische Untersuchung hingegen wird von der Flexion des Uterus nicht beeinflußt.

Die Untersuchung des Endometriums sollte als erster Untersuchungsschritt bei der Zyklusdiagnostik vorgenommen werden, damit nicht bei Kenntnis der Follikelmasse bestimmte Endometriumphasen „hineingesehen" werden [12]. Widersprüchliche Daten finden sich bezüglich des sonographischen Erscheinungsbildes und den gleichzeitig bestimmten Hormonwerten. Unterschiedliche Stimulationsformen dürften für die zum Teil kontroversiellen Ergebnisse verantwortlich sein.

Im nicht stimulierten Zyklus können präovulatorisch bis zu sechs verschiedene, fließend ineinander übergehende sonographische Endometriumtypen beschrieben werden [13]. Diese Veränderungen korrelieren sowohl mit der Follikelgröße als auch mit Serumöstradiol und -progesteronwerten. Typ 1 zeigt eine schmale Endomtriumlinie, die sich im Verlauf der Proliferationsphase zunehmend verdickt (Typ 2 und 3) und dann eine schlaufenförmige Aufspreizung (Typ 4) erfährt. Die peri- bzw. postovulatorisch entstehende Ringstruktur (Typ 5 und 6) könnte durch die Sekretion des muzinösen Schleims hervorgerufen werden. Diese Ringstruktur (Typ 6) ähnelt dem Pseudogestationssack bei der Extrauteringravidität, ist sehr instabil und könnte das früheste Zeichen einer stattgefundenen Ovulation sein [12]. Ein Indiz dafür ist, daß beim LUF-Syndrom, bei dem keine Ovulation eintritt, dieser Ring bisher nicht nachgewiesen werden konnte.

Im stimulierten Zyklus konnten vier verschiedene Reaktionstypen beschrieben werden [14]: Typ A zeigt eine stärkere Echogenität als das Myometrium und erscheint deswegen sonographisch heller. Typ B weist eine ähnliche Echogenität wie das Myometrium auf. Initial kommt es zur Ausbildung eines echoärmeren Ringes zwischen Endo- und Myometrium. Findet sich ein im Vergleich zum Myometrium echoärmeres Endometrium, wird dieses dem Typ C zugeordnet. Typ D ist charakterisiert durch ein echoleeres Areal, in dem sich zentral ein Mittelecho nachweisen läßt. Die „Qualität" der Vorbereitung des Endometriums auf die Einnistung nimmt von A nach B ab. Bisher konnte jedoch keine Korrelation zur Implantationsrate nachgewiesen werden. Am häufigsten (in etwa 75 %) läßt sich der B-Typ nachweisen, bei dem auch höhere Serumprogesteronspiegel gefunden wurden.

Der wichtigste Gesichtspunkt für die Endometriumsbeurteilung stellt die Messung der Endometriumsdicke dar. Diese nimmt während der Follikelphase bis etwa zur Mitte der Lutealphase kontinuierlich zu. Wird während der Stimulation nicht eine Endometriumsdicke von zumindest 8 mm bzw. 10 mm erreicht, scheint die Chance auf eine nachfolgende Implantation herabgesetzt [15–17]. Ab der Mitte der Lutealphase nimmt diese wieder ab. Nach Stimulation mit Clomiphenzitrat ist die Zunahme der Endometriumsdicke am wenigsten ausgeprägt [18].

Nach erfolgter Implantation kann auch über die Mitte der Lutealphase hinaus eine Zunahme der Endometriumsdicke beobachtet werden [19]. Nach allen bisher vorliegenden Untersuchungen ist die sonographische Endometriumsbeurteilung als zusätzliche Information beim Zyklusmonitoring nur von begrenztem Wert [20]. Möglicherweise kommt der sonographischen Darstellung des Endometriums durch die neue Technik der Vaginalsonographie mit der verbesserten Auflösung künftig eine erhöhte Bedeutung zu.

Kürzlich konnte eine weitere interessante Beobachtung gemacht werden. Wenn die subendometrialen Gebiete über einen längeren Zeitraum (einige Minuten) kontinuierlich beobachtet werden, finden sich subendometriale Kontraktionen [21]. Diese verlaufen zum Zeitpunkt der Ovulation in Richtung Fundus des Uterus. Da bei ungeklärter Sterilität dieses Kontraktionsmuster gestört ist, könnte dies ein möglicher Hinweis sein, daß diese Kontraktionen für den Transport der Spermien von Bedeutung sind.

Gelegentlich kann bei geringem Anpreßdruck um den Zeitpunkt der Ovulation eine Öffnung des Muttermundes sonographisch nachgewiesen werden. Im unmittelbaren Anschluß daran findet sich im Douglas'schen Raum geringe Menge freier Flüssigkeit, ein indirekter Hinweis auf die bereits stattgefundene Ovulation.

Zyklische Veränderungen an den Ovarien, Follikulometrie

Die transabdominale sonographische Darstellung der Ovarien und deren zyklische Veränderungen zählen trotz hochauflösender Ultraschallgeräte zu den Problembereichen der Ultraschalldiagnostik in der Gynäkologie (Tab. 1). Diese Nachteile bei der transabdominalen Sonographie waren ein entscheidender Stimulus für die Entwicklung der Vaginosonographie als Routinemethode [5, 6]. Die Verwendung dieser Untersuchungsmethode benötigt keine gefüllte Harnblase. Damit fällt zum einen die Schmerzsensation einer gefüllten Harnblase weg und führt zum anderen damit auch zu keinem unnötigen Zeitverlust durch etwaige unvollständige Blasenfüllung. Auch extreme Adipositas stellt kein Hindernis für das Erzielen eines aussagekräftigen Resultates dar. Insbesondere die Ovarien können mittels Vaginosonographie besser dargestellt werden. Die Ursache dafür ist, daß zum einen der Schallkopf näher an das Erfolgsorgan positioniert werden kann und zum anderen die Verwendung höherfrequenter und damit besser auflösender Schallköpfe als bei der herkömmlichen transabdominalen Sonographie möglich ist. Dadurch ist besonders in der frühen Follikelphase eine bessere Darstellung kleiner Follikel möglich [22–24].

Die tägliche Ermittlung von Zahl und Größe der Follikel ist besonders bei Stimulationsmethoden mit nachfolgender Superovulation von Bedeutung,

Tabelle 1: Nachteile der transabdominalen Follikulometrie

Gefüllte Harnblase erforderlich, dadurch
- Unannehmlichkeit für Patientin (Blasengefühl)
- Unannehmlichkeit für Untersucher (Wartezeit)
- Veränderung der Topographie
- Keine standardisierten Untersuchungsbedingungen

Darmüberlagerungen
Adipositas

weil erst dadurch die täglich bestimmten Hormonwerte wie Östradiol, Progesteron und LH zu den stimulationsbedingten Veränderungen des Ovars in Beziehung gesetzt werden können. Die in ihrer Form ellipsoiden Ovarien liegen normalerweise zwischen Uterus und der seitlichen Beckenwand. Liegen die Ovarien in verschiedener Höhe, kann nach leichter Rotation des Scanners eine Beurteilung der Ovarien vorgenommen werden. Häufig jedoch gelingt es nicht, beide Ovarien gleichzeitig abzubilden und es muß jedes Ovar getrennt untersucht werden. Das Volumen der Ovarien beträgt weniger als 6 cm^3. Äußerst schwierig kann hingegen selbst die vaginosonographische Darstellung von hormonell inaktiven Ovarien sein [25]. Für die Beurteilung des Follikelwachstums müssen immer beide Ovarien aufgesucht werden. Im spontanen, nicht stimulierten Zyklus kann zwischen dem 5. und 7. Zyklustag eine verschieden große Anzahl von kleinen zystischen Arealen mit einem Durchmesser von 3–5 mm an der Oberfläche der Ovarien dargestellt werden, die sich zu entsprechenden Follikeln entwickeln. Einer dieser kleinen Follikel wird als dominanter Follikel selektiert und unter Einfluß des follikelstimulierenden Hormon (FSH) beginnen die Granulosazellen mit der Produktion von Östrogenen. Aufgrund seiner Größe kann der dominante Follikel zwischen dem 8. und 12. Zyklustag von den anderen Follikeln, die keine weitere Entwicklung mehr durchmachen, selten eine Größe von 14 mm erreichen und atretisch werden, unterschieden werden.

Ein Follikel von mehr als 14 mm Durchmesser ist daher für die spätere Ovulation bestimmt [26]. In den letzten vier bis fünf Tagen vor der Ovulation nimmt die Größe des dominanten Follikels täglich um 2 bis 3 mm zu, um zum Zeitpunkt der Ovulation eine Größe von 18–28 mm zu erreichen.

Der Follikel präsentiert sich als echoleeres bzw. echoarmes Areal, welches von einem echodichten Saum begrenzt ist. Nach der Einstellung des Ovars im Ultraschallbild werden die Follikel einzeln in der Ebene ihrer größten Durchmesser dargestellt und vermessen. Die Vermessung des Follikels erfolgt immer von innen nach innen [12]. Zur Größenbestimmung genügt meist die Messung des größten Durchmessers. Dieser korreliert sowohl mit dem Volumen des Ovars als auch mit den endokrinologischen Parametern [27]. Das Volumen der Follikel kann anhand der drei größten Durchmesser nach der Volumsformel eines Ellipsoids berechnet werden. Auch eine laparoskopische Überprüfung der sonographischen Meßergebnisse und die Volumsbestimmung des Gesamtvolumens aller Follikel zeigt in der frühen Follikelphase keinen signifikanten Unterschied zwischen transabdominaler und vaginosonographischer Messung und Berechnung [28].

Unter Verwendung z. B. eines 6,5 MHz Vaginalscanners ist die Darstellung eines *Cumulus oophorus* bereits in 2/3 der Fälle möglich [29]. Weitere Verbesserungen lassen sich durch die Anwendung höherer Schallfrequenzen erwarten. Die Ovulation tritt etwa 36 Stunden nach dem spontanen LH-Anstieg oder nach der Verabreichung von HCG ein. Nach der Ovulation nimmt die Follikelgröße rasch ab und Follikelflüssigkeit findet sich im perifollikulären Areal. Innerhalb von 45 Minuten entleert sich die Follikelflüssigkeit und es entwickelt sich das *Corpus haemorrhagicum*, das sich sonographisch als ein unterschiedlich echoreiches Gebilde darstellt. In etwa 25 % der ovulatorischen Zyklen läßt sich nach der Ovulation im Douglas'schen Raum freie Flüssigkeit nachweisen. Innerhalb des *Corpus haemorrhagicum* kann häufig eine radspeichenförmige Struktur nachgewiesen werden. In einigen Fällen entsteht eine *Corpus luteum*-Zyste, die sich mit Beginn des nächsten Zyklus spontan auflöst.

Der Nachweis des *Corpus luteum* gelingt sonographisch besonders gut in der Mitte der Lutealphase und nach Zyklusstimulation. Im Ovar findet sich ein entrundeter echoarmer Bezirk, der von einer echoreichen Struktur umgeben ist. Wenn keine Schwangerschaft eintritt, löst sich das *Corpus luteum* spätestens mit Eintritt der Menstruation auf. Eine Persistenz ist ein mögliches erstes sonographisches Zeichen einer eventuell stattgefundenen Einnistung.

Der Wert der täglichen vaginosonographischen Follikulometrie liegt darin, daß es in allen Fällen gelingt, eine stattgefundene Ovulation nachzuweisen, wenn der dominante Follikel nicht mehr nachweisbar ist, während der Anstieg des Serumprogesterons oder der Basaltemperatur nur eine retrospektive Aussage darüber zuläßt.

DOPPLER-STRÖMUNGSMESSUNGEN IN GEFÄSSEN DES KLEINEN BECKENS

Ovarielle Blutgefäße

Im Verlaufe des Zyklus kann eine erhebliche Kaliberschwankung der Ovarialgefäße festgestellt werden [12]. Taylor [30] war einer der Wegbereiter der Doppler-Strömungsmessung in Gefäßen des kleinen Beckens, die Entwicklung eines Vaginalscanners in Kombination mit einer gepulsten Dopplervorrichtung ermöglichte bald die Registrierung zyklusabhängiger Veränderungen der Blutströmungsgeschwindigkeit in Gefäßen des kleinen Beckens, insbesondere der *Arteria ovarica*. Bei unseren Untersuchungen konnten wir mit der Zunahme der Zahl der Follikel über 14 mm ein Absinken der durchschnittlichen A/B Ratio in der *Arteria ovarica* von 3,85 bei 2 Follikel auf 2,71 bei 5 Follikel nachweisen [22–24]. Mit dem Anstieg der Serumöstradiolwerte kommt es ebenfalls zu einer Zunahme der diastolischen Blutströmungsgeschwindigkeit. Die Zunahme der diastolischen Strömungsgeschwindigkeit dürfte wiederum durch hormonelle Einflüsse bewirkt werden. Während der Follikelphase treten Proliferationsvorgänge auf, die mit einer Hyperämie in den betroffenen Organen einhergehen. Die hormonelle Stimulation führt zur Reifung mehrerer Follikelbläschen, wodurch das Volumen des Ovars zunimmt. Dadurch ändert sich nicht nur die Blutverteilung innerhalb des Ovars, sondern auch die Durchblutungsrate des gesamten Ovars [7]. Sowohl die Volumenszunahme des Ovars als auch die Veränderung der physikalischen Parameter der Gefäße führen zu einer Veränderung des Durchströmungsprofils. Die Abnahme des Gefäßwiderstandes während der Follikelphase führt zu einer Zunahme der diastolischen Flowgeschwindigkeit. Durch die breite Streuung der von uns ermittelten Werte in der *Arteria ovarica* während der Zyklusstimulation kann im Einzelfall die Befundinterpretation schwierig sein. Nahe der Ovulation konnte jedenfalls in dem von uns untersuchten Kollektiv eine Zunahme der diastolischen Strömungsgeschwindigkeit nachgewiesen werden, während sich in der *Arteria iliaca* keine zyklusabhängigen Schwankungen finden. Die Methode der vaginosonographischen gepulsten Messung der Blutströmungsgeschwindigkeit in der *Arteria ovarica* stellt nunmehr eine zusätzliche Möglichkeit des Zyklusmonitorings dar, deren Wertigkeit durch Untersuchungen an größeren Kollektiven mit verschiedenen Fragestellungen noch verifiziert werden muß.

Uterine Blutgefäße

Zyklusabhängige Veränderungen lassen sich auch in uterinen Blutgefäßen nachweisen. Auch hier kommt es durch die Abnahme des peripheren Widerstandes zu einer Zunahme der diastolischen Strömungsgeschwindigkeit [31], wobei hier auch prognostische Aussagen über die Möglichkeit des Eintritts einer Schwangerschaft möglich sind. Die höchste diastolische Strömungsgeschwindigkeit liegt um die Zyklusmitte vor [32].

Überstimulation

Ein besonders wichtiger Aspekt des sonographischen Follikelmonitorings ist die Vermeidung des Überstimulationssyndroms. Überstimulierte Ovarien führen in einer frühen Phase zu einem ähnlichen Erscheinungsbild, wie es beim Polyzystischen Ovar-Syndrom nachgewiesen werden kann, das heißt, die Ovarien enthalten eine große Zahl verschieden großer, zystisch veränderter Follikel [33]. Bei besonders schweren Fällen von Überstimulation kann diese enorme Vergrößerung der Ovarien mit der Ausbildung von Aszites, der Entstehung eines Hydrothorax, mit Hämokonzentration und einer Oligurie einhergehen. Sonographisch bietet sich das typische radspeichenartige Bild des überstimulierten Ovars mit zahlreichen Follikeln unterschiedlicher Größe. Vor der Ära der Sonographie boten lediglich die Bestimmung der Serumöstradiolwerte und die Palpation die einzige Möglichkeit, diese Komplikation zu vermeiden.

Die Behandlung eines schweren Überstimulationssyndroms besteht aus sonographischen Kontrollen der Zystengröße und der Überwachung der Nierenfunktion. Eine chirurgische Intervention ist nur in Ausnahmefällen erforderlich und sollte auch wegen der Gefahr einer unstillbaren Blutung unterbleiben.

Insuffiziente Stimulation

In Fällen mit unzureichendem Anstieg der Serumöstradiolwerte – „low responder" – kommt es zu einer geringeren täglichen Wachstumsrate der Follikel. Auch bei insuffizienter Stimulation ist die maximale Follikelgröße im Vergleich zum physiologischen Zyklus signifikant vermindert [34]. Verzögertes Follikelwachstum ist mit einer insuffizienten Follikelreifung kombiniert und geht mit einer signifikanten Verminderung des maximalen Durchmessers des dominanten Follikels einher. Der dominante Follikel springt nicht, sondern wird atretisch. Damit kommt es auch zu einer insuffizienten, verkürzten Lutealphase, verbunden mit unregelmäßigen Basaltemperaturwerten und verminderten Serumprogesteronspiegeln. Fallende Serumöstradiolwerte und/oder abnehmende Follikeldurchmesser nach HCG-Applikation stellen prognostisch eine ungünstige Voraussetzung für eine spätere erfolgreiche Eizellgewinnung und Fertilisation dar [35].

ENDOKRINOLOGISCHE STÖRUNGEN

Corpus luteum-Insuffizienz

Lutealphasendefekte äußern sich klinisch in verkürzter zweiter Zyklushälfte (< 11 Tage), verminderter Progesteronproduktion und Sterilität. Die herabgesetzte Progesteronproduktion äußert sich entweder in erniedrigten Serumprogesteronspiegeln und/oder einer verkürzten Produktionsdauer des Progesterons. Für die Überwachung der Lutealphase hat sich die Bestimmung des Plasmaprogesteronspiegels durchgesetzt. Sonographisch finden sich rupturierte Follikel normaler Größe, rupturierte kleine Follikel und luteinisierte, „unrupturierte" Follikel (LUF-Syndrom). Im Vordergrund jedoch steht die abnorme Follikulogenese: Bei ungeklärter Sterilität konnte in 39 % die Entwicklung mehrerer, zu kleiner Follikel nachgewiesen werden [36]. Diese kleinen Follikel sind nicht in der Lage, genügend Östradiol zu produzieren und die LH-Sekretion der Hypophyse zu induzieren und führen daher zu einer ungenügenden Luteinisierung. Die Wirksamkeit der Verabreichung von Progesteron in der zweiten Zyklushälfte ist derzeit noch umstritten. Weitere Therapiemöglichkeiten sind präovulatorisch die Verabreichung niedriger Dosen von Clomiphen oder HMG, wobei besonders Clomiphenzitrat eine Verlängerung der *Corpus luteum*-Phase bewirkt [37]. Postovulatorisch kann auch HCG verabreicht werden. Dieses steigert und verlängert die Progesteronproduktion, während eine Erhöhung der Schwangerschaftsrate nach in vitro-Fertilisation nicht beobachtet werden konnte [38]. Häufig führt auch die Verabreichung von Parlodel während des gesamten Zyklus zu ovulatorischen Zyklen. Die Anwendung der Sonographie ermöglicht die Überprüfung des Therapieeffektes und eine eventuelle Änderung des Therapiekonzeptes.

LUF-Syndrom

Wenn sich ein Follikel ohne Ovulation in ein *Corpus luteum* umwandelt, wird dies als LUF (= Luteinized Unruptured

Follikel) Syndrom bezeichnet. Die Häufigkeit dieser Sterilitätsursache ist noch nicht geklärt, die Zahlenangaben schwanken zwischen 5 % und 29 % [39, 40] und sollen bei Patientinnen mit ungeklärter Sterilität bei 10 % liegen [41]. Die Basaltemperatur zeigt einen biphasischen Verlauf und die LH- und Progesteronproduktion ist unauffällig; nach bisher bekannten endokrinologischen Kriterien scheint also eine Ovulation stattgefunden zu haben [42]. Laparoskopisch konnte jedoch nachgewiesen werden, daß vier Tage nach dem spontanen LH-Anstieg der Follikel nicht rupturiert war und sich auch nicht in ein *Corpus haemorrhagicum* umgewandelt hatte [43]. Mit der Sonographie kann die Existenz des LUF-Syndroms nachgewiesen werden [40, 44].

Bei der sonographischen Endometriumsdiagnostik findet sich in Fällen mit Ovulation im *Cavum uteri* ein flüchtiger zentraler Ring, der einem Pseudogestationssack bei Extrauteringravidität ähnlich sieht. Bei anovulatorischen Zyklen konnte diese zentral Ringstruktur bisher nicht nachgewiesen werden und kann daher als zusätzliches sonographisches Kriterium des LUF-Syndroms Verwendung finden [12].

PCO-Syndrom

Das Polyzystische Ovarsyndrom (PCO) tritt meist vor dem 35. Lebensjahr auf. Klinisch ist es gekennzeichnet durch eine mehr oder weniger ausgeprägte Oligo-Amenorrhoe, Hirsutismus, Adipositas und Sterilität, in 25 % der Fälle verläuft es jedoch klinisch stumm.

Diese Erkrankung kann primär auftreten – als Stein-Leventhal-Syndrom – oder sekundär im Rahmen des Morbus Cushing oder der angeborenen Nebennierenrindenhyperplasie, bei Hyper- und Hypothyreoidismus, oder auch als Folge einer Hyperprolaktinämie, wobei die Sonographie selbstverständlich keinen Beitrag zur Differentialdiagnose zu leisten vermag [45]. Pathophysiologisch handelt es sich um eine funktionelle Störung des Ovars, wobei Störungen des Gonadotropin- und Androgenmetabolismus nicht immer nachweisbar sind. Umso wichtiger ist daher der direkte sonographische Nachweis.

In 75 % der Fälle finden sich sonographisch beidseits deutlich vergrößerte Ovarien mit zahlreichen Zysten. Das Volumen dieser vergrößerten Ovarien beträgt um 14 cm^3 gegenüber 6 cm^3 im Normalfall. Die gleichzeitig bestimmte Uterusgröße liegt dagegen unterhalb der Norm.

Beim PCO-Syndrom lassen sich vier verschiedene Erscheinungsbilder nachweisen: 1. Vergrößerte Ovarien mit vorwiegend zystischen Strukturen, 2. vergrößerte Ovarien mit vorwiegend soliden Anteilen, 3. Ovarien von normaler Größe mit vorwiegend zystischen Strukturen und 4. Ovarien von normaler Größe mit vorwiegend soliden Anteilen [33]. In Fällen mit vergrößerten Ovarien finden sich häufiger erhöhte Testosteron- und Dehydroepiandrostendionwerte in Kombination mit Adipositas, Amenorrhoe, Hirsutismus, Hyperprolaktinämie. In Fällen mit normal großen Ovarien finden sich hingegen häufiger eine erhöhte LH/FSH-Ratio, sowie erhöhte Andostendion- und Östrogenspiegel in Kombination mit Oligomenorrhoe [46]. Der biologisch aktive Testosteronanteil ist bei adipösen Patienten deutlich erhöht. Aufgrund der Zystengröße lassen sich mikro- und makrozystische Formen unterscheiden. Die Größe der Zysten variiert stark. Sie weisen meist einen geringeren Durchmesser als 6 mm auf und deswegen ist die transabdominale Untersuchungstechnik zuwenig aussagekräftig. Weitere limitierende Faktoren der transabdominalen sonographischen Untersuchung ist die meist vorhandene Adipositas.

Wegen der großen Variationsmöglichkeiten kann die Sonographie auch kaum als Screeningmethode zur Erkennung eines PCO-Syndroms eingesetzt werden. Dennoch hat sie ihren festen Stellenwert in der Diagnostik des PCO-Syndroms [45–49]. Die Vaginosonographie verspricht auch bei dieser Erkrankung, durch die Verwendung hochauflösender 7,5 MHz Transducer, eine entscheidende Verbesserung der Diagnostik.

SONOGRAPHISCH GELEITETE FOLLIKELPUNKTION

Die transabdominale sonographisch geleitete Follikelpunktion

Bei der transabdominalen sonographisch geleiteten Follikelpunktion können sowohl Narkosedauer als auch Narkosetiefe im Vergleich zur Laparoskopie entscheidend vermindert werden; häufig wurde die transabdominale Punktion auch in Lokalanästhesie durchgeführt [50]. Der Eingriff ist weniger invasiv als die Laparoskopie, wird doch dabei der Abdominalraum nicht eröffnet. Auch bei ausgedehnten Adhäsionen des Darmes mit der Bauchwand kommt es kaum zu Verletzungen, da der Einstich mit der Punktionsnadel unter sonographischer Kontrolle durch die gefüllte Harnblase hindurch vorgenommen wird. Die sonographisch geleitete Punktion weist außerdem den Vorteil auf, daß Zahl und Lage der Follikel während des Punktionsvorganges ständig kontrolliert werden kann.

Bei hochliegenden Ovarien kann mitunter keine gleichzeitige Darstellbarkeit von Harnblase und Follikel gegeben sein, auch im Douglas'schen Raum liegende Ovarien können für eine Punktion schwer zugänglich sein. Zudem ist – wie bei allen Methoden außer der Laparoskopie – keine direkte Blutungskontrolle gegeben. Bei extremer Adipositas ist häufig die Darstellbarkeit der Follikel schwierig und ein „weiter" Punktionsweg durch die Abdominalwand gegeben. Eine gefüllte Harnblase ist Voraussetzung für die Durchführung dieser Methode. Als mögliche Komplikationen dieser Form der Follikelpunktion gelten Blutungen, Cystitis, Mikro- oder Makrohämaturie.

Die Einführung der sonographisch geleiteten Follikelpunktion brachte eine Herabsetzung des Aufwandes, der Invasivität und des Narkoserisikos. Bald wurden diese Punktionen in Lokalanästhesie vorgenommen und führten damit auch zu einer Verminderung der Kosten, weil diese Eingriffe ambulant erfolgen können. Zahlreiche verschiedene Punktionstechniken wurden entwickelt (Tab. 2), aber erst die Entwicklung von Vaginalscannern mit einer Punktionshilfe hat der sonographisch geleiteten Follikelpunktion zum entscheidenden Durchbruch verholfen [51].

Die vaginosonographisch geleitete transvaginale Follikelpunktion

Mehrere Arbeitsgruppen haben sich unabhängig voneinander um die Entwicklung eines vaginal einführbaren Prüfkopfes bemüht und über ihre ersten

Tabelle 2: Methoden zur Eizellgewinnung

1. Laparatomie
2. Laparoskopie
3. Sonographisch geleitete transabdominale Punktion
   - transabdominal-transvesikal
   - transurethral
   - Douglaspunktion
4. Sonographisch geleitete vaginale Punktion
   - transvaginal

Untersuchungs- bzw. Punktionsergebnisse berichtet [5, 28, 52–54]. Zum einen kann der Schallkopf näher an das Ovar positioniert werden, zum anderen ist die Verwendung höherfrequenter und damit besser auflösender Schallköpfe möglich [2, 5, 55]. Meist liegen die Ovarien im Bereich des Douglas'schen Raumes sehr nahe an der Scheidenwand. Deswegen ist die Durchführung der vaginosonographischen Punktion naheliegend, da mit der Nadel kein „weiter" Punktionsweg zu überbrücken ist (Tab. 3).

Die Patientin befindet sich für die Follikelpunktion in Steinschnittlage. Unmittelbar vor der Punktion entleert die Patientin die Blase, die Scheide wird mit physiologischer Kochsalzlösung gereinigt. Die Punktion erfolgt entweder in kurzer, oberflächlicher Allgemeinanästhesie oder in Lokalanäthsie mit leichter Sedierung. In einigen Fällen wurde die Punktion auch ohne jegliche Analgesie durchgeführt.

Der Scanner wird zunächst so eingeführt, daß am Monitor ein Sagittalschnitt abgebildet wird. Durch Drehen des Schallkopfes um 90 Grad kann ein Querschnitt des kleinen Beckens erzielt werden. Mit dem Schallkopf fest verbunden ist die Punktionshilfe. Die Punktionsnadel wird an eine Vakuumpumpe mit 180 mmHg Unterdruck angeschlossen. Diese Form der Eizellgewinnung ist zeitsparend und auch bei ausgeprägter Adipositas problemlos anwendbar. Im Gegensatz zur transabdominalen Punktion erfolgt keine Läsion der Harnblase. Abdominelle Voroperationen und Adhäsionen beeinträchtigen die Anwendung dieser Methode nicht. Der Nachteil dieser Punktionsform liegt in der möglichen bakteriellen Kontamination der Kultur, da eine vollkommene Sterilität der Scheide nicht zu erreichen ist. Obwohl die unterschiedlichen Stimulationsformen einen direkten Vergleich nur schwer zulassen, kann doch ausgesagt werden, daß der vaginosonographische Punktionsweg trotz mangelhafter Sterilität keine Einschränkung der Fertilisationsrate mit sich bringt [23].

Die Wahrscheinlichkeit des Eintritts einer Schwangerschaft beträgt bei der Vornahme von GIFT je nach Indikationsstellung bis zu 40 % und liegt somit über jener der extrakorporalen Befruchtung [16]. Um die weniger invasive Methode der vaginosonographisch geleiteten Eizellgewinnung auch für diese Methode zu nützen, sind bereits Versuche unternommen worden, den anschließenden Gametentransfer unter hysteroskopischer Sicht vorzunehmen [56]. Dabei wird der Druck im Uterus maximal auf 25–80 mmHg erhöht, bis das Orificium der entsprechenden Tube eingesehen werden kann. Der Transfer der Gameten erfolgt nur in eine Tube. Bisher hat die Verwendung dieser Methode zu einer Schwangerschaftsrate von 30 % geführt [16].

Die vaginosonographisch geleitete Punktion ist weniger invasiv und erleichtert dadurch den Zugriff zu den Eizellen. Nur so konnten zahlreiche neue Methoden in die Sterilitätstherapie eingeführt werden (Tab. 4). Diese Punktionsform hat die früher verwendeten Methoden der Follikelpunktion und Eizellgewinnung ersetzt und einen Schlußstrich unter die Ära der Laparoskopie zum Zwecke der in vitro Fertilisation gezogen [57].

Tabelle 3: Vorteile der vaginosonographisch geleiteten vaginalen Follikelpunktion

- weniger invasiv (kürzerer Punktionsweg)
- Anästhesie weniger belastend
- Erfolgsrate zumindest gleich wie bei anderen Methoden
- ambulant durchführbar
- Kosten- und Zeitersparnis
- kaum Komplikationen
- daher Indikation für IVF großzügiger

Dopplerströmungsmessungen zur Diagnostik der Tubendurchgängigkeit

Mittlerweile gibt es mehrere Berichte über die Verwendung von Kontrastmitteln bzw. über den Einsatz der Dopplersonographie für die Überprüfung der Durchgängigkeit der Tuben. Obwohl bisher zahlreiche Versuche zur Implementierung verschiedener Einsatzgebiete bzw. Anwendungsformen [58] unternommen worden sind, gelang es bisher nicht, die Methode der Sonographie für die Überprüfung der Tubendurchgängigkeit als Routinemethode in der Sterilitätsdiagnostik zu etablieren. Erste Versuche von Deichert et al. [59] zeigten bereits vielversprechende Erfolge. Eine Verbesserung der Ergebnisse ist durch die zusätzliche Verwendung von Farbdoppler und 3D-Sonographie zu erwarten [60]. Wenn all diese Methoden optimal ausgeschöpft werden, kann eine Übereinstimmung mit laparoskopischen bzw. hysterosalpingographischen Methoden in nahezu 90 % der Fälle erzielt werden [58, 61].

Klinische Anwendung Doppler-sonographischer Untersuchungen

Aus heutiger Sicht hat uns die Verwendung der Dopplersonographie mit einer Reihe interessanter Informationen konfrontiert. Die Dopplersonographie liefert viele Informationen über Physiologie und Patho-Physiologie des Zyklus, zyklische Veränderungen im Bereich des inneren Genitales lassen sich auch durch veränderte Perfusion dokumentieren. Die klinische Anwendbarkeit ist deswegen limitiert, weil sehr viele Parameter die Perfusion des inneren Genitales beeinflussen und zu groß ist die Variation der Meßergebnisse von Individuum zu Individuum bzw. Tag zu Tag, um für die tägliche Beurteilung zyklischer Veränderungen routinemäßig herangezogen werden zu können. Sie ist zur Zeit noch keine Routinemethode geworden, die andere Zyklusmonitoringmethoden ersetzen könnte. Sie dient auch nicht zur Diagnostik von Hormonstörungen. Vielversprechend scheint die Verwendung der Farbdopplersonographie für die Überprüfung der Tubendurchgängigkeit zu sein. Die Verwendung hochauflösender Geräte und insbesondere die zusätzliche Verwendung der Farbdopplersonographie verringern den exklusiven Wert der vaginosonographischen Applikation. Bei ausreichender Bildqualität (Blasenfüllung, kei-

Tabelle 4: Behandlungsmethoden, die durch die Einführung der Vaginosonographie und vaginosonographisch geleiteten Follikelpunktion ermöglicht bzw. erleichtert worden sind

IVF	In Vitro Fertilisation
TEST	Tubal Embryo Stage Transfer
TET	Tubal Embryo Transfer
TV-TEST	Transvaginal Intratubal Transfer
TIFT	Transcervical Intrafallopian Transfer
PROST	Pronuclear Stage Transfer
GIFT	Gamete Intrafallopian Transfer
ZIFT	Zygote Intrafallopian Transfer
POST	Peritoneal Ovum and Sperm Transfer
TCTUGT	Transcervical Transuterine Gamete Transfer
TTI	Tubal Therapeutic Insemination
DIPSI	Direct Intraperitoneal Sperm Insemination
IPI	Intraperitoneal Insemination
VITI	Vaginal Intratubal Insemination
SHIFT	Synchronous Hysteroscopic Insemination in the Fallopian Tubes
IUI	Intrauterine Insemination
SUZI	Subzonale Insemination
MIFT	SUZI + Transfer in Fallopian Tubes
PZD	Partielle Zona Dissektion
ICSI	Intracytoplasmatische Spermien Injektion

ne Adipositas) können nunmehr auch mittels transabdominaler Untersuchung entsprechende Ergebnisse erzielt werden. Die Farbdopplersonographie ist allerdings keine Meßmethode, sondern dient zum Nachweis von Vaskularisation bzw. der Lokalisation von kleinen Gefäßen. Bezüglich der Ovulationsdiagnostik kann gesagt werden, daß Änderungen von Strömungsparametern vor der Formation des *Corpus luteum* nachweisbar sind. Die klinische Bedeutung ist derzeit noch nicht abschätzbar.

DREIDIMENSIONALER ULTRASCHALL

Die dreidimensionale Ultraschalldiagnostik bietet den Vorteil, daß zusätzlich zum zweidimensionalen Schnittbild eine dritte Ebene zur Darstellung gelangen kann. Damit können künftig Verbesserungen in der Endometriumdiagnostik und bei der Abklärung uteriner Malformationen erwartet werden. Weitere mögliche Anwendungsgebiete stellen die räumliche Darstellung und Abgrenzung von Myomen dar, auch bei der Diagnostik des PCO-Syndroms sind Vorteile zu erwarten. Bei der Genauigkeit der Volumetrie von Follikeln kann ebenfalls mit Verbesserungen gerechnet werden, weil der Follikel in allen drei Ebenen vermessen werden kann. Für das routinemäßige Follikelmonitoring bringt die zusätzliche Anwendung des dreidimensionalen Ultraschalls jedoch keine Vorteile.

LITERATUR

1. Kratochwil A, Urban G, Friedrich F. Ultrasonic tomography of the ovaries. Ann Chir Gynaecol 1972; 61: 211–4.
2. Kratochwil A. Ein neues vaginales Ultraschall-Schnittbildverfahren. Geburtsh Frauenheilk 1969; 29: 379–85.
3. Robinson HP. Follicular measurement. Br J Obstet Gynaecol 1975; 82: 100–5.
4. Hackelöer BJ, Nitschke S, Daume E, Sturm G, Buchholz R. Ultraschalldarstellung von Ovarveränderungen bei Gonadotropinstimulierung. Geburtsh Frauenheilk 1977; 37: 185–90.
5. Popp LW, Müller-Holve W. Die Indikationsstellung zur Vaginosonographie. In: Lutz H, Reichel L (Hrsg). Ultraschalldiagnostik 83. G. Thieme Verlag Stuttgart-New York 1984; 74.
6. Feichtinger W, Kemeter P. Transvaginal sector scan sonography for needle guided transvaginal follicle aspiration and other applications in gynecological routine and research. Fertil Steril 1986; 45: 722–5.
7. Deutinger J, Reinthaller A, Bernaschek G. Transvaginal pulsed Doppler measurement of blood flow velocity in the ovarian arteries during cycle stimulation and after follicle puncture. Fertil Steril 1989; 51: 466–70.
8. Bernaschek G, Deutinger J, Kratochwil A. Endosonography in Obstetrics and Gynecology. Springer Verlag, 1990.
9. Shimonovitz S, Yagel S, Zacut D, Ben Chetrit A, Ever-Hadani P, Har-Nir R, Ron M. Ultrasound transmission gel in the vagina can impair sperm motility. Human Reprod 1994; 9: 482–3.
10. Timor-Tritsch IE, Rottem S. Transvaginal ultrasonographic study of the Fallopian tube. Obstet Gynecol 1987; 70: 424–8.
11. Fleischer AC, Pittaway DA, Beard LA, Thieme GA, Bundy AL, James AE, Wentz AC. Sonographic depiction of endometrial changes occuring with ovulation induction. J Ultrasound Med 1984; 3: 341–6.
12. Hansmann M, Hackelöer BJ, Staudach A. Ultraschalldiagnostik in Geburtshilfe und Gynäkologie. Springer-Verlag, Berlin, Heidelberg, New York, Tokyo 1985.
13. Bald R. Studien über die sonographische Endometriumdarstellung. Inaugural-Dissertation, Marburg 1983.
14. Smith B, Porter R, Ahuja K, Craft J. Ultrasonic assessment of endometrial changes in stimulated cycles in an in vitro fertilization and embryo transfer program. J in Vitro Fertil Emb Trans 1984; 1: 50–5.
15. Fleischer AC, Herbert CM, Sacks GA, Wentz AC, Entman SS, James AE jr. Sonography of the endometrium during conception and nonception cycles of in vitro fertilization and embryo transfer. Fertil Steril 1986; 46: 442–7.
16. Mettler L. The role of pelviscopy, hysteroscopy and vaginosonography in IVF/ET and GIFT procedures. First World Congress on Vaginosonography in Gynecology. June 9–12 1988, Marriott Hotel, Washington D.C.
17. Abdalla HI, Brooks AA, Johnson MR, Kirkland A, Thomas A, Studd JWWW. Endometrial thickness: a predictor of implantation in ovum recipients? Human Reprod 1994; 9: 363–5.
18. Fleischer AC. Transvaginal sonography of the endometrium during ovulation induction.

First World Congress on Vaginosonography in Gynecology. June 9–12 1988, Marriott Hotel, Washington D.C.
19. Imoedemhe DAG, Shaw RW, Kirkland A, Chan R. Ultrasound measurement of endometrial thickness on different ovarian stimulation regimens during in-vitro fertilization. Hum Reprod 1987; 2: 545–7.
20. Giorlandino C, Gleicher N, Nanni C, Vizzone A, Gentili P, Taramanni C. The sonographic picture of endometrium in spontaneous and induced cycles. Fertil Steril 1987; 47: 508–11.
21. Chalubinski K, Deutinger J, Bernaschek G. Vaginosonography for recording of cycle-related myometrial contractions. Fertil Steril 1993; 59: 225–8.
22. Deutinger J, Reinthaller A, Riss P, Bernaschek G, Csaicsich P, Fischl F, Müller-Tyl E. Comparison of the results of vaginal and abdominal follicle scans. Arch Gynecol Obstet 1987; 241: 171–6.
23. Deutinger J, Reinthaller A, Csaicsich P, Riss P, Fischl F, Bernaschek G, Müller-Tyl E. Follicular aspiration for in vitro fertilization: sonographically guided transvaginal versus laparoscopic approach. Eur J Obstet Gynecol Reprod Biol 1987; 26: 127–33.
24. Deutinger J, Rudelstorfer R, Bernaschek G. Transvaginale gepulste Dopplerultraschalluntersuchungen an den Ovarialgefäßen. Ultraschall in Klinik und Praxis 1987; Suppl. 1: 45–6.
25. Granberg S, Wikland M. Comparison between endovaginal and transabdominal transducers for measuring ovarian volume. J Ultrasound Med 1987; 6: 649–53.
26. Ritchie WGM. Ultrasound in the evaluation of normal and induced ovulation. Fertil Steril 1985; 43: 167–81.
27. Vargyas JM, Marrs RP, Kletzky OA, Mishell DR. Correlation of ultrasonic measurement of ovarian size and serum estradiol levels in ovulatory patients following clomiphene citrate for in vitro fertilization. Am J Obstet Gyn 1982; 144: 569–73.
28. Schwimer SR, Lebovic J. Transvaginal pelvic ultrasonography. J Ultrasound Med 1984; 3: 381–6.
29. Drugan A, Blumenfeld Z, Erlik Y, Timor-Tritsch IE, Brandes JM. The use of transvaginal sonography in infertility. In: Timor-Tritsch IE, Rottem S (eds). Transvaginal Sonography. Heinemann Medical Books, London, 1988; 143–59.
30. Taylor KJW, Burns PN, Wells PNT, Conway DI, Hull MGR. Ultrasound Doppler flow studies of the ovarian and uterine arteries. Br J Obstet Gynaecol 1985; 92: 240–6.
31. Strohmer H, Herzceg C, Plöckinger B, Kemeter P, Feichtinger W. Prognostic appraisal of success and failure in an in vitro fertilization program by transvaginal Doppler ultrasound at the time of ovulation. Ultrasound Obstet Gynecol 1991; 1: 272–4.
32. Sladkevicius P, Valentin L, Marsal K. Blood flow velocity in the uterine and ovarian arteries during menstruation. Ultrasound Obstet Gynecol 1994; 4: 421–7.
33. Orsini LF, Venturoli S, Lorusso R, Pluchinotta V, Paradisi R, Bovicelli L. Ultrasonic findings in polycystic ovarian disease. Fertil Steril 1985; 43: 709–14.
34. Geisthövel F, Skubsch U, Zabel G, Schillinger H, Breckwoldt M. Ultrasonographic and hormonal studies in physiologic and insufficient menstrual cycles. Fertil Steril 1983; 39: 277–83.
35. Ben-Rafael Z, Kopf GS, Blasco L, Flickinger GL, Tureck RW, Strauss JF, Matroianni L jr. Follicular maturation parameters associated with the failure of oocyte retrieval, fertilization, and cleavage in vitro. Fertil Steril 1986; 45: 51–7.
36. Ying YK, Daly DC, Randolph JF, Soto-Albors CS, Maier DB, Schmidt CL, Riddick DH. Ultrasonographic monitoring of follicular growth for luteal phase defects. Fertil Steril 1987; 48: 433–6.
37. Dlugi AM, Laufer N, Botero-Ruiz W, DeCherney AH, Polan ML, Haseltine FP, Mezer HC, Behrmann HR. Altered follicular development in clomiphene citrate versus human menopausal gonadotropin-stimulated cycles for in vitro fertilization. Fertil Steril 1985; 43: 40–7.
38. Buvat J, Marcolin G, Herbaut J-C, Dehaene J-L, Verbecq P, Fourlinnie J-C. A randomized trial of human chorionic gonadotropin support following in vitro fertilization and embryo transfer. Fertil Steril 1988; 49: 458–61.
39. O'Herlihy C, De Crespigny LC, Robinson HP. Monitoring ovarian follicular development with real time ultrasound. Br J Obstet Gynaecol 1980; 87: 613–8.
40. Liukkonen S, Koskimies AI, Tenhunen A, Ylöstalo P. Diagnosis of luteinized unruptured follicle (LUF) syndrome by ultrasound. Fertil Steril 1984; 41: 26–30.
41. Daly DC, Soto-Albors C, Walters C, Ying Y, Riddick DH. Ultrasonographic assessment of luteinized unruptured follicle syndrome in unexplained infertility. Fertil Steril 1985; 43: 62–5.
42. Eissa MK, Obhrai MS, Docker MF, Lynch SS, Sawers RS, Newton JR. Follicular growth and endocrine profiles in spontaneous and induced conception cycles. Fertil Steril 1986; 45: 191–5.
43. Bernardus RE, van Dop PA, van Kessel H, Schoemaker J. New evidence for the existence of the luteinized unruptured follicle syndrome as a cause of infertility: a case report. Fertil Steril 1983; 39: 376–8.
44. Davis J, Waskey J. Ultrasonic evaluation of the menstrual cycle: a new approach to diagnosing luteal phase defect (LPD) and luteinized unruptured follicle (LUF) syndrome. 32nd Annual Convention of the American Institute of

Ultrasound in Medicine. October 6-9, 1987, New Orleans, Louisiana; p. 36.
45. Parisi L, Tramonti M, Derchi LE, Casciano S, Zurli A, Rocchi P. Polycystic ovarian disease: ultrasonic evaluation and correlations with clinical and hormonal data. J Clin Ultrasound 1984; 12: 21–6.1
46. El Tabbakh GH, Lofty I, Azab I, Rahman HA, Southren AL, Aleem FA. Correlation of the ultrasonic appearance of the ovaries in polycystic ovarian disease and the clinical, hormonal, and laparoscopic findings. Am J Obstet Gynecol 1986; 154: 892–5.
47. Kun L, Bösze P. Die Bedeutung der Ultraschalluntersuchung für die Diagnosestellung des polycystischen Ovars. Geburtsh Frauenheilk 1973; 33: 452–4.
48. Swanson M, Sauerbrei EE, Cooperberg PL. Medical implications of ultrasonically detected polycystic ovaries. J Clin Ultrasound 1981; 9: 219–22.
49. Nicolini U, Ferrazzi E, Bellotti M, Travaglini P, Elli R, Scaperrotta RC. The contribution of sonographic evaluation of ovarian size in patients with polycystic ovarian disease. J Ultrasound Med 1985; 4: 347–51.
50. Lenz S, Lauritsen JG. Ultrasonically guided percutaneous aspiration of human follicles under local anesthesia: a new method of collecting oocytes for in vitro fertilization. Fertil Steril 1982; 38: 673–7.
51. Popp LW. Möglichkeiten der vaginosonographisch gezielten Punktion in einem In-vitro Fertilisierungsprogramm. In: Popp LW (Hrsg). Gynäkologische Endosonographie. Aktualisierter Kongreßband der Ersten Arbeitstagung Gynäkologische Endosonographie 1985 in Hamburg. Ingo Klemke, Quickborn 1986; 153–62.
52. Meldrum DR, Chetkowski RJ, Steingold KA, Randle D. Transvaginal ultrasound scanning of ovarian follicles. Fertil Steril 1984; 42: 803–5.
53. Enk L, Wikland M. Preliminary report on a vaginal ultrasound transducer for oocyte collection. Fourth World Conference on In Vitro Fertilization, Melbourne, 1985 (Publikation: Brüel & Kjaer, Kopenhagen 1985).
54. Kemeter P, Feichtinger W. Trans-vaginal oocyte retrieval using a trans-vaginal sector scan probe with an automated puncture device. Hum Reprod 1986; 1: 21–4.
55. Bernaschek G, Deutinger J. Current status of vaginosonography: a world-wide inquiry. Ultrasound Obstet Gynecol 1992; 2: 352–6.
56. Lindemann HJ. Hysteroscopy in relation to vaginosonography. First World Congress on Vaginosonography in Gynecology. June 9–12 1988, Marriott Hotel, Washington D.C.
57. Schulman JD. Laparoscopy for in vitro fertilization: end of an area. Letter. Fertil Steril 1985; 44: 713.
58. Campbell S, Bourne TH, Tan SL, Collins WP. Hysterosalpingo contast sonography (HyCoSy) and its future role within the investigation of infertility. Utrasound Obstet Gynecol 1994; 4: 245–53.
59. Deichert U, Schlief R, Van de Sandt M, Daume E. Transvaginal hysterosalpingo-contrast sonography for the assessment of tubal patency with gray scale imaging and additional use of pulsed wave doppler. Fertil Steril 1992; 57: 62–7.
60. Bonilla-Musoles F, Raga F, Blanes J, Baillao LA, Osborne NG. Sonohysterosalpingography with transvaginal color doppler and three dimensional ultrasound: state of the art. J Gynecol Surg 1996; 12: 227–40.
61. Degenhardt F, Jibril S, Eisenhauer B. Hysterosalpingo-contrast sonography (HYCOSY) for determining tubal patency. Clin Radiol 1996; 51 (Suppl 1): 15–8.

DIE OVARIELLE STIMULATION IN DER ASSISTIERTEN REPRODUKTION – EMPFEHLUNGEN FÜR EIN MODERNES MANAGEMENT

R. FELBERBAUM, K. DIEDRICH

EINLEITUNG

Mit der Geburt des ersten Kindes nach erfolgreicher in vitro-Fertilisation (IVF) und anschließendem Embryotransfer (ET) im Jahre 1978 begann eine neue Ära der Reproduktionsmedizin [1]. Vornehmlich Kinderwunschpatientinnen mit einer tubaren Sterilität konnte hierdurch geholfen werden. Im Laufe der letzten Jahre hat sich jedoch das Indikationsspektrum zur IVF grundlegend gewandelt. Im Vordergrund steht immer mehr die Behandlung der männlichen Subfertilität, die mittlerweile in 0–50 % der Fälle als Ursache einer ungewollten Kinderlosigkeit angesehen wird [2]. Spektakulär anmutende Behandlungsmethoden wie die Intrazytoplasmatische Spermatozoeninjektion (ICSI) gelten zwar noch nicht als etablierte Routineverfahren, wie die Standard-IVF es inzwischen geworden ist, jedoch scheint auch dies nur eine Frage der Zeit zu sein [3, 4].

Voraussetzung für einen Behandlungserfolg dieser Verfahren ist die Gewinnung reifer Eizellen und somit eine suffiziente ovarielle Stimulation. Der heranreifende Follikel schafft der darin enthaltenen Eizelle die Bedingungen, die für die Erlangung der Befruchtungsfähigkeit erforderlich sind [5].

Wurde in der Frühzeit der IVF der natürliche Zyklus als Weg dorthin favorisiert [6], so ist es vor allem der Arbeitsgruppe um Alan Trounson zu danken, daß die in der Tiermedizin gewonnenen Erkenntnisse um die Möglichkeit einer kontrollierten ovariellen Hyperstimulation (COH) erfolgreich in die Humanmedizin übertragen werden konnten [7, 8]. Während die ovarielle Stimulation für die Befruchtung in vivo die Reifung und Ovulation möglichst nur eines einzigen Follikels zum Ziel hat, wird nunmehr im Rahmen der extrakorporalen Befruchtung ganz bewußt die Hyperstimulation angestrebt, um möglichst viele Follikel zur Reifung zu bringen und damit auch möglichst viele Eizellen für die IVF zur Verfügung zu haben. Dadurch erhöht sich die Wahrscheinlichkeit, daß zumindest eine dieser Eizellen auch erfolgreich befruchtet wird. Dies gilt umso mehr, wenn die Techniken der Mikromanipulation (PZD = Partielle Zona-Dissektion; SUZI = Subzonale Spermatozoeninsemination; ICSI = Intrazytoplasmatische Spermatozoeninjektion) zum Einsatz kommen. Hier ist allein aufgrund der mechanischen Traumatisierung der behandelten Eizellen mit einer Verlustrate von bis zu 23 % zu rechnen [9]. Angesichts des oft sehr schlechten Spermiogrammes und des hohen Leidens- und Erwartungsdruckes im Falle solcher steriler Paare ist die Gewinnung mehrerer Eizellen fast eine *conditio sine qua non*. Auch ist bekannt, daß nach erfolgreicher IVF mehrerer Eizellen, nach dem erfolgten ET mehrerer Embryonen die Schwangerschaftsrate steigt [10]. Allerdings ist hierbei das Mehrlingsrisiko mit all seinen nachfolgenden Komplikationen zu berücksichtigen. Das deutsche Embryonenschutzgesetz setzt hier enge Grenzen und erlaubt vernünftigerweise die Rücksetzung von maximal 3 Embryonen pro Transfer. Überschüssige befruchtete Eizellen dürfen in Deutschland nur im Pronukleusstadium kryokonserviert werden, Embryonen nur dann, wenn der Transfer aus medizinischen Gründen im Stimulationszyklus selbst nicht durchgeführt werden kann [11].

Auf der anderen Seite muß versucht werden, von den zahlreichen stimulierten Follikel viele reife Eizellen am Ende der Metaphase I mit Abschluß der ersten meiotischen Teilung zu gewinnen, auch wenn die Möglichkeit der Nachreifung der Eizellen im Kulturmedium besteht. Dadurch läßt sich zwar die Fertilisationsrate unreifer Eizellen erhöhen, diese bleibt aber stets unter der primär reif gewonnener Eizellen [12]. Liegt also eine gestörte Follikelstimulation vor, so muß deren Ursache erkannt und die ovarielle Stimulation in einem erneuten Behandlungszyklus so individuell wie möglich auf die endokrine Ausgangslage und Reaktionsweise der Patientin mit dem Ziel einer kontinuierlichen und multifollikulären Oozytenreifung abgestellt werden.

Die Physiologie des menstruellen Zyklus

Der Hypothalamus als übergeordnetes Organ setzt in pulsatiler Form das Gonadotropin-Releasing-Hormon (GnRH) frei, welches, gebildet im *Nucleus arcuatus* des mediobasalen Hypothalamus, über das hypophysäre Portalgefäßsystem zu den gonadotropen Zellen des Hypophysenvorderlappens gelangt und dort die Sekretion der Gonadotropine FSH und LH induziert. Der zeitliche Abstand zwischen zwei Pulsen beträgt etwa 70–90 Minuten [13]. Übersteigt die Konzentration von FSH im Serum einen bestimmten, individuell unterschiedlichen Schwellenwert, so kommt es zur Rekrutierung der sog. „Follikelkohorte" in beiden Ovarien, die in den Prozeß der Follikelreifung eintreten. Dieser Anstieg von FSH beginnt im normalen biphasischen Zyklus in der späten Lutealphase und setzt sich in der frühen Follikelphase des folgenden Zyklus fort. Diese Rekrutierung der Follikelkohorte ist am 3. Zyklustag abgeschlossen. Es folgt die Selektion des dominanten Follikels. Dies bedeutet, daß ein Follikel die Fähigkeit erwirbt, schneller und früher zu reifen als die anderen. Der genaue Mechanismus der Selektion ist noch nicht geklärt, jedoch scheint das Verhältnis zwischen in den Theka-Zellen produzierten Androgenen und der Kapazität der Granulosazellen, diese zu Östrogenen zu aromatisieren, neben weiteren intraovariellen Mechanismen entscheidend zu sein [14]. Während FSH an die Granulosazellen bindet und dort die Östrogensynthese induziert, bindet LH an die Thekazellen, in denen die für die Östradiolsynthese notwendigen Präkursoren gebildet werden. Follikel, die in ungenügendem Maße FSH akkumulieren, werden dabei zu hohen Konzentrationen nicht aromatisierter Androgene ausgesetzt und gehen durch Atresie zugrunde [15]. Die Selektion des dominanten Follikels ist mit dem 7. Zyklustag abgeschlossen. Die Phase des dominanten Follikels ist die des exponentiellen Anstiegs der Östradiolkonzentration im Serum. Durch das negative Feedback kommt es zum Absinken der FSH- und LH-Konzentrationen. Nach Erreichen einer maximalen Östradiolkonzentration zwischen 150 und 500 pg/ml unmittelbar präovulatorisch bewirkt der positive „Feedback"-Mechanismus eine massive LH-Freisetzung aus der Hypophyse. Der „LH-Peak" löst die Ovulation aus, die ca. 10–12 Stunden nach dem LH-Maximum eintritt [16]. Er induziert somit die Bildung des *Corpus luteum*, die im Anstieg des Progesterons zum Ausdruck kommt. Die Produktion des Progesterons durch das *Corpus luteum* wird für 14 Tage aufrechterhalten, was sich aufgrund des thermogenetischen Effektes in der hyperthermen Phase des Zyklus äußert. Danach kommt es zum Abfall des Progesteronspiegels, die Menstruation setzt ein, FSH und LH steigen leicht in ihren Konzentrationen an, eine neue Follikelkohorte wird rekrutiert und ein neuer Zyklus beginnt. Störungen und störende Einflüsse können an jeder Stelle dieses Regelwerks auftreten. Die kontrollierte ovarielle Hyperstimulation im Rahmen der assistierten Reproduktion muß den Verhältnissen im normalen ungestörten Zyklus ebenso wie denen einer gegebenen Störung Rechnung tragen und sie im Sinne der o. g. Zielsetzung zu überwinden suchen [17, 18].

Hyperprolaktinämie, Hypothyreose, Hyperthyreose und Diabetes mellitus

Bei gegebener Indikation zur IVF oder assistierten Reproduktion müssen die genannten Stoffwechselstörungen vor Beginn der ovariellen Stimulation ausgeschlossen bzw. behandelt werden. Dies gilt sowohl im Sinne der ungestörten Follikelreifung als auch der Sicherung des erzielten Therapieerfolges. Sowohl Abort- als auch Mißbildungsrate sind bei nicht gegebener Euthyreose und nicht präkonzeptionell eingestelltem Diabetes erhöht [19, 20]. Eine solche Konstellation darf es im Rahmen der assistierten Reproduktion nicht geben.

OVARIELLE STIMULATION OHNE VORBEHANDLUNG MIT GNRH-ANALOGA

Für die Stimulationsbehandlung in einem IVF-Programm ohne vorherige GnRH-Analogontherapie gelten die gleichen Therapieprinzipien, wie sie für die Behandlung der normo- und hypogonadotropen Ovarialinsuffizienz verwendet werden. Ihr Vorteil liegt in den geringeren Kosten, die sie verursacht, ihr Nachteil in dem schwierigeren „Monitoring" der Patientinnen und infolgedessen in der hohen Rate an vorzeitigen LH-Anstiegen in 15 bis 20 % der stimulierten Zyklen.

Stimulation mit Clomiphen

Auch wenn die Stimulation mit Clomiphen alleine einfach und kostengünstig ist und relativ wenig in die hormonelle Regulation der Patientin eingreift, spielt sie im Rahmen der assistierten Reproduktion nur noch eine untergeordnete Rolle [21]. Trotz hohem Aufwand in der Patientinnenüberwachung reifen nur wenige Follikel heran und es stehen dementsprechend nur wenig Eizellen zur in vitro-Fertilisation zur Verfügung. Abbildung 1 gibt den zeitlichen Behandlungsablauf einer Clomiphenbehandlung mit Ovulationsinduktion mittels HCG wieder, wobei heutzutage wie bei allen anderen Stimulationsverfahren die Follikelpunktion vaginalsonographisch kontrolliert und nicht laparoskopisch erfolgen würde.

Stimulation mit Clomiphen in Kombination mit HMG und HCG

Dieser Ansatz ist weiterhin für den ersten Therapiezyklus empfehlenswert. Das Schema ist relativ anwendungsfreundlich und die Zahl der gewonnenen Eizellen bei Respondern zufriedenstellend. Nach Einnahme von 100 bis 150 mg Clomiphen vom 5. bis 9. Zyklustag werden ab dem 8. Zyklustag überlappend morgens und abends je 150 I. E. HMG injiziert. Die Ovulation wird durch HCG-Gabe bei einem Durchmesser des dominanten Follikels von > 18 mm 36 Stunden vor der Follikelpunktion ausgelöst (Abb. 2). Durchschnittlich werden 4 Eizellen gewonnen. Als nachteilig hat sich jedoch gezeigt, daß es unter dieser Stimulation häufig zu endogenen vorzeitigen LH-Anstiegen kommt (10–20 %).

Stimulation mit Gonadotropinen (HMG) und Ovulationsauslösung durch HCG

Dieses Schema war in der Vor-Agonistenära die häufigste Stimulationsart. Sie war indiziert bei Clomiphen- und Clomiphen/HMG-Versagern sowie bei gegebener andrologischer Indikation, bei der eine möglichst hohe Anzahl von Eizellen angestrebt wurde. Das „Monitoring" der Patientinnen ist schwierig. Jede Patientin reagiert individuell verschieden auf die Gonadotropinmedikation [22]. Die benötigte Menge an HMG-Ampullen und die Dauer der Medikation variiert nicht nur zwischen verschiedenen Patientinnen, sondern auch zwischen verschiedenen Zyklen derselben Patientin. Da die Stimulation stets auf eine unterschiedliche Anzahl unterschiedlich weit gereifter Follikel trifft, kann es leicht zur Inkongruenz von Östradiolanstieg und tatsächlicher Follikelreifung kommen. Der positive Feedback-Mechanismus führt zum vorzeitigen LH-Anstieg und der entsprechende Stimulationszyklus muß abgebrochen werden. Zum anderen können die Follikel jedoch zum Zeitpunkt der Follikelpunktion bereits überreif bzw. in Degeneration begriffen sein, so daß sie nicht mehr fertilisierbar sind oder aber sich nach der Fertilisation nicht teilen.

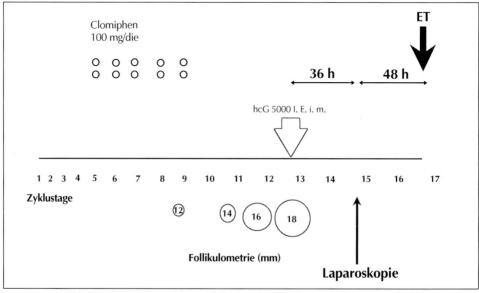

Abbildung 1: Zeitlicher Behandlungsablauf für die in vitro-Fertilisation: Clomiphen/HCG

Die Stimulation beginnt am 2. Zyklustag mit 2 Ampullen HMG/die. Vom 5. bis 8. Zyklustag wird die Dosis auf 3 Ampullen HMG/die (1 Amp. HMG = 75 I. E. FSH + 75 I. E. LH) erhöht. Am 9. Tag stellt sich die Patientin zur Kontrolle vor. Die weitere Fortsetzung der Injektionsbehandlung mit HMG wird nach den vorliegenden Östradiolwerten und Ultraschalluntersuchungsergebnissen festgelegt. Wenn der Leitfollikel einen Durchmesser von 15 mm hat, wird die HMG-Behandlung reduziert oder endet. Die Ovulationsinduktion mittels 10.000 I. E. HCG i. m. erfolgt bei einer Follikelgröße von ~ 20 mm und einem

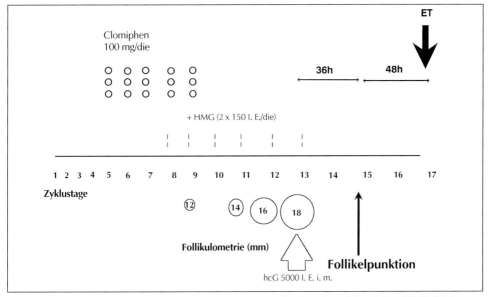

Abbildung 2: Zeitlicher Behandlungsablauf für die in vitro-Fertilisation: Clomiphen/HMG/HCG

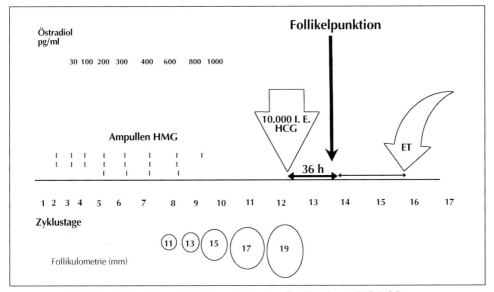

Abbildung 3: Zeitlicher Behandlungsablauf für die in vitro-Fertilisation: HMG/HCG

Östradiolwert von 300–400 pg/ml pro Follikel > 18 mm (Abb. 3). Die Follikelpunktion erfolgt 36 Stunden später.

„Monitoring of the patient"

Der optimale Zeitpunkt für eine Follikelpunktion liegt etwa 40 Stunden nach dem Östradiolgipfel, 28 Stunden nach dem LH-Anstieg im Serum oder 36 Stunden nach der HCG-Gabe bei einer Follikelgröße im Ultraschall von 23–25 mm. Der Beginn des LH-Anstiegs scheint dabei der verläßlichste Indikator für die bevorstehende Ovulation zu sein und findet etwa 28–32 Stunden vor der Ruptur des Follikels statt. Um diesen Zeitpunkt nicht zu verpassen, müssen ab dem 9. Zyklustag tägliche vaginalsonographische Kontrollen und tägliche Bestimmungen von LH und Östradiol im Serum stattfinden. Kommt es zu einem zeitgerechten spontanen LH-Anstieg, so muß die Follikelpunktion innerhalb von 24 Stunden erfolgen. Dies stellt Ansprüche an die Flexibilität des betroffenen Paares wie an die des behandelnden Teams. Ist der LH-Anstieg verfrüht und nicht konkordant mit der Follikelreifung, muß der Stimulationszyklus abgebrochen werden.

OVARIELLE STIMULATION NACH VORBEHANDLUNG MIT GNRH-AGONISTEN

Der Einsatz der GnRH-Agonisten im Rahmen der ovariellen Stimulation markiert den Beginn des sog. „modernen Managements" im Rahmen der assistierten Reproduktion. Der vorzeitige Anstieg der LH-Konzentration („premature LH-surge") ist verantwortlich für eine verminderte Effektivität der ovariellen Stimulation mittels HMG im Rahmen eines IVF-Programms. Gleichzeitig wirkt er sich negativ auf die Oozyten- und Embryonenqualität sowie auf die Schwangerschaftsrate aus [23, 24]. Durch die Einführung der Agonistenbehandlung konnten diese Schwierigkeiten und Nachteile weitestgehend behoben und die Rate abzubrechender Stimulationszyklen bis auf 2 % gesenkt werden [25]. Die Ovulationsinduktion ist planbar geworden, und somit ein Teil des auch psychologischen Drucks sowohl von den Patienten als auch von den behandelnden Ärzten genommen worden. Als Stimulationsbehandlung zunächst der zweiten Wahl hat sich die Suppression der endogenen Hormonproduktion durch GnRH-Analoga mit anschließender HMG-Stimulation bewährt und immer mehr durchgesetzt.

Wirkungsweise der GnRH-Agonisten

Nach erfolgreicher Charakterisierung und Synthetisierung des GnRH-Moleküls [26, 27] wurde Dekapeptid mit dem Ziel, eine solche Substanz therapeutisch einsetzen zu können, strukturell an Position 6 und 10 modifiziert, um eine höhere Rezeptorbindungsaffinität an den gonadotropen Zellen der Adenohypophyse zu schaffen und um einen raschen enzymatischen Abbau zu verhindern [28]. Der GnRH-Agonist hat eine 100- bis 200fach höhere Affinität zu den GnRH-Rezeptoren als das natürliche Peptid. Es kommt zunächst zu einer vermehrten Ausschüttung der FSH- und LH-Speicher und zu einer vorübergehenden Vermehrung der membranständigen Rezeptoren (sog. Up-Regulation). Bei länger andauernder Einwirkung kommt es entsprechend der Wirkung einer GnRH-Dauerinfusion zur Abnahme der Rezeptorendichte. Die Agonisten-Rezeptorenkomplexe werden in die gonadotrope Zelle aufgenommen (Internalisierung) und lysosomal aufgebaut. Die Neusynthese der Rezeptoren ist nicht in der Lage, den Rezeptorverlust rasch genug zu kompensieren.

Gleichzeitig werden die Postrezeptormechanismen gehemmt und die Synthese von FSH und LH nimmt ab. Die Hypophyse wird desensitiviert und refraktär gegenüber hypothalamischem GnRH. FSH- und LH-Konzentrationen im Serum fallen ab, die ovarielle Steroidbiosynthese bleibt aus, und die Follikelreifung arretiert. Man spricht von der sog. „Down-Regulation". Nach Beendigung der Agonistenbehandlung setzt nach durchschnittlich 6 Wochen wieder ein hypothalamisch-hypophysär gesteuerter Zyklus ein [29]. Bedeutsam bei der Applikation der GnRH-Agonisten ist der sog. „Flare-up"-Effekt. Der Suppression geht stets eine Stimulation der Gonadotropine voraus. Etwa 12 Stunden nach Anwendung steigen die FSH-Konzentrationen ca. fünffach und die LH-Konzentrationen im Serum fast zehnfach an. Die Östradiolwerte steigen kurzfristig um das Vierfache an. Eine anhaltende Suppression mit Östradiolwerten unter 50 pg/ml und LH-Werten < 10 mIU/ml im Serum wird nach 21 Tagen kontinuierlicher GnRH-Agonistenmedikation erreicht. Die kontinuierliche Applikation kann dabei in Form eines Depotpräparates oder als tägliche subkutane oder pernasale Gabe erfolgen. Tabelle 1 nennt die sich zur Zeit in klinischer Anwendung befindenden, agonistisch wirkenden GnRH-Analoga und ihre Applikationsform.

Tabelle 1: GnRH-Agonisten und ihre Applikationsformen

Analogon	Handelsname	Applikationsform
Buserelin	Suprefact	subkutan, pernasal
Leuprorelin	Enantone-Gyn	i. m., Depot
Triptorelin	Decapeptyl	i. m., Depot
Goserelin	Zoladex	s. c., Depot
Nafarelin	Synarela	intranasal

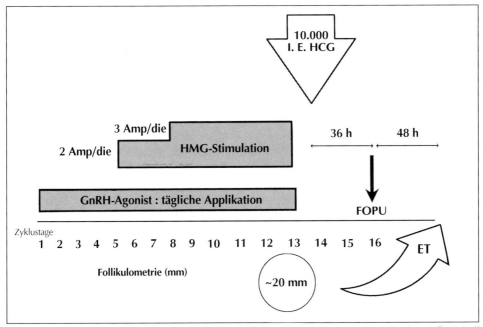

Abbildung 4: Ovarielle Stimulation nach Vorbehandlung mit GnRH-Agonisten: das kurze Protokoll

Kurzes und ultrakurzes Protokoll

Beide Protokolle versuchen, die initial erhöhte Gonadotropinsekretion („Flare-up"-Effekt) im Sinne der Follikelstimulation zu nützen [30, 31]. Im kurzen Protokoll wird der GnRH-Agonist ab dem 1. Zyklustag täglich subkutan (z. B. 600 µg Buserelin s.c./die) oder pernasal (z. B. 2 x 2 200 µg Hübe Nafarelin/die) bis zur Ovulationsauslösung mittels HCG gegeben [32]. Die HMG-Stimulation beginnt 2 bis 3 Tage nach der ersten Agonistengabe (Abb. 4).

Im ultrakurzen Protokoll wird der GnRH-Agonist subkutan oder pernasal nur an den Zyklustagen 2, 3 und 4 verabreicht. Die HMG-Stimulation beginnt ab dem 2. Zyklustag und die HCG-Gabe zur Ovulationsauslösung erfolgt, wenn die bekannten Kriterien (Leitfollikel = 20 mm und Östradiol ca. 300–400 pg/ml pro Follikel > 18 mm) erfüllt sind (Abb. 5).

Das Monitoring erfolgt mittels täglicher Östradiol- und LH-Bestimmungen im Serum zusammen mit vaginalsonographischer Kontrolle des Follikelwachstums ab dem 5. Zyklustag. Am 1. Zyklustag sollte vor Beginn der Stimulation eine Basisvaginalsonographie erfolgen, um bestehende funktionelle Ovarialzysten (> 15 mm) oder zystische Adnexbefunde anderer Genese auszuschließen. Liegen solche vor, sollte ein Spontanzyklus oder eine durch Gestagene induzierte Blutung abgewartet werden. Bei Persistenz des zystischen Befundes sollte dieser vor Beginn der Stimulation abgeklärt werden.

Beide Protokolle vermeiden mit großer Sicherheit den vorzeitigen LH-Anstieg. Ihr Vorteil liegt darin, daß sie den Stimulationszyklus nur unwesentlich oder gar nicht verlängern. Mit einem Verbrauch von ca. 27 Ampullen HMG/Stimulationszyklus sind beide kostengünstig und liegen nur unwesentlich über dem Verbrauch bei HMG-Stimulation ohne vorherige Analogonbehandlung [33]. Nachteilig ist die erhöhte Konzentration von LH in der frü-

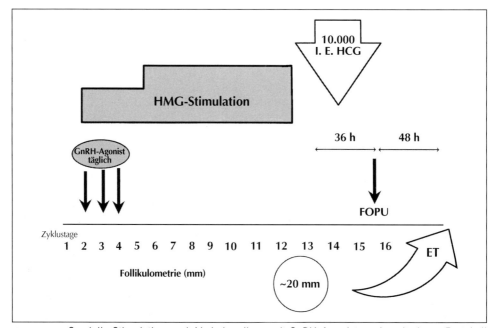

Abbildung 5: Ovarielle Stimulation nach Vorbehandlung mit GnRH-Agonisten: das ultrakurze Protokoll

hen Follikelphase aufgrund der endogenen, verstärkten Gonadotropinfreisetzung, die sich negativ auf die Follikelreifung auswirken kann [24, 34, 35]. Bezüglich Anzahl der gewonnenen Eizellen und transferierter Embryonen hat sich das lange Protokoll in prospektiv-vergleichenden Untersuchungen als überlegen erwiesen [33]. Bezüglich der Schwangerschaftsraten ergaben retrospektive Untersuchungen einen signifikanten Vorteil in der Gruppe des langen Protokolls unabhängig vom verwendeten jeweiligen Analogonpräparat [36], in prospektiven Studien lag die Schwangerschaftsrate im langen Protokoll gegenüber dem kurzen Protokoll ebenfalls höher (25,7 % versus 16,6 %), der Unterschied war jedoch nicht signifikant [37].

Das lange Protokoll

Das lange Protokoll hat sich an den größeren Zentren weitestgehend durchgesetzt. Es strebt die Desensitivierung der Hypophyse vor Beginn der HMG-Stimulation an. Zu diesem Zweck wird der GnRH-Agonist entweder täglich subkutan oder pernasal (siehe oben) oder in Form eines Depotpräparates subkutan (z. B. 3,6 mg Goserelin s.c.) oder intramuskulär (z. B. 3,2 mg Triptorelin i. m.) ab der mittleren Lutealphase (22. Zyklustag) oder ab der frühen Follikelphase (1. Zyklustag) verabreicht. Der Vorteil des Medikationsbeginns in der mittleren Lutealphase liegt in dem Zusammenfall des „Flare up" mit dem physiologischen Gonadotropinanstieg zu diesem Zeitpunkt. Als Nachteil muß die Möglichkeit bezeichnet werden, in eine extrem frühe, bereits bestehende Gravidität hineinzutherapieren. Teratogene Effekte der GnRH-Analogapräparate sind jedoch nicht bekannt [38]. Statistisch signifikante Vorteile des einen oder anderen Regimes haben sich bislang nicht gezeigt [39].

14 Tage nach Beginn der GnRH-Agonistenmedikation kann von einer weitestgehenden Entkoppelung der hypothalamo-hypophysär-ovariellen Achse ausgegangen werden. Es erfolgt die Erhebung des Basishormonstatus. Bei LH-Werten < 10 mIU/ml und Östradiolwerten < 50 pg/ml kann die HMG-Stimulation beginnen. Vorher erfolgt eine Basisvaginalsonographie zum Ausschluß funktioneller Ovarialzysten. Solche Zysten treten in ca. 13–25 % der Stimulationszyklen (vorzugsweise im ersten) im langen Protokoll auf [40, 41]. Dabei handelt es sich in den meisten Fällen um Follikelzysten, bewirkt durch den auf bereits im Wachstum begriffene Follikel treffenden, stimulierenden „Flare up"-Effekt. Aufgrund der später einsetzenden hypophysären Blockade ovulieren diese Follikel jedoch nicht und verharren im Zustand der funktionellen Zyste. Da sie zu einem erhöhten HMG-Verbrauch und zur Größenzunahme der Ovarien führen können, sollten sie vor Beginn der Stimulation behandelt werden [42]. Wir favorisieren die transvaginale Punktion. Alternativ dazu kann im langen Protokoll bei fortgesetzter Agonistenmedikation die Regression der Zysten abgewartet werden. Diese scheint beim mittlutealen Beginn der Agonistengabe früher einzusetzen [43].

Die Stimulation beginnt mit 2 Ampullen HMG per die an den Tagen 1, 2 und 3. An den Tagen 4 bis 7 erhält die Patientin 3 Ampullen HMG per die, ab dem 8. Tag erfolgen regelmäßige Östradiol- und LH-Kontrollen sowie die transvaginalsonographische Follikulometrie, in deren Abhängigkeit die weitere HMG-Dosierung festgelegt wird. Ist die Patientin in die aktive Phase mit exponentiellem Östradiolanstieg eingetreten, so kann die Dosis beibehalten werden. Ist dies nicht der Fall, so kann ohne Zeitdruck in 2-Tagesabständen die Dosis um jeweils eine Ampulle erhöht werden. Hat sich der Stimulationszyklus nach IVF und ET als nicht erfolgreich erwiesen, so kann im nächsten Zyklus die Dosis schneller erhöht werden, um die individuell verschiedene Schwellendosis zu erreichen. Stellt sich ein Leitfollikel, nach Möglichkeit aber mehrere Follikel von ~ 20 mm Durchmesser in der Follikulometrie dar und hat der Östradiolwert eine Konzentration von ca. 300–400 pg/ml pro Follikel > 18 mm erreicht, so werden am Abend des Kontrolltages nach Absprache mit der Patientin 10.000 I. E. HCG zur Ovulationsinduktion i. m. verabreicht. Die transvaginalsonographisch gesteuerte Follikelpunktion erfolgt 36 Stunden später in leichter Sedierung oder in Allgemeinnarkose, wenn dies von der Patientin gewünscht wird (Abb. 6). Der Zeitpunkt der Punktion ist unter diesem Regime tatsächlich planbar geworden, in Abstimmung mit den Bedürfnissen des Institutsalltags und denen des Ehepaares. Muß die Ovulationsinduktion aufgrund besonderer Konstellationen um 24 oder auch 48 Stunden verschoben werden, so ist dies vertretbar, da von einzelnen Arbeitsgruppen bei einer Follikelreifung bis zu einem durchschnittlichen Durchmesser von 21 mm bessere Resultate als bei dem oben geschilderten Standardregime beschrieben worden sind [44].

Das lange Protokoll synchronisiert die Follikelreifung und ermöglicht die Selektion einer größeren Anzahl von Follikel respektive Eizellen, die dann für die IVF zur Verfügung stehen, als dies bei den anderen Protokollen der Fall ist. Nachteilig ist der hohe Verbrauch an HMG, der im Durchschnitt bei 45 Ampullen pro Stimulationszyklus liegt [45]. Dies verteuert die Therapie erheblich.

„Luteal support"

Die Insuffizienz der Lutealphase nach ovarieller Stimulation mittels HMG

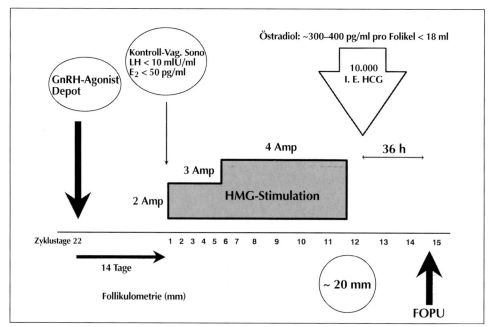

Abbildung 6: Ovarielle Stimulation nach Vorbehandlung mit GnRH-Agonisten: das lange Protokoll

und vorheriger hypophysärer „Down-Regulation" durch GnRH-Agonisten (langes Protokoll) wurde erstmals 1978 von Smitz et al. beschrieben [46]. Acht Tage nach der die Ovulation induzierenden HCG-Gabe kommt es zu einem massiven Abfall der Konzentrationen sowohl von Progesteron als auch von Östradiol im Serum. Die hypophysäre LH-Sekretion bleibt bis zum Ende der Lutealphase blockiert und führt, den zahlreichen Corpora lutea somit den notwendigen Stimulus entziehend, zur vorzeitigen Luteolysis [47]. Endometriumbiopsien zeigten eine Verzögerung der sekretorischen Umwandlung in mehr als 50 % der stimulierten Zyklen [48]. Die GnRH-Agonisten dringen in die reifenden Follikel ein und binden an GnRH-Rezeptoren der Granulosazellen [49]. Dies könnte Ursache einer verminderten Progesteronsynthese sein, wie sie zumindest in vitro nachgewiesen werden konnte [50].

Die ovarielle Stimulation nach dem langen Protokoll bedarf der Unterstützung in der Lutealphase. Diese kann in Form weiterer Gaben von HCG (5000 I. E. HCG i. m. am 2. und 5. Tag nach Follikelpunktion) erfolgen. Dadurch konnte eine zeitgerechte Entwicklung des Endometriums und eine entsprechende Erhöhung der Schwangerschaftsraten erzielt werden [51]. Allerdings kann durch diese Medikation bei multizystischer Luteinisierung der Follikelzysten ein ovarielles Hyperstimulationssyndrom (OHSS) verstärkt oder auch erst induziert werden [52]. Alternativ dazu hat sich die intravaginale Gabe von natürlichem Progesteron über 14 Tage (3 × 200 mg mikronisiertes Progesteron als Vaginaltabletten per die) als effektive und sichere Methode etabliert [53]. Die Entscheidung, welche Medikation zur Anwendung kommt, muß sich daher an der individuellen „Response" der Patientin orientieren. Wir empfehlen folgendes Vorgehen:

1. Östradiolwerte zum Zeitpunkt der Follikelpunktion < 2.000 pg/ml: Die Patientin erhält am Tag des Embryotransfers und am 5. Tag nach Follikelpunktion je 5.000 I. E. HCG i. m. verabreicht.
2. Östradiolwerte zum Zeitpunkt der Follikelpunktion > 2000 pg/ml und < 5.000 pg/ml und Anzahl der Follikel < 15: Die Patientin erhält vom Tag der Follikelpunktion an 3 × 2 Progesteron-Vag. Tbl./die für 14 Tage. Zusätzlich erhält sie am Tag des Embryotransfers 5.000 I. E. HCG i. m. verabreicht.
3. Östradiolwerte zum Zeitpunkt der Follikelpunktion > 5.000 pg/ml und/oder Anzahl der Follikel > 15: Die Patientin erhält vom Tag der Follikelpunktion an 3 × 2 Progesteron-Vag. Tbl./die für 14 Tage. Auf eine zusätzliche Gabe von HCG wird bewußt verzichtet. Das gleiche Vorgehen gilt für den Fall, daß bei der Patientin ein Syndrom der polyzystischen Ovarien (PCOD) mit hyperandrogenämischem Hormonstatus bekannt ist.

Problemfälle: „Low responder", PCOD, OHSS

„Low responder"

Eine Patientinnengruppe zwischen 15 und 30 % reagiert unzureichend auf die ovarielle Stimulation mit HMG. Diese sog. „Low responder" sind durch eine nur monofollikuläre Reifung mit niedrigen Östradiolwerten und einem Absinken der Östradiolkonzentration im Serum nach der HCG-Gabe gekennzeichnet [54]. Die Ätiologie der „poor ovarian response" ist noch nicht völlig geklärt und scheint multifaktoriell zu sein [60]. Bei einem Teil der Patientinnen liegt sicherlich ein okkultes *Klimakterium praecox* vor, erkenbar an den erhöhten FSH-Spiegeln im nicht stimulierten Zyklus oder im Clomiphen-Test [55, 56]. In diesem Falle ist eine ovarielle Stimulation bzw. der Versuch einer assistierten Reproduktion so gut wie aussichtslos und sollte auch in diesem Sinne mit dem betroffenen Paar besprochen werden. Für die restlichen Patientinnen hat der Einsatz der GnRH-Agonisten nach dem langen Protokoll eine Anhebung der Schwangerschaftsrate von 0–8 % auf bis zu 16–45 % pro Transfer erbracht [43]. Dennoch verbleibt eine Restpopulation, bei der die Ursache für die frustrane Stimulation nicht zu klären ist.

Syndrom der polycystischen Ovarien (PCOD) und Ovarielles Hyperstimulationssyndrom (OHSS)

Die Behandlung der PCOD-Patientinnen mit GnRH-Agonisten wird seit ca. 10 Jahren durchgeführt [57–59]. Es konnte gezeigt werden, daß die längerfristige Verabreichung eines Agonisten zu einer Abnahme der Östradiol- und der ovariellen Androgenproduktion führt. Durch die Suppression der pathologischen Gonadotropinsekretion (erhöhte LH/FSH-Ratio) entfällt der störende Effekt auf die Ovarien. Nach Erreichen der Suppression kann dann mit HMG oder auch durch alleinige Gabe von FSH (Urofollitropin und Urofollitropin HP = highly purified) eine Normalisierung der Follikelreifung und deren Synchronisation erreicht werden. Bei der Anwendung des hochgereinigten Urofollitropins HP muß darauf geachtet werden, daß auch bei gleicher Hormonaktivität wie beim konventionellen Urofollitropin (75 I. E. FSH/Ampulle) die ovarielle Reaktion deutlich heftiger sein kann. Eine notwendige Doisanpassung bzw. Dosiserhöhung muß daher langsamer und vorsichtiger erfolgen. In Zukunft wird bei der ovariellen Stimulation der PCOD-Patientin sicherlich das gentechnisch gewonnene, rekombinante FSH an Bedeutung gewinnen, das keinerlei LH-Restaktivität mehr aufweist [60, 61]. Leider verhindert die Vorbehandlung mit einem GnRH-Agonisten nicht das Auftreten eines ovariellen Hyperstimulationssyndroms. Im Gegenteil konnte gezeigt werden, daß bei HMG-Stimulation nach vorheriger „Down-Regulation" die Rate an OHSS höher ist als bei alleiniger HMG-Therapie. Die Hälfte der Fälle wurde dabei als schwer klassifiziert [62]. Die Pathophysiologie dieses Syndromes muß weiterhin als nicht völlig aufgeklärt bezeichnet werden, und die Therapie beschränkt sich bisher auf die Behandlung seiner Symptome. Einigkeit besteht darin, daß das Überstimulationssyndrom eine ernstzunehmende Komplikation der Ovulationsauslösung nach Gonadotropinbehandlung darstellt. Es ist das Ergebnis einer massiven multizystischen Luteinisierung der stimulierten Follikel als Folge der induzierten Ovulation. HCG kann zwar aufgrund seiner molekularen Ähnlichkeit zum LH den ovulationsauslösenden LH-Peak imitieren, ruft dabei aber nicht die gleichen physiologischen Reaktionen wie endogenes LH hervor [63]. So hat HCG eine deutlich längere Halbwertszeit als LH und keine Wirkung im Sinne des mittzyklischen physiologischen FSH-Anstiegs [64]. Zudem kommt es zu einer Aktivierung des ovariellen Renin-Angiotensin-Systems durch das HCG [65]. Erhöhte Pro-Reninspiegel in der Follikelflüssigkeit stimulierter Patientinnen konnten nachgewiesen werden [66]. Dies wiederum führt zu einer erhöhten Angiotensinaktivität. Angiotensin II führt zur Kontraktion endothelialer Zellen, stimuliert die ovarielle Angiogenese und fördert die Flüssigkeitsretention [67]. Die Kontraktion der Endothelzellen hat eine erhöhte Kapillarpermeabilität und damit den Verlust von Flüssigkeit in den dritten Raum zur Folge [68] (Abb. 7). Daneben scheinen weitere vasoaktive Substanzen wie Histamin, Serotonin, Prostaglandine und Prostazykline bei der Ausbildung des Syndroms eine Rolle zu spielen.

Klinisch wird das OHSS in drei Schweregrade entsprechend den aufgetretenen Symptomen unterteilt (Tab. 2). Die milde Verlaufsform tritt dabei in 8 bis 23 % der stimulierten Zyklen auf, die mittelschwere Variante in 0,005 bis 7 % und die schwere in 0,008–10 % [68]. Alle Verlaufsformen manifestieren sich im allgemeinen 2 bis 10 Tage nach der HCG-Gabe. Wichtigster Screening-Parameter ist dabei der Hämatokrit, der nach Möglichkeit unter 40 % betragen sollte. Aber auch ein Hb-Wert > 16 g%, eine Leukozytose > 16.000/µl und eine Thrombozytose > 400.000/µl sind als ernstzunehmende Grenzwerte zu betrachten. Bleibt die Schwangerschaft nach dem Embryotransfer aus, so bildet sich das Krankheitsbild im allgemeinen von selbst zügig zurück. Bei angehender Schwangerschaft kann es sich jedoch bis weit in den weiteren Schwangerschaftsverlauf erstrecken. Zusammen mit massiven Volumenverschiebungen zwischen Intra- und Extravasalraum, Aszites, Hämokonzentra-

Tabelle 2: Schweregrade des Ovariellen Hyperstimulationssyndroms (nach Lunenfeld)

Symptom	I	II	III
Hyperöstrogenismus	+	+	+
Ovarvergrößerung	+	+	+
Bauchschmerz	?	+	+
Ovarialzysten		+	+
Meteorismus		+	+
Nausea		+	+
Erbrechen		+	+
Diarrhoe		?	+
Aszites			+
Hydrothorax			+
Hämokonzentration			+
Thromboembolie			?

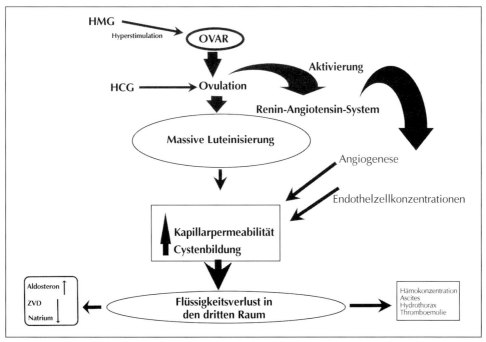

Abbildung 7: Pathophysiologie des ovariellen Hyperstimulationssyndroms

tion, Thrombozytose, Hydrothorax und thromboembolischen Ereignissen kann sich die schwere Verlaufsform zu einem lebensbedrohlichen Krankheitsbild entwickeln. Klinisches Leitsymptom des schweren OHSS ist dabei der Bauchschmerz [69]. Gastrointestinale Symptome wie Meteorismus, Übelkeit, Erbrechen und Durchfall sind auf die Veränderungen im Wasser- und Elektrolythaushalt zurückzuführen. Aszitesbildung und Hydrothorax lassen die Patientin dyspnoeisch werden. Die faktische Hypovolämie im Gefäßsystem führt über eine vermehrte Sekretion von Adiuretin zu einer vermehrten Wasserretention an der Niere und gemeinsam mit der progesteronbedingten Natriurese zu einer Hyponatriämie. Diese Konstellation kann bei Verschleppung der Situation ins Nierenversagen führen. Die milde Verlaufsform kann bei regelmäßigen Kontrollen ambulant betreut werden. Die Patientin sollte sich körperlich schonen, jedoch keine Bettruhe einhalten, um keiner Thrombose Vorschub zu leisten. Sie sollte mindestens 2 Liter pro Tag Flüssigkeit zu sich nehmen und bei Schmerzen sofort die Klinik aufsuchen. Die mittelschwere und vor allem die schwere Verlaufsform des OHSS bedürfen der stationären Therapie. Diese ist prinzipiell konservativ. Die Laparotomie bleibt der „abdominalen Katastrophe" vorbehalten, im Falle einer akuten Adnextorsion oder einer massiven intraabdominellen Einblutung im Falle einer Zystenruptur [17]. Primäres Ziel der Behandlung ist die Vermeidung einer thromboembolischen Komplikation, die Beseitigung der Hämokonzentration, der Ausgleich des Elektrolyt- und Proteinverlustes und die Stützung des Kreislaufes. Dabei können Vollelektrolytlösungen, aber auch Vollelektrolytlösungen in Kombination mit kolloidalen Lösungen und humanem Albumin (z. B. 200 ml 20 % Humanalbumin) zum Einsatz kommen. Der Patientin sollten initial mindestens 2.500 ml Flüssigkeit/24 h infundiert werden. Die Patientin muß streng bilanziert werden. Beim schweren OHSS ist das Legen eines Dauerkatheters eine *conditio sine qua non*. Erst nach Anheben des Hämatokrits auf Werte > 40 % kann eine Negativbilanz angestrebt werden. Schleifendiuretika sind im allgemeinen kontraindiziert, da die Flüssigkeit im dritten Raum für die Diurese nicht zur Verfügung steht und somit die hämodynamische Situation weiter verschlechtert würde. Nur bei anhaltender Oligurie und drohendem Nierenversagen kann Furosemid niedrig dosiert (20 mg per os) gegeben werden. Dies ist allerdings erst nach der Beseitigung der Hämokonzentration (Hkt > 40 %) gestattet, da sonst ein hypovolämischer Schock droht [69]. Bei schweren Fällen sollte regelmäßig der zentrale Venendruck gemessen werden und dieser im Normbereich zwischen 4 und 12 cm H_2O liegen. Eine Erhöhung des ZVD wiederum müßte an eine Zunahme des intrathorakalen Drucks und damit an einen zunehmenden Hydrothorax denken lassen. Wegen der Möglichkeit einer disseminierten intravasalen Koagulation sollten regelmäßige Kontrollen der Gerinnungsparameter erfolgen. Wir führen prinzipiell eine low dose-Heparinisierung in Form von 1 × 1 Amp. niedermolekularem Heparin s.c./die oder bei bestehender Hyperkoagulabilität in Form einer Perfusorapplikation (15.000 I. E. Heparin-Na/die) durch.

Bei ausgeprägten Pleuraergüssen hat die Punktion zu erfolgen. Die Aszitespunktion sollte solchen Fällen vorbehalten bleiben, bei denen massive Spannungsschmerzen und die damit einhergehende Beeinträchtigung der Atmung eine Entlastung nötig erscheinen lassen. Unter sorgsamer sonographischer Kontrolle durchgeführt, verläuft sie im allgemeinen komplikationslos [17, 70, 71].

OHSS ist eine der wenigen Indikationen, bei denen das Deutsche Embryonenschutzgesetz in seinen Richtlinien die Kryokonservierung noch nicht transferierter Embryonen zuläßt („Zum Wohle des Kindes ist eine zeitlich begrenzte Kryokonservierung statthaft, z. B. wenn sie der Verbesserung der Implantationsbedingungen oder zur Überbrückung der Zeit bis zu einem anderen Transfer dient" [11]). Die Embryonen können dann im natürlichen Zyklus zurückgesetzt werden. Zumindest wurden bezüglich der Verhütung eines OHSS mit dieser Methode gute Ergebnisse mitgeteilt [72].

Ein sicherlich interessanter Ansatz zur Prävention des schweren OHSS war die Gabe von 500 ml 5 % Albuminlösung während der Follikelpunktion und erneuten 500 ml 5 % Albuminlösung unmittelbar danach. Bei 36 Patientinnen mit extrem hohen Risiken für ein OHSS (Östradiol > 6.000 pg/ml und mehr als 30 Follikel) konnten Asch et al. in allen Fällen das Auftreten eines schweren OHSS vermeiden [73]. Allerdings konnten diese Ergebnisse nicht durch weitere Studien bestätigt werden.

OVARIELLE STIMULATION MIT GONADOTROPINEN UND BEGLEITENDER GnRH-ANTAGONISTEN-MEDIKATION

Bei hohem Risiko für ein OHSS (Pat. < 35 a, bekanntes PCOD, Östradiolwerte > 5.000 pg/ml und multiple unreife und intermediäre Follikel) kann durch den Verzicht auf die Ovulationsauslösung das Auftreten eines OHSS sicher vermieden werden. Alternativ dazu scheint die ovarielle Stimulation mit HMG unter Anwendung eines GnRH-Antagonisten neue interessante Ansatzmöglichkeiten zu liefern.

Der Effekt der GnRH-Antagonisten beruht auf einem völlig anderen Wirkprinzip als das der Agonisten. Kommt es dort über eine Down-Regulation der GnRH-Rezeptoren zur Desensitivierung der gonadotropen Zellen, konkurriert hier der GnRH-Antagonist mit dem nativen GnRH um die Bindung an den zellmembranständigen Rezeptoren, verhindert deren Mikroaggregation und unterbindet die folgenden Postrezeptormechanismen. Bar jeder intrinsischen Aktivität führt der Antagonist zu einer klassischen kompetitiven Hemmung am GnRH-Rezeptor, die dem Masse-Wirkungs-Gesetz folgt und daher in viel sensiblerem Ausmaß Dosisabhängigkeit zeigt, als dies beim Agonisten der Fall ist. Die antagonisierende Wirkung an der Hypophyse setzt sofort ohne zwischenzeitlich stimulierenden Effekt ein [74]. Die bei den ersten Vertretern der GnRH-Antagonisten durch anaphylaktoide Reaktionen verursachten Probleme aufgrund von Histaminfreisetzung scheinen mit der jüngsten Generation dieser Präparategruppe überwunden zu sein. Bei dem an unserer Klinik Anwendung findenden Präparat Cetrorelix mußte in 4 Studien mit über 100 Probanden kein Proband wegen schwerer allergischer Nebenwirkungen ausgeschlossen werden [75–78].

1991 konnten Ditkoff und Kollegen zeigen, daß die kurzfristige Verabreichung des GnRH-Antagonisten Nal-Glu in der Zyklusmitte bei gesunden Frauen mit normalem Zyklus in der Lage war, den mittzyklischen LH-Anstieg und damit die Ovulation zu verhindern [79]. In Übertragung dieser Ergebnisse auf ein Stimulationsprotokoll zur IVF entstand das sogenannte „Multiple Dose Protocol" oder auch „Lübekker Protokoll" (Abb. 8). Die Stimulation mit HMG oder rec. FSH beginnt am 2. Zyklustag mit 2 Ampullen. Am 5. Zyklustag kann dann entsprechend der individuellen Response der Patientin eine Dosisanpassung erfolgen. Cetrorelix wird dann in der minimal effektiven Dosis von 0,25 mg/die täglich verabreicht, bis die Kriterien zur Ovulationsinduktion erfüllt sind. Follikelpunktion, Embryotransfer und Lutealphasenunterstützung erfolgen in gleicher Art und Weise wie im langen agonistischen Protokoll [80].

Als Alternative zu diesem „Multiple Dose Protocol" wurde das „Single Dose Protocol" entworfen [81]. Da 3 mg des GnRH-Antagonisten Cetrorelix in der Lage sind, im Sinne eines intermediären Depot-Präparates die LH-Sekretion für 72–96 Stunden zu supprimieren, reicht in den meisten Fällen eine einmalige Gabe des GnRH-Antagonisten am 8. Zyklustag aus, um einen vorzeitigen LH-Anstieg zu verhindern. Sollten innerhalb von 4 Tagen nicht die Kriterien zur Ovulationsinduktion erfüllt sein, dann sollte mit 0,25 mg Cetrorelix per die weiterbehandelt werden.

Ergebnisse klinischer Studien

Im „Multiple Dose Protocol" wurde die Effektivität der Suppression durch Cetrorelix (0,25 mg/die) im Vergleich zu Buserelin (0,15 mg pernasal 4×/die) bei 273 Patientinnen geprüft. In der Cetrorelixgruppe konnte bei 93,3 %, in der Kontrollgruppe nur bei 90,6 % der Patientinnen die Ovulation ausgelöst werden [82]. Es zeigte sich dabei kein

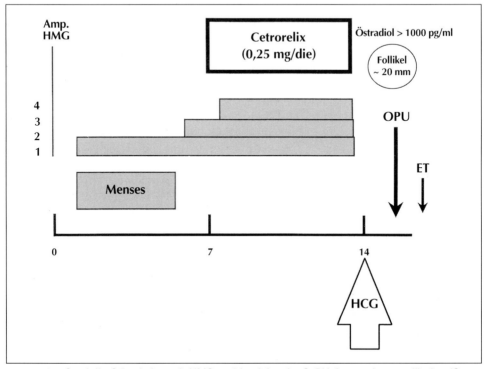

Abbildung 8: Ovarielle Stimulation mit HMG und begleitender GnRH-Antagonistenmedikation (Cetrorelix)

Unterschied in der Zahl der Eizellen, der Befruchtungs- und Embryotransferrate. Am Tag der HCG-Gabe wurden bei den GnRH-Antagonistenpatientinnen weniger kleine Follikel beobachtet. Die Schwangerschaftsraten pro durchgeführtem Embryotransfer betrugen in der Cetrorelix-Gruppe 27 % und in der Buserelingruppe 33 %. Dieser Unterschied war jedoch nicht statistisch signifikant. Dagegen erreichte der Unterschied in der Inzidenz des schweren Überstimulationssyndromes (OHSS II–III) sehr wohl statistische Signifikanz. Traten in der Cetrorelixgruppe nur 2 schwere Überstimulationssyndrome auf (Inzidenz: 1,1 %), so betrug die Inzidenz in der Buserelingruppe 6,5 %.

Ähnliche Ergebnisse konnten bei der Verwendung des „Single Dose Protocols" im Vergleich zu Triptorelin-Depot erzielt werden. Bei 154 Patientinnen (Verteilung 3 : 1) zeigte sich ein deutlich geringerer Gonadotropinverbrauch (24,3 versus 35,6 Ampullen) in der GnRH-Antagonistengruppe. Die Ovulation konnte bei 98,3 % der Patientinnen in der Cetrorelix-Gruppe ausgelöst werden gegenüber nur 92,3 % in der Triptorelin-Gruppe. Der Prozentsatz von reifen oder Metaphase II-Eizellen war mit 93 % versus 87,3 % in den beiden Gruppen ebenso vergleichbar wie die Rate der Embryotransfers (86,1 % versus 84,6 %). Wiederum war die Inzidenz des schweren ovariellen Überstimulationssyndroms in der Cetrorelix-Gruppe mit 3,5 % gegenüber der Triptorelin-Gruppe mit 11,1 % deutlich erniedrigt [83].

Ganirelix – der zweite GnRH-Antagonist der neuesten Generation

Zum klinischen Einsatz des GnRH-Antagonisten Ganirelix liegen bisher nur Daten zur Anwendung im „multiple dose protocol" vor. Eine große multizentrische, doppel-blinde, randomisierte Dosisfindungsstudie definierte 0,25 mg pro Tag als minimal effektive Dosis zur kontrollierten ovariellen Hyperstimulation. In dieser Studie, an der 333 Patientinnen teilgenommen haben, kamen sechs verschiedene Dosierungen zur Anwendung (0,0625 mg/die, 0,125 mg/die, 0,25 mg/die, 0,5 mg/die, 1,0 mg/die und 2,0 mg/die). Während die Verabreichung der höchsten Dosis (2,0 mg/die) zu einer insuffizienten Follikelreifung und zu einer nur sehr niedrigen Östradiolsekretion führte, traten bei Verwendung der niedrigsten Dosierung (0,0625 mg/die) vorzeitige LH-Anstiege auf. Die Beobachtung der gestörten Östradiolsekretion läßt sich dadurch erklären, daß mit rec. FSH, also einer Präparation ohne jede LH-Aktivität, stimuliert wurde. Entsprechend der 2-Zell-/2-Gonadotropintheorie führt die maximale Suppression der endogenen LH-Sekretion durch den GnRH-Antagonisten in Kombination mit der Stimulation durch ein reines FSH-Präparat zu einer unzureichenden Bereitstellung von androgenen Präkursoren durch die Thekazellen, die dann für die Aromatisierung in den Granulosazellen zur Verfügung stehen. Dagegen lagen die LH-Konzentrationen bei der Verwendung von 0,25 mg Ganirelix pro Tag zwischen 1 mIU/ml und 2 mIU/ml. Diese LH-Menge ist ausreichend, um eine normale Follikelreifung und Östradiolsekretion unter der ovariellen Stimulation auch mit einer reinen FSH-Präparation zuzulassen. Die klinische Schwangerschaftsrate pro Embryotransfer betrug bei der Verwendung der minimal effektiven Dosis 37,1 % [84].

Weitere klinische Ergebnisse mit Cetrorelix

Mittlerweile liegt eine Interimsanalyse einer derzeit noch laufenden Multicenter-Studie aus 88 Zentren in 15 Ländern vor, die insgesamt über 1.000 Patientinnen einschließen wird. Die Gonadotropinstimulation erfolgt in dieser Studie – beginnend am 2. oder 3. Zyklustag – mit einer fixen Dosierung von 150 I. E. FSH für 4 Tage. Anschließend kann die FSH-Dosis entsprechend der ovariellen Reaktion modifiziert werden. Cetrorelix wird dabei ab dem 5. Stimulationstag bis zur HCG-Gabe verabreicht. Von den deutschen Zentren, die an der Studie teilgenommen haben (n = 32), konnten bisher die Daten von 215 Patientinnen ausgewertet werden. Am Tag der HCG-Gabe waren die durchschnittlichen Östradiolspiegel bei den mit HMG (1465 pg/ml) und bei den mit rec. FSH (1391 pg/ml) behandelten Patientinnen vergleichbar. Die Schwangerschaftsrate pro Embryotransfer in der mit rec. FSH behandelten Patientinnengruppe (156 Patientinnen) betrug 31,4 % [85].

Nebenwirkungen und Sicherheit

Im Gegensatz zum sog. „langen" Protokoll unter Verwendung eines GnRH-Agonisten, bei dem die Gonadenfunktion stark gehemmt wird, ist unter der Ein- oder Mehrfachgabe eines GnRH-Antagonisten der neuesten Generation nicht mit den typischen Nebenwirkungen des Östradiolentzugs (Hitzewallungen, Schweißausbrüche, Kopfschmerzen) zu rechnen. Als unerwünschte Ereignisse unter Cetrorelix oder Ganirelix wurden vereinzelt Reaktionen an der Injektionsstelle, sehr selten auch Nausea und Kopfschmerzen berichtet.

Zusammenfassend kann man sagen, daß aufgrund der bisher vorliegenden Daten mit den GnRH-Antagonisten der neuesten Generation (Cetrorelix und Ganirelix) eine vorzeitige Luteinisierung ohne zusätzliche Vorbehandlung ebenso sicher zu vermeiden ist wie mit dem Agonisten-Langzeitprotokoll. Die klinischen Schwangerschaftsraten sind sowohl bei der Mehrfach- als auch bei der Einmalgabe vergleichbar und unterscheiden sich nicht signifikant von den Erfolgsraten, die in downregulierten Zyklen unter Verwendung eines GnRH-Agonisten erzielt werden können.

Ohne Zweifel stellt die Einführung der GnRH-Antagonisten der neuesten Generation zur kontrollierten ovariellen Hyperstimulation für die IVF auf dem Markt den Beginn einer neuen Ära dar. Es erscheint jedoch weiterhin verfrüht, bereits jetzt von einem Ende der GnRH-Agonisten in der Reproduktionsmedizin zu sprechen. Bei der Behandlung der hypothalamisch bedingten Sterilität (WHO I) wird die pulsatile GnRH-Therapie ihren Platz mit Sicherheit behaupten [86]. Ansonsten sind jedoch die Vorzüge der GnRH-Antagonisten nicht zu übersehen. An Depotpräparationen der GnRH-Antagonisten wird weiterhin gearbeitet. Diese könnten neue therapeutische Möglichkeiten eröffnen. Am Ende der Entwicklung könnten oral aktive GnRH-Antagonisten stehen.

LITERATUR

1. Steptoe PC, Edwards RG. Birth after reimplantation of a human embryo. Lancet 1978; 11: 366.
2. Diedrich K. Unerwünschte Kinderlosigkeit. In: Martius G. Differentialdiagnose in Geburtshilfe und Gynäkologie, Bd. 11: Gynäkologie. Thieme, Stuttgart 1987; 84–100.
3. Van Steirteghem AC, Liu J, Joris H, Nagy Z, Janssenswillen C, Tournaye H, Derde MP, Van Assche E, Devroey P. Higher success rate by intracytoplasmic sperm injection than by subzonal insemination. Report of a second series of 300 consecutive treatment cycles. Hum Repr 1993; 8: 1055–60.
4. Van Steirteghem AC, Nagy Z, Joris H, Liu J, Staessen C, Smitz J, Wisanto A, Devroey P. High fertilization and implantation rates after intracytoplasmic sperm injection. Hum Repr 1993; 8: 1961–6.
5. Diedrich K. In Vitro-Fertilisation und Embryotransfer. Gegenwärtiger Stand. Fertilität 1990; 3: 93–103.

6. Edwards RG. Test tube babies. Nature 1981; 293: 253.
7. Trounson AO, Leeton JF, Wood C, Webb J, Wood J. Pregnancies in human by fertilization in vitro and embryo transfer in the controlled ovulatory cycle. Science 1981; 212: 681.
8. Trounson AO. In vitro fertilization at Monash University, Melbourne, Australia. In: Crossignani PG, Rubin BL (eds). In vitro fertilization and embryo transfer. Academic Press, New York 1983; 315–22.
9. Palermo GP, Joris H, Derde MP, Camus M, Devroey P, Van Steirteghem AC. Sperm characteristics and outcome of human assisted fertilization by subzonal insemination and intracytoplasmic sperm injection. Fertil Steril 1993; 59: 826–35.
10. Testart J, Belaisch-Allart 1, Frydman R. Relationship between embryo transfer results and ovarian response and in vitro fertilization rate: analysis of 186 human pregnancies. Fertil Steril 1986; 45: 237–43.
11. Keller R, Günther HL, Kaiser P. Embryonenschutzgesetz. Kommentar zum Embryonenschutzgesetz. Verlag W. Kohlhammer Stuttgart-Berlin-Köln 1992.
12. Sathananthan AH. Maturation of the human oocyte in vitro: nuclear events during meiosis (an ultrastructural study). Gamete Res 1985; 12: 237–54.
13. Lavie P, Kripke DF. Ultradian circa 1,5 hour rythms: A multioscillatory system. Life Sci 1981; 29: 2445.
14. Hillier SG. Current concepts of the role of FSH and LH in folliculogenesis. Human Repr 1994; 9: 188–91.
15. Erickson GF, Magolfin DA, Dyer CA, Hofeditz C. The ovarian androgen production cells. A review of structure/function relationships. Endocr Rev 1985; 6: 371.
16. Diedrich K, Al-Hasani S, Van der Ven H, Diedrich C, Krebs D. In vitro Fertilisation und Embryotransfer. In: Diedrich K (Hrsg). Neue Wege in Diagnostik und Therapie der Sterilität. Enke Verlag Stuttgart 1990; 169–95.
17. Lunenfeld B, Insler V, Glezerman M. Diagnosis and treatment of functional infertility. Blackwell Wiss. Verl., Berlin 1992; 26–33.
18. Diedrich K, Wildt L, Diedrich C, Van der Ven H, Al-Hasani S, Lehmann F, Krebs D. Ovarielle Stimulation für die extrakorporale Befruchtung. Fertilität 1985; 1: 26.
19. Hehrmann R. Schilddrüsenerkrankungen in der Schwangerschaft. Therapiewoche 1987; 37: 1854–62.
20. Fuhrmann K, Reiher H, Semmer K, Fischer F, Fischer M, Glockner F. Prevention of congenital malformations in infants of insulin dependent diabetic mothers. Diabetes Care 1983; 6: 219–23.
21. Krebs D. Moderne Reproduktionstechniken. In: Krebs D, Schneider HPG (Hrsg). Endokrinologie und Reproduktionsmedizin III. In: Wulf KH, Schmidt-Matthiesen H. Klinik der Frauenheilkunde und Geburtshilfe, Band 3. Urban & Schwarzenberg München 1994; 249–79.
22. March CM. Ovulation induction. J Reprod Med 1993; 38: 335–46.
24. Loumaye E. The control of endogenous secretion of LH by gonadotropin-releasing hormone agonists during ovarian hyperstimulation for in vitro fertilization and embryo transfer. Hum Reprod 1990; 5: 357–76.
24. Stanger JD, Yovich IL. Reduced in vitro fertilization of human oocytes from patients with raised basal luteinizing hormone levels during the follicular phase. B J Obstet Gynec 1985; 92: 385–93.
25. Schmutzler RK, Diedrich K. Basic and clinical aspects of GnRH-agonists in reproduction. Int Gyn Obstet 1990; 32: 311–24.
26. Burgus R, Butcher M, Amoss M et al. Primary structure of the ovine hypothalamic luteinizing hormone releasing factor (LRE). Proc Natl Acad Sci USA 1972; 69: 278–82.
27. Matsuo H, Baba Y, Nair RMG, Arimura A, Schally AV. Structure of porcine LH and FSH releasing factor 1. The proposed amino acid sequence. Biochem Biophys Res Commun 1971; 43: 1334–9.
28. Koch Y, Baram T, Hazum F, Fridkin M. Resistance to enzymatic degradation of LH-RH analogs possessing increased biological activity. Biochem Biophys Res Commun 1977; 74: 488–92.
29. Gordon K, Hodgen GD. Evolving role of Gonadotropin-releasing hormone antagonists. Trends Endocrinol Metab 1993; 3: 259–63.
30. Macnamee MC, Howles CM, Edwards RG, Taylor PJ, Elder KT. Short term luteinizing hormone-releasing hormone agonist treatment: prospective trial of a novel ovarian stimulation regimen for in vitro fertilization. Fertil Steril 1989; 52: 26–49.
31. Loumaye E, de Cooman S, Anoma M, Psalti I, Depreester S, Schmit M, Thomas K. Short term utilization of a gonadotropin releasing hormone agonist (Buserelin) for induction of ovulation in an in-vitro fertilization program. Ann NY Acad Sci 1988; 541: 96–102.
32. Insler V, Lunenfeld B. Application of GnRH analogues in the treatment of female infertility. In: Lunenfeld B, Insler V. GnRH-Analogues – State of the art 1993. Parthenon Publishing Group, New York 1993; 37–48.
33. Pados G, Tarlatzis BC, Bontis J, Lagos S, Papadimas J, Spanos E, Mantalenakis S. Ovarian stimulation with buserelin/HMG/HCG: prospective study of short vs long protocol. In: Abstract book of the 7th Annual meeting of the ESHRE, Paris, 28-30 june 1991. Hum Reprod 1991; 6: 364–5.
34. Howles CM, Macnamee MC, Edwards RG, Goswamy R, Steptoe PC. Effect of high tonic levels of luteinizing hormone on outcome of in-vitro fertilization. Lancet 1986; 11: 521–2.

35. Regan L, Owen EJ, Jacobs HS. Hypersecretion of luteinizing hormone, infertility and miscarriage. Lancet 1990; II: 1141–4.
36. de Mouzon J, Belaisch-Allart J, Cohen J, Dubuisson JB, Guichard A, Parinaud J, Bachelot A, Chalais JJ. Dossier FIVNAT, Analyse des Resultats 1987. Stimulations. Contracept Fertil Sexual 1988; 16: 599–615.
37. Tan SL, Kingsland C, Campbell S. The use of buserelin in in vitro fertilization – a comparison between the long and short protocols of administration. Gynecol Endocrinol 1990; 4: Abstract Nr. 107.
38. Ron-El R, Golan A, Herman A, Raziel A, Soffer Y, Caspi E. Midluteal gonadotropin-releasing hormone analog administration in early pregnancy. Fertil Steril 1990; 53: 572–4.
39. Meldrum DR, Wisotn A, Hamilton F, Gutlay AL, Huynh D, Kempton W. Timing of initiation and dose schedule of leuprolide influence the time course of ovarian suppression. Fertil Steril 1988; 51: 400–2.
40. Feldberg D, Ashkenazi J, Dicker D, Yeshaya Y, Goldman GA. Ovarian cyst formation: a complication of gonadotropin-releasing hormone analog agonist therapy. Fertil Steril 1987; 50: 42–5.
41. Ron-El R, Herman A, Golan A, Raziel A, Soffer Y, Caspi E. Follicle cyst formation following long-acting gonadotropin-releasing hormone analog administration. Fertil Steril 1990; 53: 1063–6.
42. Tummon IS, Henig I, Radwanska F, Binor Z, Rawlins R, Dmowski WP. Persistent ovarian cyst following administration of human menopausal and chorionic gonadotropins: an attenuated form of ovarian hyperstimulation syndrome. Fertil Steril 1988; 51: 244–8.
43. Smitz J, Ron-El R, Tarlatzis BC. The use of gonadotropin releasing hormone agonists for in vitro fertilization and other assisted procreation techniques: Experience from three centres. Hum Reprod 1992; 7: 49–66.
44. Ron-El R, Raziel A, Nachum H, Strassburger D, Soffer Y, Bukovsky I, Herman A. Immature oocyte production after ovulation induction. Hum Reprod 1994; 9 (Suppl. 4): 85.
45. Chetkowski RJ, Kruse LR, Nass TE. Improved pregnancy outcome with the addition of leuproline acetate to gonadotropins for in vitro fertilization. Fertil Steril 1989; 52: 250-5.
46. Smitz J, Devroey P, Braeckmans F, Camus M, Khan I, Staessen C, VanWasberghe L, Wisanto A, Van Steirteghem AC. Management of failed cycles in an IVF/GIFT programme with the combination of a GnRH analog and hMG. Hum Reprod 1987; 2: 309–14.
47. Smitz J, Devroey P, Camus M, Deschacht J, Khan I, Staessen C, VanWasberghe L, Wisanto A, Van Steirteghem AC. The luteal phase and early pregnancy after combined GnRH-agonist/HMG treatment for superovulation in IVF or GIFT. Human Reprod 1988; 3: 585–90.
48. Smitz J, Camus M, Devroey P, Frard P, Wisanto A, Van Steirteghem AC. Incidence of severe ovarian hyperstimulation syndrome after GnRH agonist/hMG superovulation for in vitro fertilization. Hum Reprod 1990; 5: 933–7.
49. Latouche J, Crumeyrolle-Arias M, Jordan D, Kopp N, Augende-Ferrante B, Cedard L, Haour F. GnRH receptors in human granulosa cells: anatomical localization and characterization by autoradiographic study. Endocrinol 1989; 125: 1739–41.
50. Pellicer A, Miro F. Steroidogenesis in vitro of human granulosa luteal cells pretreated in vivo with gonadotropin-releasing hormone analogs. Fertil Steril 1990; 54: 590–6.
51. Smitz J, Devroey P, Bourgain C, Camus M, VanWasberghe L, Wisanto A, Van Steirteghem AC. Luteal supplementation regimes after combined GnRH-Agonist/HMG superovulation. J Reprod Fertil Abstr Ser 1988; 2: 18.
52. Herman A, Ron-El R, Golan A, Nachum H, Soffer Y, Caspi E. Follicle cyst after menstrual versus midluteal administration of gonadotropin-releasing hormone analog in in-vitro fertilization. Fertil Steril 1990; 53: 854–8.
53. Smitz J, Devroey P, Faguer B, Bourgain C, Camus M, Van Steirteghem AC. A prospective randomized comparison of intramuscular or intravaginal natural progesterone as a luteal phase and early pregnancy supplement. Hum Reprod 1992; 7: 168–75.
54. Diedrich K, Van der Ven H, Al-Hasani S, Krebs D. Ovarian stimulation for in vitro fertilization. Hum Reprod 1988; 3: 39–44.
55. Muasher SJ, Oehninger S, Simonetti S, Matta J, Elli LM, Liu HC, Jones CS, Rosenwaks Z. The value of basal and/or stimulated serum gonadotropin levels in prediction of stimulation response and in-vitro fertilization outcome. Fertil Steril 1988; 50: 298–307.
56. Loumaye E, Billion JJ, Minne JM, Psalti I, Pensis M, Thomas K. Prediction of individual response to controlled ovarian hyperstimulation by means of a clomiphene citrate challenge test. Fertil Steril 1990; 53: 295–301.
57. Lamberts SWJ, Timmers JM, Oosterom R, Verleun T, Rommerts FG, Jong FH. Testosterone secretion by cultured arrhenoblastoma cells: Suppression by a luteinizing-hormone agonist. J Clin Endocrinol Metab 1982; 54: 450.
58. Ayalon D. Induction of ovulation with D-Trp6-LHRH combined with purified FSH in patients with polycystic ovarian disease. Gynecol Endocrinol 1988; 2: 319–30.
59. Filicori M. Polycystic ovary syndrome: Abnormalities and management with pulsatile gonadotropin-releasing hormone and gonadotropin-releasing hormone analogs. Am J Obstet Gynecol 1990; 163: 1737–42.

60. Mannaerts B, deLeeuw R, Devroey P. Biological action of recombinant human FSH (Puregon) during induction of multiple follicular growth. In: Filicori M, Flamigni C (eds). Ovulation induction, basic science and clinical advances. Elsevier Science B.V. Amsterdam 1994; 209–17.
61. Coelingh Bennink HJT, Bouchard P, Devroey P, Fauser BCJM, Harlin, Shoham Z. Potential clinical applications of recombinant FSH. In: Filicori M, Flamigni C (eds). Ovulation induction, basic science and clinical advances. Elsevier Science B.V., Amsterdam, 1994; 219–25.
62. Golan A, Ron-El R, Herman A, Weintraub Z, Soffer Y, Caspi E. Ovarian hyperstimulation syndrome following D-Trp6-luteinizing hormone-releasing hormone microcapsules and menotropins for in vitro fertilization. Fertil Steril 1988; 51: 912–6.
63. Dufau HL, Catt RJ, Tsuruhara T. Retention of in vitro biological acivities by desialytated human luteinizing hormone and chorionic gonadotropin. Biochem Biophys Res Commun 1971; 44: 1022–9.
64. Hoff Y, Quigley ME, Yen SCC. Hormonal dynamics at midcycle: a reevaluation. J Clin Endocrinol Metab 1983; 57: 892–6.
65. Delbaere A, Bergmann PJM, Gervy-Decoster C, Staroukine M, Englert Y. Angiotensin II immunoreactivity is elevated in ascites during severe ovarian hyperstimulation syndrome: implications for pathophysiology and clinical management. Fertil Steril 1994; 62: 731–7.
66. Navot D, Margalioth EJ, Laufer N, Birkenfeld A, Relou A, Schenker JG. Direct correlation between plasma renin activity and severity of the ovarian hyperstimulation syndrome. Fertil Steril 1987; 50: 57–61.
67. Fernandez L, Twickler J, Mead A. Neovascularization produced by angiotensin II. J Lab Clin Med 1985; 105: 219–23.
68. Golan A, Ron-El R, Herman A, Weintraub Z, Soffer Y, Caspi E. Ovarian hyperstimulation syndrome: An update review. Obstet Gynecol Surv 1989; 44: 430–40.
69. Kleinstein J. Das Hyperstimulationssyndrom. Gynäkologe 1991; 24: 130–5.
70. Padilla SL, Zamaria S, Baramki TA, Garcia JE. Abdominal paracentesis for the ovarian hyperstimulation syndrome with severe pulmonary compromise. Fertil Steril 1990; 51: 791–5.
71. Borenstein R, Elhalah U, Lunenfeld B, Schwartz-Shoham Z. Severe ovarian hyperstimulation syndrome: a reevaluated therapeutic approach. Fertil Steril 1989; 51: 791–9.
72. Amso NN, Ahuja KK, Morris N, Shaw RW. The management of predicted ovarian hyperstimulation involving gonadotropin-releasing hormone analog with elective cryopreservation of all preembryos. Fertil Steril 1990; 53: 1087–93.
73. Asch R, Ivery G, Goldsman M, Frederick JL, Stone SC, Balmaceda JP. The use of intravenous albumin in patients al high risk for severe ovarian hyperstimulation syndrome. Hum Reprod 1994; 9: 1015–20.
74. Coy DH, Horvath A, Nekola MV, Coy EJ, Ercheigyi J, Schally AV. Peptide antagonists of LH-RH: large increases in antiovulatory activities produced by basic D-amino acids in the six position. Endocrinol 1982; 110: 1445–7.
75. Klingmüller D, Schepke M, Enzweiler C, Bidlingmaier F. Hormonal response to the new potent GnRH-antagonist cetrorelix. Acta Endocrinol 1993; 128: 15–8.
76. Klingmüller D, Diedrich K, Sommer L. Effects of the GnRH antagonist cetrorelix in normal women. Gynecol Endocrinol 1993; 7: 2.
77. Behre HM, Klein B, Steinmeyer A, McGregor GP, Voigt KH, Nieschlag E. Effective suppression of luteinizing hormone and testosterone by single doses of the new gonadotropin-releasing hormon antagonist cetrorelix (SB-75) in normal men. J Clin Endocrinol Metab 1992; 76: 393–8.
78. Behre HM, Böckers A, Schlingheider A, Nieschlag F. Sustained suppression of serum LH, FSH and testosterone and increase of high-density lipoprotein cholesterol by daily injections of the GnRH-antagonist Cetrorelix over 8 days in normal men. Clin Endocrinol 1994; 40: 241–8.
79. Dittkoff EC, Cassidenti DL, Paulson RJ, Sauer MV, Wellington LP, Rivier J, Yen SSC, Lobo RA. The gonadotropin-releasing hormone antagonist (Nal-Glu) acutely blocks the luteinizing hormone sorge but allows for resumption of folliculogenesis in normal women. Am J Obst Gynec 1991; 165: 1811–7.
80. Diedrich K, Diedrich C, Santos E, Zoll C, Al-Hasani S, Reissmann T, Krebs D, Klingmüller D. Suppression of the endogenous luteinizing hormone surge by the gonadotropin-releasing hormone antagonist Cetrorelix during ovarian stimulation. Hum Reprod 1994; 9: 788–91.
81. Olivennes F, Fanchin R, Bouchard P, DeZiegler D, Taieb J, Seiva J, Frydman R. The single or dual administration of the gonadotropin-releasing hormone antagonist Cetrorelix in an in vitro fertilization-embryo transfer program. Fertil Steril 1994; 62: 468–76.
82. Albano C, Felberbaum RE, Smitz J, Riethmüller-Winzen H, Engel J, Diedrich K, Devroey P. Ovarian stimulation with HMG: results of a prospective randomized phase III European study comparing the luteinizing hormone-releasing hormone (LHRH) antagonist cetrorelix and the LHRH-agonist buserelin. Hum Reprod 2000; 15: 526–31.
83. Olivennes F, Belaisch-Allart J, Emperaire JC, Hedon B, Alvarez S, Moreau L, Nicollet B, Zorn JR, Bouchard P, Frydman R. Compa-

rison in a prospective multicentric randomized study in IVF-ET of a single dose of GnRH antagonist (Cetrorelix) to a GnRH agonist long protocol (Triptoreline in depot formula). Gynecol Endocrinol 1999; 13: (Suppl. 1): Abstr. 27.
84. The Ganirelix dose-finding study group. A double-blind, randomized, dose-finding study to assess the efficacy of the gonadotrophin-releasing hormone antagonist ganirelix (Org 37462) to prevent premature luteinizing hormone surges in women undergoing ovarian stimulation with recombinant follicle stimulating hormone (Puregon®). Hum Reprod 1998; 13: 3023–31.
85. Keck C, Felberbaum R. Zum Einsatz des GnRH-Antagonisten Cetrorelix in der Reproduktionsmedizin. Gebh Frau 2000; 60: 212–7.
86. Leyendecker G, Wildt L. Induction of ovulation with chronic intermittent (pulsatil) administration of GnRH in women with hypothalamic amenorrhea. J Reprod Fertil 1983; 69: 397.

Polyzystisches Ovarsyndrom in der Sterilitätsdiagnostik und -therapie

F. FISCHL

Einleitung

Das polyzystische Ovarsyndrom (PCOS) ist eine häufige Ursache der ovariell bedingten Sterilität. Das Spektrum der mit dem Syndrom einhergehenden klinischen Symptome reicht von Menstruationsstörungen bis zu Hirsutismus und Akne. In den Ovarien finden sich zahlreiche kleine Zysten von 2–10 mm Durchmesser, die subkapsulär angelegt sind. Die Erstbeschreibung des Polyzystischen Ovarsyndroms geht auf Stein und Leventhal zurück [1] und daher wurde dieses Syndrom früher auch Stein-Leventhal-Syndrom genannt. Diese beiden Autoren beschrieben ein Krankheitsbild, das klinisch durch das Auftreten von Zyklusstörungen, Sterilität, Adipositas, Androgenisierungserscheinungen, morphologisch durch polyzystische Ovarien und endokrinologisch durch das Vorhandensein einer Hyperandrogenämie mit erhöhter LH/FSH-Ratio charakterisiert ist. Auf Grund der immer besser verstandenen Zusammenhänge über mögliche Ursachen wurde der Begriff des Stein-Leventhal-Syndroms in den letzten Jahren durch den Begriff „Polyzystisches Ovarsyndrom" (PCOS) abgelöst. So weiß man zwar schon seit einiger Zeit, daß die betroffenen Frauen, wie schon erwähnt, an einem überhöhten Androgenspiegel im Blut und anderen hormonellen Dysbalancen, z. B. Hyperprolaktinämie oder erhöhtes LH, leiden. Aber erst in jüngster Zeit wurde diese Krankheit durch neue Untersuchungen und Erkenntnisse mit allgemeinen Störungen des Insulinstoffwechsels in Verbindung gebracht, die dem Altersdiabetes – Diabetes Typ 2 – sehr ähnlich sind. Im Vordergrund dieses Syndroms stehen klinisch die Anovulation, Androgenisierungserscheinungen und morphologisch das Vorhandensein sogenannter polzystischer Ovarien.

Das PCOS zählt also bei den Frauen zu den häufigsten Ursachen ovariell bedingter Unfruchtbarkeit. Manchen Berichten zufolge sind fünf bis zehn Prozent der Frauen im fertilen Alter davon betroffen. Die Sterilität ist zwar eine schwerwiegende Folge des PCOS, aber das Syndrom geht auch mit unangenehmen Menstruationsstörungen einher, die von völliger Amenorrhoe bis zu ständigen Blutungen aus dem Uterus reichen. Viele betroffene Frauen leiden außerdem an Adipositas, Hirsutismus und/oder Akne. In 30–40 % aller Frauen mit Anovulation ist ein PCOS als dessen Ursache anzusehen. Dies unterstreicht den Stellenwert des PCOS im Rahmen der gynäkologischen Endokrinologie. In einer Untersuchung aus dem Jahre 1963 fanden sich bei über 1.000 Frauen mit histologisch verifizierten polzystischen Ovarien klinisch in 74 % der Fälle eine Sterilität, in 69 % Androgenisierungserscheinungen, in 51 % eine Amenorrhoe und in 41 % eine Adipositas. In 78 % dieser Frauen fand sich eine Anovulation [2].

PATHOGENESE

Über die Ursachen des PCOS wird schon seit langem diskutiert. Neben den hormonellen Fehlsteuerungen spielen nach neueren Erkenntnissen auch genetische Faktoren eine Rolle, findet man doch dieses Leiden vielfach gehäuft in derselben Familie. Es dürfte sogar ein ganz bestimmtes Gen geben, das die Ovarien anfällig für dieses Krankheitsbild macht. Es wird auch von manchen Wissenschaftlern vermutet, daß der frühzeitige Haarausfall bei den Männern das Äquivalent des PCOS sein könnte. Wo immer die Ursachen des Syndroms im einzelnen auch liegen mögen, seine charakteristischen Kennzeichen sind anatomische Veränderungen der Ovarien (Abb. 1, 2), Anomalien in der Konzentration der Geschlechtshormone verbunden mit einer übermäßigen Androgenproduktion. Der zu hohe Androgenspiegel wirkt sich sowohl lokal auf die Ovarien selbst aus (durch eine Follikel-Entwicklungshemmung, Ausbleiben der Ovulation und polyzystisches Aussehen) als auch systemisch als Hirsutismus, Akne und – gelegentlich – Effluvium wie bei Männern.

So klar vielfach besonders bei den ausgeprägten Fällen diese Merkmale sein können und diese somit auch die Grundlage für den diagnostischen Nachweis der Erkrankung bringen, so hypothetisch sind Erklärungen im Zusammenhang mit der Pathogenese dieses Krankheitsbildes. So wird die erhöhte Ansprechbarkeit des Hypophysenvorderlappens auf die Gonadotropin-Releasinghormone mit einem daraus resultierenden Anstieg von Frequenz und Amplitude des LH-Pulses mit nachfolgender vermehrter Androgenproduktion in den Thekazellen und einem daraus resultierenden starren Östrogen-Feedback vielfach als primäre Störung angesehen. Als pathophysiologisch bedeutsam wurden intraovarielle Enzymdefekte (Aromatasesystem, 3-Beta-Hydroxydehydrogenase), aber auch der Einfluß erhöhter Prolaktin- und Nebennierenrinden-Androgenspiegel auf den Follikel und eine Verminderung des Spiegels des Sexualhormonbindenden Globulins (SHBG) im Plasma angesehen.

Nach heutiger Sicht können offensichtlich dem PCOS verschiedene pathogenetische Prinzipien zugrunde liegen [3]:
1. eine adrenale Hyperandrogenämie, z. B. im Rahmen eines „late onset" adrenogenitalen Syndroms;
2. eine ovarielle Hyperandrogenämie: erhöhte Insulin- bzw. Insulin-like Growth-Faktor-1 (IGF-1, Somatome-

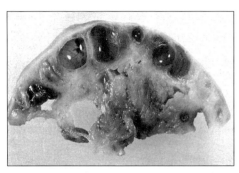

Abbildung 1: Morphologisches Bild eines PCOS

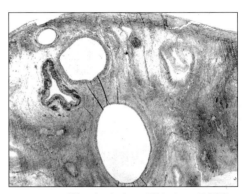

Abbildung 2: Histologisches Bild eines PCOS

din C) Plasmakonzentrationen wirken, synergistisch mit FSH, co-gonadotrop auf die Steroidsynthese des Ovars;
3. eine zentrale Hyperandrogenämie bei Vorliegen einer tonischen LH-Sekretion („male type synaptology");
4. eine periphere Hyperandrogenämie: bei Adipositas und Insulinresistenz.

Vielfach liegen aber Kombinationen dieser pathogenetischen Mechanismen, insbesondere die Kombination zwischen ovarieller und peripherer Hyperandrogenämie, vor. In den letzten Jahren wurden die Einflüsse eines gestörten Kohlenhydratstoffwechsels (Hyperinsulinämie, Insulinresistenz) bzw. der Einfluß bestimmter Wachstumsfaktoren (IGF-1, IGF I-binding protein = IGF I-BP) auf Steroidsynthese, Differenzierung und Wachstumsverhalten von Granulosazellen im ovariellen Follikel intensiven Forschungen unterzogen.

Erwähnenswert sind Studien an PCOS-Patientinnen, in denen erniedrigte Spiegel des sogenannten IGF-I-BP bei gleichzeitiger Erhöhung des freien IGF-I nachgewiesen werden konnten. Die Senkung dieses Trägerproteins wurde als insulinabhängiger Prozeß identifiziert [4–6]. In früheren Untersuchungen an PCOS-Patientinnen konnte eine Erhöhung der Konzentration des gebundenen IGF-I beobachtet werden [7, 8]. Interaktionen zwischen Insulin und IGF-I auf Rezeptorebene und eine Insulin-bedingte Synthesesteigerung von IGF-I in der Leber konnten demonstriert werden [9–11]. Weiters ist bekannt, daß Insulin und IGF-I als co-gonadotrope Hormone, synergistisch mit FSH, Wachstum, Differenzierung und Steroidsynthese im ovariellen Follikel stimulieren [12]. Damit im Zusammenhang stehen eine Zunahme der Zahl an atretischen Follikeln, eine vermehrte Stroma- und Thekaluteinisierung, eine Dominanz androgenproduzierender Zellen und schließlich die daraus resultierende Hyperandrogenämie. Somit scheint einer verminderten Insulin-Rezeptor-Zahl, einer gestörten Insulinbindung an Zellen von Insulin-Zielorganen, der daraus resultierenden Hyperinsulinämie und einer Erhöhung des freien und gebundenen IGF-I wesentliche Bedeutung bei der Pathogenese zumindest eines großen Teiles der Fälle von PCOS zuzukommen [13].

MÖGLICHE STOFFWECHSEL-URSACHEN DES PCOS (THEORIEN UND MODELLE)

Über die möglichen Ursachen der Androgen-Überproduktion wußte man bis vor kurzem nur wenig. Im Jahre 1980 wurde erstmals nachgewiesen, daß Frauen mit PCOS auch Anomalien des Glukosestoffwechsels aufweisen [14], die denen beim Altersdiabetes (Diabetes Typ 2) ähneln. Im weiteren Verlauf stellte sich heraus, daß die zugrundeliegende Insulinresistenz sowohl zentral in der Leber als auch peripher in der Skelettmuskulatur auftritt [15]. Heute schreibt man dieser Insulinresistenz eine wichtige Rolle bei der Krankheitsentstehung zu, und man versucht ein schlüssiges Modell für die Pathogenese des Syndroms formulieren [15, 16]. Man weiß, daß eine Insulinresistenz in der Pubertät ein normales Phänomen ist, das sich aber normalerweise im Erwachsenenalter wieder zurückbildet. Bei Frauen mit PCOS stellt sich möglicherweise nach der Pubertät nicht wieder die normale Insulinsensitivität ein.

Für die betroffenen Frauen kann also die Insulinresistenz langfristig gesundheitliche Folgen haben. Da eine der

Hauptaufgaben des Pankreas darin besteht, durch Insulinproduktion den Glukosestoffwechsel zu steuern, reagiert es auf die Insulinresistenz der peripheren Organe mit erhöhter Insulinausschüttung, was zu Hyperinsulinämie führt. Die Ovarien reagieren ihrerseits auf den erhöhten Insulinspiegel mit verstärkter Androgensynthese. Der erhöhte Androgenspiegel könnte zwar auch aus den Nebennieren stammen, nach derzeitigen Erkenntnissen scheinen aber vor allem die Ovarien dafür verantwortlich zu sein.

Die Insulinresistenz verursacht auch andere physiologische Anomalien, die man beim PCOS beobachtet. Insulin hemmt die SHBG-Produktion in der Leber, so daß der SHBG-Spiegel im Blut als Reaktion auf die Hyperinsulinämie zurückgeht. Auch daß die Hypophyse übermäßig viel luteinisierendes Hormon ausschüttet, dürfte auf die zu starke Stimulation durch die höhere Insulinkonzentration zurückzuführen sein. Interessant ist aber, daß nicht alle Frauen, bei denen eine Insulinresistenz auftritt, auch ein PCOS bekommen. Demnach muß noch zusätzlich ein Defekt in der Steroid- (d. h. Androgen-) Produktion vorliegen und manche Befunde sprechen auch dafür, daß es so ist. Eine der in Diskussion stehenden Hypothesen geht davon aus, daß die Insulinresistenz (und die damit verbundene Hyperinsulinämie) bei entsprechend disponierten Frauen eine ohnehin vorhandene Neigung zu verstärkter Androgenproduktion zum Tragen bringt. Schlanke Frauen mit PCOS, deren Insulinresistenz normalerweise geringer ausgeprägt ist als die von adipösen Frauen, dürften in dieser Hinsicht eine stärkere Disposition aufweisen, so daß sich die Krankheit schon bei einer geringeren Hyperinsulinämie zeigt.

Zur Insulinresistenz paßt auch, daß Frauen mit PCOS zu Adipositas, verbunden mit einer bestimmten „zentralen" Fettablagerung, neigen. Das Fett setzt sich stärker um die Taille und weniger an den Hüften an, wie es herkömmlicherweise eher dem weiblichen Körperbau entspricht. Deshalb liegt das Verhältnis von Taillen- zu Hüftumfang bei Frauen mit PCOS in der Regel höher als bei gesunden Kontrollpersonen gleichen Gewichts. Im Zusammenhang mit dieser zentralen Fettleibigkeit und Insulinresistenz besteht für Frauen mit PCOS ein erhöhtes Hypertonierisiko. Verschiedene Studien berichten auch über Störungen des Lipidstoffwechsels. Häufig beobachtet man eine charakteristische Kombination aus erhöhtem Triglycerid- und niedrigem HDL-Cholesterinspiegel, die bei jungen Frauen zwar meist nur schwach ausgeprägt sind, sich mit zunehmendem Alter aber verstärkt manifestieren. Solche Stoffwechselstörungen sind ein Hinweis, daß für Frauen mit PCOS ein erhöhtes Risiko für eine koronare Herzkrankheit besteht [17]. Diesbezüglich gibt es noch wenige Untersuchungen und Ergebnisse. Jedoch fand man in einer neueren Studie bei Frauen, die wegen retrosternaler Schmerzen koronarangiographiert wurden, bei einem unverhältnismäßig hohen Anteil (etwa 40 %) ein PCOS in einer anschließend durchgeführten Unterbauchsonographie [18]. Weiters fand man, daß polyzystische Ovarien in einem Zusammenhang mit der Schwere der koronaren Herzkrankheit standen. Zur weiteren Klärung dieser Frage sind neue Longitudinalstudien erforderlich. Sollten sie bestätigen, daß für Frauen mit PCOS eine hohe Gefährdung durch die koronare Herzkrankheit besteht, könnten die Betroffenen von einer gezielten Risikofaktoruntersuchung (d. h. Überwachung von Lipidspiegel und Blutdruck) sowie nötigenfalls früherem Eingreifen erheblich profitieren.

DIAGNOSTIK

Die heute gültigen diagnostischen Kriterien und Möglichkeiten des PCOS können in klinische, sonographische, endokrinologische und morphologische Parameter unterteilt werden.

Klinik

Aspektmäßig fallen die Androgenisierungserscheinungen wie Hirsutismus, Virilisierung, Effluvium, sowie die Adipositas auf. Anamnestisch lassen sich Zyklusstörungen, oftmals verbunden mit Anovulation (fehlende Selektion des dominanten Follikels) mit darauffolgender Sterilität feststellen.

Sonographie (transvaginal)

War besonders früher ein wesentlicher Faktor für die Diagnose eines PCOS. Typische Anzeichen sind ein verdicktes Stroma und multiple subkapsuläre Zysten mit einem Durchmesser von 2–10 mm (atretische Follikel). Im Gegensatz zu multizystischen Ovarien findet sich typischerweise ein zentraler hyperdenser Bezirk [19].

In neueren Übersichtsstudien der Gesamtbevölkerung fand man aber ähnliche „polyzystische" Ovarien auch bei einem beträchtlichen Teil der gesunden Frauen, ein Befund, der den Wert der Sonographie als eines der wichtigsten Diagnosehilfsmittel in Frage stellt.

Endokrinologie

Nützliche diagnostische Anhaltspunkte liefern die Bestimmung der Gonadotropinspiegel sowie das Konzentrationsverhältnis von luteinisierendem (LH) und follikelstimulierendem Hormon (FSH). Sie sind aber in der Regel weder ausreichend sensitiv noch spezifisch genug.

Ein diagnostischer Wert, der derzeit an Bedeutung gewinnt, ist der freie Androgen-Index (FAI). Er faßt die gemessenen Konzentrationen des Gesamttestosterons und seines wichtigsten Trägerproteins, des SHBG (Sexual Hormone Binding Globulin), als Verhältnis zusammen und bildet somit ein Maß für das biologisch aktive, freie Testosteron im Blut. Bei einem FAI > 7 enthält das Blut zuviel biologisch aktives Androgen. Dieser Überschuß gilt als gut definierendes Merkmal des PCOS.

Um ein PCOS schlüssig nachzuweisen, muß man differentialdiagnostisch andere hormonelle Erkrankungen wie die Schilddrüsenunterfunktion, die spät einsetzende angeborene Nebennierenhyperplasie und das Cushing-Syndrom ausschließen, denn sie können ähnliche Symptome hervorrufen.

Welche Hormone sind meistens pathologisch verändert?

Erhöht: Freies und gebundenes Testosteron, Androstendion, Dehydroepiandrosteron, Östron, freies Östradiol und LH (LH/FSH-Quotient > 2,5), FAI, Insulin, freies und gebundenes IGF-I
Normal oder erhöht: Dehydroepiandrosteron-Sulfat, Prolaktin, 17α-Hydroxyprogesteron
Normal oder vermindert: FSH
Vermindert: SHBG, IGF-I-BP, HGH/IGF-I-Ratio

Morphologie

Hyperthekose, Hyperplasie des zentralen Stromas mit multiplen subkapsulär gelegenen, unreifen und atretischen Follikel.

Therapie — heute und in Zukunft

Bei Frauen mit PCOS steht primär die Frage nach dem Vorhandensein oder Fehlen eines Kinderwunsches im Vordergrund, bevor eine Therapie eingeleitet werden soll. Die herkömmliche Therapie des PCOS konzentriert sich auf die Behandlung der Symptome, das heißt auf Menstruationsstörungen, Hirsutismus, Sterilität u. ä. m.

Frauen mit PCOS sind wegen der fehlenden Ovulation häufig steril. Liegt bei Frauen mit PCOS **Kinderwunsch** vor, werden verschiedene Wirkstoffe als Mittel der ersten Wahl eingesetzt, und bei schlanken Frauen, deren Insulinresistenz weniger stark ausgeprägt ist, gelingt es in der Regel, damit eine Ovulation herbeizuführen. Dazu wird Clomiphenzitrat (50 oder 100 mg/d vom 5.–9. Zyklustag) kombiniert mit einer niedrig dosierten Glukokortikoidgabe (z. B. 7,5 mg Kortison/d, oral, vom 1. bis 25. Zyklustag), letzteres zum Zwecke der ovariellen (und adrenalen) Androgensuppression, gegeben. Mit dieser Therapie ist jedoch nur in etwa 25 % der Fälle mit einer Ovulation zu rechnen. Im Falle eines Therapieversagens richtet sich die weitere therapeutische Vorgangsweise nach der Höhe der LH/FSH-Ratio: Beträgt diese < 3, ist eine kontrollierte ovarielle Hyperstimulation (KOH) mit der stufenweisen Administration von rekombinantem FSH („low dose FSH therapy") erfolgversprechend [2]. In Fällen mit einer LH/FSH-Ratio von > 3 sollte die KOH entweder mittels Verabreichung von rekombinantem FSH, nach vorhergehender Downregulation mit einem GnRH-Analogon, oder mittels rekombinantem FSH zusammen mit einem Antagonisten versucht werden [21].

Bekanntlich stellt jegliche Behandlung zur KOH mit Gonadotropinen bei Frauen mit PCOS ein hohes Risiko im Hinblick auf die Entwicklung eines OHSS (ovarielles Hyperstimulations-Syndrom) dar. Auf ein adäquates Monitoring derartiger Zyklen darf daher nicht verzichtet werden. In Fällen mit hohem Risiko sollte die Gabe von humanem Choriongonadotropin (hCG) zur Ovulationsauslösung unterlassen werden [22]. Die IVF gilt heute besonders auch bei ausgeprägtem PCOS – trotz aller Stimulationsrisiken – als die Therapie der Wahl.

Als neuester Therapieansatz erweist sich die in vitro-Maturation (IVM) von Oozyten. Dabei werden die kleinen zystischen Follikel bzw. Primordialfollikel im unstimulierten Zyklus mittels transvaginaler Sonographie abpunktiert. Danach werden die unreifen Oozyten in speziellen Reifungsmedien in vitro gereift und etwa 24 Stunden später inseminiert. Nach Fertilisierung und Zellteilung findet – entsprechend der Entwicklung der Embryonen – der Embryotransfer zwischen Tag 2 und 5 statt, wie bei der klassischen IVF-Behandlung. Vorteil dieser Behandlung ist das fehlende Risiko eines OHSS durch die fehlende Hormonstimulierung, Nachteil die momentan noch relativ niedrige Schwangerschaftsrate [23].

Chirurgisch werden bei bestehendem Kinderwunsch – heute häufig laparoskopisch mittels Elektrodiathermie – die vielen kleinen Zysten gestichelt, um somit die Androgenproduktion zu senken und das Hormongleichgewicht wiederherzustellen. Dies führt relativ häufig zu Spontanovulationen [24].

Wenn **kein Kinderwunsch** besteht, richtet sich die Therapie nach den im Vordergrund stehenden Symptomen. Bei Zyklusstörungen (Oligomenorrhoe, Amenorrhoe) ist die zyklische Gabe eines Gestagenpräparates, dessen chemische Struktur sich von Progesteron (Quingestron, Dydrogesteron) oder 17-Hydroxyprogesteron (Megestrolacetat, Medroxyprogesteronacetat, Cyproteronacetat) ableitet, die Behandlung der ersten Wahl. Bei unzureichender Stabilisierung des Zyklus unter dieser Therapie ist die zyklische Gabe eines Östrogen-Gestagen-Präparates, z. B. Östradiolvalerat in Kombination mit Cyproteronacetat (CPA), einem Gestagen mit antiandrogener Wirkung, erfolgversprechend. Wird eine Kontrazeption gewünscht, bietet sich die Gabe eines niedrig dosierten Ovulationshemmers, der CPA enthält, idealerweise an.

Androgenisierungserscheinungen wie Hirsutismus, Virilisierung und/oder androgenetisches Effluvium, aber auch dermatologische Begleiterscheinungen einer Hyperandrogenämie wie Akne und Seborrhoe, werden von den Patientinnen mit PCOS vielfach als äußerst belastend empfunden. Daher müssen oftmals neben der hormonellen Behandlung zusätzlich lokale, für den Hirsutismus entsprechende Therapien wie Epilieren und Harzen angewendet werden. Dies kann heute mittels Laser, Elektroepilation oder aber mittels moderner Harztechniken, abhängig von der Körperregion erfolgen.

Ist die Verabfolgung der genannten steroidalen Antiandrogene kontraindiziert oder deren Wirkung unzureichend, kann die Gabe anderer, Antiandrogenwirksamer Substanzen in Erwägung gezogen werden. In derartigen Fällen bietet sich die Gabe des Aldosteronantagonisten wie Spironolacton (100 mg/d oral, vom 1.–21. Zyklustag mit nachfolgender Pause von 7 Tagen) oder die Verabfolgung von Flutamid (250–750 mg/d oral vom 1.–21. Zyklustag mit nachfolgender Pause von 7 Tagen) an. Spironolacton kann in speziellen Fällen auch als Lokaltherapeutikum in Form von Cremes oder Salben verordnet werden.

Versuchsweise wurden in den letzten zehn Jahren auch Wirkstoffe zur Steigerung der Insulinsensitivität eingesetzt, und das zum größten Teil mit positiven Ergebnissen [25]. Einige dieser Therapieformen, die häufig bei Diabetes des Typs 2 angewandt werden, führten bei übergewichtigen Frauen mit PCOS zu einem Rückgang der Insulin- und Testosteronspiegel sowie zu einer Zunahme der SHBG-Konzentration [26, 27]. Bei vielen Patientinnen stellte sich als Folge der wieder regelmäßig stattfindenden Ovulation auch ein normaler Menstruationszyklus ein.

Was jedoch die Besserung von Hirsutismus oder Akne mit dieser Therapie angeht, sind die Befunde derzeit noch unbefriedigend. In vielen der dokumentierten Studien zeigte sich auch eine nützliche Wirkung im Hinblick auf den Lipidspiegel und auf die Risikofaktoren für Thrombose. Welche Bedeutung solche Veränderungen haben, läßt sich zur Zeit nicht mit Sicherheit sagen, es könnte sich aber in Zukunft ein Zusammenhang mit verringerter Gefährdung durch die koronare Herzkrankheit herausstellen. Bemerkenswert ist in diesem Zusammenhang der Befund einer an mehreren Zentren durchgeführten Studie: Danach senkte ein Wirkstoff, der die Insulinsensitivität steigert, bei übergewichtigen Diabetikerinnen die Gefahr von mit Diabetes zusammenhängenden Endpunkten [25]. Möglicherweise nützen Medikamente zur Steigerung der Insulinsensitivität jedoch nur einem Teil der Patientinnen mit PCOS, und wenn das stimmt, muß man die besonderen Merkmale in Stoffwechsel und Hormonhaushalt dieser Frauen untersuchen. Den Ergebnissen laufender Studien, in denen modernste Wirkstoffe dieses Typs eingesetzt werden, kann man mit Interesse entgegensehen.

ZUSAMMENFASSUNG

Wenn PCOS mit der Insulinresistenz zusammenhängt, impliziert dies, daß die Krankheit für den Gesundheitszustand der Frauen eine größere Bedeutung hat, als bisher angenommen wurde. Epidemiologischen Befunden zufolge geht die Insulinresistenz in vielen Fällen dem Diabetes des Typs 2 voran; das gilt anscheinend auch für Frauen mit PCOS. Ihr Risiko, Diabetes des Typs 2 zu bekommen, ist beträchtlich erhöht. In einer über 20 bis 30 Jahre laufenden Langzeitstudie wurde Diabetes bei Frauen mit PCOS siebenmal häufiger diagnostiziert als bei gleichaltrigen Kontrollpersonen mit normalem Menstruationszyklus [28]. Der Diabetes des Typs 2 geht mit Komplikationen wie Netzhautschädigung, Nierenleiden und Herz-Kreislaufkrankheiten einher. Die Patientinnen haben häufig zunächst keine Symptome und kommen erst spät zum Arzt, wenn die Komplikationen bereits vorhanden sind. Sie treten in 50 % der Fälle auf, bevor der Diabetes diagnostiziert wird. Für Frauen mit PCOS wären also regelmäßige Diabetes-Vorsorgeuntersuchungen wünschenswert. Diese lassen sich relativ kostengünstig und einfach durchführen, indem man den Nüchternwert des Glukosespiegels bestimmt. Werte über 7 mmol/l sind ein Zeichen für den voll ausgeprägten Diabetes des Typs 2, regelmäßig über 6 mmol/l liegende Konzentrationen lassen auf Insulinresistenz und eine Disposition zum Diabetes schließen.

Das polyzystische Ovarialsyndrom sollte nicht länger als ausschließlich gynäkologische Erkrankung betrachtet werden. Bei den betroffenen Frauen handelt es sich um eine Insulinresistenz, die sich in jungen Jahren durch gynäkologische Symptome bemerkbar macht und mit einem erhöhten Risiko für Diabetes des Typs 2 wie auch möglicherweise für die koronare Herzkrankheit verbunden ist. Durch Behandlung mit Wirkstoffen, welche die Insulinsensitivität steigern, kommt es nicht nur bei der Insulinresistenz zu einer Besserung, sondern auch bei in ihrem Gefolge auftretenden Stoffwechsel- und Hormonstörungen. Deshalb können solche Medikamente zusätzlich zur herkömmlichen Therapie der Krankheit oder an ihrer Stelle eingesetzt werden.

LITERATUR

1. Stein I, Leventhal MC. Amenorrhea associated with bilateral polycystic ovaries. Am J Obstet Gynecol 1935; 29: 181–93.
2. Goldzieher JW, Axelrod LR. Clinical and biochemical features of polycystic ovarian disease. Fertil Steril 1963; 14: 631–53.
3. Insler V, Lunenfeld B. Pathophysiology of polycystic ovarian disease: new insights. Hum Reprod 1991; 6: 1025–9.
4. Urdl W, Desoye G. Polycystisches Ovar Syndrom: Pathogenese, Diagnostik und Therapie. In: Fischl FH (Hrsg). Kinderwunsch. 1. Aufl. Krause & Pachernegg, Gablitz, 1995; 100–3.
5. Suikkari AM, Ruutiainen K, Erkkola R, Seppälä M. Low levels of low molecular weight insulin-like growth factor binding protein in patients with polycystic ovarian disease. Hum Reprod 1989; 4: 136–9.
6. Suikkari AM, Koivisto VA, Koistinen R, Seppälä M, Yki-Jarvinen H. Dose response characteristics for suppression of low molecular weight plasma insulin-like growth factor-binding protein by insulin. J Clin Endocrinol Metab 1989; 68: 135–40.
7. Urdl W. Significance of somatomedin C in the pathogenesis of polycystic ovarian disease. Acta Endocrinol Copenh 1987; 114 (Suppl 238): 168.
8. Urdl W. Polycystic ovarian disease: Endocrinological parameters with specific reference to growth hormone and somatomedin C. Arch Gynecol Obstet 1988; 243: 13–36.
9. Urdl W, Desoye G, Schmon B, Hofmann HMH, Ralph G. Interactions between insulin and insulin-like growth factor-1 in the pathogenesis of polycystic ovarian disease. In: Seppälä M, Hamberger L (eds.). Frontiers in Human Reproduction. Ann NY Acad Sci 1991; 626: 177–85.

10. Poretsky L, Kalin MF. The gonadotropic function of insulin. Endocr Rev 1987; 8: 132–40.
11. Poretsky L, Glover B, Laumas V, Kalin MF, Dunaif A. The effects of experimental hyperinsulinemia on steroid secretion, ovarian (125I) insulin binding and ovarian (125I) insulin-like growth factor 1 binding in the rat. Endocrinology 1988; 122: 581–5.
12. Adashi EY, Resnick CE, D'Ercole AJ, Svoboda ME, Van Wyk JJ. Insulin-like growth factors as intraovarian regulators of granulosa cell growth and function. Endocr Rev 1985; 6: 400–20.
13. Urdl W. Pathophysiologie des polyzystischen Ovarsyndroms. J Fertil Reprod 1992; 2 (3): 20–5.
14. Burghen GA, Givens JR, Kitabchi AE. Correlation of hyperandrogenaernia with hyperinsulinism in polycystic ovarian syndrome. J Clin Endocrinol Metab 1 980; 50: 113-6.
15. Dunaif A. Insulin resistance and the polycystic ovarian syndrome: mechanisms and implications for pathogenesis. Endocrine Reviews 1997; 18: 774–800.
16. Hopkinson Z, Sattar N, Fleming R, et al. Polycystic ovarian syndrome: The metabolic syndrome comes to gynaecology. Br Med J 1998; 317: 329–32.
17. Mather KJ, Kwan F, Corenblum B. Hyperinsulinemia in polycystic syndrome correlates with increased cardiovascular risk independent of obesity. Fertil Steril 2000; 1: 150–6.
18. Birdsall M, Farquar C, White H. Association between polycystic ovaries and the extent of coronary artery disease in women having cardiac catheterisation. Ann Intern Med 1997; 126: 32–5.
19. Adams I, Polson DW, Abdulwahid N, Morris DV, Franks S, Mason HD, Tucker M, Price J, Jacobs HS. Multifollicular ovaries: Clinical and endocrine features and response to pulsatile gonadotropin releasing hormone. Lancet 1985, ii: 1375–8.
20. Seibel MM, Kamneva MM, McArcil C, Taymor ML. Treatment of polycystic ovarian disease with low-dose follicle stimulating hormone: biochemical changes and ultrasound correlation. Int J Fertil 1984; 29: 39–43.
21. Insler V, Lunenfeld B. Application of GnRH analogues in the treatment of fernale infertility; In: Lunenfeld B, Insler V (eds). GnRH Analogues – the state of the Art. Parthenon 1993; 37–49.
22. Urdl W. Die ovarielle Stimulation mit Gonadotropinen. J Fertil Reprod 1995; 5 (1): 7–17.
23. Chian RC, Buckett WN, Too LT, Tan SL. Pregnancies resulting from in in vitro matured oocytes retrieved from patients with polycystic ovary syndrome after priming with human chorionic gonadotropin. Fertil Steril 1999; 72: 639–42.
24. Felemban A, Tan SL, Tulandi T. Laparoscopic treatment of polycystic ovaries with insulated needle cautery: a reappraisal. Fertil Steril 2000; 2: 266–9.
25. Sattar N, Hopkinson Z, Greer IA. Insulin sensitizing agents in PCOS. Lancet 1998; 351: 305–7.
26. Blonde L, Guthrie RD, Sandberg MI. Metformin: an effective and safe agent for initial monotherapy in patients with non-insulin dependent diabetes mellitus. Endocrinolog 1996; 6: 431–8.
27. UK Prospective Diabetes Study (UKPDS) Group. Effect of intensive blood-glucose control with metformin on complications in overweight patients with Type 2 diabetes (UKPDS 34). Lancet 1998; 352: 854-65.
28. Dahlgreen E, Johansson S, Lindstedt, et al. Women with polycystic ovary syndrome wedge resected in 1956 to 1965: a long-term follow-up focusing on natural history and circulating hormones. Fertil Steril 1992; 57: 505–13.

HORMONELLE STIMULATION, OVARIELLES ALTER UND EIZELLQUALITÄT – GIBT ES EINE BEZIEHUNG?

H. W. MICHELMANN, B. HINNEY

Die Fähigkeit, sich geschlechtlich zu vermehren, wird als Fruchtbarkeit oder Fertilität bezeichnet. Sie ist ein multifunktionelles Geschehen und daher im Erfolg von verschiedenen Faktoren abhängig. Eine Korrelation zwischen dem Mißerfolg, das heißt der Kinderlosigkeit, und einem bestimmten verantwortlichen Parameter aufzustellen, ist nur in seltenen Fällen möglich. Viele Parameter, wie zum Beispiel Hormonwerte oder Follikelzahl, lassen sich zwar exakt messen, ohne daß aber die Ergebnisse im Einzelfall eine sichere Prognose für oder gegen eine erfolgreiche Therapie geben können. Die im Rahmen der in vitro-Fertilisation (IVF) und intrazytoplasmatischen Spermatozoeninjektion (ICSI) visuell zugänglichen Eizellen und Embryonen können beobachtet und analysiert werden, sind aber in ihrer Befruchtungs-, Entwicklungs- und Überlebensfähigkeit nur bedingt zu beurteilen. Der positive oder negative Einfluß anderer Faktoren, wie mütterliches Alter oder Spermaqualität, kann nur in statistischem Rahmen erfolgen. Gar nicht zu erfassen sind Einflußgrößen wie Rezeptivität des Endometriums oder Eizell-Samenzell-Interaktion.

Um den negativen oder positiven Effekt einer bestimmten Stimulationsart auf die Eizellqualität herauszufinden, müßten versuchstechnisch Gruppen von Sterilitätspatientinnen analysiert werden, die mit Ausnahme des Stimulationsprotokolls in allen anderen Parametern gleich sind. Da dies wohl in einem Tierversuch, nicht aber beim Menschen durchführbar ist, kann nur die retrospektive statistische Analyse der Daten von möglichst vielen IVF- bzw. ICSI-Zyklen mit unterschiedlichen Stimulationsprotokollen eine Antwort geben. In solch eine Analyse fließen dann aber auch alle Parameter mit ein, die zusätzlich zur Stimulation einen Einfluß auf die Eizellqualität haben. Um trotzdem eine Antwort zu erhalten, muß von der Annahme ausgegangen werden, daß diese Einflußfaktoren in allen Gruppen den gleichen Effekt hervorrufen und sie deshalb vernachläßigt werden dürfen.

WAS BEDEUTET EIZELLQUALITÄT?

Der Begriff „Eizellqualität" kann nur im Hinblick auf eine bestimmte Fragestellung definiert werden. Neben der Qualität des gesamten Eizell-Cumulus-Komplexes beinhaltet er die zytoplasmatische Qualität, die sich auf die Morphologie der Eizelle, ihr genetisches Potential (chromosomale Qualität) sowie ihre Befruchtungs- und Entwicklungsfähigkeit bis hin zur Implantation bezieht. Im Rahmen der In-vitro-Fertilisation sind jedoch nur wenige Parameter meßbar. Zu ihnen gehören:
- Morphologie des Eizell-Cumulus-Komplexes

- Eizellmorphologie und -morphometrie 12 bis 18 Stunden nach der in vitro-Insemination
- Morphologie und Anordnung der Vorkerne sowie ihrer Nukleoli bzw. pränukleolären Körper
- Befruchtungsrate
- Teilungsrate
- Embryomorphologie und embryonales Entwicklungsstadium zum Zeitpunkt des Embryotransfers.

Da bei der ICSI noch vor der Mikroinjektion die die Eizelle umgebenden Granulosazellen entfernt werden müssen, ist bei den ICSI-Oozyten zusätzlich noch die Analyse der Polkörper-Morphologie möglich. Beeinflußt werden alle diese Qualitäts-Parameter unter anderem von folgenden Faktoren:
- Stimulationsprotokoll
- Alter der Patientin
- Anamnese/Indikation
- Endokriner Response
- Andrologische Parameter
- Genetische Aberrationen

Es gibt in der Literatur keine klare Definition darüber, wie im Lichtmikroskop die Qualität einer Oozyte festgestellt werden kann. Es wird lediglich die Eizell-Morphologie lichtmikroskopisch beurteilt, die von Racowsky und Kaufman [1] wie folgt beschrieben wird: „Das Zytoplasma ist leicht bräunlich und gleichmäßig granuliert. Das Oolemma ist glatt, und die Zelle hat eine gleichmäßige, sphärische Konfiguration". Die degenerierte Oozyte ist wie folgt klassifiziert: „Das Zytoplasma ist dunkel und dicht. Das Oolemma ist rauh und von der Zona pellucida weggeschrumpft. Die Eizelle sieht oft mißgebildet aus und ist in einigen Fällen zu einer Scheibe kollabiert".

Urdl [2] hat die reife, präovulatorische Eizelle in der Metaphase II wie folgt beschrieben:

- Das 1. Polkörperchen ist im perivitellinen Spalt klar zu erkennen.
- Das Zytoplasma hat eine glatte, runde Oberfläche, ist hell bis gelblich und gleichmäßig granuliert.
- Die Corona radiata ist strahlenförmig expandiert (das sog. „Sunburst"-Phänomen).
- Die Cumulusmasse weist locker aneinandergereihte, großflächig ausgebreitete Granulosazellen in einer Mukopolysaccharidmatrix auf.

Abweichend zu früheren Annahmen ist heute bekannt, daß das Aussehen der die Oozyte umgebenden Granulosa-Zellen (Kumulus-Masse) keine Aussage über den Reifezustand oder die Qualität der Eizelle zuläßt. Im Gegensatz dazu kommt der Polkörpermorphologie eine große Bedeutung zu. Wie von Ebner et al. [3] an 173 ICSI-Zyklen nachgewiesen, ergeben solche Embryonen, die aus Eizellen mit morphologisch normalen ersten Polkörpern entstanden sind, signifikant bessere Implantationsraten verglichen mit Embryonen, die nur aufgrund ihrer Morphologie ausgewählt wurden.

In der morphologisch normalen Oozyte hat das Zytoplasma eine gleichmäßige Textur mit einer randomisierten Verteilung der Zellorganellen (Mitochondrien, Lipidtropfen). Kortikale Granula liegt regelmäßig verteilt über der gesamten Oberfläche des Ooplasmas, auch an der Stelle, an der sich das erste Polkörperchen befindet. Mikrovilli sind ebenfalls über die gesamte Oberfläche der Ooplasma-Membran verteilt, nicht aber an der Stelle, an der das erste Polkörperchen ausgestoßen worden ist.

Befruchtungsunfähige Eizellen zeigen nur in seltenen Fällen morphologische Veränderungen. So konnten Balakier und Casper [4] lediglich in 21 % nicht befruchteter Oozyten Degenerationserscheinungen nachweisen. Diese Eizellen hatten sehr dunkles Zytoplasma oder große Vakuolen mit verstreuten, pyknotischen Klumpen von Chromatin.

Eine atypische zytoplasmatische Verteilung der zellulären Komponenten beobachtete Van Blerkom [5] in 10–15 % solcher Oozyten. Sie zeigten eine deutliche Verschiebung der gleichmäßigen Textur des Ooplasmas hin zu einem regional konzentrierten Areal ringförmiger Strukturen. Einzelne oder mehrere zentral gelegene Vakuolen gehörten ebenfalls zu diesen morphologischen Aberrationen. Die Vakuolen entstehen oft innerhalb weniger Minuten zum Zeitpunkt des Ausscheidens des ersten Polkörpers. Die Vakuolen sind nicht statisch, sondern verändern sich fließend und können fusionieren oder fragmentieren.

Die Morphologie der Oozyten hat weder einen Einfluß auf die Befruchtungs- noch auf die Schwangerschaftsrate. Balaban et al. [6] analysierten 5903 MII Oozyten aus 654 ICSI-Zyklen. Sie teilten die Oozyten am Tag der Mikroinjektion gemäß ihrer Morphologie in 5 Gruppen ein (Tab. 1):
- Normale Oozyten
- Oozyten mit extrazytoplasmatischen Abnormalitäten (dunkle Zona pellucida; großer perivitelliner Raum)
- Oozyten mit zytoplasmatischen Abnormalitäten (dunkles Zytoplasma; granuläres Zytoplasma)
- Oozyten mit Formanomalien
- Oozyten mit mehr als einer Abnormalität

Es zeigten 60,4 % aller Oozyten mindestens eine morphologische Auffälligkeit. Abnormalitäten der Zona pellucida und des perivitellinen Raumes traten am häufigsten auf (36,5 %), gefolgt von Eizellen mit mehreren Abnormalitäten (31,9 %). Die Morphologie der entstandenen Embryonen wurde gemäß des Anteils an Fragmenten beurteilt (GI–GIV). Sowohl die Befruchtungsrate als auch die Qualität der entstandenen Embryonen unterschied sich nicht zwischen den Oozyten der einzelnen Gruppen. Die Schwangerschaftsrate wurde zwischen solchen Patientinnen verglichen, die entweder nur Embryonen aus normalen Oozyten (164 Zyklen) oder aus aberranten Oozyten (77 Zyklen) erhalten hatten (Tab. 2). Sowohl die Schwangerschaftsraten (42,1 % vs. 39,0 %) als auch die Implantationsraten (13,2 % vs. 10,3 %) waren in beiden Patientinnengruppen gleich. Die Abortraten unterschieden sich ebenfalls nicht zwischen den beiden Gruppen (14,5 % vs. 20,0 %).

Tabelle 1: Einfluß der Oozyten-Morphologie auf das ICSI-Ergebnis [6]

Morphologie	n	%	Fertil. Rate %	GI–GII Embryonen %	GIII–GIV Embryonen %
Normal	2180	39,6	72,8	71,2	28,8
Extrazytoplasmatische Abnormalitäten	1362	23,1	72,0	72,9	27,1
Zytoplasmatische Abnormalitäten	945	16,0	71,2	74,5	25,5
Form-Abnormalitäten	223	3,8	74,4	75,3	24,7
Mehr als eine Abnormalität	1193	20,2	73,1	70,3	29,7

Embryoqualität: GI = 0 % Fragmente, GII = < 20 % Fragmente, GIII = 20–50 % Fragmente, GIV = > 50 % Fragmente

Mikromorphometrie der menschlichen Oozyte

Eigene Messungen von 112 befruchteten und 268 unbefruchteten Oozyten von Frauen aus der IVF-Sprechstunde der Universitäts-Frauenklinik Göttingen ergaben, daß die menschliche Eizelle im Durchschnitt einen Durchmesser von 167,7 µm und ein Volumen von $2,5 \times 10^6$ µm³ hat (Tab. 3). Das Ooplasma weist einen Durchmesser von 115,2 µm und ein Volumen von $0,8 \times 10^6$ µm³ auf. Die Ringbreite des perivitellinen Raumes beträgt 4,2 µm, sein Volumen $0,2 \times 10^6$ µm³. Die Zona pellucida hat eine Breite von 22,1 µm und ein Volumen von $1,5 \times 10^6$ µm³ [7].

Ein Vergleich der Mikromorphometrie befruchteter und unbefruchteter Oozyten 16–18 Stunden nach in vitro-Insemination ergab keine signifikanten Unterschiede im Hinblick auf ihre Größe. Es fiel aber auf, daß die Variationsbreite bei den unbefruchteten Oozyten sehr viel größer war als bei den befruchteten Eizellen. Dies bedeutet, daß die Mehrheit der „sehr kleinen" und „sehr großen" Eizellen unbefruchtet geblieben war.

Tabelle 2: Einfluß der Oozyten-Morphologie auf Schwangerschafts-, Implantations- und Abortrate nach ICSI [6]

	Embryonen aus normalen Oozyten	Embryonen aus aberranten Oozyten
Transfer Zyklen n	164	77
Schwangerschaftsrate %	42,1	39,0
Implantationsrate %	13,2	10,3
Abortrate %	14,5	20,0

Das Alter der Frau hatte keinen Einfluß auf die Morphometrie ihrer Eizellen. Sowohl bei jüngeren als auch bei älteren Frauen wiesen die Eizellen große inter- und intraindividuelle Größenunterschiede auf, die sich nicht mit Qualitätsmerkmalen korrelieren ließen.

Stimulation und Oozytenqualität

Da der Begriff „Eizellqualität" nicht allgemein zu definieren ist, wird in der verfügbaren Literatur nur in Ausnahme-

Tabelle 3: Durchschnittswerte mikromorphometrischer Messungen an 380 menschlichen Eizellen [7]

	Gemessene oder berechnete Werte
Durchmesser der ganzen Zelle	$167,66 \pm 9,48$ µm
Durchmesser des Ooplasmas	$115,19 \pm 7,73$ µm
Ringbreite der Zona pellucida	$22,06 \pm 4,50$ µm
Ringbreite des Perivitellinraums	$4,21 \pm 2,97$ µm
Fläche der ganzen Zelle	$220,77 \times 10^2$ µm²
Fläche des Ooplasmas	$104,21 \times 10^2$ µm²
Fläche der Zona pellucida	$100,77 \times 10^2$ µm²
Fläche des Perivitellinraumes	$15,79 \times 10^2$ µm²
Volumen der Eizelle	$246,76 \times 10^4$ µm²
Volumen des Ooplasmas	$80,03 \times 10^4$ µm³
Volumen der Zona pellucida	$147,87 \times 10^4$ µm³
Volumen des Perivitellinraumes	$18,86 \times 10^4$ µm³

fällen eine Beziehung zwischen dem Stimulationsprotokoll und bestimmten Qualitätsmerkmalen hergestellt. Aus den meisten Arbeiten ist lediglich ersichtlich, wieviel Oozyten im Durchschnitt pro Stimulationsprotokoll gewonnen werden und wie hoch Befruchtungs- und Schwangerschaftsraten sind.

Die in Deutschland jährlich erhobenen Daten aller IVF-Zentren machen deutlich, daß es kein Stimulationsprotokoll gibt, das in bezug auf die Schwangerschaftsrate anderen Protokollen überlegen ist [8]. Die Daten aus 1998 zeigen, daß bei 46.730 ausgewerteten Zyklen alle Stimulationsverfahren zu einer Schwangerschaftsrate zwischen 18 % und 28 % geführt haben, wobei eine Stimulation nach einer Down-Regulation im langen Protokoll generell bessere Erfolge als nach dem kurzen Protokoll ergab. Vergleicht man nur prospektiv erhobene Daten aus jeweils mehr als 1.000 IVF- und 2.000 ICSI-Zyklen, so ist eine hormonelle Stimulation mit rekombinantem FSH nach einer Down-Regulation im langen Protokoll sowohl in der IVF- als auch der ICSI-Therapie eine erfolgversprechende Methode (Tab. 4).

Es ist generell nicht möglich, einem bestimmten Stimulationsprotokoll eine gute oder schlechte Eizellqualität zuzusprechen. Es hängt vielmehr von der Stimulierbarkeit der einzelnen Patientin ab, wieviel Oozyten im Ovar gebildet werden. Dies wiederum hat einen Einfluß auf die Qualität der einzelnen Eizelle, d. h. darauf, ob sie sich befruchten läßt und bis zum Embryotransfer normal weiterwächst. Jenkins et al. [9] verglichen 87 Frauen mit einem schlechten hormonellen Response mit 250 Patientinnen, die „normal" auf eine hMG-Stimulierung reagierten. Die schlechten Responder brauchten nicht nur signifikant mehr hMG, bei ihnen entwickelten sich auch signifikant weniger Oozyten und die Befruchtungsrate war signifikant geringer. Dieser negative Aspekt zog sich durch die gesamte in vitro-Fertilisation und führte auch zu einer signifikant schlechteren Schwangerschaftsrate pro Embryotransfer. So ist es nicht primär die Stimulationsart, sondern die ovarielle Reaktion, die einen Einfluß auf die Oozytenqualität hat.

Die Eizellqualität korreliert signifikant mit der Hormonantwort der Frau auf eine Stimulation. Dor et al. [10] werteten retrospektiv 880 IVF-Zyklen aus und fanden, daß die Schwangerschaftsrate signifikant besser war, wenn mehr als 4 Oozyten pro Follikelpunktion gewonnen werden konnten. Waren es nur 1 bis 3 Oozyten, so reduzierte sich die Schwangerschaftsrate signifikant im Vergleich zu den Patientinnen, bei denen 4 oder mehr Oozyten gefunden wurden (10,8 % vs 23,8 %). Der maximale Östradiolspiegel im Zyklus hatte dagegen keine Bedeutung, da er nicht mit der Schwangerschaftsrate korrelierte. Patientinnen mit einem niedrigen Östrogenwert (E_2) erreichten ebensogut eine Schwangerschaft wie Patientinnen mit einem hohen Östrogenwert.

Das gleiche gilt für einen erhöhten Progesteronwert (> 0,9 ng/ml) am Tag der hCG-Gabe. Dies bedeutet zwar,

Tabelle 4: Schwangerschafts-Raten (SSR) in Abhängigkeit von der Stimulation nach Down-Regulation im langen Protokoll [8]

	rec-FSH	u-FSH	hMG
Anzahl IVF Zyklen	1857	4214	1842
SSR/Transfer (%)	24,1	22,8	21,7
Anzahl ICSI Zyklen	2354	6921	3828
SSR/Transfer (%)	26,9	23,3	22,9

(jeweils > 1000 prospektiv erfaßte IVF- und > 2000 ICSI-Zyklen)

daß die Ovulationsinduktion zu spät erfolgte, bleibt aber ohne Einfluß auf die Implantations- und Schwangerschaftsrate [11]. Die Schwangerschaftsrate lag bei Patientinnen mit niedrigem Progesteronwert sogar etwas niedriger (37 %) als bei Patientinnen mit hohem Wert (45 %). Die Implantationsraten (15 % vs. 16 %) und die Abortraten (23 % vs. 26 %) waren gleich.

Es stellt sich die Frage, ob es prognostische Faktoren gibt, die noch vor Stimulationsbeginn etwas über die hormonelle Antwort einer Patientin aussagen können. In der Literatur werden folgende Faktoren genannt:
- FSH-Werte
- Inhibin B am 3. Zyklustag
- Morphologie des Ovars
- Anzahl an Follikeln vor Beginn der Stimulation
- Volumen des Ovars
- Vaskulärer Widerstand in uterinen und intraovariellen Arterien
- Body Mass Index (BMI)

Nach Aussage von Tinkanen et al. [12] müssen die ovarielle Reaktion auf eine bestimmte Stimulation einerseits und die Zahl der in diesem Zyklus gewonnenen Eizellen andererseits völlig unterschiedlich bewertet werden. Als prognostische Faktoren im Hinblick auf die ovarielle Reaktion können nur der FSH-Wert, das Inhibin B und der intraovarielle Blutfluß gewertet werden. Alter sowie BMI, Ursache der Infertilität, Ovarvolumen, Anzahl an Follikeln vor der Stimulation, E_2 und der vaskuläre Widerstand in den uterinen Arterien erfüllen diesen Anspruch nicht.

OVARIELLES ALTER

Die Literatur über den Einfluß des Alters auf die Reproduktionsfähigkeit einer Frau ist so vielfältig, daß eine Aufzählung der einzelnen Veröffentlichungen den Rahmen dieses Kapitels sprengen würde. Van Balen et al. [13] haben in einer Übersichtsarbeit die verschiedenen Ergebnisse zusammengefaßt und um sozio-demographische Daten erweitert. Diese Zusammenfassung bezieht sich nur auf nicht stimulierte Frauen und stellt deshalb eine gute Basis für den Vergleich zwischen dem reproduktiven Potential von älteren und jüngeren Frauen dar. Die Studie ergibt, daß es bei Frauen unter 30 Jahren keinen Unterschied in der kumulativen Schwangerschaftsrate gibt. Ist die Frau älter als 33 Jahre, ist mit fortschreitendem Alter eine deutliche Abnahme festzustellen.

Das ovarielle Alter manifestiert sich in einer Abnahme der Befruchtungsrate, einer verringerten ovariellen Antwort auf eine hormonelle Stimulation, einer Abnahme der Oozytenqualität und einer geringeren Erfolgsrate nach IVF und ICSI. Dieser Alterungsprozeß nimmt mit der Zeit zu und beinhaltet einen sukzessiven Anstieg von FSH und E_2 sowie eine verkürzte Follikelphase. Ein weiterer Indikator eines ovariellen Alterungsprozesses ist das Inhibin, welches in der frühen Follikel- und späten Lutealphase älterer Frauen erniedrigte Werte aufweist. Dies ist begründet in der geringeren Anzahl an Primordial- bzw. frühen Antralfollikeln sowie einer geänderten Corpus luteum-Funktion [14].

Die negativen Auswirkungen des ovariellen Alters sind besonders dann gut zu erkennen, wenn ältere Frauen mit Hilfe einer reproduktionsmedizinischen Maßnahme schwanger werden möchten. Die intrauterine Insemination (IUI) ist nicht nur eine Alternative zur IVF- bzw. ICSI-Behandlung, sondern fungiert häufig als Vorläufer dieser beiden Methoden. Corsan et al. [15] haben 168 Frauen in einem Alter über

40 Jahre in 469 Zyklen mit der IUI behandelt. Die Rate an klinischen Schwangerschaften betrug lediglich 4,5 % pro Zyklus. Bei Frauen mit einem Alter von 43 Jahren oder älter konnte keine fortlaufende Schwangerschaft erzielt werden (Tab. 5).

Auch bei IVF- sowie ICSI-Behandlung ist das Alter der Frau einer der wesentlichen Faktoren, um den Erfolg solch einer Behandlung zu prognostizieren. Im Deutschen IVF-Register (DIR) [8] wurden die Erfolgsraten von 12.150 prospektiv erfaßten IVF- und 12.966 ICSI-Zyklen ausgewertet (Tab. 6). Es wird aus den Daten deutlich, daß 40jährige Frauen nur noch zu etwa 15 % schwanger werden. Diese Zahl verringert sich bei 43jährigen auf etwa 5 %. Die Ergebnisse des DIR sind aufgrund der großen Zahlen sehr aussagekräftig und bestätigen eindrucksvoll nicht nur die in kleineren Studien gemachten Aussagen [16, 17], sondern auch die größerer Untersuchungen. So analysierten Lass et al. [18] 1087 IVF-Zyklen von Frauen über 40 und fanden heraus, daß nur 6,5 % der Frauen mit 43 Jahren oder älter schwanger wurden, von denen auch noch 60 % einen Abort erlitten.

Es ist also unbestritten, daß auch nach reproduktionstechnischen Methoden (ART = artificial reproductive techniques) die Reproduktionsleistung bei Frauen mit fortschreitendem Alter abnimmt und sich wie in natürlichen Zyklen verhält. Die Frage, welche Faktoren dafür verantwortlich sind, ist bis heute nicht endgültig geklärt. Tubare Abnormitäten, eine reduzierte Vaskularisation des Uterus, endometriale Gründe, ovulatorische Dysfunktionen und vor allen Dingen Aneuploidien der Oozyten werden diskutiert [19].

Lim und Tsakok [20] sind dieser Frage nachgegangen. Sie kommen zu dem Ergebnis, daß es weniger der Anteil an aneuploiden Oozyten ist, der diese Abnahme bedingt, als vielmehr der erhöhte Anteil an degenerierten Oozyten. Die Mehrzahl an unbefruchtet gebliebenen Oozyten zeigten Degenerationserscheinungen, die darauf hinwiesen, daß sie im Diktyotän-Stadium arretiert waren. Das würde den Ergebnissen von Fujino et al. [21] entsprechen, die von gehäuften DNA-Fragmentationen in Oozyten alter Mäusen berichteten. Oozyten älterer Frauen mit beginnender Degeneration können zwar noch befruchtet werden und entwickeln sich auch noch zu Embryonen, sind aber nicht in der Lage, zu implantieren.

Die negativen Einflüsse des ovariellen Alters auf die Fruchtbarkeit können durch eine verstärkte hormonelle Stimulation nicht substituiert werden [22, 23].

Tabelle 5: Der Einfluß des Alters auf den Erfolg einer Inseminations-Behandlung [15]

Alter	Zyklen	Klin. Schwangerschaften		Aborte	
	n	n	%	n	%
40	135	18	13,3	5	28
41	114	9	7,9	3	33
42	84	4	4,8	2	50
43	56	1	1,8	1	100
44–47	80	0	0	0	0
Gesamt	469	32	6,8	11	34,4

Tabelle 6: Behandlungsergebnisse nach IVF/ICSI in Abhängigkeit vom Alter der Frau [8]

Alter	IVF		ICSI	
	Zyklen n	SS/ET %	Zyklen n	SS/ET %
< 30	2340	24,0	4498	27,0
30–34	4875	25,1	8383	25,8
35–39	3800	21,7	5517	20,4
> 39	1135	12,3	1568	11,7
Gesamt	12150	22,6	19966	23,5

OVARIELLE RESERVE

Das Alter ist die wichtigste Variable, die das Ergebnis einer reproduktionsmedizinischen Technik beeinflußt. Woher kommt dieser negative Einfluß? Im Gegensatz zum Mann sind Frauen bereits von der Geburt an mit einer festgelegten Zahl an Keimzellen ausgestattet. Die maximale Zahl dieser Zellen wird während der Mitte der Fetalperiode mit etwa 6–7 Millionen Oogonien erreicht. Von da an nimmt die Eizellzahl kontinuierlich ab und besteht zu Beginn der Pubertät nur noch aus 300.000 Oogonien. Von der Kohorte an Follikeln, die sich in jedem Zyklus bildet, erreicht im unstimulierten Zyklus fast immer nur ein Follikel das dominante Stadium, während die anderen atretisch werden. Im Alter zwischen 35 und 40 Jahren findet eine Beschleunigung der Follikelverluste statt und es wird die sog. „ovarielle Reserve" erreicht. Dies bedeutet, daß die Quantität und Qualität der sich in einem Zyklus bildenden antralen Follikel eine untere Marke erreicht hat, daß das Inhibin B abnimmt und das FSH ansteigt. Nun erreicht nur noch eine begrenzte Zahl der Follikel das dominante Stadium, die Follikelphase wird kürzer, die Qualität der Oozyten nimmt ab und die Rate an chromosomalen Aberrationen zu [24]. Tritt ein FSH-Spiegel von über 12 mIU/ml an Tag 3 des Zyklus zusammen mit einem E_2-Spiegel von mehr als 75 pg/ml auf, so ist dies ein äußerst negativer prognostischer Faktor [23].

Da Frauen individuell altern, sind Vorhersagekriterien notwendig, die Auskunft über die ovarielle Reserve bzw. über die zu erwartende ovarielle Antwort auf eine Stimulationsbehandlung geben können. Zu solchen Kriterien gehören neben dem Alter der Frau der FSH-Wert zu Beginn eines Stimulationszyklus sowie der LH-Wert und die Zykluslänge. Cahill et al. [25] fanden jedoch heraus, daß weder der LH-Wert noch die Länge des Zyklus einen Einfluß auf die ovarielle Response nach Gonadotropin-Stimulation haben. Im Gegensatz dazu ist der basale FSH-Wert ein guter Prognosefaktor, so daß Frauen über 40 Jahren mit einem basalen FSH-Wert im Normbereich zu einer IVF/ICSI geraten werden kann. Ein von Loumaye et al. [26] entwickelter FSH-Test addiert den FSH-Wert des 3. und 10. Zyklustages. Liegt die Summe über 26 mIU/ml, ist der Eintritt einer Schwangerschaft so gut wie auszuschließen.

Broekmans et al. [27] haben einige der ORT's (ovarian reserve test) bewertet. Einige dieser Tests basieren auf der endokrinen ovariellen Antwort nach exogener Stimulation (clomiphene citrate test = CCT; gonadotropin releasing hormone agonist test = GAST; FSH stimulation test = EFORT) oder auf der Ultraschallmessung von antralen Follikeln (ultrasound follicle count = UFC) bzw. der ovariellen Volumenbestimmung. Alle diese Tests geben indirekt eine Aussage über die noch vorhandene Eizellreserve im Ovar, ohne jedoch die Eizellqualität zu berücksichtigen. CCT und GAST führen in Verbindung mit der Zählung antraler Follikel (UFC) zu den klinisch relevantesten Ergebnissen. Sie sind in der Lage, Patientinnen mit schlechter IVF/ICSI-Prognose zu erkennen.

Nicht nur der ovarielle Response, sondern auch die Eizellqualität hängt von der ovariellen Reserve ab, d. h. je mehr Oozyten nach hormoneller Stimulation gewonnen werden können, um so besser ist die Eizellqualität [28]. Dies würde bedeuten, daß mit steigender Eizellzahl auch die Fertilisationsrate ansteigt. Und daß diese einen Rückschluß auf die Eizellqualität erlaubt, haben Templeton und Morris [29] in einer Metaanalyse bewiesen. Die Auswertung von 44.236 Zyklen von 25.240 Frauen ergab, daß die Befruchtungsrate von Eizellen einer speziellen Patientin signifikant mit der Chance ihrer Schwangerschaft korreliert. Voraussetzung dafür war aber eine Selektion der besten Embryonen für den Transfer. So ist die Zahl entstandener Embryonen für den Erfolg wichtiger als die Zahl tatsächlich übertragener Embryonen.

Auch Devreker et al. [30] fanden bei der Analyse von 1301 Embryotransfer-Zyklen heraus, daß die Qualität der Embryonen einer Patientin von der Zahl ihrer befruchteten Eizellen abhing. Unabhängig vom mütterlichen Alter, der Dauer der Unfruchtbarkeit sowie dem Stimulationsprotokoll war die Qualität der entstandenen Embryonen immer besser, wenn mehr als 5 Eizellen befruchtet wurden im Vergleich zu Frauen, bei denen sich weniger als 5 Eizellen zu Embryonen entwickelten.

Das mütterliche Alter hat einen starken Einfluß auf die ovarielle Antwort. Mit fortschreitendem Alter sind weniger Oozyten und dadurch weniger Embryonen verfügbar. Es ist auffällig, daß die Qualität der Oozyten einer speziellen Patientin von Zyklus zu Zyklus gleich bleibt. Das erklärt die Tatsache, daß einmal schwanger gewordenen Frauen meistens problemlos nach einer ART-Behandlung wieder schwanger werden. Das bedeutet, daß die Qualität der Embryonen primär von der Qualität der Eizellen, d. h. von endogenen und nicht von exogenen Faktoren abhängig ist.

GENETISCHE EINFLUSSFAKTOREN

Der Effekt des Alters auf die weibliche Fruchtbarkeit ist in erster Linie auf zytoplasmatische und chromosomale Abnormitäten in der älteren Oozyte zurückzuführen. Oozyten von Frauen, die älter als 40 Jahre sind, zeigen im Vergleich zu jüngeren Frauen signifikante Unterschiede im Aufbau der Mikrotubuli und der Chromosomenverteilung. Dies bewirkt eine hohe Aneuploidierate, die auch in präimplantatorischen Embryonen nachzuweisen ist. Während bei jüngeren Frauen nur 10 % aller Embryonen genetisch aberrant sind, erhöht sich die Zahl bei Frauen über 40 Jahren auf 50 % [31].

Bis heute wird die Frage kontrovers diskutiert, ob neben dem Alter die hormonelle Stimulation im Rahmen der IVF/ICSI als ein Auslösefaktor für die Aneuploidien in Betracht gezogen werden muß. Da es mit zytogenetischen Verfahren möglich ist, Chromosomenanalysen aus unbefruchtet gebliebenen Eizellen im Stadium der Metaphase II durchzuführen, ist es möglich, Korrelationen zwischen der Stimulationsart und der Aberrationsfrequenz aufzustellen. Die Übersichtsarbeit von Van Blerkom und Henry [32] macht jedoch deutlich, daß es nach IVF in unbefruchtet gebliebenen Oozyten keine Unterschiede der Aberrationshäufigkeit in Relation zur Stimulationsart gibt. Auch Plachot et al. [33] fanden keine Unterschiede bei der Anzahl von Chromosomenaberrationen in den Eizellen von Frauen, die unterschiedlich stimuliert worden waren.

In reifen Eizellen beträgt die Aberrationsrate nach einer Übersichtsarbeit von Pellestor [34] etwa 24 %. Der Autor hat die Ergebnisse aus 14 zytogenetischen Studien zusammengefaßt und über die Aberrationsfrequenz in mehr als 1500 Oozyten berichtet. Bei den Aberrationen liegen die Aneuploidien mit fast 23 % über den Strukturaberrationen mit 1,2 %.

Auch De-Sutter et al. [35] untersuchten die Chromosomen von 397 Oozyten, die nach hormoneller Stimulation im Rahmen der Follikelpunktion gewonnen wurden. Die Aberrationsrate lag ebenfalls über 20 %. Unterschiede zwischen Stimulationsverfahren traten nicht auf.

So wird als wesentlicher Auslösefaktor für genetische Imbalancen weniger die hormonelle Stimulation als vielmehr das mütterliche Alter gesehen. Der endogene Faktor „Alter" spielt in der Reproduktionsmedizin eine große Rolle, da sich der Großteil der Patientinnen in einem Alter befindet, in dem ein erhöhtes chromosomales Risiko besteht. Während bei 25jährigen Müttern die geschätzte Rate klinisch signifikanter Anomalien bei Neugeborenen nur 0,21 % beträgt, steigert sie sich bei 35jährigen auf über das Doppelte (0,56 %), um bei 40jährigen einen Wert von 1,58 % anzunehmen. So überrascht es, daß sowohl Van Blerkom und Henry [32] als auch Pellestor [36] keinen Zusammenhang zwischen dem Alter der Frau und der Aneuploidierate in unbefruchteten Oozyten finden konnten. Die Multicenterstudie von Plachot et al. [37] sagt im Gegensatz dazu aus, daß die Aneuploidierate in Oozyten von 24 % auf 38 % anstieg, wenn die entsprechenden Frauen älter als 35 Jahre waren.

Ergebnisse aus Tierversuchen am Djungarischen Hamster [38] zeigen, daß in älteren Gonaden endokrin bedingte Störungen während der späten Follikelreifungsphase Fehler in den Entwicklungs- und Differenzierungsprozessen innerhalb der Keimzelle verursachen. Diese greifen in den Ablauf der Meiose ein und induzieren eine fehlerhafte Funktion der meiotischen Spindel. Eine mit dem Alter zunehmende Wahrscheinlichkeit zur Seggregationsstörung bei der Trennung der Homologen ist die Folge. Bei diesen zellulären Vorgängen spielen die Chromosomen der Oozyte eine eher passive Rolle. Dennoch scheinen bestimmte Bivalente aufgrund morphologischer und funktionaler chromosomaler Eigenschaften wie Länge der Chromosomen, Anzahl der Chiasmata und die räumliche Anordnung innerhalb der meiotischen Spindel zur Fehlverteilung prädisponiert zu sein.

Die Technik der Fluoreszenz in-situ-Hybridisierung (FISH) erlaubt es heute, auf die traditionelle Chromosomenanalyse zu verzichten. Aber wie bei der bisher üblichen Karyotypisierung auch variieren die Ergebnisse stark und lassen keine allgemeingültige Aussage zu. Martini et al. [39] untersuchten die Aneuploidierate von 5 Chromosomen (1, 7, 15, X, Y) in unbefruchtet gebliebenen Oozyten. Die Untersuchung ergab, daß von 79 analysierten Eizellen 38,4 % eine Aneuploidie in einem oder mehreren der untersuchten Chromosomen zeigten. Die Arbeit würde die Aussagen in der Literatur unterstützen, daß beim Menschen die Hälfte aller entstehenden Embryonen chromosomal abnormal sein soll.

Im Gegensatz dazu stehen die Ergebnisse von Volarcik et al. [40], die die altersbedingte Fehlverteilung von 4 Chromosomen (16, 18, 21, X) während der Meiose I mit Hilfe der FISH-Technik analysierten. Sie fanden zwar einen deutlichen Alterseffekt bei der Aneuploidierate, die aber bei Frauen unter 35 Jahren nur 8 % und bei Frauen über 35 Jahren 14 % betrug.

Einen anderen Ansatz wählten Verlinsky et al. [41]: Sie untersuchten mit Hilfe der FISH-Technik nicht überzählige, unbefruchtet gebliebene Eizellen, sondern den ersten und zweiten Polkörper von 2952 Eizellen, die anschließend noch für das IVF-Verfahren eingesetzt wurden. Trotz einer beschränkten Auswahl an untersuchten Chromosomen (3, 18 und 21) zeigten 43,1 % aller Eizellen eine Aneuploidie in ihren Polkörpern.

Zum augenblicklichen Zeitpunkt muß gesagt werden, daß die FISH-Technik an menschlichen Oozyten bzw. deren Vorkernen noch in der Entwicklung steht und keine abschließenden Aussagen zuläßt.

ZUSAMMENFASSUNG

Eine Beziehung zwischen hormoneller Stimulation und Eizellqualität besteht nicht. Entscheidend ist der endokrine Response der Patientin und die Befruchtungsrate ihrer Oozyten. Je mehr Eizellen gebildet und gewonnen werden und je mehr dieser Eizellen sich befruchten lassen, um so höher ist die Wahrscheinlichkeit, daß die Patientin schwanger wird. Das ovarielle Alter ist der entscheidende negative Faktor, der auch nicht durch verstärkte hormonelle Stimulation umgangen werden kann.

LITERATUR

1. Racowsky C, Kaufman M. Nuclear degeneration and meiotic aberrations observed in human oocytes matured in vitro: analysis by light microscopy. Fertil Steril 1992; 58: 750–5.
2. Urdl W. Reifekriterien von Follikel und Eizelle im Rahmen der In-Vitro-Fertilisierung. In Vitro Fert 1991; 1: 2–9.
3. Ebner T, Moser M, Yaman C, Feichtinger O, Hartl J, Tews G. Elective transfer of embryos selected on the basis of first polar body morphology is associated with increased rates of implantation and pregnancy. Fertil Steril 1999; 72: 599–603.
4. Balakier H, Casper RF. A morphologic study of unfertilized oocytes and abnormal embryos in human in vitro fertilization. J In Vitro Fert Embryo Transf 1991; 8 (2): 73–9.
5. Van Blerkom J. Occurence and developmental consequences of aberrant cellular organization in meiotically mature human oocytes after exogenous ovarian hyperstimulation. J Elect Micro Techn 1990; 16: 324–46.
6. Balaban B, Urman B, Sertac A, Alatas C, Aksoy S, Mercan R. Oocyte morphology does not affect fertilization rate, embryo quality and implantation rate after intracytoplasmic sperm injection. Hum Reprod 1998; 13: 3431–3.
7. Michelmann HW, Bogdan A, Hinney B. Micromorphometry and spermatozoa binding patterns of fertilized and unfertilized human oocytes after in-vitro fertilization. Hum Reprod 1995; 10: 3154–60.
8. DIR Deutsches IVF Register. Jahrbuch 1998. Deutsche Gesellschaft für Gynäkologie und Geburtshilfe 1999.
9. Jenkins JN, Davies DW, Devonport H, Anthony FW, Gadd S C, Whattsen RH, Masson GM. Comparison of poor responders with good responders using standard Buserelin/human menopausal gonadotrophin regime for in vitro fertilization. Hum Reprod 1991; 6: 918–21.
10. Dor J, Seidman DS, Ben-Shlomo I, Levran D, Karasik A, Mashiach S. The prognostic importance of the number of oocytes retrieved and estradiol levels of poor and normal responders in in vitro-fertilization (IVF) treatment. J Assist Reprod Genet 1992; 9: 228–32.
11. Urman B, Alatas C, Aksoy S, Mercan R, Isiklar A, Balaban B. Elevated serum progesterone level on the day of human chorionic gonadotropin administration does not adversely affect implantation rates after intracytoplasmic sperm injection and embryo transfer. Fertil Steril 1999; 72: 975–9.
12. Tinkanan H, Bläuer M, Laippala P, Tuohimaa P, Kujansuu E. Prognostic factors in controlled ovarian hyperstimulation. Fertil Steril 1999; 72: 932–6.
13. van Balen F, Verdurmen JEE, Ketting E. Age, the desire to have a child and cumulative pregnancy rate. Hum Reprod 1997; 12: 623–7.
14. Lindheim SR, Cohen MA, Sauer MV. Periovulatory serum inhibin-a in women with a diminished ovarian reserve. J Assist Reprod Genet 1999; 16: 450–3.
15. Corsan G, Trias A, Trout S, Kemmann E. Ovulation induction combined with intrauterine insemination in women 40 years of age and older: is it worthwhile? Hum Reprod 1996; 11: 1109–12.
16. Check JH, Baker A, Lurie D, Benfer K, Callan C. Comparison of the cumulative probability of pregnancy after in vitro fertilization-embryo transfer by infertility factor and age. Fertil Steril 1994; 61: 257–61.
17. Abdelmassih R, Sollia S, Moretto M, Acosta AA. Female age is an important parameter to predict treatment outcome in intracytoplasmic sperm injection. Fertil Steril 1996; 65: 573–7.
18. Lass A, Croucher C, Duffy S, Dawson K, Margara R, Winston RML. One thousand initiated cycles of in vitro fertilization in women ›40 years of age. Fertil Steril 1998; 70: 1030–4.
19. Dorland M, van Kooij RJ, te Velde ER. General ageing and ovarian ageing. Maturitas 1998; 30: 113–8.
20. Lim AST, Tsakok MFH. Age-related decline in fertility: a link to degenerative oocytes. Fertil Steril 1997; 68: 265–71.

21. Fujino Y, Ozaki K, Yamamasu S, Ito F, Matsuoka I, Hayashi E. nDNA fragmentation of oocytes in aged mice. Hum Reprod 1996; 11: 1480–3.
22. Marcus SF, Brinsden PR. In-vitro fertilization and embryo transfer in women aged 40 years and over. Hum Reprod 1996; 2: 459–68.
23. Spandorfer S, Rosenwaks Z. Aging and fertility: the impact of maternal age (and ovarian age) on assited reproductive outcome. 10th World Congress on In Vitro Fertilization and Assisted Reproduction. Monduzzi Editore S.p.A., Bologna, Italy, 1997; 207–12.
24. Te Velde ER, Scheffer GJ, Dorland M, Broekmans FJ, Fauser BCJM. Developmental and endocrine aspects of normal ovarian aging. Mol Cell Endocrin 1998; 145: 67–73.
25. Cahill DJ, Prosser CJ, Wardle PG, Ford WCL, Hull MGR. Relative influence of serum follicle stimulating hormone, age and other factors on ovarian response to gonadotrophin stimulation. Br J Obst Gyn 1994; 101: 999–1002.
26. Loumaye E, Billion JM, Mine JM. Prediction of individual response to controlled ovarian hyperstimulation by means of a clomifen citrate challenge test. Fertil Steril 1990; 53: 295–301.
27. Broekmans FJ, Scheffer GJ, Bancsi LFJMM, Dorland M, Blankenstein MA, te Velde ER. Ovarian reserve tests in infertility practice and normal fertile women. Maturitas 1998; 30: 205–14.
28. Silber SJ, Nagy Z, Devroey P, Camus M, Van Steirteghem AC. The effect of female age and ovarian reserve on pregnancy rate in male infertility: treatment of azoospermia with sperm retrieval and intracytoplasmic sperm injection. Hum Reprod 1997; 12: 2693–700.
29. Templeton A, Morris JK. Reducing the risk of multiple births by transfer of two embryos after in vitro fertilization. N Engl J Med 1998; 339: 573–7.
30. Devreker F, Pogonici E, de Maertelaer V, Revelard P, van den Bergh M, Englert Y. Selection of good embryos for transfer depends on embryo cohort size: implications for the ‚mild ovarian stimulation' debate. Hum Reprod 1999; 12: 3002–8.
31. Nasseri A, Grifo JA. Genetics, age, and infertility. Maturitas 1998; 30: 189–92.
32. Van Blerkom J, Henry G. Cytogenetic analysis of living human oocytes: cellular basis and developmental consequences of pertubations in chromosomal organization and complement. Hum Reprod 1988; 3: 777–90.
33. Plachot M, de Grouchy J, Junca A-M, Mandelbaum J, Salat-Baroux J, Cohen J. Chromosome analysis of human oocytes and embryos: does delayed fertilization increase chromosome imbalance? Hum Reprod 1988; 3: 125–7.
34. Pellestor F, Sele B. Assessment of aneuploidy in the human female using cytogenetics of IVF failures. Am. J. Hum Genet 1988; 42: 274–83.
35. De-Sutter P, Dhont M, Vanluchene E, Vandekerckhove D. Correlations between follicular fluid steroid analysis and maturity and cytogenetic analysis of human oocytes that remained unfertilized after in vitro fertilization. Fertil Steril 1991; 55: 958–63.
36. Pellestor F. Frequency and distribution of aneuploidy in human female gametes. Hum Genet 1991; 86: 283–8.
37. Plachot M, Veiga A, Montagut J, de Grouchy J, Calderon G. Are clinical and biological IVF parameters correlated with chromosomal disorders in early life: a multicentric study. Hum Reprod 1988; 3: 627–35.
38. Theuring F. Über Induktion und Ursachen der Chromosomenfehlverteilungen in Oozyten des Djungarischen Hamsters (Phodopus sungorus). Dissertation, Georg-August-Universität Göttingen, 1986.
39. Martini E, Flaherty SP, Swann NJ, Payne D, Matthews CD. Analysis of unfertilized oocytes subjected to intracytoplasmic sperm injection using two round of fluorescence in-situ hybridization and probes to five chromosomes. Hum Reprod 1997; 12: 2011–8.
40. Volarcik K, Sheean L, Goldfarb J, Woods L, Abdul-Karim FW, Hunt P. The meiotic competence of in-vitro matured human oocytes is influenced by donor age: evidence that folliculogenesis is compromised in the reproductively aged ovary. Hum Reprod 1998; 13: 154–60.
41. Verlinsky Y, Cieslak J, Ivakhnenko V, Evsikov S, Wolf G, White M, Lifchez A, Kaplan B, Moise J, Valle J, Ginsberg N, Strom C, Kuliev A. Prepregnancy genetic testing for age-related aneuploidies by polar body analysis. Genet Test 1997; 1: 231–5.

VON DER IMPLANTATION ZUR FRÜHEN SCHWANGERSCHAFT

H. HUTTER, G. DOHR

EINLEITUNG

Die Frühphase der menschlichen Schwangerschaft ist durch die Einnistung des Keimes in das mütterliche Uterusgewebe und die Ausbildung der Plazenta, die für den Stoffaustausch zwischen dem sich entwickelnden Fetus und der Mutter besonders wichtig ist, charakterisiert. Hierbei sind eine Reihe von interzellulären Prozessen involviert, die unter dem Begriff Implantation zusammengefaßt werden. Wir treffen auf unterschiedliche biologische Phänomene wie Zellproliferation, Invasion, Zelldifferenzierung und Zelltod. Es kommt lokal zu einer intensiven Gewebsinteraktion zwischen fetalen mononukleären und multinukleären Trophoblastzellen und mütterlichen Gewebskomponenten wie Deziduazellen (Bindegewebszellen), glatten Muskelzellen, Endothelzellen, Blutzellen und extrazellulärer Matrix [1].

FURCHUNG UND BLASTOZYSTEN-BILDUNG

Bevor es zur Implantation kommt, können wir bereits einzigartige Ereignisse beobachten, die zur Bildung eines implantationsfähigen Keimes führen [2, 3]. Nach der Ovulation befindet sich die haploide Eizelle in der Metaphase der zweiten Reifeteilung. Ein Polkörper liegt im perivitellinen Spaltraum. Die Eizelle ist von einer *Zona pellucida* und einem Kranz von Granulosazellen des *Cumulus oophorus* umgeben. Die innerste Zellschicht nennt man *Corona radiata*. Die Eizelle wird durch die Fimbrien der *Pars ampularis tubae* in den Eileiter hineinbefördert, wo innerhalb von 12 bis 14 Stunden die Befruchtung erfolgen muß, da die Oozyte sonst abstirbt. Nach den Eindringen des ersten Spermiums (Insemination), dessen Lebensdauer ca. 4 Tage betragen kann, wird von Seiten der Eizelle eine Spermienblockade ausgelöst, die das Eindringen weiterer Spermien verhindert. Der Spermien-Eizellkontakt führt zum Abschluß der zweiten Reifeteilung und zur Abschnürung des zweiten Polkörperchens. Der Spermienkopf wird, gesteuert durch ein molekulares Programm der Eizelle, zum männlichen Vorkern, der sich dem inzwischen gebildeten weiblichen Vorkern nähert und schließlich mit ihm fusioniert. Dieser Prozeß wird Befruchtung genannt und führt zur Bildung der Zygote, der Ursprungszelle des Menschen. Auf dem Weg durch den Eileiter teilt sich die Zygote in zahlreiche Blastomeren (Abbildung 1).

Zeitangaben für die nachfolgenden Teilungsschritte (Furchungen) schwanken in der Literatur. Nach Beobachtungen bei der in vitro-Fertilisation erfolgt die erste Furchungsteilung in zwei Blastomeren ca. 30 bis 40 Stunden nach der Insemination [4]. Nach ca. 40

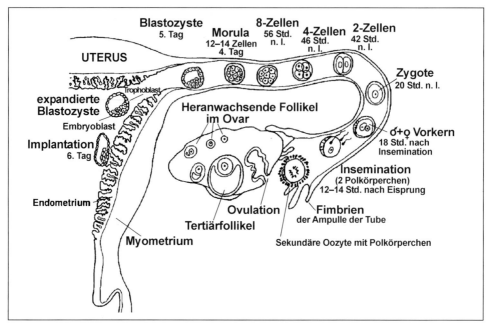

Abbildung 1: Schematische Darstellung der Vorgänge in Ovar, Tube und Uterus, die bei der Befruchtung und während der 1. Woche ablaufen. Zeitangaben aus [4].

bis 48 Stunden findet man bereits einen Vierzeller, nach etwa 50 bis 60 Stunden einen Achtzeller, der weiterhin von einer *Zona pellucida* umgeben ist. Zwischen den aneinanderliegenden Blastomeren bilden sich erste Zellkontakte aus, die zur Differenzierung der Blastomeren führen (Kompaktion). Nach 4 Tagen ist das Morulastadium erreicht und es kommt im Inneren dieser Zellformation zur Expression neuer Genprodukte, welche eine Spalt- und Höhlenbildung nach sich ziehen und damit zur Ausformung der Blastozyste führen. Mit der Ausbildung der Blastozyste differenzieren sich zwei Bereiche: 1. Es entsteht der Trophoblast (oder das Trophektoderm), der durch die peripher liegenden Zellen gebildet wird; dies ist das erste Epithelium, das sich entwickelt. 2. Die übrigen Zellen stellen den eigentlichen Embryo dar. Ihre Zahl ist noch gering, und sie bilden die innere Zellmasse (IZM) oder den Embryoblasten. Es wird angenommen, daß die Zellen der IZM zuerst totipotent sind und aus ihnen die verschiedenen Linien von embryonalen Stammzellen entstehen. Die IZM besteht aus zwei Schichten: dem pluripotenten Epiblasten und dem Hypoblasten. Letzterer ist dazu bestimmt, sich zum Entoderm zu differenzieren Die Kombination von Epiblast und Hypoblast wird als Keimscheibe bezeichnet (Abbildung 2).

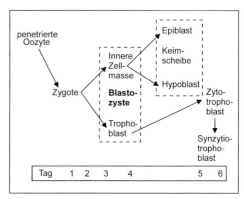

Abbildung 2: Blastozystenbildung und die Entstehung der Keimscheibe. Aus [2] verändert.

Durch die Vergrößerung der Blastozyste und enzymatische Verdauungsprozesse wird die *Zona pellucida* dünner, weist schließlich defekte Stellen auf und es kommt zum „Schlüpfen" der Blastozyste. Dies geschieht ungefähr nach 6 Tagen. Die Blastozyste besteht zu dieser Zeit aus hundert oder mehr Zellen. Erst in dieser Entwicklungsphase beginnt die Implantation, die in der Carnegie-Klassifikation von Stadium 5a, das etwa dem 6/7. Tag entspricht, bis zum Stadium 8 entsprechend dem 16. Tag reicht [2].

Die Implantation der Keimanlage beginnt mit der Anheftung der Blastozyste mit ihrem embryonalen Pol am Epithel der Uterusschleimhaut. Dieser Vorgang wird von bestimmten Zelladhäsionsmolekülen (z. B. α5β1-Integrin, α6β4-Integrin, Trophinin, Tastin, Bystin), die an den Trophoblastzellen und an den uterinen Epithelzellen bereits am Beginn der Schwangerschaft exprimiert werden, gesteuert [1, 5–8]. Nach der Anheftung beginnen die Trophoblastzellen, die Epithelschicht und die darunter liegende Basalmembran zu durchdringen und kommen so mit dem Bindegewebe, welches sich auf die Implantation vorbereitet, in Kontakt.

DEZIDUALISIERUNG

Die Uteruswand, in welche der Keim sich einzunisten hat, besteht aus drei Schichten: dem *Endometrium* (Schleimhaut), dem *Myometrium* (Muskelschicht) und dem *Perimetrium* (Peritonealüberzug). Von den dreien ist während der Implantation das Endometrium am wichtigsten. Es bildet sich in der Sekretionsphase, d. h. es enthält funktionelle Drüsen, große Mengen an Nährstoffen und spiralisierte Arterien. Sobald die Blastozyste in das Uterusepithel einzudringen beginnt, wird das Endometrium als *Dezidua* bezeichnet. Unter Dezidualisierung versteht man eine Reihe von Änderungen der obersten Schichten des Endometriums, die als Reaktion auf die Blastozyste eintreten [1, 2]. Die Umwandlungsprozesse stehen unter dem Einfluß der ovariellen Steroidhormone (Östrogen u. Progesteron). Sie beginnen spät in der Lutealphase und dauern mehrere Tage. Die uterinen Epithelzellen ändern ihre Oberflächendifferenzierung und zeigen spärliche kurze Mikrovilli. Außerhalb dieser implantationsbereiten Phase, die auch Implantationsfenster genannt wird, weisen die apikalen Regionen der Epithelzellen lange, dünne, regulär und dicht angeordnete Mikrovilli auf. Ultrastrukturelle Untersuchungen deuten auch auf eine besonders differenzierte *Glykocalyx* in den Epithelzellen hin [1]. Die Stromazellen des Endometriums verändern sich ebenfalls, indem sie größer werden, im Querschnitt ein epitheloides Aussehen bekommen und Glykogen und Lipide einlagern. Diese Bindegewebszellen werden Deziduazellen genannt und produzieren eine Reihe von Wachstumsfaktoren (z. B. FGF, TGF-α, TGF-β, EGF) und verschiedene Proteine der extrazellulären Matrix, wie z. B. Laminin und Fibronectin. Weitere wichtige Produkte sind das Prolaktin, das Bindungsprotein für den insulinähnlichen Wachstumsfaktor (IGFBP-1) und Renin. Fibronectin und IGFBP-1 enthalten bestimmte Bindungssequenzen, mit denen sie an α5β1-Integrin, das vom extravillösen Trophoblasten exprimiert wird, binden können. Die Funktionen von Renin und Prolaktin sind derzeit noch nicht genau bekannt.

Im mütterlichen Bindegewebe findet man außerdem noch Makrophagen, Granulozyten, Monozyten, Lymphozyten und Blutgefäße. Eine bestimmte

Population von CD56+, CD16- Leukozyten, die als „uterine natürliche Killerzeller" (NK-Zellen) bezeichnet werden, scheint eine wichtige Rolle bei der Transformation des Endometriums in die Dezidua zu spielen, indem sie am Beginn der Schwangerschaft den Uterus in großer Zahl besiedeln und mit endometrialen Stromazellen interagieren [9].

Die Dezidualisierung wird, wie erst kürzlich gezeigt werden konnte, auch durch eine bestimmte Gruppe von entwicklungsrelevanten Genen, den sogenannten HOX-Genen, beeinflußt [10]. Vor allem die Gene HOXA10 und HOXA11, die im Uterus exprimiert werden, sind von besonderer Bedeutung.

TROPHOBLAST- UND PLAZENTA-ENTWICKLUNG; ZELL-MATRIX-INTERAKTIONEN

Die Entwicklung des Trophoblasten hängt von Genen ab, die allein durch das paternale Allel exprimiert werden (*imprinted genes*) [1, 2]. Mit der Anheftung der Blastozyste an das Endometrium beginnt eine massive Vermehrung der Trophoblastzellen (*Trophektoderm*) am embryonalen Pol. Die einschichtige Zellage wird mehrschichtig. Darüber hinaus verschmelzen die Zellen an der Kontaktstelle zu einem mehrkernigen *Syncytium* und bilden den nicht mehr teilungsfähigen *Syncytiotrophoblasten* (ST). Dieser ist invasiv, durchdringt Drüsenschläuche, nimmt Sekretprodukte in sich auf und spaltet extrazelluläre Matrixmoleküle. In diesem Syncytium treten Spalträume auf, die bald mit mütterlichem Blut gefüllt werden, da der ST Kapillaren arrodiert. Dieser erste Kontakt mit dem mütterlichen Blut ist für die Ernährung des Keimes besonders wichtig. Unter dem ST entwickelt sich eine Lage primitiver, mononukleärer *Zytotrophoblastzellen* (CT), die mit dem ST verschmelzen, um seine Oberfläche zu vergrößern. ST und CT formen zwischen den Lakunen die Primärzotten. Es wird angenommen, daß die relative Hypoxie während der Embryonalperiode die Proliferation des Zytotrophoblasten anregt [11]. Hingegen fördert der erhöhte O_2-Druck in der Nähe der Uterusarteriolen die Differenzierung des Zytotrophoblasten.

Während der Trophoblast sich stark vermehrt, differenziert sich der Embryoblast zur zweiblättrigen Keimscheibe, bestehend aus einer Lage Ektodermzellen sowie einer angrenzenden Amnionhöhle, und einer Lage Entodermzellen, welche bald den Dottersack auskleiden. Aus dem Ektoderm entwickelt sich in weiterer Folge ein extraembryonales Bindegewebe, das die Keimscheibe über einen Haftstiel mit dem Trophoblasten verbindet. Das Bindegewebe umgibt die ganze Keimanlage, kleidet die Chorionhöhle von innen aus und beginnt, den ST und die Zytotrophoblastzellschichten zentral zu ergänzen. Aus den Primärzotten entstehen Sekundärzotten durch dieses einwachsende Bindegewebe, und bald entstehen dort auch fetale Blutgefäße und somit Tertiärzotten. Die weitere Versorgung aus dem mütterlichen Blut, das die Zottenspitzen umspült, erfolgt durch aktive und passive Transportvorgänge, durch den ST und die Zytotrophoblastzellschichten hindurch zu den fetalen Gefäßen. Von den Zottenspitzen ausgehend beginnt eine Art Stammzelle des villösen CT zu proliferieren, durchdringt die an manchen Stellen degenerierenden Zellschichten des ST und bekommt Kontakt zum maternalen Bindegewebe. Der nun als extravillös bezeichnete CT setzt seine Wanderung in das endometriale Bindegewebe fort und bildet eine mehrzellige Schicht um die Keimanlage, die als Trophoblastschale bezeichnet wird. Diese villöse CT-Stammzelle kann also zwei Wege der Differenzierung einschlagen: einerseits weiterhin mit dem ST verschmelzen, andererseits proliferieren und aus der Zotte auswandern, um sich zum extravillösen CT (EVCT) zu entwickeln (Abbildung 3).

Der EVCT teilt sich nun nicht mehr, setzt aber seine Invasion in das Endometrium fort und gelangt an die Grenze des Myometriums. Einige Zellen dringen sogar ins Myometrium ein (interstitieller Trophoblast, Plazentabett-Riesenzellen). Ein weiteres Ziel der Invasion sind die Spiralarterien, die im Endometrium verlaufen und ihr Blut in den intervillösen Raum abgeben. Über Venen fließt das Blut wieder ab. CT-Zellen können in die Wand der Gefäße bzw. ins Lumen invadieren (endovaskulärer Trophoblast). Die Gefäßwand wird dabei so umgestaltet, daß die glatten Muskelzellen und Bindegewebsfasern durch Trophoblastzellen und eine Art Fibrinoid ersetzt werden. Dadurch ist eine konstante Blutversorgung für den intervillösen Raum gesichert, die unabhängig von mütterlichen gefäßverengenden Einflüssen erfolgen kann (Abbildung 4).

Das oben beschriebene Invasionsgeschehen ist vor allem am embryonalen Pol zu beobachten. Am gegenüberliegenden Pol (*Chorion laeve*) findet zwar kurzfristig eine Zottenbildung statt, die sich aber bald zurückentwickelt. Trophoblastzellen in diesem Bereich zeigen eine Teilungsbereitschaft, bilden auch eine mehrschichtige Zellage, aber entfalten keine Invasionsfähigkeit ins maternale Bindegewebe. Diese Zellen bilden später den extravillösen CT der Eihäute.

Sowohl ST als auch Subpopulationen des villösen CT scheinen der Syntheseort für Plazentahormone zu sein [1, 2]. Zu diesen gehören humanes Choriongonadotropin (hCG), Chorion-Somatotropin (hCS), Plazenta-Laktogen (hPL) und verschiedene Steroidhormone. Die Sekretion des Glykoproteins hCG durch den Trophoblasten beginnt nach ungefähr einer Woche (Stadium 5); der Nachweis von hCG im maternalen Urin oder Blutplasma bildet die Basis der meisten Schwangerschaftsnachweise. Eine Reihe anderer Glykoproteine wird während der Schwangerschaft von verschieden Trophoblastzellpopulationen in verschiedenen Differen-

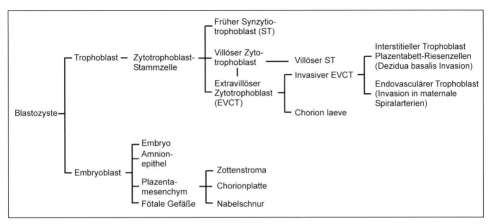

Abbildung 3: Schema der humanen Plazentadifferenzierung.

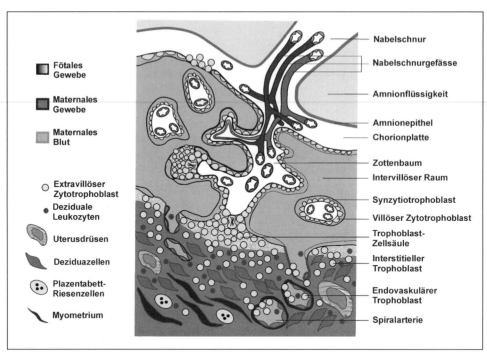

Abbildung 4: Schematische Darstellung der Trophoblastpopulationen an der Implantationsstelle (Ausschnitt).

zierungsstadien produziert. Der ST erzeugt das schwangerschaftsspezifische Glykoprotein SP-1 und den Plasminogen-Aktivator-Inhibitor Typ 2 (PAI-2). Die plazentaspezifische alkalische Phosphatase wird sowohl vom ST als auch von einigen Zellen des EVCT erzeugt. Die Enzymausstattung der sich differenzierenden Trophoblastzellen, vor allem zur Zeit der Implantation, ist ebenfalls von großer Bedeutung. Frühe Trophoblastzellen sezernieren z. B. ein Kollagen Typ IV abbauendes Enzym für die Durchdringung der Basalmembran, sowie Metalloproteinasen [12] und Urokinase-Typ Plasminogen-Aktivatoren (uPA), die zum Abbau der endometrialen extrazellulären Matrix beitragen. Von Seiten der mütterlichen Zellen, aber auch der Trophoblastzellen, werden Enzymhemmer wie Plasminogen-Aktivator-Inhibitor 1 und 2 (PAI-1, -2) [1] oder Gewebsinhibitoren für Metalloproteinasen (TIMPs) produziert [12], was auf einen fein abgestimmten Regulationsmechanismus der Enzymaktivierung und Hemmung bei der Implantation hinweist.

Die Dezidua kann nach der Implantation in drei topographische Regionen gegliedert werden. Die *Dezidua basalis* steht direkt mit der Plazenta und den Haftzotten in Verbindung und ist von Trophoblastzellen durchwandert. Die *Dezidua capsularis* ist mit dem Amniochorion in Kontakt und die *Dezidua parietalis* kleidet, mit Ausnahme der Implantationsstelle, den Uterus aus. (Abbildung 5). Wie bereits erwähnt hat die Dezidua eine wichtige Rolle bei der Implantation, der Trophoblastdifferenzierung, der Plazentaentwicklung und der Aufrechterhaltung der Schwangerschaft. Durch die Produktion einer Reihe von Wachstumsfaktoren (z. B. FGF, TGF-α, TGF-β, EGF), Zytokinen und verschiedenen Proteinen der extrazellulären Matrix ist eine optimale Entwicklung der Keimanlage gewährleistet. Die zeitliche und räumliche Regulation der Trophoblastinvasion wird sowohl auf autokrinem Wege durch Trophoblastfaktoren als auch parakrin durch Uterusfaktoren gesteuert [12].

IMMUNOLOGISCHE ASPEKTE

Da der Keim neben dem mütterlichen auch väterliches Erbgut mitbringt und daher auch väterliche Antigene exprimiert, sollte man aus immunologischer Sicht eine Abstoßung der ganzen Frucht erwarten. Im Normalfall wird der Keim jedoch toleriert, so daß es immunsupressive Mechanismen geben muß, die das Zusammenleben zweier genetisch unterschiedlicher Individuen zulassen.

Trophoblastzellen der Plazenta (die in direkten Kontakt mit dem mütterlichen Blut kommen) bilden generell keine HLA-Klasse II- und keine klassischen HLA-Klasse-I-Antigene aus, was eine Erkennung durch CD8+ zytotoxische T-Zellen bzw. Anti-HLA-Allo-Antikörper der Mutter erschwert [13]. Neuere Untersuchungen deuten darauf hin, daß die HLA-Klasse I-Moleküle zwar transkribiert werden, jedoch nur die nicht-polymorphen HLA-Klasse Ib-Gene HLA-G und -E, sowie das HLA-Klasse-Ia Gen HLA-C, welches einen sehr schnellen Turnover aufweist, auch als Proteine exprimiert werden [13, 14]. Diesen Molekülen dürfte eine zentrale Rolle bei der Toleranzentwicklung zwischen mütterlichem und fetalem Gewebe zukommen, indem es bestimmte Rezeptoren (KIR, CD94/NKG2C, ILT4) auf den uterinen NK-Zellen erkennt, daran bindet und damit den Trophoblasten vor einer Zytolyse schützt [1, 15]. Lösliches HLA-G soll außerdem CD8+-Lymphozyten blockieren bzw. deren Zelltod (Apoptose) induzieren [16]. Dieser Mechanismus wird von einer signifikanten Expression die Komplement-Kaskade regulierender Proteine (CD46, CD55, CD59, CD65) in allen Trophoblastzellpopulationen ergänzt, die eine Resistenz gegen die von mütterlichen anti-fetalen Antikörpern auf humoralem Weg induzierte Lyse der Plazenta durch Komplementfaktoren gewährleistet.

ZUSAMMENFASSUNG

Die frühen Phasen der humanen Schwangerschaft sind durch aufeinanderfolgende Interaktionen zwischen fetalem und mütterlichem Gewebe gekennzeichnet. Für den komplexen Vorgang der Implantation und der Ausbildung der Plazenta sind eine Reihe von molekularen und biochemischen Vorbedingungen notwendig. Das Invasionsgeschehen selbst ist intensiver Dialog zwischen dem Uterusgewebe und den Trophoblastzellpopulationen. Fein abgestimmt werden Trophoblastzellen durch chemische Signale (z. B. Wachs-

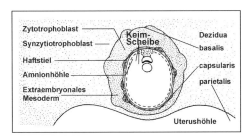

Abbildung 5: Schema eines implantierten Embryos im Stadium 6 (13 Tage alte Blastozyste). Außer dem Embryo werden die ihn umschließenden Schichten und die regionalen Deziduabereiche gezeigt. Die Chorionzotten und die intervillösen Spalten sind nicht dargestellt.

tumsfaktoren, Zelladhäsionsmoleküle, Matrix-Metalloproteinasen und Zytokine), zur Proliferation und Differenzierung angeregt. Beim Einwachsen in das Endometrium verhalten sie sich anfänglich fast wie Tumorzellen, bevor dieses Invasionsverhalten gestoppt wird. Die zeitliche und räumliche Regulation der Trophoblastinvasion wird sowohl auf autokrinem Wege durch Trophoblastfaktoren als auch parakrin durch Uterusfaktoren gesteuert. Das Immunsystem der Mutter erkennt den Fetus, entwickelt aber eine Toleranz, die das Überleben des Kindes sichert.

LITERATUR

1. Loke YW, King A. Human Implantation: Cell Biology and Immunology. Cambridge University Press, 1995.
2. O'Rahilly R, Müller F. Embryologie und Teratologie des Menschen. Verlag Hans Huber, Bern, 1999.
3. Moore KL, Persaud TVN. Embryologie: Lehrbuch und Atlas der Entwicklungsgeschichte des Menschen. 4. Auflage, Schattauer, Stuttgart, 1996.
4. Van Veeck LL. Atlas of the human oocyte and early conceptus (Vol 2). Williams & Wilkins, Baltimore, 1991.
5. Bowen JA, Hunt JS. The role of integrins in reproduction. Proc Soc Exp Biol Med 2000; 223: 331–43.
6. Coutifaris C, Omigbodun A, Coukos G. Integrins, endometrial maturation & human embryo implantation. Seminars Reprod Endocrinol 1998; 16: 219–29.
7. Suzuki N, Nakayama J, Shih IM, Aoki D, Nozawa S, Fukada MN. Expression of trophinin, tastin, and bystin by trophoblast and endometrial cells in human placenta. Biol Reprod 1999; 60: 621–7.
8. Duc Goiran P, Mignot TM, Bourgeois C, Ferre F. Embryo-maternal interactions at the implantation site: a delicate equilibrium. Europ J Obst Gynecol Reprod Biol 1999; 83: 85–100.
9. King A. Uterine leukocytes and decidualization. Human Reproduction Update 2000; 6: 28–36.
10. Taylor HS. The role of HOX genes in human implantation. Human Reproduction Update 2000; 6: 75–9.
11. Genbacev O, Zhou Y, Ludlow J, Fisher SJ. Regulation of human placental development by oxygen tension. Science 1997; 277: 1669–72.
12. Bischof P, Meissner A, Campana A. Paracrine and autocrine regulators of trophoblast invasion - a review. Placenta 2000; 21 (Suppl A Trophoblast Res 14): S55–S60.
13. Hunt JS. HLA and the maternal-fetal relationship. In: Hunt JS (ed). R. G. Landes Company, Austin, 1996.
14. Hutter H, Hammer A, Dohr G, Hunt JS. HLA expression at the maternal-fetal interface. Dev Immunol 1998; 6: 197–204.
15. King A, Hiby SE, Gardner L, Joseph S, Bowen JM, Verma S, Burrows TD, Loke YW. Recognition of trophoblast HLA class I molecules by decidual NK cell receptors – a review. Placenta 2000; 21 (Suppl A Trophoblast Res 14): S81–S85.
16. Hammer A, Balschitz A, Daxböck C, Walcher, Dohr G. Fas and Fas-ligand are expressed in the utero-placental unit of first trimester pregancy. Am J Reprod Immunol 1999; 41: 41–51.

DER MÄNNLICHE STERILITÄTSFAKTOR UND SEINE THERAPEUTISCHEN MÖGLICHKEITEN IN DER ASSISTIERTEN REPRODUKTION

E. PLAS, C. R. RIEDL

EINLEITUNG

Unerfüllter Kinderwunsch eines Paares ist in 40 % der Fälle durch männliche Infertilität hervorgerufen. Dieser hohe Prozentsatz ist aus mehreren Gründen von wesentlicher Bedeutung. Einerseits, weil in der überwiegenden Zahl der Fälle die Partnerin zahlreichen Untersuchungen unterzogen wird, bevor eine eingehende andrologische Abklärung des Mannes erfolgt und andererseits, weil innerhalb der letzten Jahre neue Erkenntnisse in der Pathophysiologie der männlichen Infertilität neue Behandlungsmöglichkeiten erschlossen haben. Die erfolgreiche Befruchtung einer Eizelle durch direkte intrazytoplasmatische Spermatozoeninjektion (ICSI) 1992 hat die Behandlungskonzepte beim infertilen Mann wesentlich verändert [1]. Die direkte Injektion eines Spermatozoons in eine Oozyte führte zu einer wesentlichen Verbesserung der Befruchtungs-, Implantations- und Schwangerschaftsraten und stellt besonders bei idiopathischer männlicher Infertilität eine wesentlich Verbesserung der therapeutischen Möglichkeiten dar. Aufgrund der guten Erfolge der ICSI können auch Männer mit hochgradiger Spermiogenesestörung genetisch eigene Nachkommen zeugen.

ABKLÄRUNG DES MANNES MIT UNERFÜLLTEM KINDERWUNSCH

Die Grundlage jeder Abklärung eines Paares bei unerfülltem Kinderwunsch stellt sowohl die Untersuchung der Partnerin als auch des Partners dar. Gemäß den WHO-Empfehlungen 1993 sind im Rahmen der andrologischen Abklärung des Mannes eine genaue Anamnese unter Einbeziehung einer spezifischen, allgemeinen und Familienanamnese zu erheben, eine körperliche Untersuchung (Habitus, Körperbehaarung, Hodengröße, Ductus deferens-Status, Varikozele, Prostata), Ultraschall des Hodens (Beurteilung der Echogenität, Hodengröße und Ausschluß von Hodenpathologien), die hormonelle Diagnostik durch Bestimmung von FSH, LH, Testosteron und Prolaktin sowie zumindest zwei Spermiogramme durchzuführen, die analog den WHO-Richtlinien interpretiert werden sollten [2]. Bereits eine genaue spezifische und allgemeine Anamnese können wesentliche Informationen über die Ursache der Zeugungsunfähigkeit geben. Um die Untersuchervarianz bei der Anamneseerhebung so gering wie möglich zu halten, haben sich standardisierte Fragebögen bewährt. Zunehmende Bedeutung hat die Familienanamnese gewonnen, da aufgrund des erfolgreichen Einsatzes der ICSI bei hochgradiger männlicher Infertilität assoziierte chromosomale oder genetische Erkrankungen gefunden werden können, die auf die nächste Generation übertragen werden können. Des weiteren können chronische Erkrankungen der Lunge mit beeinträchtigter Zeugungsfähigkeit (z. B. Kartagener Syndrom, Kallman Syndrom, Zystische Fibrose) einhergehen, die in manchen Fällen vererbbar sein können und vor einer assistierten Reproduktion erkannt bzw. abgeklärt werden sollen.

Eine Basisuntersuchung in der andrologischen Abklärung des infertilen Mannes stellt das Spermiogramm dar. Obwohl diese Untersuchung seit langem routinemäßig durchgeführt wird, beinhaltet gerade diese Basisdiagnostik eine hohe intraindividuelle und Untersuchervarianz, so daß wesentliche Bestrebungen der WHO in einer Verbesserung und Standardisierung der Befundung von Spermiogrammen gesetzt wird. Die Analyse eines einzigen Spermiogrammes ist aufgrund der hohen intraindividuellen Varianz der Befunde nicht ausreichend, sodaß mindestens 2 Spermiogramme im Abstand von 7–21 Tagen durchgeführt werden sollten [3]. Die Erhebung der Karenzzeit ist dabei von großem Interesse und sollte gemäß den WHO-Empfehlungen zwischen 2–12 Tagen liegen. Kürzere bzw. längere Karenzzeiten können zu deutlichen Veränderungen der Spermiogramme führen und sollten weitestgehend vermieden werden. Bei deutlicher Befunddivergenz zweier Spermiogramme sollte in jedem Fall eine neuerliche Kontrolle erfolgen. Weiters ist eine mikrobiologische Untersuchung des Ejakulates im Rahmen der primären Abklärung zu empfehlen. Gemäß den neuen Empfehlungen der WHO wurde 1999 die Definition der Normozoospermie geringfügig geändert (siehe Tabelle 1) [3].

Lassen sich im Rahmen der Primärdiagnostik pathologische Befunde erheben, ist eine weiterführende Diagnostik (z. B. hormonelle Abklärung, transrektaler Ultraschall, chromosomale oder genetische Abklärung, Hodenbiopsie etc.) notwendig. Durch die Einführung der ICSI wurde die Notwendigkeit einer genauen andrologischen Diagnostik mehrfach diskutiert. Neue Erkenntnisse über assoziierte chromosomale oder genetische Veränderungen des infertilen Mannes erfordern eine genaue andrologische Diagnostik, deren Notwendigkeit mehrfach betont wurde [4–6].

Insbesondere bei Azoospermie wurde durch die intrazytoplasmatische Injektion von Spermatozoen eine wesentliche Erweiterung der therapeutischen Möglichkeiten erzielt. Die genaue Diagnostik zur Unterscheidung einer obstruktiven und nicht-obstruktiven Azoospermie ist dabei von wesentlicher Bedeutung, da bei Verschlußazoospermie eine mikrochirurgische Rekonstruktion (Vasovasostomie, Tubulo-

Tabelle 1: Definition der Normozoospermie analog WHO 1999

Volumen	> 2 ml
PH	> 7,2
Spermienkonzentration	> 20 × 10^6/ ml Spermien
Gesamtspermienzahl	> 40 × 10^6 Spermien / Ejakulat
Motilität	50 % vorwärtsbeweglich oder 25 % progressiv beweglich
Morphologie	> 30 % normale Formen
Anteil vitaler Spermatozoen	> 75 %
Leukozyten	< 1 × 10^3/ml
Immunobead Test	< 50 % der Spermien mit adhärenten Partikeln
MAR Test	< 50 % der Spermien mit adhärenten Partikeln

vasostomie) angestrebt werden soll, wobei in Abhängigkeit von der Verschlußdauer eine Durchgängigkeitsrate zwischen 71–97 % nach Vasovasostomie und 85 % nach Tubulovasostomie beschrieben wurden [7, 8]. Daraus resultierend beträgt die natürliche Konzeptionsrate nach mikrochirurgischer Rekonstruktion 30–76 % [7, 8]. Bei Vorliegen einer nicht obstruktiven Azoospermie gibt es bisher keine effiziente Therapie, die eine Verbesserung der Spermiogenese ermöglicht. Vor Einführung der ICSI war bei Patienten mit nicht obstruktiver Azoospermie keine sinnvolle Therapie zur Behandlung des unerfüllten Kinderwunsches vorhanden. Mittlerweile wurden auch mit testikulären Spermien aus Hodenbiopsaten vergleichbare Befruchtungs- und Schwangerschaftsraten in Kombination mit ICSI erreicht wie nach Verwendung ejakulierter oder epididymaler Spermatozoen [9]. Im Rahmen der Abklärung der Azoospermie ist die bilaterale diagnostische Hodenbiopsie von besonderer Bedeutung, da anhand des histologischen Ergebnisses am besten vorhergesagt werden kann, ob eine testikuläre Samenzellextraktion (TESE) für eine assistierte Reproduktion erfolgversprechend ist [10–12]. Weder das Alter des Patienten noch die FSH-Konzentration oder die Hodengröße sind von vergleichbarem prädiktivem Wert wie das Resultat der Hodenbiopsie. Die offene Biopsie sollte in jedem Fall aus beiden Hoden entnommen werden, da innerhalb beider Hoden eine intraindividuelle Varianz der Hodenpathologie in 28 % nachweisbar ist [13]. Eigene Untersuchungen zeigten, daß bei alleiniger Durchführung einer unilateralen Biopsie fokale Spermiogeneseareale mit kompletter Ausreifung im kontralateralen Hoden in 20 % der Patienten nicht nachweisbar gewesen wäre. Diese fokalen Areale können aber ausreichend sein, um Spermatozoen für eine ICSI zu erlangen, sodaß nach bilateraler Biopsie die Möglichkeit einer erfolgreichen Befruchtung erhöht werden kann. Die Komplikationsrate nach bilateraler Hodenbiopsie über eine Inzision entlang der *Raphe scroti* lag bei 100 testikulären Einheiten (50 Patienten) bei 2 % [13]. Kontroversiell wird die simultane Entnahme von Hodengewebe für eine diagnostische Untersuchung und gleichzeitige ICSI diskutiert. Bei einem einzeitigen Verfahren ist die Histopathologie des Hodens vor der assistierten Reproduktion nicht bekannt, andererseits stellt ein zweizeitiges Vorgehen eine größere Belastung für den Patienten dar. Der Reduktion des operativen Risikos bei einzeitigem Vorgehen steht die fehlende Information über die Histologie des Hodens gegenüber. In diesem Zusammenhang wurden innerhalb der letzten Jahre bei 3 Patienten über die testikuläre Samenzellextraktionen aus tumortragenden Hoden berichtet [14, 15]. Ob hierbei ein höheres Risiko für die Nachkommen eingegangen wird, ist nicht geklärt, Morgentaler et al. berichteten jedoch über eine beeinträchtigte Spermiogenese innerhalb eines Randsaumes von 3 mm bei Hodentumoren [16]. Das zweizeitige Vorgehen wird in Zukunft möglicherweise durch die zunehmende Verbesserung der Befruchtungsraten nach Verwendung kryokonservierter testikulärer Spermatozoen überwunden werden [17].

CHROMOSOMALE UND GENETISCHE DIAGNOSTIK

Die verbesserten Behandlungsmöglichkeiten bei männlicher Infertilität haben die therapeutischen Grenzen weitestgehend verändert, so daß beinahe jeder Mann heutzutage einen genetisch eigenen Nachkommen zeugen kann. Das Vorkommen einiger weniger, schwach motiler Spermatozoen in Ejakulat, Nebenhoden oder Hoden ist ausreichend, um erfolgreich eine Schwangerschaft zu induzieren.

Die direkte Injektion eines Spermatozoons in das Zytoplasma der Oozyte überwindet biologische Barrieren, sodaß Erbkrankheiten auf die nächste Generation übertragen werden könnten. Aufgrund bisheriger Untersuchungen wird eine Karyotypisierung und/oder genetische Diagnostik bei Oligozoospermie < 5 Mill/ml und jeder Form der Azoospermie empfohlen. Im Rahmen der chromosomalen Diagnostik können z. B. ein Klinefelter Syndrom in seiner klassischen Form (46 XXY) oder als Mischtyp (46XY/47XXY) nachgewiesen werden. Der M. Klinefelter tritt mit einer Häufigkeit von 1/500 auf und ist durch Hochwuchs, hypergonadotropen Hypogonadismus, Gynäkomastie, atrophe Hoden und hochgradige Oligoasthenoteratozoospermie (Mischtyp) oder Azoospermie (klassische Form) gekennzeichnet. In manchen Fällen lassen sich trotz Azoospermie fokale Spermiogenesereale mit vollständiger Ausreifung im Hoden nachweisen, wodurch eine assistierte Reproduktion mit testikulären Spermien erfolgreich durchgeführt werden kann [18]. Andere chromosomale Veränderungen sind 46XX male syndrome, XYY Syndrom, Noonan Syndrom (45X0) oder Translokationen.

Bei der genetischen Untersuchung wird nach Mikrodeletionen des Y-Chromosoms gesucht, die am langen Arm (Yq11) lokalisiert sind. Das Y-Chromosom besteht aus 3 unterschiedlichen strukturellen und funktionellen Anteilen. Bisher konnten Deletionen am YRRM1 und YRRM2 (Y-chromosome RNA recognition motif), die unter RBM (RNA binding motif) zusammengefaßt wurden, sowie Deletion des DAZ-Genes (deleted in azoospermia) und der AZF-Region (Azoospermie-Faktor) unterschieden werden [19]. Alle Mutationen liegen im Bereich der AZF-Region, die von Vogt et al. in 3 Regionen – AZFa, AZFb, und AZFc – unterteilt wurde [20]. Untersuchungen zeigten, daß Deletionen dieser Regionen möglicherweise mit unterschiedlichen histomorphologischen Veränderungen der Spermiogenese einhergehen. Deletionen der AZFa-Region korrelierten mit dem Fehlen von Keimzellen im Hodenbiopsat, ein Reifungsstop vor oder in der Meiose war bei Nachweis von AZFb-Deletionen nachweisbar, wohingegen Deletionen des AZFc- und des DAZ-Genes mit einer Verringerung der Spermatozoendichte, jedoch keinem Abbruch der Spermiogenese assoziiert waren. Die Häufigkeit des Nachweises von Deletionen am Y-Chromosom bei einem selektionierten Kollektiv infertiler Männer steigt mit zunehmender Verschlechterung der Spermiogramme, sodaß bei dem Einschlußkriterium (Spermiogramm: Dichte < 5 Mill/ml) bei 11,3 % eine Mutation am Y-Chromosom nachgewiesen werden konnte. Da die Vererbung des Y-Chromosomes durch den Vater erfolgt, ist bei Deletion des väterlichen Y-Chromosomes die Übertragung eines genetischen Defektes auf die nächste Generation möglich. Küpker et al. postulierten, daß bei einer Häufigkeit von 1 azoospermen Mann auf 1000 Patienten und einer Deletionsrate des Y-Chromosomes von ca. 15 %, die Häufigkeit eines genetischen Defektes bei ca. 1/10 000 Geburten läge [19]. Welche Bedeutung diese Berechnungen für die nachkommenden Generationen haben können, ist aufgrund fehlender Langzeitbeobachtungen bisher nicht bekannt. Es ist jedoch anzunehmen, daß die Spermiogenese nicht nur durch Gene des Y-Chromosoms kontrolliert bzw. reguliert wird, sondern über ein interaktives Netzwerk verschiedener Gene, so daß eine singuläre Mutation möglicherweise nicht ausreicht, männliche Infertilität zu verursachen [19].

Die zystische Fibrose (Mukoviszidose) bei Männern ist eine weitere Erkrankung, die mit unerfülltem Kinderwunsch einhergeht und deren Infertilität durch die ICSI erfolgreich behandelt werden kann. Es besteht aber das Risiko, diese Erkrankung auf die Nachkommen zu vererben. Zystische Fibrose tritt mit einer Häufigkeit von ca. 1: 2500 Geburten auf und ist regelmäßig mit Anomalien des Urogenitaltraktes assoziiert (Tabelle 2). Bis vor 10 Jahren war die Lebenserwartung von Mukoviszidose-Patienten deutlich reduziert und die wenigsten Betroffenen erreichten das Erwachsenenalter. Verbesserungen der Therapie haben jedoch die Lebenserwartung wesentlich erweitert, wodurch der Wunsch nach einem genetisch eigenen Nachkommen ein wichtiges Thema geworden ist. Neben den bekannten pulmonalen und gastrointestinalen Erkrankungen ist ein Kardinalsymptom der zystischen Fibrose die Azoospermie, bedingt durch das bilaterale Fehlen der Ductuli deferentes bei ca. 98 % der Patienten. Andererseits findet man bei infertilen Männer in ca. 1–2 % beidseits keine Ductus deferentes (congenital bilateral aplasia of the vas deferens [CBAVD]). Vergleichende Untersuchungen beider Erkrankungen wiesen gleiche genetische Mutationen nach, so daß die CBAVD eine „milde" Form der zystischen Fibrose bei unauffälliger exokriner Drüsenfunktionen und fehlenden pulmonalen oder gastrointestinalen Symptomen ist. Bei Patienten mit zystischer Fibrose bzw. CBAVD ist in den meisten Fällen eine normale Spermiogenese vorhanden, aber nur ein rudimentärer Teil des Nebenhodens ausgebildet (bei fehlendem Nebenhodenkörper, Ductus deferens und ev. Samenblasenaplasie). Bis heute sind > 800 Mutationen am cystic fibrosis transmembrane conductance regulator (CFTR)-Gen bekannt, wobei > 85 % der Mutationen durch die Bestimmung der 12 häufigsten Mutanten erfaßt werden können. Bei der Frau gibt es bisher keinen Phänotyp, der einer „milden" Form der zystischen Fibrose entspricht. Die Spontanmutationsrate des CFTR-Gens in der Normalbevölkerung dürfte bei ca. 4 % liegen, wobei hier demographische Unterschiede vorliegen können. Nach den Mendelschen Gesetzen beträgt das Risiko eines Paares mit Mutationen im CFTR-Gen, ein Kind mit zystischer Fibrose zu bekommen, 25 % [21]. Untersuchungen von Schlegel et al. zeigten, daß die Vererbung jedoch nicht exakt den Mendel'schen Gesetzen folgt, wodurch das Risiko geringer sein dürfte [22]. Die genetische Analytik ist bei diesen Patienten unbedingt vor einer assistierten Reproduktion zu fordern und sollte in jedem Fall bei beiden Partnern durchgeführt werden.

SPERMATOZOENFUNKTION DES ALTERNDEN MANNES

Veränderungen der Bevölkerungsstruktur führten in den letzten Jahren dazu, daß das Alter der Eltern neugeborener Kinder steigt und Männer mit fortgeschrittenem Alter Kinderwunsch haben. Auch bei einem kinderlosen Paar

Tabelle 2: Assoziierte Veränderungen des Urogenitaltraktes bei Zystischer Fibrose

Inguinalhernie	13–15 %
Nierenagenesie, Ektopie	11 %
Hydrocele	4,2 %
Kryptorchismus	3,2 %

über 35 Jahren sollte die genaue Diagnostik Grundlage für therapeutische Entscheidungen sein, wobei hierbei insbesondere die Dauer des Kinderwunsches, das Alter und etwaige gynäkologische Erkrankungen der Partnerin von entscheidender Bedeutung sind. Die Frage hierbei ist, ob der Mann seine Zeugungsfähigkeit mit zunehmenden Alter verliert und die Möglichkeiten der assistierten Reproduktion aufgrund männlicher Infertilität in Anspruch nehmen muß oder nicht. Obwohl nur wenige Untersuchungen bisher zu dieser Fragestellung vorliegen, konnte gezeigt werden, daß das Alter des Mannes keine Auswirkung auf die Schwangerschaftsrate nach natürlicher Konzeption, IUI, ivF oder ICSI hatte [23, 24]. Lediglich das Alter der Frau hat wesentlichen Einfluß auf die Schwangerschaftsraten. Bisherige Querschnittsuntersuchungen an gesunden jungen und alten Männern konnten lediglich eine Verringerung der Spermatozoenmotilität mit zunehmenden Alter nachweisen, jedoch keine Reduktion der Spermatozoendichte und Morphologie [25]. Nieschlag et al. und Haidl et al. untersuchten die mögliche Änderung der heterologen Ovumpenetration und akrosomalen Reaktion bei alten Männern im Vergleich zu jungen Probanden [26, 27]. Eine Verringerung der Spermatozoenfunktion konnte in beiden Fällen nicht nachgewiesen werden. Mit zunehmenden Alter das Mannes treten jedoch häufiger strukturelle chromosomale Aberrationen der Spermien sowie autosomal dominante Mutationen bei den Nachkommen auf, weshalb die American Fertility Society 1991 empfahl, daß Samendonatoren nicht älter als 50 Jahre sein sollten [28].

THERAPEUTISCHE MÖGLICHKEITEN BEI INFERTILITÄT

Bis vor Einführung der ICSI konnten neben der intrauterinen Insemination lediglich die in vitro-Fertilisation, Partial zona dissection und subzonale Spermieninjektion zur assistierten Reproduktion angeboten werden. Der Nachteil dieser Methoden war, daß ein Mindestmaß an Spermatozoen im Ejakulat vorhanden sein mußte, um eine erfolgreiche Befruchtung und Schwangerschaft auszulösen. Männern mit nicht rekonstruierbarer Verschlußazoospermie (obstruktive Azoospermie) oder schwerer Funktionsstörung der Spermiogenese (nicht obstruktive Azoospermie) konnte in den meisten Fällen keine weitere Behandlungsmöglichkeit angeboten werden. Die guten Erfolge der ICSI bei männlicher Infertilität aufgrund hochgradig pathologischer Spermiogramme ermöglichten letztendlich auch die erfolgreiche Verwendung epididymaler und testikulärer Spermatozoen zur assistierten Reproduktion. Mittlerweile konnte sich die intrazytoplasmatische Injektion einzelner vitaler Spermatozoen als Therapie der Wahl bei hochgradig pathologischem Spermiogramm etablieren. Die Entscheidung zur assistierten Reproduktion ist jedoch nicht nur vom Spermiogramm, sondern auch vom Alter der Partnerin, der Dauer des Kinderwunsches und etwaigen gynäkologischen Erkrankungen abhängig. Die Indikationen an unserer Abteilung zur assistierten Reproduktion aufgrund des Spermiogrammbefundes bei männli-

Tabelle 3: Indikation zur assistierten Reproduktion aus andrologischer Sicht anhand der Spermiogrammresultate (Abt. für Urologie, KH Lainz Wien)

	Anzahl	Gesamt-motilität	Morphologie
IUI	~ 40 Mill/ml	> 30 %	> 20 %
IvF	< 20 Mill/ml	~ 30 %	10–20 %
ICSI	< 10 Mill/ml	< 20 %	< 10 %

cher Infertilität wurden in Tabelle 3 dargestellt. Die Befruchtungs- und Schwangerschaftsraten mit ICSI sind jedoch unabhängig von der Herkunft der Spermatozoen (Tabelle 4) [29]. Anfängliche Bedenken bezüglich der fehlenden Ausreifung testikulärer oder epididymaler Spermien ließen sich bisher nicht bestätigen. Zusätzlich wurden die Behandlungsmöglichkeiten der Infertilität durch Verwendung kryokonservierter ejakulierter, epididymaler oder testikulärer Spermatozoen erweitert. Obwohl die Kryokonservierung von Spermatozoen bereits seit langem etabliert ist, konnten in Kombination mit ICSI bessere Befruchtungs- bzw. Schwangerschaftsraten erzielt werden, da lediglich vitale aufgetaute Spermatozoen unabhängig von ihrer Motilität oder Morphologie injiziiert werden können. Die Verwendung immotiler Spermien in Kombination mit ICSI hat sich aufgrund mangelnden Erfolges nicht durchgesetzt. Aus diesem Grunde sollte insbesondere bei Patienten mit Malignomen vor Chemo- oder Strahlentherapie zumindest ein Ejakulat kryokonserviert werden.

Derzeit ist die Kryokonservierung von Spermien in Österreich unabhängig vom Alter des Patienten und einer etwaig zugrunde liegenden Erkrankung lediglich für ein Jahr gesetzlich erlaubt. Es ist jedoch eine Gesetzesnovelle im Jahr 2000 geplant, die eine Kryokonservierung bis zum 45. Lebensjahr des Mannes gestatten wird. Diese wesentliche Änderung sollte im Bedarfsfall unbedingt berücksichtigt werden.

ZUSAMMENFASSUNG

Die Einführung der ICSI hat zu einer Erweiterung der Behandlungsmöglichkeiten des kinderlosen Paares geführt. Obwohl lediglich wenige vitale Spermatozoen für eine erfolgreiche Befruchtung vorhanden sein müssen, hat die genaue andrologische Abklärung gleichzeitig an Bedeutung gewonnen. Der Nachweis möglicher chromosomaler oder genetischer Erkrankungen des Mannes muß in jedem Fall vor einer assistierten Reproduktion durchgeführt werden. Da auch Patienten mit Azoospermie erfolgreich behandelt werden können, sollte eine Unterscheidung in obstruktive bzw. nicht obstruktive Azoospermie getroffen werden, da bei obstruktiver Azoospermie in den meisten Fällen eine mikrochirurgische Rekonstruktion erfolgreich durchgeführt werden kann. Die guten Erfolgsraten der ICSI in der Behandlung von Patienten mit männlicher Subfertilität wurden mehrfach nachgewiesen, wobei die Befruchtungsraten durchschnittlich bei 75–80 % liegen und eine „baby take home rate" von ca. 25–30 % resultiert.

Das primäre Ziel des Andrologen besteht in der Abklärung und Therapie des infertilen Mannes, wobei die natürliche Konzeption angestrebt werden sollte. Ist dies unwahrscheinlich, bietet die moderne Reproduktionsmedizin etablierte Techniken, die dem kinderlosen Paar in vielen Fällen erfolgreich helfen können. Die bisherigen Resulta-

Tabelle 4: Schwangerschaftsraten nach intrazytoplasmatischer Spermatozoeninjektion mit ejakulierten, epididymalen, epididymalen-kryokonservierten und testikulären Spermien [29]

	ejakulierte Spermien	epididymale Spermien	epididymale Spermien	testikuläre Spermien
		frisch	Kryokonservate	
serolog. Pos. HCG (%)	36,2	44,3	33,8	33,6
Entbindungsrate (%)	27,4	31,3	27,2	23,1

te der ICSI sollten jedoch nicht dazu verleiten, mögliche Auswirkungen auf die nächsten Generationen zu vernachlässigen. Eine intensive Nachsorge nach jeder Form der assistierten Reproduktion, insbesondere aber nach ICSI, ist in jedem Fall zu empfehlen, da Langzeitbeobachtungen über nachkommende Generationen im Zusammenhang mit der Injektion von Spermatozoen in die Oozyte weniger als 10 Jahre betragen.

Nicht nur die Reproduktionsfähigkeit, sondern auch die zugrundeliegende Pathophysiologie des infertilen Mannes sind von zunehmender Bedeutung und sollten intensiv erforscht werden. Die neuen Möglichkeiten erfordern aber eine verstärkte und enge Zusammenarbeit des Gynäkologen, Biologen und Urologen.

LITERATUR

1. Palermo GD, Joris H, Devroey P, VanSteirteghem AC. Pregnancies after intracytoplasmic injection of single spermatozoon into an oocyte. Lancet 1992; 340: 17.
2. Rowe PJ, Comhaire FH, Hargreave TB, Mellows HJ. WHO manual for the standardized investigation and diagnosis of the infertile couple. Cambridge University Press 1993.
3. WHO laboratory manual for the examination of human semen and sperm-cervical mucus interaction. Cambridge University Press 1999.
4. Jequier AM. Clinical andrology today. Hum Reprod 1998; 13: 2036.
5. Krause W. Clinical andrology. Hum Reprod 1998; 13: 253.
6. Tournaye H. Urgently wanted for ICSI: clinical andrologists. Hum Reprod 1998; 13: 253.
7. Belker AM, Thomas AJ Jr, Fuchs EF, Konnak JW, Sharlip ID. Results of 1,469 microsurgical vasectomy reversals by the Vasovasostomy Study Group. J Urol 1991; 145: 505.
8. Kolettis PN, Thomas AJ jr. Vasoepididymostomy for vasectomy reversal: a critical assessment in the era of intracytoplasmic sperm injection. J Urol 1997; 158: 467.
9. Ghazzawi IM, Sarraf MG, Taher MR, Khalifa FA. Comparison of the fertilizing capability of spermatozoa from ejaculates, epididymal aspirates and testicular biopsies using intracytoplasmic sperm injection. Hum Reprod 1998; 13: 348.
10. Tournaye H, Liu J, Nagy PZ, Camus M, Goossens A, Silber S, VanSteirteghem AC, Devroey P. Correlation between testicular histology and outcome after intracytoplasmic sperm injection using testicular spermatozoa. Hum Reprod 1996; 11: 127.
11. Su LM, Palermo GD, Goldstein M, Veeck LL, Rosenwaks Z, Schlegel PN Testicular sperm extraction with intracytoplasmic sperm injection for non-obstructive azoospermia: testicular histology can predict success for sperm retrieval. J Urol 1999; 161: 112.
12. Plas E, Pflüger H. Value of testicular biopsy prior to TESE and ICSI in patients with non-obstructive azoospermia. Int J Androl 1997; 20 (Suppl. 1): 36.
13. Plas E, Riedl CR, Engelhardt PF, Mühlbauer H, Pflüger H. Unilateral or bilateral testicular biopsy in the era of intracytoplasmic sperm injection. J Urol 1999; 162: 2010.
14. Novero V, Goossens A, Tournaye H, Silber S, VanSteirteghem AC, Devroey P. Seminoma discovered in two males undergoing successful TESE for intracytoplasmic sperm injection. Fertil Steril 1996; 65: 1051.
15. Yavetz H, Hauser R, Bochtan A, Azem F, Yovel I, Lessing JB, Amit A, Yogev L. Case report: pregnancy resulting from frozen-thawed embryos achieved by intracytoplasmic sperm injection of cyropreserved sperm cells extracted from an orchiectomized, seminoma bearing testis, causing obstructive azoospermia. Hum Reprod 1997; 12: 2836.
16. Ho GT, Gardner H, DeWolf WC, Laughlin KR, Morgentaler A. Influence of testicular carcinoma on ipsilateral spermatogenesis. J Urol 1992; 148: 821.
17. Gil-Salom M, Romero J, Minguez Y, Rubio C, Delos Santos MJ, Remohi J, Pellicer A. Pregnancies after intracytoplasmic sperm injection with cyropreserved testicular spermatozoa. Hum Reprod 1996; 11: 1309.
18. Palermo GD, Schlegel PN, Sills ES, Veeck LL, Zaninovic N, Menendez S, Rosenwaks Z. Births after intracytoplasmic injection of sperm obtained by testicular extraction from men with nonmosaic Klinefelter's syndrome. N Engl J Med 1998; 338: 588.
19. Küpker W, Schwinger E, Hiort O, Ludwig M, Nikolettos N, Schlegel PN, Diedrich K. Genetics of male subfertility: consequences for the clinical work up. Hum Reprod 1999; 14 (Suppl. 1): 24.
20. Vogt PH, Edelmann A, Kirsch S, Henegariu O, Hirschmann P, Kiesewetter F, Kohn FM, Schill WB, Farah S, Ramos C, Hartmann M, Hartschuh W, Meschede D, Behre HM, Castel A, Nieschlag E, Weidner W, Grone HJ, Jung A, Engel W, Haidl G. Human Y chromosome azoospermia factor (AZF) mapped to different subregions in Yq11. Hum Mol Genet 1996; 5: 933–43.
21. Plas E, Pflüger H. Re: A live birth from intracytoplasmic injection of a spermatozoon re-

trieved from testicular parenchyma. J Urol 1997; 152: 628.
22. Shin D, Gilbert F, Goldstein M, Schlegel PN. Congenital absence of the vas deferens: incomplete penetrance of cystic fibrosis gene mutations. J Urol 1997; 158: 1794.
23. Rolf C, Behre HM, Nieschlag E. Reproductive parameters of older compared to younger men of infertile couples. Int J Androl 1996; 19: 135.
24. Spandorfer SD, Avrech OM, Colombero LT, Palermo GD, Rosenwaks Z. Effect of parental age on fertilization and pregnancy characteristics in couples treated by intracytoplasmic sperm injection. Hum Reprod 1998; 13: 334.
25. Plas E, Berger P, Hermann M, Pflüger H. Effects of aging on fertility. Exp Gerontol 2000; in press.
26. Haidl G, Jung A, Schill WB. Ageing and sperm function. Hum Reprod 1996; 11: 558.
27. Nieschlag E, Lammers U, Freischem CW, Langer K, Wickings EJ. Reproductive functions in young fathers and grandfathers. J Clin Endocrin Metab 1982; 55: 676.
28. Bordson BL, Leonardo VS. The appropiate upper age limit for several semen donors: a review of the genetic effects of paternal age. Fertil Steril 1991; 56: 397.
29. VanSteirteghem A, Nagy P, Jorish, Janssenswillen C, Staessen C, Verheyen G, Camus M, Tournaye H, Devroey P. Results of intracytoplasmic sperm injection with ejaculated, fresh and frozen-thawed epididymal and testicular spermatozoa. Hum Reprod 1998; 13 (Suppl. 1): 134.

Samenanalyse und Samenpräparationstechniken in der Assistierten Reproduktion

A. OBRUCA

Die Untersuchung und Aufbereitung des Ejakulates sind wesentliche integrative Bestandteile jeder Form der Assistierten Reproduktion. Die makroskopische und mikroskopische Ejakulatanalyse – das Spermiogramm – dient der Fertilitätsabklärung und – damit verbunden – der Therapieplanung. Die exakte Anamnese, körperliche Untersuchung, Palpation sowie Ultraschalluntersuchung sollte insbesondere bei eingeschränkter Fertilität von einem andrologisch tätigen Urologen durchgeführt werden. Dennoch bleibt das Spermiogramm die zentrale andrologische Untersuchungstechnik [1].

Seit 1980 gibt es den Versuch einer weltweiten Standardisierung der Samenanalyse, welche von der World Health Organisation (WHO) als „Laboratory Manual for the Examination of Human Semen and Semen-Cervical Mucus Interaction" herausgegeben wird [2].

Das Spermiogramm

Die Ejakulatgewinnung erfolgt durch Masturbation nach einer sexuellen Karenz von mindestens 2 und längstens 7 Tagen. Im Idealfall sollte die Samenabgabe direkt beim Untersuchungslabor erfolgen. Sollte das nicht möglich sein, kann der Samen auch vom Patienten mitgebracht werden. Dabei ist darauf zu achten, daß das Zeitintervall zwischen Abgabe und Untersuchung 1 Stunde nicht überschreitet, und daß die Samenprobe beim Transport keinen groben thermischen Schwankungen ausgesetzt ist. Bei längerem Intervall zur Untersuchung kann sich die Motilität ändern. Deshalb ist bei bekannt schlechter Motilität das Zeitintervall möglichst kurz zu halten [3].

Sollte die Masturbation nicht möglich sein, besteht auch die Möglichkeit das Ejakulat durch Koitus mit speziellen Kondomen zu gewinnen (z. B. Male Factor Pack®, Hygiene®, FertiPro N. V., Belgium). Normale Latexkondome dürfen nicht verwendet werden, da sie meist spermizid beschichtet sind.

Eine Studie von C. A. Paulsen zeigt die enorme Variationsbreite von Samenparametern bei einem Mann. Dabei wurde bei einem gesunden Mann 2mal pro Woche über 120 Wochen ein Spermiogramm angefertigt. Der Proband erkrankte in dieser Zeit nicht und bekam keine Medikamente, dennoch fanden sich neben normalen Spermiogrammen auch hoch pathologische Befunde (Abb. 1).

Daraus ergibt sich die Forderung nach 2 Spermiogrammen zu Basisabklärung in einem Intervall von 1–3 Wochen. Bei pathologischen Spermiogrammen sind zusätzliche Untersuchungen nach längeren Intervall notwendig.

Die Ejakulatuntersuchung beginnt mit der makroskopischen Analyse von Farbe und Geruch, Verflüssigung und Viskosität, pH-Wert und Volumen.

Farbe

Ein normales frisches Ejakulat hat einen milchig-weißen bis grau-opalen Farbton. Die Trübung nimmt ab mit niedrigerer Spermatozoenzahl oder kürzerer Karenz. Wichtiger im Sinne einer abklärungsbedürftigen Pathologie sind Blutbeimengungen (Hämatospermie) oder gelbgrünliche Verfärbungen als Pyospermie bei Prostatitis.

Geruch

Der charakteristische „kastanienblütenartige" Geruch ändert sich ebenso bei entzündlichen Prozessen.

Verflüssigung

Unmittelbar nach der Ejakulation wird das aus den Bläschendrüsen stammende Semenogelin durch Prostataenzyme koaguliert, so daß das Ejakulat eine zähflüssige, teils gallertige Konsistenz bekommt [4]. Die neuerliche Verflüssigung des koagulierten Spermas sollte innerhalb von 5–20 Minuten durch Prostataproteinasen bewerkstelligt werden. Nach spätestens 60 Minuten sollte die Verflüssigung abgeschlossen sein.

Viskosität

Nach Verflüssigung läßt sich die Viskosität des Spermas mit Hilfe eines Glasstabes feststellen, den man in das gut gemischte Sperma eintaucht und langsam herauszieht. Bei normaler Viskosität läßt sich ein Faden von bis zu 2 cm spinnen, bevor er abreißt. Bei verminderter Viskosität läßt sich Sperma nicht, bei erhöhter Viskosität einige Zentimeter spinnen. Für die Praxis reicht meist die orientierende Bestimmung mit Spritze und Nadel, dabei wird das Sperma Tropfen für Tropfen aus einer Einmalspritze mit Nadel entleert, und die Spinnbarkeit an der Nadelspitze beurteilt. Verflüssigungs- und Viskosi-

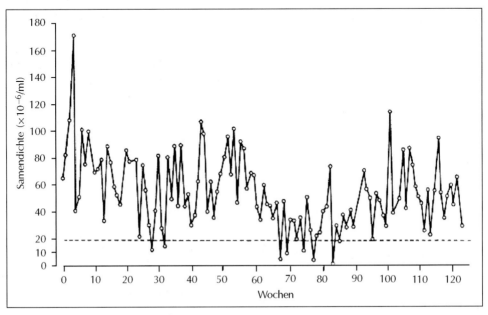

Abbildung 1: Varianz der Samendichte bei einem Mann über 120 Wochen [2]

tätsstörungen treten bei Enzymdefekten, Prostataerkrankungen und entzündlichen Adnexerkrankungen auf.

pH-Wert

Der pH-Wert wird nach vollständiger Verflüssigung mittels Indikatorpapier bestimmt und sollte 7,2 oder darüber betragen. Akut entzündliche Prozesse, aber auch zu langes Stehen des Ejakulats verschieben den pH in den basischen Bereich über 8,0. Chronisch entzündliche Erkrankungen von Prostata und Bläschendrüse sowie Verschluß von Ductus ejakulatorius verschieben den pH in den sauren Bereich unter 7,0 [5].

Volumen

Die Bestimmung des Ejakulatvolumens erfolgt mittels Aufziehen in einer 5 ml Einwegspritze. Das Ejakulatvolumen setzt sich zu 95 % aus Sekreten der akzessorischen Geschlechtsdrüsen und zu 5 % aus Hoden bzw. Nebenhodensekreten zusammen. Laut WHO-Standard soll das Volumen 2 ml oder darüber betragen. Störungen des Volumens sind in Tabelle 1 zusammengefaßt.

DIE MIKROSKOPISCHE EJAKULATUNTERSUCHUNG

Die Konzentration

Die Bestimmung der Anzahl und Konzentration, d. h. der Spermiendichte, erfolgt unter einem aufrechten Mikroskop mit Phasenkontrasteinrichtung mittels einer Zählkammer bei 200- bis 400facher Vergrößerung. Es können einerseits Blutzählkammern oder speziell für die Samenanalyse entwickelte Zählkammern (Makler-Kammer, Selfi-Medical Instruments, Haifa, Israel) verwendet werden. Neuerdings stehen auch Objektträger mit speziell verklebtem Deckglas und Graduierung als Einmalgerät zur Verfügung. Ein Tropfen gut durchmischtes natives Ejakulat wird auf die Zählkammer aufgebracht und je nach Kammer eine gewisse Anzahl Felder durchgezählt. In der Maklerkammer entsprechen 10 Quadrate dem Volumen von 10 µl, d. h. die Anzahl der Spermien in 10 Feldern entspricht der Konzentration in Millionen. Um die Genauigkeit zu erhöhen, sind mehrmals 10 Felder von zumindest 2 Probentropfen auszuzählen. Laut WHO soll die Spermienkonzentration 20 Millionen Spermien pro ml oder darüber betragen, wobei die Gesamtspermienzahl zumindest 40 Millionen pro Ejakulation ergeben sollte [2]. Die Angaben zu Normwerten schwanken in der Literatur, wurden aber sukzessive über die letzten Jahrzehnte nach unten korrigiert. Interessanterweise stammen die ersten „Normwerte" durch Bestimmung an nur 4 Männern 1891 aus Wien [6], hielten sich aber 80 Jahre. Eine Verminderung der Spermienkonzentration bezeichnet man als Oligozoospermie, falls nur mehr nach Zentrifugation Spermien gefunden werden, als Kryptozoospermie. Ein völliges Fehlen von Spermatozoen wird als Azoospermie bezeichnet.

Tabelle 1: Volumenstörungen des Ejakulates

Hypospermie (< 2 ml Ejakulat)
- Zu kurze Karenzzeit
- Fehlerhafte Ejakulatgewinnung
- Partiell retrograde Ejakulation
- Chronisch entzündliche Erkrankungen
- Androgenmangel
- Verschluß der Ductus ejaculatorii
- Allgemeinerkrankungen, Medikamente, Hungerzustände

Aspermie (keine Ejakulatflüssigkeit)
- Retrograde Ejakulation
- Anorgasmie
- Kongenitale Fehlbildungen

Die Spermatozoenbeweglichkeit – Motilität

Die Motilität der Spermien ist für die Erfassung der Samenqualität der wichtigste Parameter, da sie am besten mit der Fertilität korreliert [7]. Bei der Bestimmung der Spermatozoenmotilität unterscheidet man 4 Kategorien der Beweglichkeit: a) schnell progressive, b) langsam progressive, c) nichtprogressive Beweglichkeit oder Ortsbeweglichkeit und d) Immotilität. Für die Routinediagnostik hat sich die Schätzmethode durch einen erfahrenen Untersucher bewährt. Dabei wird 1 Tropfen vom gut durchmischten verflüssigten Ejakulat auf einen Objektträger oder in eine Zählkammer aufgebracht, und bei 200- bis 400facher Vergrößerung wird versucht, die im Gesichtsfeld befindlichen Spermien nach Bewegungsqualität in eine der vier Kategorien einzuteilen. Eine objektivierbare quantitative Bestimmung der Motilität kann nur über Computerauswertung des Mikroskopbildes erfolgen. Die CASA-Systeme („Computer Assisted Sperm Analysis") haben den Vorteil der Untersuchung und erfahrungsunabhängigen objektiven Analyse, bieten aber verglichen mit dem erfahrenen Untersucher im Hinblick auf die Untersuchungsdauer, der oft problematischen Erkennung und Digitalisierung von immotilen Spermien und nicht zuletzt der hohen Anschaffungskosten Nachteile. Die Samenmotilität sollte laut WHO 1999 zumindest 25 % schnell progressive Grad a-Beweglichkeit oder zumindest 50% progressive Beweglichkeit (Grad a + b) betragen. Eine verminderte Beweglichkeit der Spermien heißt Asthenozoospermie.

Die Morphologie

Die lichtmikroskopische Differenzierung in morphologisch normal und pathologisch geformte Spermien ist mit Hilfe eines gefärbten Ausstrichpräparates möglich. Die Färbemethoden unterscheiden sich nicht von den üblichen Blutfärbemethoden. Zur Vereinfachung sind auch vorgefärbte Objektträger als Schnellfärbeverfahren durchaus möglich (Testsimplet, Boehringer, Mannheim). Unter Ölimmersion erfolgt die Beurteilung der Fehlformen bei 1000facher Vergrößerung und die Unter-

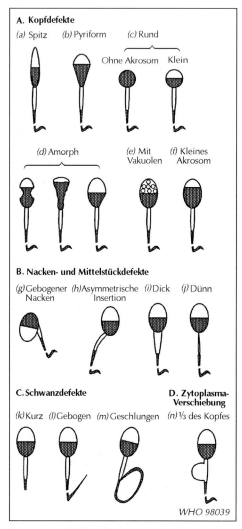

Abbildung 2: Unterschiedliche Defekte der Spermienmorphologie (laut WHO 99)

scheidung nach Veränderungen am Kopf, Mittelstück der Schwanz [2, 8, 9, 10] (Abb. 2). Gleichzeitig sollte auch eine Differenzierung und Zuordnung von „Rundzellen" in Zellen der Spermiogenese, Leukozyten oder Epithelzellen erfolgen. Die prozentuelle Anzahl der pathologisch geformten Spermien sollte unter 70 % sein, zusätzlich die Leukozytenkonzentration im Ejakulat unter 1 Million/ml betragen.

Als zusätzliches Kriterium sollte die Vitalitätsbestimmung der Spermien durchgeführt werde. Dabei wird der Spermatozoenaustrich mit Eosinlösung gefärbt. Lebende Spermatozoen weisen Eosin ab, bei toten kann durch die defekte Membran Eosin in die Zelle eindringen und den Kopf rot färben. Bei der prozentuellen Auszählung sollten zumindest 75 % der Spermien vital sein.

Zusätzlich empfohlene Untersuchungen und Spezialfärbemethoden betreffen das Akrosom [11, 12] und den Antikörpernachweis. Autoantikörper können Spermien agglutinieren und damit immobilisieren und werden mittels des MAR-Test („mixed antiglobulin reaction test") nachgewiesen. Dabei werden frischer Samen und Latexpartikel oder Erythrozyten, die mit IgG oder IgA beschichtet sind, vermischt. Der MAR Test ist als positiv zu werten, wenn mehr als 50 % der Spermien agglutinieren und Aggregationen bilden [13].

Eine Zusammenfassung der Normwerte laut WHO 1999 sowie der Nomenklatur der wichtigsten Störungen findet sich in Tabelle 2.

DIE REIFUNG DES SPERMIUMS ZUR FERTILISATION

Damit es zur Penetration der Eizelle und damit zur Fertilisation kommen kann, ist neben der Kapazitation, d. h. der funktionellen Reifung der Spermienzellmembran, auch die morphologische Veränderung des Spermienkopfes,

Tabelle 2: Normwerte der Samenparameter und Nomenklatur der wichtigsten Störungen [2]

Volumen	≥ 2,0 ml
pH	≥ 7,2
Spermatozoenkonzentration	≥ 20 Mill/ml
Gesamtspermienanzahl	≥ 40 Mill/ml
Beweglichkeit gesamt (Grad a + b)	≥ 50 %
schnell progressive Beweglichkeit (Grad a)	≥ 25 %
Morphologie	≥ 30 % normal geformte Spermien
Vitalität	≥ 75 % vitale Spermien
Leukozyten	< 1 Mill/ml
MAR-Test	< als 50% adhärente Spermien
Normozoospermie	alle Parameter in der definierten Norm
Oligozoospermie	verminderte Spermienkonzentration
Asthenozoospermie	verminderte Spermienmotilität
Teratozoospermie	verminderte normale Morphologie
Oligoasthenoteratozoospermie	kombinierte Störung aller drei Parameter
Azoospermie	keine Spermatozoen im Ejakulat
Aspermie	kein Ejakulat

die Akrosomreaktion notwendig. Die bei der Kapazitation ablaufenden molekularen Veränderungen sind weitgehend unklar. Es deutet jedoch darauf hin, das die Passage der Spermien durch den zervikalen Mukus von entscheidender Bedeutung ist [14]. Die Interaktion zwischen Spermien und Mukus ist ein komplexer Prozeß, der einen deutlichen Effekt auf Motilität und hier insbesondere auf das Bewegungsmuster hat. Der Mukus stellt auch eine Barriere für morphologisch abnorme Spermien dar. Die Kapazitation selbst stellt eine Änderung und Umverteilung der Membranbestandteile der Spermienoberfläche dar [15]. Die Kapazitation ist nur Voraussetzung und Vorbereitung für den wesentlichen Schritt der Akrosomreaktion. Das Akrosom ist eine dem Spermienkopf kappenförmig vorgelagerte enzymgefüllte membranumschlossene Struktur. Der entscheidene Schritt ist die teilweise Auflösung der Akrosomenmembran. Erst durch die Öffnung von Membranporen kann der akrosomale Inhalt in Kontakt mit der Granulosazellschicht und der Zona pellucida treten und mit Hilfe von lytischen Enzymen (z. B. Akrosin und Hyaluronidasen) die Penetration des Spermiums ermöglichen. Diese Schritte der Selektion, Anreicherung, Kapazitation und Akrosomreaktion fallen bei der in vitro-Ferilitsation, aber auch bei der intrauterinen Insemination weg. Deshalb ist es notwendig, durch entsprechende Samenpräparation diesen natürlichen Vorgang zu imitieren.

Die Samenpräparation

Durch die Samenaufbereitung soll eine Konzentration morphologisch normale motiler Spermien erreicht werden. Dies geschieht durch Zentrifugation, Waschen mit Kulturmedium und Filtrationsprozesse.

„Swim up"-Technik (Abb. 3)

Nach Verflüssigung der Samenprobe wird das Ejakulat im Verhältnis 1:2–1:3 mit einem Kulturmedium verdünnt. Diese Suspension wird bei ca. 200–500 g für 10 Minuten zentrifugiert. Am Boden des Zentrifugenröhrchens bildet sich ein Pellet mit den zellulären Bestandteilen des Ejakulats. Der Überstand und damit auch das Seminalplasma wird abgehoben, der Pellet erneut mit Kulturmedium dilutiert, aufgeschüttelt und

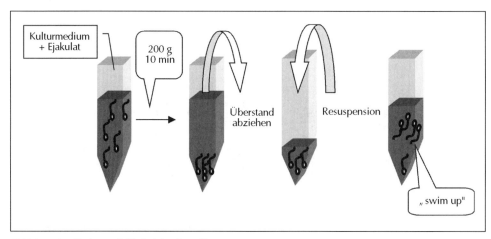

Abbildung 3: „Swim up"-Ejakulataufbereitung

neuerlich zentrifugiert. Der Pellet wird erneut mit nur 1 ml Medium vorsichtig überschichtet und 30–60 Minuten bei 37 % inkubiert. Anschließend wird dieser Überstand mit den eingeschwommenen motilen Spermien vorsichtig abgehoben und unter dem Mikroskop begutachtet.

Dichte-Gradienten-Präparation (Abb. 4)

Das Prinzip dieser Präparation ist, daß unterschiedlich dichte Medien übereinandergeschichtet werden. Darüber wird als oberstes das Ejakulat geschichtet. Nach Zentrifugation mit 200–500 g für 10 Minuten wandern die motilsten Spermien durch die einzelnen Dichtegradienten und reichern sich am Boden an. Zusätzlich bleiben immotile Spermien an den Grenzflächen zwischen den einzelnen Gradienten hängen. Anschließend wird der Pellet aus dem Röhrchen entfernt und in 4 ml Kulturmedium resuspendiert. Um das Gradientenmedium herauszuwaschen wird diese Suspension neuerlich ein bis zwei mal zentrifugiert, der Überstand abgehoben und resuspendiert. Die letzte Resuspension erfolgt nur mehr mit 0,5–1 ml Medium bis zur gewünschten Konzentration. Bis vor ca. 2 Jahren wurde eine Percollösung als Dichtegradient verwendet, diese wurde jedoch aufgrund einer möglichen toxischen Komponente durch andere z. T. silikathältige Dichtegradienten ersetzt (z. B. PureSperm, NidaCin Labs, Göteborg, Schweden oder SilSelect™, FertiPro, Belgien).

Durch verschiedenste Zusätze hat man bei der Präparation versucht die Samenqualität zu verbessern [16]. Die Inkubation mit Pentoxifyllin bewirkt eine direkte Stimulation der Akrosomreaktion und kann dadurch die Penetrationsfähigkeit von Spermien erhöhen [17]. Ebenso findet man höhere Ferilisierungsraten nach Behandlung der Spermien mit „Egg Yolk", welches ultramorphologische Veränderungen von Akrosom und Zellmembran bewirken soll und subzelluläre Organellen beeinflußt [18]. Dennoch haben seit der Etablierung der Intrazytoplasmatischen Spermieninjektion (ICSI) all diese Techniken an Bedeutung verloren, da die Samenqualität in keiner Relation zur Fertilisierungsrate bei der ICSI steht, solange pro Eizelle ein vitales Spermium gefunden werden kann.

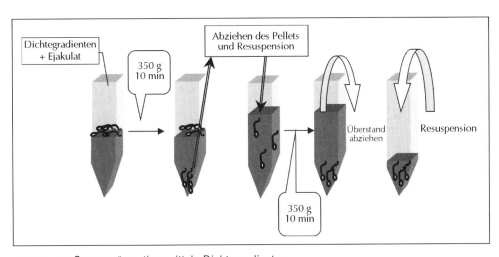

Abbildung 4: Samenpräparation mittels Dichtegradienten

LITERATUR

1. Schill WB, Dasilva M. Results of spermatograms obstained close to conception. In: Schirren C, Holstein AF (ed). Diagnostic aspects in andrology. Grosse, Berlin, 1983; 27.
2. WHO Laboratory Manual for the Examination of Human Semen and Semen-Cervical Mucus Interaction 4th ed. Cambridge University Press, Cambridge, 1999.
3. Eliasson R. Analysis of semen. In: Burger H, d de Krester D (eds). The Testis. Raven Press, New York 1981; 381–99.
4. Lilja H, Abrahamson PA, Lundwall A. Semenogelin, the predominant protein in human semen. J Biol Chem 1989; 264: 1894–900.
5. Urry RL. Laboratory diagnosis of male infertility. Clin Lab Med 1985; 5: 355.
6. Lode A. Untersuchungen über die Zahlen- und Regenerationsverhältnisse der Spermatozoiden bei Hund und Mensch. Arch Physiol 1891; 50: 278.
7. Albert M, Bailly MA, Roussel C. Influence of the concentration of motile sperm inseminated on the ovum penetration essay result: towards a standardized method. Andrologie 1986; 18: 161.
8. Kruger TF, Acosta AA, Simpson KF, Swanson RJ, Matta JF, Oehninger S. Predictive value of abnormal sperm morphology in in vitro fertilization. Fertil Steril 1988; 49: 112.
9. Kruger TF, Franken DR, Menkveld R. The self teaching programme for strict sperm morphology. Bellville, Südafrika 1993.
10. Ludwig G, Frick J, Rovan E. Praxis der Spermatologie. Springer, Berlin 1996; 38.
11. Cross NL. Methods for evaluating the acrosomal status of human sperm. In: Fenichel P, Parinaud J (eds). Human sperm acrosom reaction. Verlag John Libbey Eurotext, 1995; 277–285.
12. De Jonge CJ. The diagnostic significance of the induced acrosome reaction. Reprod Med Rev 1994; 3: 159–78.
13. Barrat CLR, Tomlinson MJ, Cooke ID. The poor prognostic value of low to moderate levels of sperm surface bound antibodies. Hum Reprod 1992; 7: 95–8.
14. Lambert H, Overstreet JW, Morales P. Sperm capacitation in human female reproductive tract. Fertil Steril 1985; 43: 325–31.
15. Diedrich K, van der Ven H, Krebs D. Physiologie der Reproduktion. In: Klinik der Frauenheilkunde und Geburtshilfe, Bd. 3. Urban & Schwarzenberg, München 1985.
16. Obruca A, Strohmer H, Krampl E, Radner K, Feichtinger F. IVF bei männlicher Subfertilität – Mikromanipulation und spezielle Samenpräparationstechniken. Geburtsh Frauenheilk, 1994; 54: 574–9.
17. Tesarik J, Mendoza C. Sperm treatment with pentoxifylline improves the fertilizing ability in patients with acrosome reaction insufficiency. Fertil Steril 1993; 60: 141–8.
18. Barak Y, Amit A, Lessing JB, Paz G, Homonnai ZT, Yogev L. Improved fertilization rate in an in vitro fertilization program by egg yolk-treated sperm. Fertil Steril 1992; 58: 197–8.

DIE HOMOLOGE INTRAUTERINE INSEMINATION (IUI) UND DIE HETEROLOGE INSEMINATION (AID)

F. FISCHL

HOMOLOGE INTRAUTERINE INSEMINATION (IUI, AIH)

Einleitung

Zahlreiche Synonyme werden für die Technik der intrauterinen Insemination (IUI) verwendet, so auch homologe intrauterine Insemination oder im englischen artificial insemination homologous (AIH). Vor allem die Abkürzungen sind in den zahlreichen Publikationen zu finden. Die homologe intrauterine Insemination hat trotz der modernen Techniken der Reproduktionsmedizin, wie IVF, ICSI, MESA und TESE gerade in den letzten Jahren vor allem im angloamerikanischen Raum wieder an Bedeutung gewonnen [1–3]. Die Ursachen sind vielschichtig und reichen von Kosten-Nutzen-Rechnungen bis hin zum Rückzug vieler Patienten von der sogenannten „hochtechnisierten" Medizin, mit dem Wunsch nur die geringstmögliche und -nötige Technik für eine erfolgreiche Therapie anzuwenden, um den Kinderwunsch erfolgreich abzuschließen [4–7]. Moderne Spermienpräparationstechniken, kontrollierte Hyperstimulationen der Ovarien mit modernsten Präparaten, die genaue Bestimmung und Kontrolle des Ovulationszeitpunktes mittels Selbsttests im Harn, vaginales Ultraschallmonitoring der heranwachsenden Follikel, speziell entwickelte Inseminationskatheter, führen auch bei IUI's bei richtiger Indikationsstellung zu sehr guten Ergebnissen, also Schwangerschaftsraten, die den der konventionellen IVF-Schwangerschaftsraten ebenbürtig sind [1, 4, 6]. Neueste Publikationen in Top-Journals wie Lancet und Fertility & Sterility dokumentieren diese Ergebnisse besonders bei der idiopathischen wie der mäßigen bis mittelgradigen männlichen Fertilitätsstörung eindrucksvoll [4, 6].

Einer der größten Fehler in den deutschsprachigen Länder ist es, diesen Techniken der IUI zu wenig Augenmerk zu schenken, sie somit nicht optimal durchzuführen und vor allem diese zu wenig oft an den Paaren anzuwenden, um praktisch nur dem Gesetz genüge zu tragen. Denn auch in Österreich sind nach dem FMedG 1992 die IVF/ICSI Techniken nur dann erlaubt, wenn alle anderen Mittel, die für die Behandlung nötig sind, erfolglos ausgeschöpft sind. Ich konnte bereits 1986 in meiner Habilitationsschrift und 1995 in der ersten Auflage dieses Buches mit eigenen Daten und Ergebnissen zeigen, daß bei richtiger Indikationsstellung, richtiger Durchführung und mindestens 5–6 Versuchen pro Paar eine sehr gute Schwangerschaftsrate erzielt werden kann [8, 9, 10], wobei innerhalb der ersten drei Versuche die meisten Graviditäten auftreten, in den nächsten drei Versuchen gibt es noch immer sehr gute Schwangerschaftsraten. Erst nach acht Versuchen sinkt die Erfolgsrate deutlich ab und es sind Schwangerschaften nur mehr in Einzelfällen zu erzielen [11–13]. Praktisch ist dies ein ähnliches Verhalten, wie es auch bei den aufwendigen Techniken zu finden ist, wenn man die Erfolgsraten und Versuche in Relation setzt. Aus den verschiedensten Gründen wird für die intrauterine Inseminationstechnik weniger Geduld, sowohl von den behandelnden Teams, wie auch von den Patienten aufgebracht.

Indikation, Durchführung und Technik der IUI

Welche Voraussetzungen werden heute für die Durchführung einer modernen intrauterinen Insemination verlangt?

Richtige Indikationsstellung

- in Fällen von leichter bis mittlerer Spermienqualitätseinschränkung, vor allem im Bereich der Motilität [14, 15],
- bei Kohabitationsschwierigkeiten, Erektionsproblemen u. ä. m.,
- bei positivem Spermienantikörpernachweis bzw. negativem bis eingeschränktem Postkoitaltest (nur ortsbewegliche bis unbewegliche Spermien) bei annähernd normalen Spermiogramm,
- bei verschlossenem Zervikalkanal um den Ovulationszeitpunkt,
- idiopathische oder unexplained infertility,
- nachgewiesen offene Tuben (durch HSG oder Laparoskopie),
- Ovulationsmonitoring (z. B. LH im Harn, Ultraschall)

- entsprechend gute Samenaufbereitung (z. B. Percoll)
- Durchführung der Insemination mit speziellen Inseminations-Katheter (z. B. nach Fischl-Pickhard) unter Spasmolytikagabe, um Uteruskontraktionen zu vermeiden.

Inseminationskatheter nach Fischl/Pickhard

Nachdem gerne die verschiedensten Katheter für die Insemination verwendet wurden und werden, die nicht immer dafür geeignet sind, wurde in Zusammenarbeit mit einem Medizintechniker ein einfacher und leicht zu handhabender Einmalkatheter, benannt nach seinen Erfindern Fischl/Pickhard-Inseminationskather, geschaffen und produziert. Er zeichnet sich durch eine etwas festere Konsistenz aus, ist im Gesamtdurchmesser etwas stärker als andere Katheter, die Öffnungen sind seitlich angebracht und die Spitze ist weich gerundet und ausgegossen, um traumatische Läsionen im Endometrium zu vermeiden. Die Katheterlänge für den intrazervikalen bzw. intrauterinen Bereich wurde mit 6 cm begrenzt, wobei nach dieser Länge der Katheter sich konusförmig verbreitert, um auch für den wenig Erfahrenen ein zu tiefes Eindringen zu verhindern. Zugleich dient der Konus auch als leichte Abdichtung für den Zervikalkanal. Das daran anschließende Handstück ist von gleichem Innendurchmesser, jedoch im Außendurchmesser deutlich dicker und ermöglicht somit eine problemlose Führung und Handhabung des Katheters. Die mit dem Samenkonzentrat gefüllte Tuberkulinspritze wird mittels Lueransatz an den Katheter gesteckt. Das Gesamtvolumen des Katheters beträgt 0,7 ml (Abb. 1 u. 2).

Der Katheter hat sich in den letzten Jahren im Routinegebrauch international bestens bewährt.

Durchführung der IUI

Etwa 30 Minuten vor der IUI erhält die Frau ein Spasmolytikum in Form eines Suppositoriums rektal, um eventuellen Uterusspasmen durch den Fremdkörperreiz des Spermienkonzentrates zu begegnen. Die Patientin wird in Steinschnittlage gelagert, das Becken etwa 30° angehoben. Nach Einstellung der Portio mit einem Selbsthaltespekulum wird unter strengen sterilen Kautelen der Katheter vorsichtig bis über den inneren Muttermund vorgeschoben. Dies ist in 95 % der Fälle ohne Anhaken der Portio möglich. Danach wird langsam das Spermakonzentrat ohne größere Druckanwendung in das Uteruskavum plaziert. Im Anschluß daran wird der Katheter noch 1–2 Minuten im Uteruskavum belassen und dann langsam unter drehenden Bewegungen zurückgezogen. Es wird danach keine Portiokappe aufgesetzt und die Patientin bleibt noch etwa 20–30 Minuten liegen. Während dieser Zeit ist normalerweise auch der Partner anwesend, was für das Selbstwertgefühl und somit für das psychische Befinden des Partners von großer Bedeutung ist [17, 18]. Am darauffolgenden Tag, etwa 20 Stunden nach der Insemination, erfolgt eine neuerliche vaginale Ultraschallkontrolle, ob der Follikel bereits rupturiert ist oder noch steht. Bei noch stehendem Follikel sollte nochmals eine intrauterine Insemination erfolgen, dies erhöht die Schwangerschaftsrate deutlich. Eine zweimalige Samengewinnung innerhalb von 24 Stunden bringt keine Qualitätsverminderung und ist auch in den meisten Fällen den Männern bei entsprechender Aufklärung durchaus zumutbar [8, 10, 11, 13].

Der Insemination kann – muß aber nicht – eine Hormonstimulation der Frau vorangehen. Bei Frauen über 30 Jahren verbessert sich die Schwangerschaftsrate deutlich, wenn die Insemination unter einer kontrollierten ovariellen Hyperstimulation (KOH) durchgeführt wird. Ein gravierender Nachteil der KOH ist das Risiko von Heranreifen von mehreren Follikel. Wenn mehr als drei Follikel über 15 mm heranwachsen, muß der Versuch abgebrochen werden und Kohabitationsverbot erteilt werden, weil das Risiko einer Mehrlingsschwangerschaft zu groß ist [19–22]. Eine andere Möglichkeit wäre, die betroffenen Frau dann einer konventionellen IVF zu unterziehen. Dies ist einer der Nachteile der intrauterinen Insemination unter einer kontrollierten ovariellen Hyperstimulation.

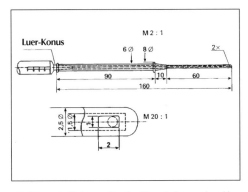

Abbildung 1: Schematische Darstellung des Katheters nach Fischl-Pickhard

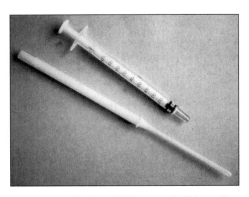

Abbildung 2: Orginalabbildung mit Tuberkulinspritze

Kontrollierte ovuläre Hyperstimulation und Ovulationsinduktion für die IUI

Bei der ovariellen Stimulation für die IUI werden ebenfalls die modernen Stimulationsprotokolle aus der Reproduktionsmedizin verwendet. Im wesentlichen zieht man „low dose-long term"-Stimulationen den üblichen sogenannten „long"-Protokollen vor. Ziel ist es, eine möglichst geringe Anzahl von reifen Follikeln (unter 3) zu erzielen, um wie schon erwähnt das Mehrlingsrisiko möglichst niedrig zu halten [10]. Bei Auftreten einer höheren Anzahl von Follikeln muß entweder der Zyklus abgebrochen oder die Betroffene in eine IVF-Behandlung übergeführt werden. Dies muß vorher genau mit dem Kinderwunschpaar besprochen und festgelegt werden.

Neuere Schemata, die mit einem GnRH-Antagonisten durchgeführt werden, können ebenfalls für eine KOH für die IUI angewandt werden. Der bereits im Handel befindliche Antagonist Cetrorelix, (Cetrotide®, Asta Medica) ist in einer Dosis von 0,25 mg oder als 3 mg Depot erhältlich. Ein weiterer Antagonist – Ganirelix – wird unter dem Handelsnamen Orgalutran® (Fa. Organon) in Kürze zur Verfügung stehen. Hier setzt die Behandlung mit dem Antagonisten am 5.–6. Stimulationstag einer niedrig dosierten recFSH-Stimulation ein und erfolgt dann über 3–6 Tage. Stimulationsbeginn ist der 2. oder 3. Zyklustag. Das 3 mg Depot wird am 7. oder 8. Behandlungstag verabreicht [23].

Die Vorteile einer Behandlung mit einem Antagonisten, wie z. B. mit Cetrotide®, sind die deutlich kürzere Stimulationsdauer, keine Vorbehandlung vor der Follikelstimulation, beginnend in der Lutealphase des Vorzyklus, niedrige Wirkstoffbelastung während der Follikelentwicklung, dem natürlichen Zyklus angepaßt. Durch die einfache Handhabung des Injektionssets (Durchstichflasche mit Pulver und Fertigspritze mit Lösungsmittel) für die subkutane Verabreichung kann diese durch die Patientin selbst oder durch ihren Partner erfolgen. Cetrotide® ist gut lokal und systemisch verträglich, das heißt, es kommt zu keinen hormonellen Entzugserscheinungen. Damit wird die Stimulation deutlich kürzer und angenehmer in der Handhabung, bei guten Erfolgsraten.

Die Ovulationsinduktion erfolgt ebenfalls mit 5.000–10.000 IE hCG etwa 36 Stunden vor der Insemination.

Zusammenfassung

Die Publikationen der letzten Jahren dokumentieren, daß bei richtiger Indikation ähnlich gute Ergebnisse erzielt werden können, wie durch die modernen Techniken der assistierten Reproduktion [4, 6, 24]. Sie zeigen, daß die intrauterine Insemination neben den bereits zu Beginn erwähnten anderen Indikationen, vor allem in Kombination mit der kontrollierten ovariellen hormonellen Hyperstimulation, bei der leichten bis mittelschweren Subfertilität des Mannes auch heute noch ein sinnvolles Verfahren in der Sterilitätsbehandlung darstellt. Dabei muß aber gerade der Aufbereitung des Spermas große Aufmerksamkeit gewidmet werden [25, 26]. Die medikamentöse Unterstützung zur Verbesserung der Samenqualität wurde allerdings in den letzten Jahren praktisch völlig verlassen [27].

Sieht man von der relativ aufwendigen Technik der Samenaufbereitung ab, so ist die intrauterine homologe Insemination (IUI) auch mit speziellen Kathetern nach einiger Übung relativ problemlos und für die Patientin praktisch völlig schmerzfrei durchführbar [10].

Dadurch kann und soll auch der Partner bei der Insemination anwesend sein, was sicherlich von großer psychologischer Bedeutung ist. Ebenso soll darauf hingewiesen werden, daß diese Behandlungsmethode im Vergleich zu den anderen, technisch weit aufwendigeren Methoden das eigene Wertgefühl, besonders das des Mannes, aufwertet, weil er bei dieser Behandlung anwesend sein kann [17, 18]. Inzwischen sind einzelne Zentren auch bei den aufwendigen Techniken dazu übergegangen, den Partner an der Behandlung teilnehmen zu lassen. Nach den eigenen Erfahrungen soll die Anzahl der Inseminationen mit der hier beschriebenen Technik bei maximal 6–8 Versuchen liegen. Nach mehr als 8 Versuchen ist die Wahrscheinlichkeit, eine Schwangerschaft zu erzielen, äußerst gering und diese Behandlungsmethode als nicht zielführend zu sehen.

Nicht zu vergessen ist die Kosten-Nutzen-Relation, die heute im Gesundheitswesen eine immer größere Rolle spielt, unabhängig ob diese Therapien von Krankenkassen oder privat bezahlt werden. Neueste Studien aus dem anglo-amerikanischen Raum belegen eindrucksvoll dieses günstige Verhältnis für die IUI gerade im Verhältnis zur Erfolgsrate im Vergleich zur IVF. Es ist interessant, wie unterschiedlich die Bewertung der einzelnen Techniken von verschiedensten Gesichtspunkten aus in den verschiedenen Kulturkreisen erfolgt. Gerade in den letzten Monaten wurde der von mir bereits 1995 postulierte Wert der IUI in der Reproduktionsmedizin eindrucksvoll bestätigt [4–6].

Ein nicht zu unterschätzendes Risiko der homologen Insemination unter KOH ist das Auftreten einer erhöhten Mehrlingsschwangerschaftsrate. Daher sollte bei Heranreifen von mehr als 3 Follikel über 15 mm von einem Inseminationsversuch, aber auch von Kohabitationen in diesem stimulierten Zyklus abgesehen werden. Das heißt, entweder den Zyklus vorzeitig abbrechen oder nach vorheriger Absprache und Aufklärung das Paar in eine IVF-Behandlung überzuführen – zweifellos ein Schwachpunkt der IUI unter KOH, aber nach entsprechender Aufklärung ein durchaus lösbares Problem. Bekanntlich sind Mehrlingsschwangerschaften mit einer höheren Abortusrate behaftet, neigen vermehrt zu Risikoschwangerschaften verbunden mit einer höheren Frühgeburtlichkeit [19].

HETEROLOGE INSEMINATION (ARTIFICIAL INSEMINATION OF DONOR, AID)

Diese Methode unterscheidet sich von der homologen Insemination allein durch die Tatsache, daß Sperma eines Dritten – des Donors – verwendet wird. Sie kann zur Anwendung kommen, wenn der eigene Partner völlig infertil, die Frau jedoch gesund ist. Die heterologe Insemination hat durch die modernen Techniken der assistierten Reproduktion, wie ICSI, MESA und TESE ebenfalls an Bedeutung verloren. Denn gerade diese modernen Techniken ermöglichen es, auch bei schwersten männlichen Fertilitätsstörungen zum Erfolg zu verhelfen. Die Indikationen für die AID sind durch die Einführung der Mikromanipulation, wie bereits erwähnt, relativ eingeschränkt. So gelten Azoospermie, Klinefelter-Syndrom, schwere Erbkrankheiten und Zustand nach Hodentumorchirurgie, sowie auch die Erfolglosigkeit mit den modernsten Techniken, wie z. B. ICSI, MESA, TESE als die wenig verbleibenden Indikationen. Die AID ist dann neben der Adoption oftmals auch heute noch die einzige Möglichkeit, ein gesundes Kind zu bekommen [28, 29].

In Österreich ist die heterologe Insemination ebenfalls im FMedG 1992 gesetzlich geregelt. So muß vor einer solchen Behandlung eine entsprechende Aufklärung und ein Notariatsakt aufgesetzt und unterzeichnet werden. Der Samenspender bleibt für das Empfänger-Paar anonym. Aus einer heterologen Insemination entstandene Kinder haben jedoch ab ihrem 14. Lebensjahr das (theoretische) Recht, die Daten ihres genetischen Vaters zu erfahren bzw. diesen ohne Rechtsanspruch kennenzulernen.

Die heterologe Insemination in Österreich darf im Gegensatz zur homologen Insemination nicht in Ordinationen bzw. Praxen, sondern nur in für die Reproduktionsmedizin zugelassenen Kliniken und Instituten durchgeführt werden. Von zentraler Bedeutung ist die Spenderauswahl. Hierfür gibt es in den einzelnen Ländern klare Richtlinien. Kliniken, die heterologe Inseminationen durchführen, suchen die Spender, die sich ausführlichen gesundheitlichen Untersuchungen unterziehen müssen, nach bestimmten Kriterien (Blutgruppe, äußere Ähnlichkeit mit dem sozialen Vater u.ä.m.) aus [30, 31]. Technisch ist die heterologe Insemination ohne Probleme durchführbar, die Verwendung von Nativsamen ist jedoch wegen des HIV-Risikos nicht mehr vertretbar, sodaß heute praktisch nur mehr kryokonservierter Samen, neben zahlreichen anderen Untersuchungen nach zweimaligem Austesten des Spenders auf HIV in dreimonatigem Abstand, verwendet werden soll. Jedoch sind leider HIV-Übertragungen mittels dieser Behandlungstechnik (AID) vor einigen Jahren in Australien und USA aufgetreten. Daher sollten, auch wenn die Erfolgsraten etwas niedriger sind als bei natürlichem Spermaproben, wie bereits erwähnt, aus Sicherheitsgründen heterologe Inseminationen nur mehr mit kryokonserviertem Sperma durchgeführt werden, um die Übertragung von Krankheiten wie HIV und Hepatitis C des Spenders nach Möglichkeit auszuschließen. Das heißt, das Sperma des Spender wird kryokonserviert, es wird unter anderem ein HIV-Test durchgeführt, nach drei Monaten wird der HIV-Test beim Spender wiederholt, erst dann, wenn dieser negativ ist, wird das kryokonservierte Sperma für Donorinseminationen freigegeben. Die Erfolgsrate der AID ist innerhalb von 2–4 Zyklen mit 50–75 % als sehr gut zu bezeichnen [29, 32].

Das aufgetaute Spendersperma wird mittels einer Portiokappe, die sich die betroffene Frau selbst etwa 6 Stunden danach entfernen kann, zervixnahe appliziert. Eine Präparation des Samens ist bei der AID nicht nötig.

Sowohl das aufwendige Verfahren, wie auch die gesetzliche Regelung, daß die daraus gezeugten Kinder später das Recht haben, den genetischen Vater kennenzulernen und damit die Anonymität der Spender in vielen Ländern nicht mehr gegeben ist, hat auch zu einer deutlichen Abnahme der Spender geführt. Den Spendern darf nur ein Unkostenersatz erstattet, jedoch kein Honorar gezahlt werden. Nähere Details über die Gesetzeslage der assistierten Reproduktion in den deutschsprachigen Ländern und deren Interpretation sind in einem eigenen Kapitel des Buches dargestellt.

Die Durchführung der heterologen Insemination erfordert wie die gesamte Kinderwunschbetreuung, neben dem medizinischen Wissen und Können auch einen hohen menschlichen Reifegrad von allen Seiten, psychologisches Einfühlungsvermögen und intensives Auseinandersetzen mit dem Kinderwunschpaar [28, 33, 34].

LITERATUR

1. Hughes EG. The effectiveness of ovulation induction and intrauterine insemination in the treatment of persistent infertility: a meta-analysis. Hum Reprod 1997; 12: 1865–7.
2. Guzick DS, Carson SA, Coutifaris C, et al. Efficacy of superovulation and intrauterine insemination in the treatment of infertility. N Engl J Med 1999; 340: 177–83.
3. Dawood MY. In vitro fertilization, gamete transfer, and superovulation with intrauterine insemination: efficacy and potential health hazards on babies delivered. Am J Obstet Gynecol 1996; 174: 1208–17.
4. Goverde AJ, McDonnell J, Vermeiden JPW, Schats R, Rutten FFH, Schoemaker JA Intrauterine insemination or in-vitro-fertilisation in idiopathic subfertility and male subfertility: a randomised trial and cost effectiveness analysis. Lancet 2000; 355; 13–8.
5. Bhattacharya S, Hall M. Commentary: cost effective treatment of couples with subfertility. Lancet 2000; 355: 2.
6. Van Voorhis BJ, Stovell DW, Allen BD, Syrop CH. Cost effective treatment of the infertile couple. Fertil Steril 1998; 70: 995–1005.
7. Land JA, Courtar DA, Evers JI. Patient dropout in an assisted reproductive technology program: implications for pregnancy rates. Fertil Steril 1997; 68: 278–81.
8. Fischl FH. Die homologe intrauterine Insemination (IUI) und die heterologe Insemination (AID). In: Fischl FH (Hrg). Kinderwunsch – Möglichkeiten, Erfüllbarkeit und Machbarkeit in unserer Zeit. 1. Aufl, Verlag Krause & Pachernegg GmbH, Gablitz, 1995; 163–72.
9. Fischl F, Deutinger J, Janisch H. Neue Aspekte der homologen Insemination. Gyn Rdsch 1984; 24 (Suppl. 2): 142–3.
10. Fischl F. Die hormonell induzierte Superovulation in Kombination mit der intrauterinen Insemination. Habilitationsschrift, Hans Marseille Verlag GmbH München, 1986; 14–28.
11. Nunley WC, Kitchin JD, Thiagarajah S. Homologous Insemination. Fertil Steril 1978; 30: 510–5.
12. Steiman RP, Taymor ML. Artificial insemination homologous and its role in the management of infertility. Fertil Steril 1977; 28: 146–50.
13. Albrecht BH, Cramer D, Schiff J. Factors influencing the success of artificial insemination. Fertil Steril 1982; 37: 792–7.
14. Eliasson R. Standards for investigation of human semen. Andrologia 1971; 3: 49–64.
15. World Health Organisation. WHO laboratory manual for the examination of the human semen and semen-cervical mucus interaction. 3rd Edition. The Press Syndicate of the University of Cambridge.
16. Schill WB, Bollmann W. Spermakonservierung, Insemination, in vitro Fertilisation. Urban & Schwarzenberg, München, 1986.
17. Springer-Kremser M. Psychosexuelle Aspekte der Insemination. Wissenschaftl. Information 1981; 7: 181–4.
18. Brähler Ch. Fertilitätsstörung – Kränkung und Herausforderung. In: Brähler E (Hrg). Körpererleben ein subjektiver Ausdruck von Leib und Seele, Beiträge zur psychosomatischen Medizin. Springer-Verlag, Heidelberg, 1986.
19. Batting BJ, MacFarlane AS, Price FV. Three, four and more: a study of triplet and higher order births. HM Stationary office, London, 1990.
20. Pfeffer WH et al. Artificial insemination with husbands semen: prognostic factors. Fertil Steril 1980; 34: 356–61.
21. Brasch JG, Rawlins R, Tarchala S, Radwanska E. The relationship between total motile sperm count and the success of intrauterine insemination. Fertil Steril 1993; 62: 150–4.
22. Fischl F, Deutinger J. Die intrauterine homologe Insemination als Behandlungsversuch bei Oligo- und Oligoasthenozoospermie. Geburtsh Frauenheilk 1985; 45: 670–3.
23. Keck C, Felberbaum R. Zum Einsatz des GnRH-Antagonisten Cetrorelix in der Reproduktionsmedizin. Geburtsh Frauenheilk 2000; 60: 212–7.
24. Diedrich K. In-Vitro-Fertilisation und Embryotransfer. Gegenwärtiger Stand. Fertilität 1990; 3: 93–103.
25. Mortimer D. Semenanalysis and sperm washing techniques. In: Gagnon C (ed). Controls of sperm motility: biological and clinical aspects. CRC Press, Boca Raton, FL, 1990; 263–84.
26. Mortimer D. Sperm preparation techniques and iatrogenic failures of in vitro fertilisation. Hum Reprod 1991; 6: 173–6.
27. Schirren C. Therapieprobleme in der Andrologie. Urologe B 1973; 13: 1–6.
28. Meyhöfer W, Künzel W. Donogene Insemination. Medizinische, juristische und soziologische Aspekte der Übertragung von Fremdsperma. Springer Berlin, Heidelberg, New York, Tokyo, 1988.
29. Bourne R et al. Guidelines for therapeutic donor insemination of sperms. Fertil Steril 1993; 59 (Suppl. 1): 18–48.
30. Daniels KR. Semen donors in New Zealand; their characteristics and attitudes. Clin Reprod Fertil 1987; 5: 177.
31. Handelsman DJ, Dunn SM, Conway AJ, Boylan LM, Jansen RP. Psychological and attitudinal profiles in donors for artificial insemination. Fertil Steril 1985; 43: 95–101.
32. Deary AJ, Seaton JE, Prentice A, Morton NC, Booth AK, Smith SK. Single versus double insemination: a retrospective audit of pregnancy rates with two treatment protocols in donmor insemination. Hum Reprod 1997; 12: 1494–6.
33. Cook R, Golombok S. A survey of semen donation: phase II-the view of the donors. Hum Reprod 1995; 10: 951–9.
34. Tauber PF. Insemination aus ärztlicher Sicht. MMW 1993; 125: 1086–9.

DIE IN VITRO-FERTILISATION ALS ETABLIERTE THERAPIE

L. METTLER

Karl Ernst von Baer beschrieb im Winter 1826/27 als Direktor des Anatomischen Institutes in Tartu die Entwicklung des Menschen aus der Eizelle: *Ursus ad ovo hominem homini ostendit.* Andrew Shettles beschrieb 1971 das Ovum humanum [1] und Robert Edwards 1976 [2] die erste erfolgreiche Schwangerschaft nach in vitro-Fertilisation und Embryo-Transfer in Cambridge. 1981 fand in Kiel der erste Weltkongreß für in vitro-Fertilisation und Embryo-Transfer statt und 1982 erschienen die ersten deutschen Berichte über erfolgreiche IVF/ET-Behandlungen aus Erlangen, Lübeck und Kiel. Karl Ernst von Baer gilt als der Begründer der gegenwärtigen Embryologie, Robert Edwards als Begründer der in vitro-Fertilisation und des Embryo-Transfers, G. Palermo [3] mit André van Steirteghem [4] zählen als Begründer und Verfechter der ICSI-Methode.

Viele Naturwissenschaftler, Mediziner und Patienten waren an der Entwicklung der modernen Reproduktionsmedizin, die ihre Entwicklung keineswegs abgeschlossen hat, beteiligt. Sie steht im Jahre 2000 an der Schwelle neuer Möglichkeiten. Die heutige in vitro-Blastozysten-Kultur, der Blastozystentransfer und das „Implantations-Window" werden immer durchsichtiger. Die Natur hat aber viele ihrer Geheimnisse immer noch nicht verraten. Die Spermatozoen-Gewinnung aus Vorstufen im Hoden zur ICSI-Behandlung bei Azoospermie macht weiter Fortschritte. Hodenbiopsien und Aufarbeitung der gewonnenen Spermatozoen zur TESE-ICSI-Behandlung werden differenziert diskutiert.

Die Andrologen kommen wieder auf die Akrosin-Aktivität und den Fertilisations-Prozeß zurück, angeregt durch die erfolgreichen ICSI-Behandlungen männlich-infertiler Paare. In vitro-Kryokonservierung von reifen und unreifen Eizellen und die in vitro-Kultur von unreifen zu reifen Eizellen erregt die Gemüter. Physiologische Vorgänge werden erneut beschrieben, z. B. Apoptose von Granulosazellen bei Patientinnen mit Endometriose. Sie tritt nach GnRH-Analoga-Behandlung auf. Im Bereich der Embryologie wird der Effekt von Melatonin, das Polkörperchen-Screening, das Auftreten von mehreren Vorkernen, die Präimplantationsdiagnostik und das Klonen in das Zentrum der Diskussion gerückt. Klinisch benötigen die Mediziner, um von den Mehrlingsschwangerschaften abzukommen, Embryobiopsien oder Vorkernbiopsien zur Diagnostik. Ein Vergleich modernster Stimulationsmethoden mit Gegenregulation durch GnRH-Antagonisten und Agonisten ergibt eine bunte Palette von Studien, die immer wieder miteinander verglichen werden. In der Genetik ist es vor allem die Präimplantations-Diagnostik, in Deutschland noch verboten, die weltweit zunehmend an Bedeutung gewinnt. Die Kryobiologie wird in bezug auf Überlebensraten, Schwangerschaften und Implantationsraten ständig verfeinert. Stimulationsprotokolle umfassen immer häufiger auch den Einsatz von GnRH-Antagonisten. Viele Länder stellen ihre Jahresstatistiken zum internationalen Vergleich zur Verfügung.

Mit über 20jähriger Erfahrung des Einsatzes dieser Behandlungsmethoden weltweit ist es bereits möglich, ein Resümee über dieselben als etabliertes Therapie-System zu ziehen. IVF/ICSI gelten heutzutage sogar als der primäre Test einer Befruchtung, welcher gleich zu einer Schwangerschaft führen kann. In der vorliegenden Arbeit soll zu 3 Themen Stellung genommen werden:

- Die Historie der in vitro-Fertilisation
- Vaginal-sonographisch kontrollierte automatisierte Follikel-Punktion
- Gesetze und Komplikationen der assistierten Reproduktion

DIE HISTORIE DER IN VITRO-FERTILISATION

Obwohl die Meldung von einer geglückten extrakorporalen Befruchtung und anschließendem Embryotransfer kaum mehr Schlagzeilen macht, ist das öffentliche Interesse an der Fertilisierung des menschlichen Eies in vitro noch nicht verdämmert. Über die erste in vitro-Fertilisation berichtete der österreichische Wissenschaftler Schenk bereits im Jahre 1889. Über in vitro-Fertilisation und Embryotransfer beim Kaninchen schrieben später Chang 1955 [5] und beim Hamster Yanagimachi im Jahre 1964 [6]. Edwards et al. schrieben bereits 1969 [7] über die Stadien der menschlichen in vitro-Fertilisation in der Zeitschrift „Nature". Dem folgten die Arbeiten von Steptoe et al. [8] mit Beschreibung der ersten menschlichen IVF-Embryos. Die Berichte über die ersten in vitro-Fertilisationen an Rindern begannen mit Iritani und Niwa im Jahre 1977 [9]. Shettles beschrieb bereits 1971 [1] menschliche Blastozysten, Soupart charakterisierte 1973 und 1974 die Ultrastruktur menschlicher in vitro-fertilisierter Eizellen [10, 11]. Der erste Bericht von Steptoe und Edwards über die Geburt eines Kindes nach der Reimplantation eines menschlichen Embryos erschien 1978 [12]. Mit zunehmender intensivierter Diagnostik beider Partner eines sterilen Ehepaares werden in vitro-Fertilisation und Embryotransfer heute bei funktionell anatomischer Sterilität, also Tubenunwegsamkeiten, bei Endometriose, bei immunologischen Sterilitätsursachen, idiopathischer Sterilität, bei Ovulationsstörungen und zunehmend bei Aspekten männlicher Subfertilität eingesetzt. Auch in unserer Sprechstunde kann man sagen, daß der Anteil männlicher Subfertilität nahezu 50 % am Gesamtkollektiv steriler Paare ausmacht. Dieser Situation entsprechend hat die intrazytoplasmatische Spermieninjektion (ICSI) die partielle Zona-Dissektion (PZD) und die subzonale Spermieninjektion (SUZI) völlig verdrängt [3]. Die ICSI-Technik ist heute die einzige erfolgreiche Methode, die seit der Erfahrung der belgischen Kollegen Palermo und van Steirteghem [3, 4] weltweit angewandt wird. Im deutschsprachigen Raum – Deutschland, Österreich, Schweiz – werden jährlich über 10.000 Kinder nach IVF/ET und ICSI geboren.

Weltweit spricht man jetzt schon von einer Zahl von über 200.000 Kindern, die nach IVF/ET oder ICSI-Behandlungen bei bisher kinderlosen Ehepaaren geboren wurden. In etwa 25 % der Funktionen kommt es zur Schwangerschaft, in 30 % zum Embryotransfer und zu einer Lebendgeburt in etwa 20 %. Dieser Prozentsatz muß zweifelsohne noch verbessert werden. Dies ist nur durch weitere Erforschung an der etablierten Therapie, mit Veränderung kleinster Schritte, der Stimulation, der Kultivierung, z. B. vom Blastozystenstadium, der Verbesserung der Medien und der gesamten Laborarbeit zu diskutieren.

Kann die Kryokonservierung die Methode verbessern? Darüber haben sich viele Autoren Gedanken gemacht [13–15], deutsche und europäische sowie weltweite Standard-Kommissionen empfehlen Vorgehensweisen und Labormethoden. Zur Mediumherstellung wird die Zubereitung aus reinstem Wasser mit hoher Qualität unter Kontrolle von pH (7,3–7,6) und Osmolarität (< 80 mOsmol) empfohlen. Dabei arbeitet man an einer Laminar-Flow-Bench oder Sterilkabine. Embryonen im Vorkernstadium in 4-, 8-Zell- und Blastozystenstadium werden gefroren und später übertragen. Weitere Entwicklungen sind im Gange. An den Laborkriterien wird dauernd neu gearbeitet. Wir sind mit einem ständigen Wandel konfrontiert, selbst wenn es nur um die Art der Stimulation der Down-Regulation oder der Rezeptor-Blockade bei Frauen vor der Eizellgewinnung geht. Die Methode der Eizellgewinnung selbst wird variabel gehandhabt und der Embryo-Transfer trotz Versuchen der transuterinen Applikation weiterhin transzervikal durchgeführt.

VAGINALSONOGRAPHISCH KONTROLLIERTE, AUTOMATISIERTE FOLLIKELPUNKTION IM RAHMEN DER EIZELLGEWINNUNG FÜR IVF/ET

An der Kieler Universitäts-Frauenklinik führen wir seit 1986 routinemäßig die vaginalsonographisch kontrollierte Follikelpunktion im Rahmen unseres IVF-Programmes als Standardmethode durch. In den ersten zwei Jahren führten wir lediglich die Handpunktion durch, die wir seit 1988 durch die ultraschallgekoppelte Punktionsautomatik der Firma Labotect ersetzt haben. Wir verwenden bevorzugt das Ultraschallsystem der Firma Siemens mit dem schlanken Ultraschallkopf, der sich problemlos vaginal einführen läßt [16–18].

Mit Hilfe einer entlang der sonographisch definierten Punktionslinie mit schneller Bewegung eingebrachten Follikelpunktionsnadel, die unmittelbar an den Vaginalscanner montiert ist, kann der Follikel gezielt angestochen und abgesaugt werden. Analog verwenden wir die gleiche Punktionsautomatik zur Entleerung von funktionellen Zysten des Ovars.

Automatische im Vergleich zur manuellen Follikel-/Zysten-Punktion

In der vorliegenden Arbeit soll geklärt werden, inwieweit die automatische Follikel- und Zystenpunktion der rein manuellen Follikelpunktion gegenüber überlegen ist.

Übersicht der behandelten Patientinnen

Die an den Siemens-Ultraschallkopf angeschlossene Follikelpunktionsautomatik ermöglicht es, die Punktionstiefe vor Einführen der Nadel exakt einzustellen, eine schützende Arretierung vermeidet ein mögliches unabsichtliches Verstellen. Eine Fehlpunktion oder die Punktion eng benachbarter Organe ist nicht möglich. Im Jahr 1998 wurden 981 Patientinnen in 865 Therapiezyklen nach hormoneller Stimulation und adäquater Überwachung der Follikelreifungsphase der Follikelpunktion im Rahmen des IVF/ET-Programmes zugeführt. Bei 25 Patientinnen führten wir eine transvaginale Zystenpunktion durch. Dabei handelte es sich um 22 Patientinnen mit funktionellen Zysten, 3mal indizierten, endoskopisch nicht zugängigen Bäuchen oder operativ therapieresistenten Zysten (Peritonealzysten). Die Punktionsautomatik ermöglicht für die Kanülenspitze eine rasche Penetrationsgeschwindigkeit in Verbindung mit dem scharfen Kanülenschliff, um das vor sich Herschieben des recht mobilen Ovars zu verhindern. Ein Anstechen von dem Ovar benachbarten Organen ist daher weitgehend ausgeschlossen.

Technische Daten zur Punktionsautomatik

Die Punktionskanüle verbleibt in den jeweiligen Ultraschallschnittebenen, und eine kontinuierliche Sichtkontrolle unter der Punktion ist gewährleistet. Zum Unterschied zur Pelviskopie/Laparoskopie sind auch in der Tiefe des Parenchyms gelegene Follikel der Punktion exakt zugängig. Eine Metallhülse (= Führungshülse), die nach erstmaligem Eintritt der Nadel in das Peritoneum vorgeschoben wird, gewährleistet das Zurückziehen der Follikelpunktionsnadel, ohne jeweils das Peritoneum zu perforieren.

In arretiertem und offenem Zustand zeigen Abbildung 1 und 2 die Anwendung der an den Siemens-Schallkopf gekoppelten Follikelpunktionsnadel. In Abbildung 3 ist die Siemens Endo V-Sonde (= vaginaler Schallkopf) mit der Hochgeschwindigkeits-Punktions-Automatik in Form einer Strichzeichnung abgebildet. Abbildung 4 zeigt als Strichzeichnung die Einzelheiten der automatischen Punktionseinheit wie Punktionsautomatik, Führungshülse und Führungsrohr. Die Punktion wurde in allen Fällen ambulant mit einer postoperativen 3- bis 4stündigen Überwachung durchgeführt. Eine Narkose war weder bei den Follikelpunktionen noch bei den 25 Zystenpunktionen nötig. Abbildungen 5 und 6 zeigen vaginale Ultraschallbilder von stimulierten Ovarien am 12. Zyklustag.

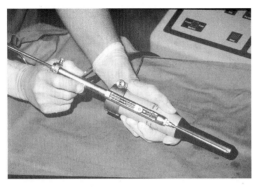

Abbildung 1: Follikelpunktionsautomatik mit Ultraschallsonde (Siemens) in geschlossenem Zustand

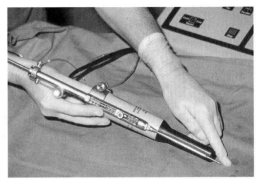

Abbildung 2: Follikelpunktionsautomatik mit Ultraschallsonde (Siemens) in geöffnetem Zustand

Retrospektivstudie

Die retrospektive Studie umfaßt den Zeitraum von zwei Jahren (01.01. 1998 bis 31.12.1999). In dieser Zeit wurden insgesamt 981 Patientinnen mit Kinderwunsch in 865 Zyklen behandelt. Es wurden folgende acht Faktoren hinsichtlich ihrer Auswirkungen auf die Fertilisation, Teilungsgrad und Schwangerschaftsrate untersucht: Ätiologie der Sterilität, Patientinnenalter, Spermaqualität, Stimulationsmethode, Ergebnis des bakteriologischen Spermiogrammes, Tag der Follikelpunktion, Anzahl der durchgeführten Follikelpunktionen und Anzahl der Schwangerschaften in der Anamnese. Die ovarielle Stimulation erfolgte nach verschiedenen Schemata; mit HMG/FSH: HMG in 70 Zyklen, GnRh-Analog short + HMG in 311 Zyklen (Anwendungsdauer: 3 Tage) und GnRh-Analog long + HMG in 21 Zyklen (GnRh-

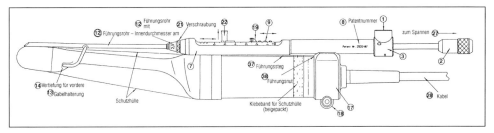

Abbildung 3: EndoV-Sonde mit montierter Hochgeschwindigkeits-Punktionsautomatik

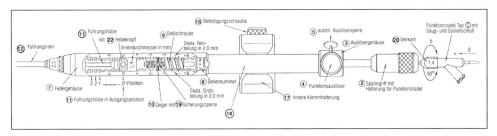

Abbildung 4: Automatische Punktionseinheit: (18) = Punktionsautomatik (Grundgerät); (11) = Führungshülse; (12) = Führungsrohr

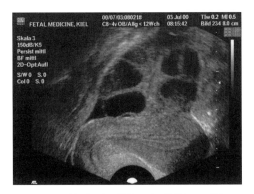

Abbildung 5: Vaginales Ultraschallbild von Uterus und Ovar mit 5 Follikeln, die > 1,2 cm im Durchmesser sind (12. Zyklustag)

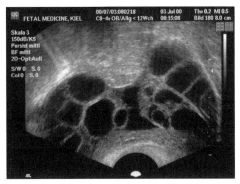

Abbildung 6: Rechtes und linkes Ovar bei Ovulations-Stimulation am 12. Zyklustag

Analog Anwendungsdauer: 2 Wochen), 2 Zyklen mit Clomiphen, spontan in 2 Zyklen. Die Follikelpunktion erfolgte 36–38 Stunden nach Gabe von 5.000–10.000 Einheiten HCG. 4–6 Stunden inkubierte Oozyten wurden mit durch „swim up" aufbereiteten Spermien (100.0000 Spermatozoen pro Oozyte) inseminiert. Als Kriterien für eine Fertilisation wurde das Vorhandensein von zwei oder mehr Vorkernen 18–20 Stunden nach Zugabe der Spermatozoen festgelegt. Die Patientinnen wurden anhand des Teilungsgrades des sich am schnellsten teilenden Embryos in vier Gruppen eingeteilt: keine Teilung, 2 Zellen, 4 Zellen und 6–8 Zellen. Eine Schwangerschaft wurde als solche anerkannt, wenn 14 Tage nach ET die HCG-Werte erhöht waren und sich zugleich in der sonographischen Untersuchung ein Gestationssack finden ließ. Des weiteren wurden die Patientinnen anhand der Spermaqualität ihrer Partner in vier Gruppen aufgeteilt:

- Normospermie
- pathologisches Spermiogramm Grad 1 (A 30–50 %; O 15–20 10/ml; T 30–50 %)
- pathologisches Spermiogramm Grad 2 (A 10–30 %; O 5–15 10/ml; T 10–30 %)
- pathologisches Spermiogramm Grad 3 (A < 10 %; O < 5 10/ml; T < 10 %)

(A: Asthenozoospermie; O: Oligozoospermie; T: Teratozoospermie).

Die einzelnen Parameter des Spermiogrammes wurden in unserem andrologischen Labor, die bakteriologische Untersuchung des Spermas an der mikrobiologischen Abteilung des Klinikums Kiel durchgeführt. In der bakteriologischen Spermaanalyse wurde das Vorhandensein folgender Bakterien untersucht: Staphylokokken, Streptokokken, E. coli, Enterobakterien, Pseudomonas, Candida albicans, Chlamydia trachomatis, Ureaplasma urealyticum, Mykoplasma hominis.

Die statistische Analyse wurde mit linearer Regression und dem Student T-Test ausgewertet.

Die GnRh-Antagonisten-Behandlung mit 0,25 mg Cetrorelix sowie der Einsatz von rekombinanten Gonadotropinen haben in letzter Zeit viel Furore gemacht [19, 20]. Wir evaluierten unsere ersten 49 Patientinnen, die zusätzlich zu ihrer Applikation von HMG und FSH mit Cetrorelix downreguliert wurden, in der IVF- und ICSI-Behandlung, verglichen zu dem Embryotransfer. Es handelte sich um 32 IVF- und 17 ICSI-Zyklen. Aus Tabelle 1 ist die Schwangerschaftsrate von 31,3 % bei Einsatz der IVF-Technik und von 46 % bei Einsatz der ICSI-Technik zu sehen. Im Vergleich zu unseren Jahresdurchschnittsergebnissen mit der IVF/ICSI/ET-Behandlung und der Downregulation durch GnRH-Agonisten C = 24–28 % erhebt sich eine höhere Schwangerschaftsrate pro fertilisierter Oozyte und pro Embryotransfer.

Tabelle 1: IVF-ICSI-Ergebnisse nach stimulierten Zyklen unter Zusatzmedikation des GnRH-Antagonisten „Cetrorelix" Sept. 1999 bis April 2000

IVF-Zyklen	FP		Oozyten	Fertil. Oozyten		ET		Gravidität	
n	n	%	n	n	%	n	%	n	%ET
32	30	93,8	84	58	69,0	16	53,3	5	21,3
ICSI-Zyklen	FP		Oozyten	Fertil. Oozyten		ET		Gravidität	
n	n	%	n	n	%	n		n	%ET
17	17	100	154	118	76,6	13		6	46

Tabelle 2: IVF-ICSI-ET-Statistik 1998/99

	Anzahl (n)	Anteil (%)
Zyklen	981	
FP-Zyklen	865	88,2
FP mit Oozyte*	846	97,8

	IVF (n)	Anteil (%)	ICSI (n)	Anteil (%)
FP*	476	56,3	370	43,7
Oozyten	2933		2600	
Insem./Injiz. Oozyten	2902	98,9	2334	89,8
Fertil. Oozyten	1678	57,8	1511	64,7
Embryonen	915		838	
ET	384	80,7	349	94,3
Auftauzyklen	22		21	
Kryokons. 2 PN	181	10,8	147	9,7
Aufgetaute 2 PN	87		87	
Embryonen	47	54	50	57,5
ET nach Kryo	22	100	21	100
Gesamt-ET	406		370	
Graviditäten	96	25 %/ ET	95	27,2 % ET
Einlinge	61	63,5	59	62,1
Zwillinge	11	11,5	15	15,8
Drillinge	6	6,3	7	7,4
Abort/EU	18	18,8	14	14,7

Ergebnisse

Bei 865 vaginalen Follikelpunktionen (Tab. 2) ergaben sich keine Komplikationen. Die Eizellauffindungsraten waren 70 % in der primären Aspirationsflüssigkeit und lagen nach Spülung der Follikel bei 96 % (Tab. 1). In Tabelle 2 sind die entsprechenden Befruchtungs- und Schwangerschaftsraten pro Punktion wiedergegeben. Dabei ist natürlich auch das Stimulationsschema zu beachten. Die Tabelle 3 differenziert in einer Teilauswertung den Teilungsgrad der sich am schnellsten teilenden Embryonen in Abhängigkeit von Stimulationsschema. Sie hängen natürlich nicht allein von der Punktion selbst ab. Die Ergebnisse liegen im Rahmen der in Deutschland erzielten Schwangerschaften, wie im Vergleich zur Deutschland-Statistik 1998 (Abb. 7 + 8) vergleichbar leicht ersichtlich ist. Tabelle 4 gliedert die Fertilisations- und Schwangerschaftsraten pro Follikelpunktion, nicht pro Embryotransfer, entsprechend der Spermaqualität der Ehemänner in einer Teilauswertung

Tabelle 3: Teilungsgrad des sich am schnellsten teilenden Embryos pro Punktion in Abhängigkeit von Stimulationsschema

Schema	Zyklen	Teilungsgrad			
		Keine	2 Zellen	4 Zellen	6–8 Zellen
HMG/FSH-HMG	70	19 (27,1 %)	3 (4,3 %)	38 (54,3 %)	10 (14,3 %)
GnRH short	311	85 (27,3 %)	15 (4,8 %)	121 (38,9 %)	89 (28,6 %)
GnRH long	21	4 (19,0 %)	1 (4,8 %)	8 (38,1 %)	8 (38,1 %)

Tabelle 4: Schwangerschaftsraten pro Fertilisation und Punktion bei unterschiedlichen Sperma-Kategorien der Ehemänner

Spermiogramm	Therapiezyklen	Oozytenzahl	Fertilisation/ Oozyt	Schwangerschaften	Schwangerschaftsrate/ Zyklus
Normospermie	241	621	592 (95,3 %)	46	19,10 %
Path. Grad I	81	176	153 (86,9 %)	12	14,80 %
Path. Grad II	64	112	80 (71,4 %)	2	3,10 %
Path. Grad III	20	26	13 (50,0 %)	1	5,00 %
Gesamt	406		61		15,00 %

auf. Prognosefaktoren für das Erreichen des Kinderwunsches sind dabei deutlich erkennbar.

Diskussion

Da die endosonographischen Follikel-Untersuchungsmethoden nach den Ergebnissen von Feichtinger und Kemeter 1986 [21] und Popp 1990 [22] inzwischen voll etabliert sind, hat auch die medizinisch-technische Industrie sich Mühe gegeben, die Vaginalsonden besser anzupassen. Mit Hilfe der guten Auflösung moderner Ultraschallgeräte ist die Darstellung der Follikel besser geworden. Die vaginalsonographische Follikelpunktion im Rahmen des IVF-Programmes sowie die vaginalsonographische Zystenpunktion bei bestimmten Indikationen werden heute als Standardmethoden eingesetzt. Die uns zur Verfügung stehenden Vaginalscanner zeichnen sich durch unterschiedlich hohe Bildauflösungen aus. Es wurden mit diesem Vaginal-Scanner gekoppelte Punktionskanülen mit 2 oder einer Leitschiene entwickelt. Dabei erfolgt die Punktion immer über das hintere oder seitliche Scheidengewölbe. Um die bei der manuellen Punktion entstehende Unsicherheit der Kraftanwendung und die Geschwindigkeit zu stabilisieren und um die Sicherheit zu erhöhen, entwickelte die Firma Labotect eine ultraschallgekoppelte Punktionsautomatik, der eine stereotaktische Vermessung des Beckens zugrunde liegt [23]. Die entsprechend konzipierte Punktionshilfe läßt sich an alle herkömmlichen Scanner montieren. Sie ergibt, gekoppelt an den Siemens-Ultraschall-Vaginalkopf, einen ausgezeichneten Sitz. Die Punktionstiefe im Follikel kann vaginalsonographisch besser als endoskopisch bei direkter Betrachtung des Follikels per pelviskopiam abgeschätzt werden (Abb. 5 + 6).

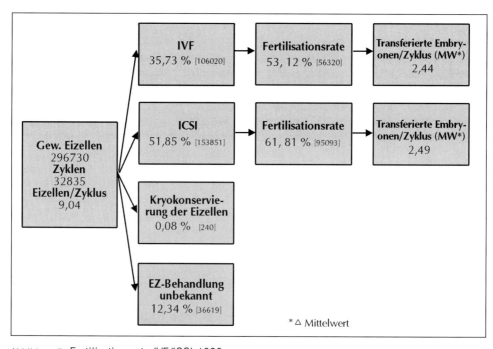

Abbildung 7: Fertilisationsrate IVF/ICSI 1998

Neben den in der vorliegenden Arbeit geschilderten Möglichkeiten des Einsatzes der Punktionsautomatik zur Follikelpunktion und zur Becken-Zystenpunktion kann diese Punktionseinheit natürlich auch im Rahmen onkologischer Fragestellung für gezielte Biopsien eingesetzt werden. Auch der Embryotransfer in das Endometrium ist auf diesem Wege möglich. In gut 10-jähriger Erfahrung und praktischer Anwendung dieses automatischen Punktionssystems haben wir uns die Vorteile im Vergleich zur manuellen Führung zunutze gemacht. Vor jeder Anwendung sollte in regelmäßigen Abständen ein Test in der Nadelführung im physiologischen Kochsalzbad bei 37 °C erfolgen. Dabei kann festgestellt werden, ob die eingestellte Punktionstiefe von der Punktionsnadel aus entspricht.

Vorteile des Einsatzes der Punktionsautomatik zur Follikelpuktion

Mit einfacher Handhabung wird die diametrische Stelle der Position der Punktionsnadel geleistet, verbogene Nadeln müssen dabei ersetzt werden. Auch bei mehrfacher Punktion ergibt sich keine Abweichung von der vorgegegebenen Punktionslinie, die bei der Manualpunktion immer wieder vorkommt. Eine Arretierung schützt vor unbeabsichtigtem weiterem Vorschnellen der Punktionsnadel nach Vorwahl der Punktionstiefe. Eine Ver-

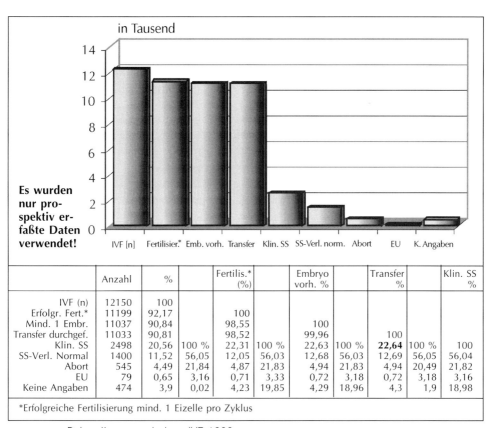

	Anzahl	%		Fertilis.* (%)		Embryo vorh. %		Transfer %		Klin. SS %
IVF (n)	12150	100								
Erfolgr. Fert.*	11199	92,17		100						
Mind. 1 Embr.	11037	90,84		98,55		100				
Transfer durchgef.	11033	90,81		98,52		99,96		100		
Klin. SS	2498	20,56	100 %	22,31	100 %	22,63	100 %	**22,64**	100 %	100
SS-Verl. Normal	1400	11,52	56,05	12,05	56,03	12,68	56,03	12,69	56,05	56,04
Abort	545	4,49	21,84	4,87	21,83	4,94	21,83	4,94	20,49	21,82
EU	79	0,65	3,16	0,71	3,33	0,72	3,18	0,72	3,18	3,16
Keine Angaben	474	3,9	0,02	4,23	19,85	4,29	18,96	4,3	1,9	18,98

*Erfolgreiche Fertilisierung mind. 1 Eizelle pro Zyklus

Abbildung 8: Behandlungsergebnisse IVF 1998

letzung von größeren Gefäßen oder Organen ist kaum denkbar. Die Führungshülse hält die Kanalspitze zwischen der Punktion in geschützter Position, da mehrfaches Perforieren des Peritoneums nicht nötig ist.

Als Nebenwirkung ist hier festzustellen, daß die Punktionshülse – einmal eingeführt – die Kontaminationen weiterer Punktionen verhindert, aber ihre Rigidität ein kleines Hindernis bei weiteren Punktionen darstellt und daß bei großen Ovarien bei seitlichen Follikeln in manchen Fällen einige Perforationen des Peritoneums durch die Punktionskanüle erforderlich waren. Da die Punktionsautomatik der Kanülenspitze eine hohe Penetrationsgeschwindigkeit ergibt, wird das vor sich Herschieben des oft mobilen Ovars verhindert. Bei der schnell geführten Handpunktion schießt die Nadel leicht über das Ziel hinaus; die Gefahr der Verletzung von Nachbarstrukturen ist viel größer als bei der Anwendung der Punktionsautomatik.

Die völlig schmerzlose Punktion ermöglicht die Follikelpunktion oder das Absaugen von Zysten ohne Narkose. Wir setzen in 60 % aller Eingriffe eine intravenöse Analgesie nach Wunsch der Patienten ein. Allerdings war dieses Vorgehen auch bei Manualpunktion möglich. Wir führen seit 1986 die Follikelpunktion ebenso wie die Zystenpunktion als eine ambulante Behandlung durch. Das genaue Festlegen der Punktion erlaubt auch die Punktion kleinerer Follikel, die nicht selten auch reife Oozyten tragen.

Eiauffindungsrate bei IVF/ICSI

Die Eiauffindungsrate der hier dargestellten automatisierten Follikelpunktion hat im Vergleich zu unseren eigenen Ergebnissen mit der vaginalsonographisch kontrollierten Vaginalpunktion der Jahre 1983–1986 eine Verbesserung der Ergebnisse erbracht. Es ergibt sich nicht nur eine bessere Eiauffindungsrate, sondern auch eine sicherere Punktion durch die Punktionsautomatik mit geringerem Trauma für den Follikel. Bei Zystenpunktionen kann nach Plazierung der Nadel ein Ablaufen oder Absaugen der Zystenflüssigkeit erfolgen, auch das Einbringen von Medikamenten ist auf diesem Wege möglich.

Abschließend ist zu sagen, daß im Sinne des Fortschrittes bei Instrumenten die Siemens-Ultraschallsonde mit der Labotect-Punktionsautomatik eine Weiterentwicklung darstellt, die dem Verbraucher und uns Ärzten entgegenkommt, sie stellt eine Entwicklung dar, die sinnvoll erscheint und ist jedem Arzt zu empfehlen.

Gesetze und Komplikationen der assistierten Reproduktion

Weltübersicht

1996 hatten 38 Nationen Gesetze zur Reproduktionsmedizin und/oder 11 Richtlinien ausgearbeitet.

Ehestatus oder Partnerschaft

Eine Analyse auf internationaler Basis ergibt, daß der Ehestatus zur Behandlung mit ART gesetzlich nur in 12 Ländern gefordert wird und in 16 Ländern bei stabilen Paaren eine Ehe nicht Voraussetzung ist. Die meisten Länder bieten IVF/ICSI. Israel, Spanien und Finnland schließen auch Frauen allein in die Behandlung ein. Frankreich und Dänemark verbietet die Behandlung von Homosexuellen.

Ziel der ART

Das Ziel der ART ist die Geburt eines gesunden Kindes. Da Mehrlingsschwangerschaften häufig mit Morbidität und Mortalität belastet sind, muß die Zahl der übertragenen Embryonen limitiert werden.

Zahl transferierter Embryonen

Da Schwangerschaften, die über eine Zwillingsschwangerschaft hinausgehen, schwierig sind, wurden in vielen Ländern Gesetze zur Zahl der übertragenen Embryonen erstellt. Dabei berücksichtigt werden sollte allerdings, daß immer wieder Variationen der Praktiken, die aus neueren Forschungsergebnissen resultieren, zu beobachten sind wie:

- Alter der Patientinnen,
- ovarielle Reserve am Tag 3,
- FSH-Messung,
- Spezifität der einzelnen Therapieprogramme,
- Entwicklung neuer Kulturmedien mit Verbesserung der Embryonenqualität,
- Blastozystentransfer,
- neue Erkenntnisse der Implantation und unterschiedliche Implantationsraten aus kryokonservierten und frischen Gameten und Embryonen.

Einige Länder empfehlen, daß die Zahl der transferierten Embryonen in einer Geburtenrate mit < 2 % Drillingen resultiert. Weltweit geht der Trend zum Transfer von wenigen Embryonen.

Kryokonservierung

Die Kryokonservierung ergibt in einer Auswertung von 35 Ländern in 30 Ländern Richtlinien (81,1 %). Deutschland und die Schweiz sind die einzigen Länder, die eine Kryokonservierung im Pronucleus-Stadium empfehlen. Eine Grenze zum Verbleiben der Embryonen sollte gesetzt werden, sie fehlt in Deutschland noch.

Gameten- und Embryonenspende

Deutschland ist eines der wenigen Länder, in welchem die Spende von Gameten und Embryonen verboten ist, so auch in Norwegen und Schweden. In den meisten Ländern wurden gute Erfahrungen mit Gameten- und Embryonenspenden gemacht. Medizinisch wichtig ist dabei die Infektions- und speziell HIV-Kontrolle bei Spermatozoen, Embryonen und Oozyten. Wenn Eizellen nicht tiefgefroren werden, kann ein Problem entstehen. In Deutschland verhindert das Gesetz der Gameten- und Embryonenspende einige Schwangerschaften.

Mikromanipulation

Während ICSI weltweit in allen Ländern erlaubt ist, mit Einschränkung bei Anwendung von „Assisted hatching", ist „microsurgical epididymal sperm aspiration" (MESA) und „testicular sperm extraction" (TESE) in vielen Ländern nicht erlaubt. Fast überall gibt es Richtlinien zur Übertragung von Infektionskrankheiten.

Embryonen-Reduktion

Die ultraschallkontrollierte Embryonen-Reduktion wird zum Wohle der Mutter und der Entwicklung der überlebenden Embryonen bei Schwangerschaften mit mehr als 3 Embryonen vorgeschlagen. Mit intensiver Aufklärung über die Risiken der verbleibenden Embryonen wird diese Technik häufig in den USA eingesetzt.

Präimplantationsgenetische Diagnostik

Die präimplantationsgenetische Diagnostik (PGD) ist weltweit als eine Technik zum Erkennen von Erkrankungen anerkannt, aber in Deutschland bisher verboten. Die Technik ist schwierig, aber erfolgreich und wird weiter bearbeitet. Es wird unterschieden zwischen Abtötung eines kranken Fetus und dem Verwerfen eines ebenfalls betroffenen, aber nicht untersuchten Embryos. Die einzel-zellgenetische Analyse ermöglicht das Erkennen von Einzelgen- und chromosomalen Defekten mit Polymeraseketten-Reaktionstechnik (PCR) und Fluoreszenz-in-situ-Hybridisierung (FISH).

IVF und Leihmutterschaft

Während bei uns in Deutschland die Leihmutterschaft gesetzlich verboten ist, wird sie in vielen Ländern Frauen ohne Uterus angeboten. Es wird deutlich unterschieden zwischen einer Leihmutterschaft mit Eizellen der Leihmutter und voller Leihmutterschaft, wobei die Leihmutter nur den Uterus bereitstellt und der Embryo genetisch von den zukünftigen Eltern stammt. Diese IVF-Leihmutterschaft wird weltweit noch nicht richtig anerkannt. Sie wird in 15 von 37 analysierten Ländern praktiziert.

Embryonenforschung

Durch die Forschung an Gameten und Embryonen ist bei infertilen Paaren der medizinische Fortschritt der Techniken IVF und ICSI gelungen. Forschung kann nicht nur an Tieren durchgeführt werden. Auch Therapien an Menschen müssen ausgewertet werden, ehe eine neue Methodik zur Routine eingesetzt werden kann. In den meisten Ländern mit Embryonenschutzgesetzen ist die Embryonenforschung verboten. England macht eine große Ausnahme, da die Forschungsmöglichkeit an Embryonen bis zum 14. Lebenstag durch die Human Fertilisation and Embryo Authority gegeben ist, wenn die Verwendung von Embryonen für die folgenden Zwecke wichtig ist:

- Förderung der Sterilitätstherapie,
- Erhöhung wissenschaftlicher Kenntnisse über die Ursache von Erbkrankheiten,
- neue Erkenntnisse von Ursachen bei Fehlgeburten,
- Entwicklung effektiver Kontrazeptionstechniken,
- sichere Methoden zur Anwesenheit von Genen oder chromosomalen Veränderungen an Embryonen vor der Implantation.

Komplikationen der assistierten Reproduktion

Da sich fast alle IVF-Programme mit der Ovulationsinduktion zur Möglichkeit der Aspiration mehrerer Oozyten beschäftigen, ergeben sich als Komplikation der Ovulationsinduktion: ovarielle Hyperstimulation, Mehrlingsschwangerschaften und die Frage der immer wieder diskutierten Zusammenhänge zwischen Stimulation sowie Brust- und Ovarial-Karzinom.

Überstimulationssyndrom

Die Inzidenz eines milden Überstimulationssyndrom im Rahmen der IVF liegt bei 3–4 %, diejenige eines schwerwiegenden bei 0,1–0,2 %. Die klinischen Manifestationen zeichnen sich aus durch Ascites, thromboembolische Phänomene, Leberfunktionsstörungen, Nierenbeschwerden, Atmungsbeschwerden [24]. Das Überstimulationssysndrom entsteht durch einen plötzlichen Anstieg der Permeabilität der Kapillaren, welcher eine schnelle Flüssigkeitsveränderung im intravaskulären Raum zur Folge hat und zu hämodynamischen Veränderungen führt. Die exakte biologische Ursache der erhöhten Kapillarpermeabilität ist unbekannt. Prostaglandin sowie Renin-Angiotensinwirkung werden diskutiert. Leider gibt es keine absoluten Kriterien, die die Patientin in ihrer Neigung zur Überstimulierung aufklären können.

Gefahr von Eierstockkrebs

Das Ovarial-Karzinom stellt das fünfthäufigste Karzinom der Frau dar und ist gleichzeitig die Haupt-Todesursache bei gynäkologischen Malignomen. Die Inzidenz des Ovarial-Karzinoms steigt nach den Wechseljahren. Daher kann sicherlich ein Zusammenhang zwischen der direkten Östrogenproduktion und dem Ansteigen der hypophysären Gonadotropine mit der Ovarial-Karzinomentstehung überlegt werden. Auf der anderen Seite wissen wir auch, daß Schwangerschaften, Stillperioden und die Verwendung von oralen Kontrazeptiva als protektive Effekte in der Entstehung des Ovarial-Karzinoms gesehen werden kann. Nach dem Bericht von Whittemore et al. 1992 [25] entstand die Angst um einen Zusammenhang zwischen der ovariellen Stimulation und der Entwicklung von Ovarial-Karzinomen.

An unserer Klinik beobachteten wir über 20 Jahre Frauen unter HMG/HCG-Stimulation und konnten lediglich in 2 Fällen im Abstand von 1–4 Jahren nach der letzten HMG/HCG-Applikation das Auftreten eines Ovarial-Karzinoms feststellen. Da jedoch das gesamte Schwangerschaftsgeschehen Ovarial-Karzinom-protektiv ist, gilt es abzuwägen, in welcher Richtung wir unsere Bedenken äußern.

Ovarielle Stimulation und Gefahr von Mamma-Karzinomen

Da in den letzten 3 Dekaden insgesamt eine höhere Inzidenz an Mamma-Karzinomen beobachtet wird als früher, versucht man die Ursache zu klären. Einige Theorien besagen, daß eine reduzierte Stillzeit vorherrscht und eine erhöhte Inzidenz an Mammographien durchgeführt wird, und hiermit ein Zusammenhang der höheren Frequenz des Mamma-Karzinoms zu überlegen ist. Auf jeden Fall wird in epidemiologischen und experimentellen Studien eine Korrelation zwischen endogenen und exogenen Geschlechtshormonen und anderen Reproduktionsvariablen bei der Entstehung des Brust-Karzinoms diskutiert. Die im Rahmen der IVF/ET-Behandlung angewandte Stimulation und Überstimulation bewirkt über eine längere Zeit die Exposition hoher Östrogen- und Progesteronwerten. Anhand von Unterlagen von 710 Patientinnen, die im Rahmen der Sterilitätsbehandlung in den letzten 10 Jahren in unserer Klinik behandelt wurden, weisen 4 Patientinnen die spätere Diagnose eines Mamma-Karzinoms auf. Die Hypothese, daß Mamma-Karzinome östrogen- oder progesteronabhängig sind, weist mehrere Fragen auf, die jedoch durch multizentrische epidemiologische Studien geklärt werden müßten:

- Die in vitro-Östrogenstimulation vermag Brust-Karzinome zu stimulieren.
- Mamma-Karzinome treten 100fach häufiger bei Frauen als bei Männern auf.
- Viele Mammatumore enthalten Östrogen- und Progesteronrezeptoren.
- Die Inzidenz von Mamma-Karzinomen ist höher bei Männern, die we-

gen eines metastasierenden Prostata-Karzinoms mit hohen Dosen von Östrogenen behandelt wurden.

Komplikationen der Oozyten-Aspiration

Von 1978 bis 1986 wurden die Oozyten-Aspirationen hauptsächlich in Vollnarkose unter pelviskopisch-laparoskopischer Sicht durchgeführt. Die dabei aufgetretenen Komplikationen konnten im wesentlichen im Zusammenhang mit der Anästhesie, der Erzeugung des Pneumoperitoneums mit dem Einführen der Trokare, also als normale Laparoskopie-Komplikationen gesehen werden. Nachdem heute auch der intratubare Gameten- und Zygotentransfer transuterin durchgeführt werden kann, werden laparoskopische Follikelaspirationen kaum noch durchgeführt. Die laparoskopischen Komplikationen mit Pneumo-Thorax, Emphysem, Verletzungen von Därmen, Gefäßen und den Nachbarorganen Blase und Rektum können unberücksichtigt bleiben. Das Einführen der Trokare führte auch zu Verletzungen von Gefäßen. Durch die ultraschallkontrollierten vaginalen Follikelpunktionen [22] kam es nur in wenigen Fällen nach den Berichten der Weltliteratur zu Blutungen, Darmperforationen, aber auch zu Todesfällen bei insuffizienter postoperativer Überwachung. Bei der transvaginalen Oozytenpunktion kann es zu pelvinen Infektionen kommen, wenn insuffizient desinfiziert wird.

Wir hatten bei den jetzt 8.000 durchgeführten vaginalen Follikelpunktionen bisher 3mal eine pelvine Infektion antibiotisch zu behandeln. In einem Fall war eine Pyosalpinx eröffnet worden, die Patientin hatte nach dem Transfer zunehmend Fieber und heftige Unterleibsschmerzen, so daß eine Kontroll-Pelviskopie durchgeführt wurde und die pelvine Infektion saniert werden konnte.

Komplikationen bei der Gewebekultur

Wenn vor einer IVF-Behandlung auf Hepatitis B, HIV, Rubella und Syphilis untersucht wird bzw. das Serum der Patientin und kein Poolserum aus Nabelschnur-Seren verwandt wird, kommt es nur selten zu Infektionen. Sowohl die Deutsche als auch die Europäische Standard-Kommission gibt Ratschläge zur in vitro-Fertilisation und Empfehlungen zu Vorgehensweisen der Labormethoden. Zur Mediumherstellung wird die Zubereitung aus Pulverform mit Reinstwasser hoher Qualität und auch Kontrolle von pH (7,3–7,6) und Osmolarität (82 mOsmol) empfohlen, unter einer Laminar-Flow-Bench oder Steril-Kabine erfolgt der Zusatz von Antibiotika zu den Medien. Die Deutsche Gesellschaft für Gynäkologie und Geburtshilfe empfiehlt Mäuseversuche als Möglichkeit bei Bedarf, also nicht routinemäßig, mit der Einschränkung, daß Wachstumskontrollen von Embryonen verschiedener Versuchstierspezies nicht unbedingt auf den Menschen zu übertragen sind. Dennoch verwenden viele Arbeitsgruppen Mäuseversuche, um ihre Medien und Laborroutine auf einem kontinuierlichen Standard zu halten.

Komplikationen von Schwangerschaftsverlauf und Geburt nach IVF-ET

Bei der in vitro-Fertilisation treten die gleichen Störungen der Schwangerschaft wie nach physiologischer Konzeption auf. Es kommen also nur etwa 2/3 der entstandenen Schwangerschaften zur Lebendgeburt. Spontane Aborte, Eileiterschwangerschaften, Mehrlingsschwangerschaften verursachen frühe und späte Beendigungen der

Schwangerschaft mit einer erhöhten perinatalen Mortalität. Die Mehrlingsschwangerschaftsraten liegen zwischen 25 und 30 %, aber auch die aufgetretene Frühgeburtlichkeit führt zu erhöhter Morbidität und Mortalität der Kinder. Die Inzidenz der perinatalen Mortalität liegt bei 7–23 pro 1000 Geburten von Einlingen, bei Drillingen und Vierlingen ist die Rate auf 70–140 pro 1000 bzw. 100–170 pro 1000 entsprechend erhöht. Ein erhöhtes Krebsrisiko bei IVF/ICSI-Kindern ließ sich in einer Auswertung von 5.249 Geburten nicht feststellen [26].

Diskussion und Zusammenfassung

Erinnern wir uns an die ersten Berichte von Edwards über die Reifung der menschlichen Eizelle in vitro 1965 [27] und Edwards et al. 1966 [28], so ist der Gedanke um die IVF-Behandlung bereits 35 Jahre alt. Beziehen wir uns auf die Geburt von Louise Brown 1978, so ist IVF 22 Jahre alt. Zurückschauend können wir uns fragen: War IVF erfolgreich für die Patientin oder für die behandelnden Ärzte? War IVF ein ethisches Vorgehen? Die IVF-Behandlung ist weltweit immer in größter Verantwortung durchgeführt worden. Die Technik, die uns damals mit kleineren oder größeren Kenntnissen in den Jahren 1980–1982 faszinierte und nachgemacht werden wollte, ist inzwischen mit strikten Definitionen, Technik, Erfassung der Resultate sowie detaillierten Analysen für die Zellkultur, die Eizellgewinnung, für die Patienten-Stimulation, Corpus luteum-Phasen und Regulation für die werdende Schwangerschaft versehen. In Diskussion sind neben den ethischen Aspekten der Gameten-Donation, der Embryonen-Donation, sicherlich auch noch die Kryokonservierung sowie die Techniken der Mikromanipulation, der intrazytoplasmatischen Spermien-Injektion, der partialen Zonadissektion, des assistierten Hatchings sowie der sogenannten Fetal-Reduction (Reduktion von mehr als 4 Embryonen im Uterus auf 2–3 wachsende Embryonen).

Es werden detaillierte Studien über Schwangerschaften und Lebendgeburten vorgelegt. Viele Länder erfassen jährlich die Ergebnisse aller durchgeführten Stimulationen, Punktionen, Embryo-Übertragungen, entstandenen Schwangerschaften und Weiterentwicklung der Kinder. Der Traum von vielen Forschern, wie z. B. Pincus und Shapiro [29], die schon 1940 Kaninchenzellen in vitro und in vivo untersuchten, ist mit der in vitro-Fertilisation des menschlichen Eies Wahrheit geworden. Natürlich müssen die Ergebnisse der in vitro-Fertilisation und des Embryotransfers noch verbessert werden, und eine höhere Lebendgeburtenrate muß erreicht werden. Andere sich eröffnende Therapien wie die Pränatal-Diagnostik im Embryostadium, genetische Manipulationen bei Erbkrankheiten sowie die Geschlechtsbestimmung von abgetrennten Blastomeren sollten bald als Möglichkeit zur Anwendung kommen.

Präimplantationsdiagnostik-Techniken sind durch eine Kombination der in vitro-Fertilisation und der molekulargenetischen Techniken möglich geworden. Diese Techniken sind vor allem für Ehepaare mit genetischem Risiko interessant, weil sie die Übertragung eines gesunden Embryos bzw. gesunder Embryonen ermöglichen. Sie stellen bereits eine Alternative zur Pränatal-Diagnostik und zum therapeutischen Abort bei Feten mit Krankheiten dar. Es konnte gezeigt werden, daß die

Entfernung von ein oder zwei Zellen aus einem 8-Zell-Embryo am 3. Tag die weitere Entwicklung nicht stört [30, 31]. Dadurch erscheint sie am besten für die Präimplantationsdiagnostik geeignet. Die Techniken der Polymerase-Kettenreaktion [32] und der Fluoreszenz in situ-Hybridisierung (FISH) [33, 34] ermöglichen es, genetische Information von den biopsierten Blastomeren zu bekommen. Beide Techniken werden eingesetzt, um die Geschlechtsbestimmung menschlicher Embryonen bei Trägern von X-Chromosomen-gebundenen Krankheiten durchzuführen [35, 36].

Die in vitro-Fertilisation ist eine etablierte Therapie im Rahmen der assistierten Reproduktion, ihre Chancen für die Menschheit sind groß und sollten – entsprechend vorsichtig – positiv genutzt werden.

LITERATUR

1. Shettles LB. Human blastocyte grown in vitro in ovulation cervical mucus. Nature (Lond.) 1971; 229: 132.
2. Steptoe PC, Edwards RG. Reimplantation of a human embryo with subsequent tubal pregnancy. Lancet 1976; I: 880–2.
3. Palermo G, Joris H, Devroey P et al. Pregnancy after intracytoplasmic injection of a single spermatozoon into an oocyte. Lancet 1992; 304: 17–8.
4. van Steirteghem AC, Liu J, Joris H et al. Higher success rate by intracytoplasmic sperm injection than by subzonal insemination. A report of a second series of 300 consecutive treatment cycles. Hum Reprod 1993; 8: 1055–60.
5. Chang GMC. The maturation of rabbit oocytes in culture, activation, fertilization and subsequent development in the Fallopian tubes. J Exp Zool 1955; 128: 379–405.
6. Yanagimachi R, Chang MC. In vitro fertilization of golden hamster ovar. J Exp Zool 1964; 156: 361–76.
7. Edwards RG, Bavisster BD, Steptoe PC. Early stages of fertilization in vitro of human oocytes matured in vitro. Nature (Lond.) 1969; 221: 632–5.
8. Steptoe PC, Edwards RG, Purdy JM. Clinical aspects of pregnancies established with cleaving embryos grown in vitro. Br J Obstet Gynecol 1980; 87: 757.
9. Iritani A, Niwa K. Capacitation of bull spermatozoa and fertilization in vitro of cattle follicular oocytes matured in culture. J Reprod Fertil 1977; 50: 119–21.
10. Soupart P, Morgenstern LL. Human sperm capacitation and in vitro fertilization. Fertil Steril 1973; 24: 462–78.
11. Soupart P, Strong PA. Ultrastructural observation on human oocytes fertilized in vitro. Fertil Steril 1974; 25: 11–44.
12. Steptoe PC, Edwards RG. Birth after reimplantation of a human embryo. Lancet 1978; X: 366.
13. Dor J, Rudak E, Levran D, Kimchi M, Nebel L, Serr DM. Pregnancies following cryopreservation of human embryos (Abt. PP 131). Proceedings of the Fifth World Congress of In Vitro Fertilization and Embryo Transfer. Norfolk, Virginia, 5-10 April 1987. American Fertility Society 1987; 77.
14. Testart, J, Lassalle B, Belaisch-Allart J, Forman R, Hazout A, Volante M, Frydman R. Human embryo viability related to freezing and thawing procedures. Am J Obstet Gynecol 1987; 157: 168–71.
15. Veeck L, Amundson CH, Brothman LJ, De Scsciolo C, Maloney MK, Muascher SJ, Jones SHW jr. Significantly enhanced pregnancy rates per cycle through cryopreservation and thaw of pronuclear stage oocytes. Fertil Steril 1993; 59: 1202–7.
16. Ingermann Th, Bucj S, Mettler L. Down Regulation der Hypophyse zur in-vitro Fertilisation. Gynäkologie 1989; 2: 257–60.
17. Mettler L, Michelmann HW. Estradiol values under gonadotropin stimulation in relation to the outcome of pregnancies in in vitro fertization and embryo transfer. J In Vitro Fertil Embryo Transf 1987; 4: 303–6.
18. Mettler L, Al-Husseini, Buck S, Semm K. Ovulationsstimulation bei IVF/ET. TW Gynäkologie 1992; 5: 373–86.
19. Reissmann T, Felberbaum R, Diedrich K, Engel J, Comaru-Schally AV. A double-blind, randomized, dose-finding study to assess the efficacy of the gonadotropin-releasing hormone antagonist ganirelix (Org 37462) to prevent premature luteinizing hormone surges in women undergoing ovarian stimulation with recombinant follicle stimulating hormone (Puregon®). Hum Reprod 1998; 13: 3023–31.
20. Mettler L, Brandenburg K. Cetrotide confirmatory trial of cetrorelix 0.25 mg in 26 women undergoing ovarian stimulation with recombinant follicle stimulating hormones for IVF, ICSI and embryo transfer (ET). Clin Exp Obst Gyn, accepted 2000.
21. Feichtinger W, Kemeter P. Transvaginal sector scan sonography for needle guided transvaginal follicle aspiration and other applications in gynecologic routine and research. Fertil Steril 1986; 45: 722–5.

22. Popp LW. Vaginalsonographisch gezielte Punktion. Gynäk Praxis 1990; 13: 695–708.
23. Mettler L, Brandenburg K, Buck S. Follikel und Cystenpunktion – Erfahrungen mit einer Punktionsautomatik. TW Gynäkologie 1995; 8: 390–8.
24. Mettler L. Prävention der Überstimulation der Ovarien durch medikamentöse Ovulationsauslösung. In: Schindler AE (ed.) Prävention in der Gynäkologie. Terramed Verlag, Überlingen 1980; 369–88.
25. Whittemore AS, Harris R, Itnyre J. Characteristics relating to ovarian cancer risk: collaborative analysis of 12 US case-control studies. II. Invasive epithelial ovarian cancers in white women. Collaborative Ovarian Cancer Group. Am J Epidemiol 1992; 136: 1184–203.
26. Bruinsma F, Venn A, Lancaster P, Spiers A, Healy D. Incidence of cancer in children born after in vitro fertilization. Hum Reprod 2000; 15: 604–7.
27. Edwards RG. Maturation in vitro of human ovarian oocytes. Lancet 1965; II: 962–9.
28. Edwards RG, Donahue RP, Baramki TA, Jones HW. Preliminary attempts to fertilize human oocytes matured in vitro. Am J Obstet Gynecol 1966; 96: 192–200.
29. Pincus G, Shapiro H. Further studies on the pathenogenetic activation of rabbit eggs. Proc Nat Acad Scie 1940; 26: 163–5.
30. Hardy K, Martin KL, Leese JH, Winston RML, Handyside AH. Human preimplantation development is not adversely affected by biopsy at the 8 cell stage. Hum Reprod 1990; 5: 708–14.
31. Tarin JJ, Handyside AH. Embryo biopsy strategies for preimplantation diagnosis. Fertil Steril 1993; 59: 943–52.
32. Stromm CM, Enriquez G, Rechitsky S. Preimplantation genetic analysis using PCR. In: Verlinksy A, Kuliev A (eds.) Preimplantation Genetics 1991. Plenum Press, New York, 1991; 131–8.
33. Munne S, Weier HU, Stein J, Grifo J, Cohen J. A fast and efficient method for simultaneous X and Y in situ hybridization of human blastomeres. J Assist Reprod Genet 1993; 10: 82–90.
34. Munne S, Grifo J, Cohen J. Preimplantation genetic diagnosis with fluorescence in situ hybridization. Ass Reprod Rev 1993; 3: 100–6.
35. Handyside AH, Kontogianni EH, Hardy H, Winston RML. Pregnancies from biopsied human preimplantation embryos sexed by Y-specific DNA amplification. Nature 1990; 344: 768–70..
36. Handyside AH. Prospects for the clinical application of preimplantation genetics: the tortoise or the hare? Hum Reprod 1992; 7: 1481–3.

DIE INTRAZYTOPLASMATISCHE SPERMIENINJEKTION (ICSI)

A. OBRUCA

Neben dem Tubenverschluß als klassische Indikation zur Sterilitätsbehandlung mit in vitro-Fertilisation und Embryotransfer (IVF-ET) stellt die männliche Subfertilität in steigendem Maß eine Indikation zur Sterilitätsbehandlung dar. Wie große retrospektive Analysen zeigen, dürfte die Samenqualität in den letzten 50 Jahren abgenommen haben [1]. Fand man 1940 noch eine durchschnittliche Samendichte von 113 Mill/ml, so betrug sie 1990 nur mehr 66 Mill/ml, und auch die mittlere Ejakulatsmenge reduzierte sich in diesen Jahren von 3,4 ml auf 2,75 ml. Die WHO hat auch dieser Tatsache Rechnung getragen und die Normwerte der Samenparameter in den letzten Jahren nach unten korrigiert [2].

Eine medikamentöse Therapie zur Verbesserung der Samenqualität wurde und wird zwar nach wie vor versucht, die beschriebenen Erfolge erklären sich aber mehr durch die Variabilität der Samenparameter als durch den Therapieeffekt. Wissenschaftlich belegbare, prospektive randomisierte und placebokontrollierte Studien gibt es kaum, und die wenigen beschreiben keine wesentliche Verbesserung [3]. Therapieansätze bietet die Operation einer nachgewiesenen Varikozele, oder die antibiotische Behandlung von entzündlichen Urogenitalerkrankungen.

Die diagnostische in vitro-Fertilisation (IVF) kann der Abklärung dienen, ob Spermien die „Barriere" der Zona pellucida durchdringen und damit die Eizellen befruchten können. Gerade in Fällen der männlichen Subfertilität gelangt die konventionelle IVF jedoch bald an ihre Grenzen, da eine bestimmte Mindestanforderung an Dichte, Motilität und normal geformten Spermien auch hier zur Fertilisierung der Eizelle Voraussetzung ist. Um die „Barriere" der Zona pellucida zu umgehen, wurden in den letzten Jahren verschiedene Mikromanipulationstechniken an Eizellen entwickelt. Gordon [4] beschrieb erstmals das Durchbohren der Zona pellucida (Zona „drilling") mit vorsichtig aufgebrachter angesäuerter Tyrode-Lösung. Cohen et al. gelang es erstmalig, bei eingeschränkter männlicher Fertilität durch die umschriebene mechanische Öffnung der Zona pellucida mittels einer Glasnadel eine Schwangerschaft zu erzielen („Partial Zona Dissection", PZD) [5]. Der nächste Schritt zur befruchteten Eizelle gelang Ng et al. [6], indem sie Spermien unter die Zona in den perivitellinen Spalt einbrachten. Bei diesen Mikromanipulationsmethoden mußte eine motile Samenzelle den letzten Schritt, die Verschmelzung mit der Ooplasmamembran, selbst erreichen und deshalb blieb auch oft eine Befruchtung aus.

1992 berichteten Palermo et al. [7] über Fertilisationen mit nachfolgenden Schwangerschaften durch die direkte Injektion eines Spermiums in das Zytoplasma („Intracytoplasmic Sperm Injection", ICSI). Damit ist offensichtlich der Durchbruch geglückt, da unabhängig von der Samenqualität Fertilisationsraten von ca. 70 % erreicht werden können. Die ICSI-Methode hat damit schlagartig alle anderen Mikromanipulationsmethoden verdrängt und gewährleistet dem Kinderwunschpaar mit männlicher Infertilität eine gleich gute Erfolgschance.

Die Fertilisierung der Eizelle

Bei der natürlichen Fertilisation ist neben der Kapazitation, d. h. der funktionellen Reifung der Spermienzellmembran, auch die morphologische Veränderung des Spermienkopfes, die Akrosomreaktion, notwendig (siehe Kapitel Samenpräparation). Erst durch die Öffnung von Membranporen kann der akrosomale Inhalt in Kontakt mit der Granulosazellschicht und der Zona pellucida treten und mit Hilfe von lytischen Enzymen (z. B. Akrosin und Hyaluronidasen) die Penetration des Spermiums ermöglichen. Nachdem das Spermium durch den perivitellinen Spalt die Ooplasmamembran erreicht hat, haftet es sich an die Zellmembran und es erfolgt im Rahmen der Imprägnation die Inkorporation von Spermienkopf und Mittelstück in das Ooplasma. Durch die damit erfolgte Aktivierung von Kalziumkanälen beginnt die Dekondensation und damit die männliche Pronukleusbildung aus dem Spermienzellkern.

Um ein Eindringen mehrerer Spermien bei der Fertilisation zu verhindern, aktiviert die Eizelle im Rahmen des Polyspermieblocks mehrere Schutzmöglichkeiten. Der Polyspermieblock wird durch die Fusion des Spermiums mit der Ooplasmamembran aktiviert. Dabei gibt es sowohl Blockaden auf der Membranoberfläche, durch die sogenannte „kortikale Reaktion" [8], als auch auf Zona-Ebene, durch die „Zona-Reaktion". Dabei werden die spermaspezifischen Rezeptoren, die für die Bindung verantwortlich sind, deaktiviert.

Im Rahmen der Mikrofertilisation der Eizelle ändert sich der Fertilisationmodus und Reifungsprozesse des Spermiums wie Kapazitation bzw. Akrosomreaktion sind unter Umständen nicht mehr erforderlich. So konnte gezeigt werden, daß auch pathologisch veränderte Spermien mit Akrosomdefekt, oder unreife Spermien aus Hoden oder Nebenhoden Eizellen nach intrazytoplasmatischer Injektion fertilisieren können.

Vorbereitung des Samens für die Mikrofertilisation

Die Samenaufbereitung bei der Mikrofertilisation dient in erster Linie dazu, das Seminalplasma zu entfernen, motile von immotilen Spermien bzw. Zelldetritus zu separieren und diese motilen Spermien zu konzentrieren. Die Aufbereitung unterscheidet sich im Prinzip nicht von der Aufbereitung bei Normozoospermie mit der Ausnahme, daß höchstgradig eingeschränkte Ejakulate (Kryptozoospermie) mit nur mehr vereinzelt vorhandenen Spermien nicht mehr zu präparieren, sondern oft nur mehr mit Kulturmedien zu waschen sind (siehe Kapitel Samenpräparation).

Ovarielle Stimulation und Follikelpunktion für die Mikrofertilisation

Im Grunde genommen unterscheidet sich die ovarielle Stimulation bei Paaren, bei denen eine Mikrofertilisation geplant ist, nicht von der kontrollierten ovariellen Hyperstimulation bei anderen IVF-Paaren. Dabei ist meiner Meinung nach weniger bedeutend, ob man mittels GnRH-Analoga und langem Protokoll stimuliert, oder ob man, wie ich es derzeit bevorzuge, mittels GnRH-Antagonisten-Protokoll stimuliert. Wichtiger ist, mit welcher Stimulation man die besten Erfahrungen und Ergebnisse hat. Dennoch möchte ich auf zwei spezifische Punkte hinweisen. Zum einem sind Paare mit männlicher Infertilität durchschnittlich jünger als vergleichsweise Paare mit Tubenfaktor, zudem liegt bei der Frau meist kein fertilitätsmindernder Faktor vor, d. h. diese Frauen reagieren unter Umständen besser und auch heftiger auf eine Stimulationstherapie. Dies ist im Hinblick auf ein mögliches ovarielles Hyperstimulations-Syndrom (OHSS) zu beachten. Auf der anderen Seite ist es wünschenswert, eine Mindestanzahl von Eizellen zu haben, insbesonders wenn bei höchstgradig eingeschränkten Samenqualitäten die Befruchtungswahrscheinlichkeit reduziert ist.

Die Follikelpunktion erfolgt nach IVF-Standard transvaginal 35 Stunden nach Ovulationsinduktion mittels 5.000 bis 10.000 IE HCG. Der Unterschied zur konventionellen IVF besteht darin, daß die gewonnenen Eizellen bis zur weiteren Präparation in einem HEPES-gepufferten Kulturmedium bleiben.

VORBEREITUNG DER EIZELLEN FÜR DIE MIKROFERTILISATION

Die abpunktierte Eizelle ist von Cumulus und Corona radiata umgeben, vor der Mikromanipulation müssen diese beiden Strukturen entfernt werden. Als erster Schritt wird der Cumulus enzymatisch angedaut, indem die Eizelle für 20 bis 30 Sekunden in einem mit 80 IE/ml Hyaluronidase- (Typ VIII, Sigma Chemie, St. Louis, MO, USA) hältigen HEPES-gepufferten Kulturmedium inkubiert wird. Für die anschließende mechanische Entfernung von der Corona radiata benötigt man Glaspipetten mit unterschiedlichen Öffnungen von ca. 150–300 µm. Dazu werden Glas-Pasteurpipetten über der Flamme ausgezogen und anschließend unter dem Zoommikroskop bei der entsprechenden Stärke geritzt und gebrochen. Durch wiederholte Aspiration mit abnehmend dünnen Glaspipetten kann nun die Corona schichtweise bis auf die Zona pellucida abgeschabt werden. Dabei ist zu beachten, daß die Eizellen nicht zulange in der Hyaluronidase inkubiert bleiben. Die mechanische Coronaentfernung erfolgt nach Auswaschen der Hyaluronidase in reinem Kulturmedium. Damit bei der Eizellpräparation der pH-Wert des Mediums konstant bleibt, darf kein ausschließlich bikarbonatgepuffertes Medium verwendet werden.

Anschließend werden die Eizellen unter dem Invertmikroskop bei 200facher Vergrößerung beurteilt. Dabei werden die Eizellen nach dem Reifegrad in Germinalvesikel, Metaphase I- oder Metaphase II-Eizellen eingeteilt. Das Zeichen für die abgeschlossene erste meiotische Reifeteilung ist die Extrusion des ersten Polkörperchens und damit das Entstehen einer befruchtungsfähigen haploiden Keimzelle in der Metaphase II. Zusätzlich werden die Eizellen auf Vakuolen oder Strukturunregelmäßigkeiten im Zytoplasma bzw. auf Verletzungen durch die Präparation untersucht. Die intakten reifen Metaphase II-Eizellen, die für die Mikrofertilisation vorgesehen sind, werden bis zur Verwendung im Brutschrank bei 37 °C und 5 % CO_2 inkubiert.

Mikromanipulationsgeräte

Die Mikromanipulationseinheit besteht aus einem Invertmikroskop mit spezieller Kontrastvorrichtung (z. B. Hofmann-Modulationskontrast, Normarski-Kontrast oder ähnlichem). Daran sind zwei Mikromanipulatoren montiert, die in der Lage sind kleinste Bewegungen im Mikrometer-Bereich durchzuführen. Neben den häufig vertretenen, ölhydraulischen Systemen gibt es mechanisch manuelle bzw. über Elektromotoren bewegte Systeme. Die Entwicklung dieser Geräte wird immer aufwendiger und mittlerweile gibt es auch computergesteuerte Manipulatoren, die einzelne Raumkoordinaten abspeichern können, bzw. einzelne Bewegungsabläufe selbständig durchführen können. In nicht allzuferner Zukunft wird wahrscheinlich die gesamte Mikroinjektion vollautomatisch computergesteuert ablaufen. Aus eigener leidvoller Erfahrung gebe ich aber zu bedenken, daß die Aufwendigkeit der Technik direkt proportional zur Störanfälligkeit ist und ein einfaches System in der täglichen Routine vollkommen ausreicht. An den Mikromanipulatoren sind zwei mit Paraffinöl gefüllte Mikroinjektoren gekoppelt. In die Injektoren werden die Halte- und die Injektionspipette eingesteckt.

Die notwendigen Pipetten (Abb. 1) können in sehr guter Qualität über den Handel bezogen werden. Das Herstellen der Pipetten ist sehr aufwendig und wird nur der Vollständigkeit halber erwähnt. Zur Verwendung gelangen Borsilikat-Glaskapillaren mit einem Innendurchmesser von 0,69 mm und einem Außendurchmesser von 0,97 mm. Vor der weiteren Verarbeitung müssen die Pipetten mittels Ultraschall in Millipore-Wasser (Milli-RO und Milli-Q, Millipore, Brüssel, Belgien) unter Zugabe von 2 % Detergents (7X-PF O-MATIC, Flow Laboratorien, Irvine, Schottland) gesäubert und anschließend gespült und getrocknet werden. Die Pipetten werden anschließend mittels „Mikropuller" ausgezogen und mittels „Mikroforge" an dem gewünschten Durchmesser gebrochen. Die Haltepipette hat einen Außendurchmesser von ca. 130 µm und wird an der Mikroschmiede solange an der Spitze erhitzt, bis eine abgerundete Auflagefläche für die Eizelle entsteht. Die Injektionspipette soll einen Außendurchmesser von 7 µm und einen Innendurchmesser von 5 µm aufweisen. Um die Injektion zu ermöglichen, wird die Pipette an einem feuchten Schleifstein im Winkel von 30–45 Grad angeschliffen und anschließend durch kurzes Eintauchen in flüssiges Glas mit einer Spitze versehen. Beide Pipetten werden je nach verwendeten Manipulatoren 30–50 Grad gewinkelt.

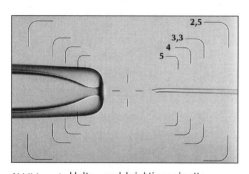

Abbildung 1: Halte- und Injektionspipette

Mikrofertilisationtechniken der Vergangenheit

Der Vollständigkeit halber, aber auch zum besseren Verständnis der Entwicklung der ICSI möchte ich auf die Technik der partiellen Zona Dissection (PZD) und der subzonalen Insemination (SUZI) eingehen. Zudem haben diese Techniken immer noch ihre Bedeutung, zwar nicht mehr in der Indikation der männlichen Infertilität, aber z. B. im Rahmen der assistierten Schlüpfhilfe, einer Sonderform der PZD bei Embryonen, oder als Blastomerenbiopsie im Rahmen der Präimplantationsdiagnostik.

Die Partielle Zona Dissection (PZD)

Die PZD kann enzymatisch, mechanisch oder mittels Laser erfolgen. In allen Fällen wird die Eizelle unter dem Invertmikroskop an der Haltepipette mit Unterdruck fixiert. Bei der enzymatischen PZD wird aus einer dünnen ungeschliffenen Pipette saure Tyrode-Lösung an die Zona pellucida gebracht, und damit die Zona angedaut (Abb. 2) [4]. Zur mechanischen PZD wird eine Stichpipette tangential an die Zona pellucida angesetzt und mit sanften Druck in den perivitellinen Raum eingestochen und dort soweit vorgeschoben, bis die Spitze der Pipette die Zona pellucida erneut durchsticht. Die Fixation der Eizelle wird aufgehoben und die Haltepipette solange über den schmalen eingefangenen Anteil der Zona gerieben, bis die Eizelle von der Schneidepipette fällt, und damit die Zona schlitzförmig geöffnet ist (Abb. 2) [9]. Zur Erleichterung der mechanischen Öffnung kann man auch Lasersysteme verwenden. Besonders geeignet und klinisch erprobt ist der Er:YAG Laser (LISA laser products, Katlenburg, Deutschland), ein Infrarot-Laser mit einer Wellenlänge von 2,9 µm, wobei die Laserenergie mittels einer Laserfaser an die Zona pellucida gebracht wird und mittels Photoablation die Zona pro Laserpuls um ca. 3 µm schichtweise abträgt (Abb. 2 und 3) [9].

Die subzonale Insemination

Bei der subzonalen Insemination werden 3–8 motile Spermien in eine Injektionspipette aufgezogen. Anschließend setzt man die Mikropipette tangential an die durch die Haltepipette fixierte Eizelle an, durchsticht die Zona pellucida und injiziert die Spermien in den durch sukrosehältiges Medium osmotisch verbreiterten perivitellinen Raum (Abb. 4) [9].

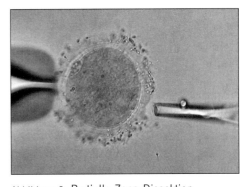

Abbildung 3: Partielle Zona-Dissektion

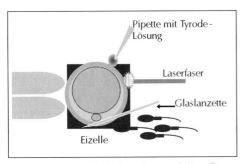

Abbildung 2: Möglichkeiten der partiellen Zona-Dissektion

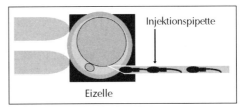

Abbildung 4: Die subzonale Insemination (SUZI)

Mikrofertilisationtechniken der Gegenwart

Die Intrazytoplasmatische Spermieninjektion

Vorbereitung zur ICSI – das ICSI-Schälchen

Die Mikromanipulation erfolgt in einem Kulturschälchen, indem die Eizellen und der Samen entsprechend positioniert werden. In diesem Petri-Schälchen (Falcon 1006, Becton Dickinson, New Jersey, USA) werden 5 Tröpfchen Medium aufgebracht (Abb. 5, I–V) (HEPES-gepuffertes EBSS Medium, Medicult, Kopenhagen, Dänemark) und anschließend mit 37 °C warmem Paraffinöl (Medicult, Dänemark) überschichtet. Das Paraffinöl verhindert in erster Linie das Verdunsten und damit Konzentrations- und pH-Änderung der Kulturmedien. In den Tropfen Nr. IV werden die vorbereiteten reifen Eizellen positioniert. Dabei können je nach Übung bis zu 15 Eizellen gleichzeitig zur Manipulation in den Tropfen vorbereitet werden. Der präparierte Samen kommt in den Tropfen Nr. I. Anschließend erfolgt je nach Samenkonzentration eine Verdünnungsreihe des Samens nacheinander in die Tropfen Nr. II, III und schließlich auch IV zu den Eizellen. Der Tropfen Nr. V bleibt leer, um nötigenfalls darin die Pipette zu säubern.

Im Unterschied zu anderen Zentren [10] verwenden wir zur Immobilisation der Spermien keine PVP-Lösung. Polyvinylpyrrolidon (PVP, Sigma P5288) bildet in einer Konzentration von 1 g auf 10 ml IVF-Medium eine hochviskose Flüssigkeit, die die Spermienmotilität deutlich verlangsamt und damit das Handling bei der ICSI vereinfacht. Der Nachteil besteht darin, daß PVP potentiell toxisch ist. PVP-hältiges Medium soll nicht in höheren Konzentration an die Eizellen gelangen, deshalb müssen Spermien und Eizellen bei der Verwendung von PVP getrennt sein. Ebenso ist darauf zu achten, daß nur minimale Medienmengen von PVP bei der Spermieninjektion in die Eizelle injiziert werden.

Durchführung der ICSI (Abb. 6) [11]

Der erste Schritt ist das Ausrichten und Positionieren der Halte- und der Injektionspipette (Abb. 1). Anschließend werden die Pipetten durch kurzes Eintauchen in Kulturmedium mittels Kapillarwirkung gefüllt. Dies dient dazu, daß sich bei dem anschließenden Eingehen in das vorbereitete ICSI-Schälchen kein Ölfilm im Inneren der Pipetten bildet. Wenn ausreichend Spermien vorhanden sind, besteht die Möglichkeit, mit den Pipetten direkt in den Tropfen Nr. IV zu gehen und – ohne zwischen Tropfen hin und her zu wechseln – die ICSI durchzuführen.

Bei 400facher Vergrößerung wird ein morphologisch normales, möglichst gut bewegliches Spermium ausgewählt und anschließend mechanisch immobilisiert, indem man den Spermienschwanz mit der Spitze der In-

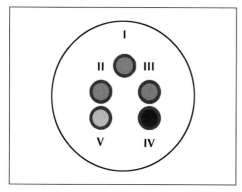

Abbildung 5: Das ICSI-Schälchen

jektionspipette kurz am Schälchenboden quetscht. Die dadurch unbeweglich gemachte, jedoch vitale Samenzelle wird in die ICSI-Pipette gesaugt, wobei es unerheblich ist, ob der Spermienschwanz oder Kopf zuerst aspiriert wird. Als nächster Schritt wird die Eizelle an die Haltepipette angesaugt und solange gedreht, bis das Polkörperchen bei 6 oder bei 12 h zu liegen kommt. In die so fixierte Eizelle wird mit der ICSI-Pipette bei 3 h tief in das Zytoplasma eingestochen, kurz Zytoplasma aspiriert, um die Ooplasmamembran zu brechen, und dann vorsichtig das aspirierte Zytoplasma mit dem Spermium injiziert. Nach vorsichtigem Herausziehen der Injektionspipette bleibt ein Nabel im Ooplasma bestehen, der sich aber nach 10 bis 20 Minuten komplett zurückbildet. In der Regel ist auch das injizierte Spermium nach einiger Zeit nicht mehr auszumachen, umso wichtiger ist eine exakte Positionierung der Eizellen im Tropfen, d. h. noch nicht injizierte Eizellen liegen bei 6 h und Eizellen nach ICSI bei 12 h. Je nach Erfahrung sind zwischen 5 und 10 % aller Eizellen nach der Mikroinjektion kaputt. Dabei unterscheidet man zwischen Eizellen, die sofort destruiert sind, bei denen das Zytoplasma ausrinnt, oder bei denen Luft injiziert wurde, und Eizellen, die zwar auf den ersten Blick intakt aussehen, aber am darauffolgenden Tag dunkel granuliert und nicht befruchtet sind. Dies kann dadurch zustande kommen, daß mehrmals injiziert wurde oder daß im Zuge der Injektion Zellorganellen wie z. B. der Spindelapparat traumatisiert wurden.

Nach der Behandlung werden die Eizellen einmal in Medium gewaschen und analog zur konventionellen IVF weiterkultiviert. Die Überprüfung der

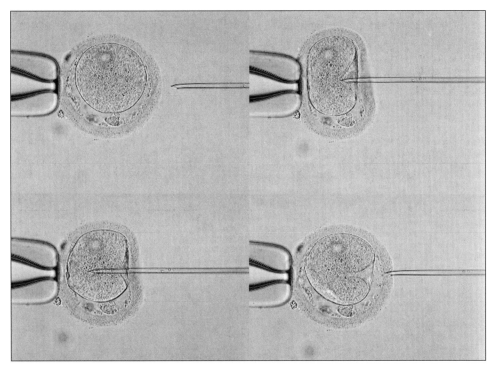

Abbildung 6: Durchführung der ICSI

Fertilisation kann nach 16 Stunden und damit etwas früher als bei konventioneller IVF erfolgen.

Die operative Samengewinnung (MESA, TESE)

Bereits kurze Zeit nach Etablierung der ICSI mit Ejakulatspermien versuchte man, insbesonders bei Patienten mit obstruktiven Azoospermien Spermien aus den Nebenhoden (mikrochirurgische epididymale Spermaaspiration – MESA) oder aus dem Hoden (testikuläre Spermaextraktion – TESE) zu gewinnen und damit Eizellen zu befruchten (s. Kapitel Operative Gewinnung von Spermatozoen aus der Sicht des Andrologen). Erst durch die ICSI war es möglich, auch mit unreifen Spermien Fertilisationen und Schwangerschaften zu erzielen [12].

Die ICSI selbst ist technisch ident mit Hoden- oder Nebenhodenspermien. Der Unterschied liegt in der Aufbereitung der Spermien und im exakten Timing und Kooperation mit dem Andrologen. Epididymale Spermien sind ähnlich wie Ejakulatspermien zu behandeln. Der optimale Zeitpunkt für die MESA ist zeitgleich mit der Follikelpunktion. Im Unterschied dazu konnten wir zeigen, daß Hodenspermien optimaler Weise bereits 24 h vor der Follikelpunktion gewonnen werden sollten, um eine Nachreifung und Auswanderung aus den Hodentubuli zu ermöglichen [12].

Ergebnisse der ICSI in Abhängigkeit der Herkunft der Samenzellen [13]

Siehe Tabelle 1.

Genetisches Risiko bei der ICSI

Aufgrund der Tatsache, daß scheinbar die Selektion der Natur bei der Auswahl des Spermiums wegfällt, hat man von Beginn der ICSI an besonderes Augenmerk auf die Nachsorge und auf das Mißbildungsrisiko gelegt. Nach der Auswertung der Daten nach ca. 2.000 geborenen Kindern konnte gezeigt werden, daß das Risiko für eine schwere Mißbilung bei 2,3 % liegt und damit im Schnitt wie nach natürlicher Konzeption. Auf der anderen Seite fand man bei Chromosomenanalysen eine Erhöhung der geschlechtschromosomalen Aberrationen. Dies läßt sich mit der Tatsache erklären, daß es sich bei der Gruppe der hochgradig infertilen Männer um ein genetisches Risikokollektiv handelt (Klinefelter, zystische Fibrose, y-Deletionen). Um so wichtiger ist es, unter diesem Gesichtspunkt eine Aufklärung über das genetische Risiko und gegebenenfalls eine Abklärung zu betreiben.

Tabelle 1: Ergebnisse der ICSI in Abhängigkeit der Herkunft der Samenzellen [13]

Samenherkunft	Ejakulat	MESA	Kryo-MESA	TESE
Zykluszahl	6397	161	130	686
Mikromanipulierte Eizellen (EZ)	63645	1877	1374	7624
Intakte EZ %	90,9	89,8	92,3	90,8
Fertilisierungsrate %	67	59,8	57,3	56,6
Transferrate %	93	92,5	86,2	91,0
Klinische Schwangerschaftsrate pro Embryotransfer %	36,1	43,0	32,4	32,8
Geburtenrate pro Embryotransfer %	25,6	29,2	27,4	22,3

MIKROFERTILISATIONSTECHNIKEN DER ZUKUNFT

Obwohl man anfänglich die ICSI noch als das Allheilmittel bei fast jeder Form der männlichen Infertilität angesehen hat, hat sich doch herausgestellt, daß insbesonders bei nicht obstruktiven Azoospermien mit Spermiogenesestörungen oder Spermiogenesestop die Ergebnisse höchst unbefriedigend sind, wenngleich das fertig entwickelte Spermium nicht Grundvoraussetzung für die ICSI ist, da man bereits vor einigen Jahren begonnen hat, Vorstufen der Spermiogenese zur Injektion zu verwenden.

Die Spermatideninjektion

Im Rahmen der Spermiogenese machen die männlichen Keimzellen eine Vielzahl von Entwicklungsschritten durch, bis sich aus einer diploiden, vom Aspekt her somatischen Zelle, das charakteristische haploide Spermium gebildet hat. Ab der zweiten Reifeteilung besitzen die Spermatozyten den haploiden Chromosomensatz und können vom genetischen Gesichtspunkt für die Reproduktion genützt werden. In Abhängigkeit vom Entwicklungsstadium unterscheidet man die Verwendung von späten elongierten Spermatiden (ELSI = „elongated sperm injection"), bzw. wenn man in der Entwicklung zurückgeht und Rundspermatiden verwendet spricht man von ROSI („round spermatid injection"). Die derzeitige Grenze besteht in der Verwendung nur mehr des genetischen Materials von Rundspermatiden (ROSNI = „round spermatid nucleus injection").

Obwohl die erste Schwangerschaft bereits 1995 von Fishel et al. [14] beschrieben wurde, sind die weiteren Schwangerschaften bisher an wenigen Händen abzählbar. Die Verwendung von Spermatiden birgt eine Reihe von Komplikationen. So ist die Chromatinstruktur im Zytoplasma noch unreif und damit sind Spermatiden trotz ICSI nicht in der Lage, Eizellen zu aktivieren und die Befruchtung in Gang zu setzen. Dazu bedarf es zusätzlicher exogener Stimuli. Aber auch die Embryonalentwicklung ist deutlich verzögert und endet überproportional oft in einem Abort. Diese Probleme führen dazu, daß das Therapiekonzept der Spermatideninjektion immer öfter hinterfragt wird, und nach Alternativen, wie z. B. der in vitro-Maturation von Spermatiden, geforscht wird.

LITERATUR

1. Carlsen E, Giwercman A, Keiding N, Skakkebaek NE. Evidence for decreasing quality of semen during past 50 years. BMJ 1992; 305: 609–13.
2. Word Health Organisation. WHO Laboratory manual for the examination of human semen and semen-cervical mucus interaction. The Press Syndicate of the University of Cambridge, Cambridge 1999.
3. O'Donovan PA, Vandekerckhove P, Lilford RJ, Hughes E. Treatment of male infertility: is it effective? Review and meta-analyses of published randomized controlled trials. Hum Reprod 1993; 8: 1209–22.
4. Gordon JW, Grunfeld L, Garrisi GJ, Talansky BE, Richards C, Laufer N. Fertilization of human oocytes by sperm from infertile males after zona pellucida drilling. Fertil Steril 1988; 50: 68.
5. Cohen J, Malter H, Fehilly C, Wright G, Elsner C, Kort H, Massey J. Implantation of embryos after partial opening of oocyte zona pellucida to facilitate sperm penetration. Lancet 1988; II: 162.
6. Ng SC, Bongso A, Ratnam SS, Sathananthan H, Chan CLK, Wong PC, Hagglund L, Anandakumar C, Wong YC, Goh VHH. Pregnancies after transfer of sperm under zona. Lancet 1988; II: 970.
7. Palermo G, Joris H, Devroey P, Van Steirteghem AC. Pregnancies after intracytoplasmic injection of single spermatozoon into an oocyte. Lancet 1992; 340: 17–8.
8. Diedrich K, van der Ven H, Krebs D. Physiologie der Reproduktion. In: Klinik der Frauen-

heilkunde und Geburtshilfe, Bd. 3. Urban & Schwarzenberg, München, 1985.
9. Obruca A, Strohmer H, Krampl E, Radner K, Feichtinger W. IVF bei männlicher Subfertilität – Mikromanipulation und spezielle Samenpräparationstechniken. Geburtsh Frauenheilk 1994; 54: 574–9.
10. Van Steirteghem AC, Nagy P, Liu J, Joris H, Smitz J, Camus M, Devroey P. Intracytoplasmic sperm injection – ICSI. Reprod Med Rev 1994; 3: 199–207.
11. Obruca A, Strohmer H, Brunner M, Kindermann C, Feichtinger W. Erfolgreiche Etablierung der „Intracytoplasmatischen Spermien Injektion" (ICSI) im Rahmen der In-vitro-Fertilisation. Geburtsh Frauenheilk 1995; 55: 400–3.
12. Obruca A, Mock K, Feichtinger W, Lunglmayr G. Fertilization and pregnancies following intracytoplasmic injection of testicular spermatozoa. J Assist Reprod Genet 1995; 12: 627–31.
13. Van Steirteghem A, DeVos A, Staessen C, Verheyen G, Aytoz A, Bonduelle M, Tournaye H, Devroey P. Is ICSI the ultimate ART procedure? In: Kempers RD (ed). Fertility and Reproductive Medicine. Elsevier, 1998; 27–38.
14. Fishel S, Green S, Bishop M, Thornton S, Hunter A, Fleming S, Al-Hassan S. Pregnancy after intracytoplasmic injetion of spermatid. Lancet 1995; 345: 1641–2.

Operative Gewinnung von Spermatozoen aus der Sicht des Andrologen

E. PLAS, P. F. ENGELHARDT

Einleitung

Die therapeutischen Möglichkeiten bei männlicher Infertilität wurden durch die erfolgreiche Injektion eines Spermatozoons in das Zytoplasma einer Oozyte wesentlich verbessert. Die erste, nach intrazytoplasmatischer Spermatozoeninjektion (ICSI) erfolgreiche Schwangerschaft wurde 1992 von Palermo et al. berichtet [1]. Seither folgten zahlreiche Veröffentlichungen, die den Erfolg dieser Methode in der Behandlung der männlichen Infertilität belegten und eine deutliche Verbesserung der Erfolgsraten der assistierten Reproduktion ermöglichten.

Aufgrund dieser guten Resultate wurden die Indikationen zur assistierten Reproduktion bei männlicher Infertilität wesentlich erweitert. Anfänglich wurden lediglich frisch ejakulierte Spermatozoen verwendet, mittlerweile sind auch die operative Gewinnung epididymaler und testikulärer Spermatozoen standardisierte Methoden, die maßgeblich die Indikationen zur assistierten Reproduktion bei männlicher Infertilität erweitern. Dadurch kann beinahe jeder Mann einen genetisch eigenen Nachkommen zeugen. Dieser wesentliche Fortschritt in der Therapie des kinderlosen Paares hat neben der hohen Erfolgsrate auch zu kritischen Berichten geführt, insbesondere unter Berücksichtigung möglicher Spätfolgen für die nächsten Generationen nach ICSI, die bisher lediglich über einen Beobachtungszeitraumes von 8 Jahren beurteilt werden können.

In der folgenden Übersicht wurden die operativen Techniken zur Gewinnung epidydimaler und testikulärer Spermatozoen sowie die Durchführung der Elektroejakulation bei anejakulatorischen Männern dargestellt. Weiters werden neue Resultate zur Nachsorge der Kinder nach ICSI präsentiert.

Mikrochirurgische epididymale Spermaaspiration (MESA)

Vor Einführung der ICSI konnte bei Patienten mit Verschlußazoospermie nach Gewinnung epididymaler Spermatozoen in Kombination mit konventioneller ivF in weniger als 5 % eine Schwangerschaft induziert werden [2]. Für eine ICSI werden nunmehr lediglich singuläre, vitale Spermatozoen unabhängig von ihrer Motilität und Morphologie benötigt, die in 30–36 % zu einer Schwangerschaft führen. Die Indikation zur mikrochirurgischen Gewinnung von Spermatozoen aus dem Nebenhoden besteht bei Patienten mit Verschlußazoospermie (z. B. nach Vasektomie, Genitalinfektion) oder fehlender Anlage des Ductus deferens (z. B.

Congenital Bilateral Aplasia of the Vas Deferens [CBAVD]).

Vor einer assistierten Reproduktion sollte bei obstruktiver Azoospermie eine mikrochirurgische Rekonstruktion des Ductus deferens angestrebt werden, da nach Vasovasostomie oder Tubulovasostomie Spermatozoen in 71–97 % im Ejakulat nachweisbar sind [3]. Die Schwangerschaftsraten liegen in Abhängigkeit von der Verschlußdauer bei durchschnittlich 30–76 % [3]. Wesentlich für den Erfolg der mikrochirurgischen Rekonstruktion ist die sorgfältige Operationstechnik, die Verschlußdauer (d. h. je kürzer die Dauer des Verschlusses, desto besser die Erfolgsrate) und die Erfahrung des Operateurs mit der Mikrochirurgie. Erst kürzlich untersuchten Heidenreich et al. den Stellenwert der mikrochirurgischen Vas-Rekonstruktion im Zeitalter der ICSI [4]. Es wurde gezeigt, daß die Vasovasostomie effizienter und kostensparender im Vergleich zu MESA und ICSI war. Ist eine mikrochirurgische Rekonstruktion jedoch nicht möglich bzw. lassen sich keine Spermatozoen im Aspirat des Ductus deferens nachweisen, können gleichzeitig Spermatozoen aus dem Nebenhoden oder Hoden für eine ICSI gewonnen werden. Die Entscheidung zur Gewinnung epididymaler oder testikulärer Spermatozoen bei obstruktiver Azoospermie wurde vielfach diskutiert, da die testikuläre Samenzellextraktion chirurgisch einfacher ist und kein Operationsmikroskop benötigt. Ein wesentlicher Vorteil der Gewinnung epididymaler Spermatozoen besteht in der höheren Anzahl gewonnener Spermatozoen verglichen mit der testikulären Extraktion sowie der weiteren Maturation der Spermatozoen. Spermatozoen sind im Hoden immotil und erlangen ihre Beweglichkeit im Nebenhoden. Moore et al. untersuchten den Anteil progressiv motiler Spermatozoen in verschiedenen Regionen des Nebenhodens [5]. Im Bereich des *Rete testis* betrug die progressive Motilität 0 %, im proximalen Nebenhodenkopf 3 %, im Körper 30 % und im Nebenhodenschwanz 60 %. Zusätzlich wurde bei Hamsteroozyten eine höhere in vitro-Fertilisationsrate nach Verwendung von Spermatozoen aus dem Nebenhodenschwanz – verglichen zum Nebenhodenkörper – berichtet [6]. Eigene Untersuchungen bei Patienten mit Verschlußazoospermie zeigten eine signifikant höhere Anzahl motiler Spermatozoen nach MESA im Vergleich zu TESE bei annähernd gleicher Operationszeit [7]. Aufgrund der hohen Samenzelldichte epididymaler Aspirate können Spermatozoen problemlos kryokonserviert und für eventuell notwendige weitere Reproduktionsversuche neuerlich aufgetaut werden. Bei obstruktiver Azoospermie sollte deshalb primär eine mikrochirurgische Rekonstruktion angestrebt werden, falls diese nicht möglich ist, sollten epididymale Spermatozoen gewonnen werden [4, 7]. Lediglich bei Rete testis-Obstruktion ist die Durchführung einer testikulären Samenzellextraktion sinnvoll. Die in der Literatur angeführten Indikationen für MESA wurden in Tabelle 1 aufgelistet.

Operationstechnik

Voraussetzung für die mikrochirurgische Aspiration von Spermatozoen aus dem Nebenhoden sind gestaute Nebenhodentubuli. Die Freilegung des Hodens erfolgt am besten über die *Raphe scroti*,

Tabelle 1: Indikation für MESA (Medline Research 1992–1997) [21]

	Anzahl
Verschlußazoospermie	620
Nekrozoospermie	18
Ejakulationsstörung	1

da von diesem Zugang beide Skrotalfächer problemlos eröffnet werden können und keine Beeinträchtigung der, die Skrotalhaut versorgenden Blutgefäße entsteht sowie kosmetisch beinahe nicht erkennbare Narben resultieren. Nach Durchtrennung der Hodenhüllen und Inzision der *Tunica vaginalis* werden Hoden und Nebenhoden exploriert und auf etwaige pathologische Veränderungen untersucht. In weiterer Folge wird unter mikrochirurgischen Kautelen mittels eines Operationsmikroskopes (× 10- bis 36facher Vergrößerung) die Nebenhodenfaszie inzidiert und fensterartig eröffnet, so daß die Nebenhodentubuli sichtbar werden und problemlos präpariert werden können. Nach Darstellung eines Tubulus wird dieser inzidiert und das Sekret mittels einer mit Medium (z. B. SpermPrep Medium®) gefüllten Tuberkulinspritze über eine dünne Kanüle aspiriert. Ein Vorteil der mikrochirurgischen Technik liegt in der blutarmen Präparationstechnik, welche die Aspiration eines Spermiums mit der Mikropipette aus dem Nebenhodenaspirat im Rahmen der ICSI erleichtert. Das Aspirat wird anschließend auf das Vorhandensein von Spermatozoen durchsucht und je nach Anzahl direkt für eine assistierte Reproduktion verwendet oder kryokonserviert. Abschließend werden die Nebenhodentubuli mittels 10-0 Naht und die Nebenhodenfaszie (8-0 Naht) verschlossen, sodaß auch bei etwaigen Rezidiveingriffen möglichst wenige Narben resultieren. Unsere Erfahrungen mit wiederholter MESA zeigten Verwachsungen der *Tunica vaginalis* und *albuginea*, die eine neuerliche MESA jedoch problemlos durchführen ließen. Mögliche postoperative Komplikationen sind Nachblutungen, lokale Infektionen sowie Spermagranulome, die wir bisher in unserem Krankengut noch nicht beobachtet haben.

TESTIKULÄRE SPERMAEXTRAKTION (TESE)

Nach erfolgreicher Befruchtung mit epididymalen Spermatozoen bei Verschlußazoospermie wurde die Fertilisation mit testikulär gewonnenen Spermien etabliert. Die direkte Gewinnung von Spermatozoen aus dem Hodenbiopsat ermöglicht eine Befruchtung bei obstruktiver Azoospermie im *Rete testis* und nicht-obstruktiver Azoospermie aufgrund einer Spermiogenesestörung. Diese Weiterentwicklung führte dazu, daß heutzutage beinahe jeder Mann einen genetisch eigenen Nachkommen zeugen kann. Die Indikationen zur TESE wurden in Tabelle 2 angeführt.

Operationstechnik

Wir bevorzugen wiederum die Inzision entlang der *Raphe scroti*. Nach Durchtrennung der Hodenhüllen wird der Hoden aus seinem Skrotalfach luxiert und nach Eröffnung der *Tunica vaginalis* inspiziert. Bei unauffälligen Verhältnissen wird zur Gewinnung von Spermatozoen die *Tunica albuginea* des Hodens parallel zu den versorgenden Blutgefäßen über eine Strecke von 5–8 mm inzidiert. Anschließend wird durch Druck auf den Hoden Hodenparenchym herausgepreßt und mittels einer Schere abgetrennt. Das Gewebestück sollte ca. 0,5 cm × 0,3 cm × 0,8 cm groß sein. Größere Stücke sind schwieriger für die Aspiration der Spermien

Tabelle 2: Indikation für TESE (Medline Research 1992–1997) [21]

	Anzahl
Spermiogenesestörung	263
Klinefelter Syndrom	9
Ejakulationsstörung	3
Hodentumor	2

mit dem Mikromanipulator zu präparieren, bei kleineren Proben besteht die Gefahr der insuffizienten Präparatgewinnung. Etwaige Blutungen aus dem Biopsieareal können an der *Tunica albuginea* koaguliert werden. Die Inzision wird mit einem resorbierbaren Faden (4/0) verschlossen. Alternativ dazu kann über eine ca. 1 cm große, quere Inzision der Scrotalhaut auch die *Tunica vaginalis* inzidiert und ein Hodenbiopsat entnommen werden. Nach unseren Erfahrungen besteht der Nachteil dieser Methode in der geringeren Explorationsmöglichkeit des Hodens und Nebenhodens. Mögliche Komplikationen der TESE sind die Ausbildung intratestikulärer Hämatome, Nachblutungen und lokale Wundinfektionen, die in unserer eigenen Serie an 100 testikulären Einheiten unter 2 % lagen [8].

Die Spermiogenese ist ein kontinuierlicher Prozeß, der in unterschiedlichen Maturationsstadien abläuft. Erfahrungen mit der testikulären Samenzellextraktion bei nicht-obstruktiver Azoospermie haben gezeigt, daß die Spermiogenese multifokal im Hoden abläuft, so daß in manchen Arealen keine komplett ausreifende Spermiogenese nachweisbar ist, jedoch an einer anderen Stelle reife Spermien gefunden werden können. Aufgrund der multifokalen Spermiogenese sollten deshalb bei nicht-obstruktiver Azoospermie mehrere Biopsate im Rahmen der TESE entnommen werden. Es gilt aber zu bedenken, daß der Hoden neben der Spermiogenese auch wichtige endokrine Funktionen hat, die durch die Entnahme zahlreicher Proben beeinträchtigt werden können. Eine Erniedrigung des Serum-Testosteron-Wertes bis zu 12 Monate nach TESE berichteten Manning et al. [9]. Diese Veränderungen sind besonders dann zu erwarten, wenn größere bzw. mehrere Biopsate entnommen werden. In einzelnen Fallberichten wurden bei Patienten mit Hodenatrophie bis zu 20 PE's aus einem Hoden entnommen [10]. In Relation zur Hodengröße ist dieses agressive Vorgehen nicht gerechtfertigt. Eigene Erfahrungen zeigten, daß nach Gewinnung von 4 Biopsaten pro Hoden ausreichend Spermien für eine assistierte Reproduktion gefunden werden konnten. Die Entnahme von mehr Präparaten pro Hoden führte zu keiner wesentlichen Verbesserung der Rate erlangter Samenzellen für die ICSI. Eine Erhöhung der Effizienz und Verringerung der Komplikationsrate durch mikrochirurgisch assistierte Gewinnung testikulärer Spermatozoen wurde kürzlich von Dardashti et al. berichtet [11]. Mit Hilfe eines Operationsmikroskopes (× 6- bis 25fache Vergrößerung) wurden intratestikulär dilatierte *Tubuli seminiferi* identifiziert, aus denen Spermatozoen erfolgreich gewonnen werden konnten. Diese Methode könnte bei der Entscheidung, wo die Biopsate aus dem Hoden entnommen werden, hilfreich sein und zu einer Verbesserung der Samenzellextraktionsrate bei nicht-obstruktiver Azoospermie führen.

Zusätzlichen Einfluß auf die Gewinnung von Spermatozoen können auch frühere Operationen des Hodens haben. Die Auswirkungen einer diagnostischen Hodenbiopsie wurde an 64 Patienten mit nicht-obstruktiver Azoospermie untersucht [12]. Die Wahrscheinlichkeit, durch TESE erfolgreich Spermatozoen für eine ICSI zu extrahieren, lag bei Patienten, die innerhalb der ersten 6 Monate nach diagnostischer Hodenbiopsie einen TESE-Versuch hatten, lediglich bei 25 %. Hingegen konnte in 80 % der Patienten mit einem postoperativen Intervall von mehr als 6 Monaten nach diagnostischer Biopsie Spermatozoen für eine ICSI gewonnen werden. Mögliche Ursachen waren die Bildung transienter intratestikulärer Hämatome und Entzündungen, welche sonographisch als hypoechogene Areale nachweisbar waren. Weiters könnte auch eine Änderung der Vaskularisation des Hodens durch die Entnahme mehrerer Biopsate dafür verantwortlich sein. Aufgrund dieser Resultate wurde die Durchführung einer TESE frühestens 6 Monate nach diagnostischer bilateraler Hodenbiopsie empfohlen.

In Abhängigkeit der zugrunde liegenden Spermiogenesestörung wurden teilweise kontroversielle Erfolgsraten der ICSI in Kombination mit TESE berichtet [13, 14]. Erwartungsgemäß korrelierten die Befruchtungs- und Schwangerschaftsraten negativ mit dem Schweregrad der testikulären Funktionstörung. Die Implantationsrate betrug bei normaler Spermiogenese 12,1 %, bei Hypospermiogenese 15,9 %, bei Samenzellaplasie 9,1 %, bei Reifungsstop 6,7 % und bei tubulärer Sklerose 5,3 % [14]. Obwohl diese Resultate schlechter sind als jene mit frisch ejakulierten und epididymalen Spermatozoen, handelt es sich hierbei um Patienten, die bisher als infertil galten und keiner rationellen Therapie zugeführt werden konnten.

PERKUTANE SPERMA-ASPIRATION (PESA)

Eine weitere Technik zur Gewinnung testikulärer Spermatozoen ist die perkutane Spermaaspiration (PESA) in Kombination mit ICSI. Mittels einer 19-gauge-Nadel wird in Lokalanästhesie der Nebenhoden oder Hoden perkutan punktiert, wobei die Nadel fächerförmig durch den Hoden geführt wird. Bei Patienten mit obstruktiver Azoospermie wurden nach PESA vergleichbare Resultate zur Gewinnung von Spermatozoen wie bei MESA erzielt, bei nicht obstruktiver Azoospermie waren die Resultate nach PESA schlechter. Die Schwangerschaftsrate nach PESA in Kombination mit ICSI betrug 22,8 %, wobei diese Patienten zum überwiegenden Teil obstruktive Azoospermien bei normaler Spermiogenese aufwiesen. Mögliche Komplikationen nach PESA sind die Ausbildung intraepididymaler oder intratestikulärer Hämatome, Infektionen und extratunikale Spermagranulome [15]. Wir haben in Zusammenarbeit mit der Urologischen Universitätsklinik Köln im Rattenmodell MESA/TESE mit PESA verglichen. Es zeigte sich nach PESA in allen Fällen ein intraepididymales und intratestikuläres Hämatom sowie der Austritt von Tubuli durch die Punktionsstelle. Hingegen fanden wir nach mikrochirurgisch durchgeführter MESA/TESE in keinem Fall ein essentielles Hämatom oder den Austritt von Tubuli nach Verschluß der Faszie bzw. *Tunica albuginea*.

VIBROSTIMULATION / PERANALE ELEKTROEJAKULATION BEI ANEJAKULATION

Trotz der guten Resultate von MESA und TESE bietet die Elektroejakulation bei anejakulatorischen Patienten unterschiedlicher Genese ein minimal invasives Verfahren mit hoher Erfolgsrate zur Gewinnung vitaler ejakulierter Spermatozoen. Durch Stimulation der *Glans penis* im Bereich des *Frenulums* (Vibrostimulation) mittels Vibrator oder peranaler Stimulation des *Plexus hypogastricus inferior* (Technik analog Seager) können in den meisten Fällen erfolgreich Ejakulate erzielt werden. Eigene Erfahrungen betreffen hierbei nur die peranale Elektroejakulation analog Seager, da diese ein größeres Spektrum therapierbarer Erkrankungen im Vergleich zur glandulären Vibratorstimulation anbietet. Die Ursachen für die Anejakulation wurden in Tabelle 3 dargestellt.

Stimulationstechnik

Ein häufiges Problem bei Patienten mit Rückenmarkstrauma sind chronische Infekte des unteren Harntraktes. Die Keimbesiedelung kann negative Auswirkungen auf die Spermaqualität haben und sollte deshalb präoperativ antibiogrammgerecht ausreichend lange behandelt werden. Nach primärer Entleerung der Blase wird je nach zugrundeliegender Erkrankung mit oder ohne Allgemeinnarkose mittels einer anal eingeführten Stimulationselektrode der *Plexus hypogastricus inferior* stimuliert, um ein ante- oder retrogrades Ejakulat zu erhalten. Die Patient benötigt vor der Behandlung entweder eine Alkalisierung des Harnes (z. B. Uralyt U®) oder eine entsprechende Irrigation der Blase, um den Harn-pH auf > 7,2 zu heben. Anschließend wird unter engmaschigem Blutdruckmonitoring die Elektrostimulation durchgeführt, wobei in den meisten Fällen bei passender Stimulationselektrode bei durchschnittlich 8 Volt ein Ejakulat erzielt werden kann. Trotzdem in vielen Fällen eine antegrades Ejakulat gewonnen wird, sollte immer auch die Blase nach Stimulation mittels Einmalkatheterismus entleert werden, um ein eventuelles retrogrades Ejakulat zusätzlich zu erhalten. Aufgrund der guten Dichte der Ejakulate können sowohl antegrade und retrograde Ejakulate für eine assistierte Reproduktion verwendet oder kryokonserviert werden. Der Vorteil dieser Methode besteht in der minimalen Invasivität, wobei insbesondere die Vermeidung eines operativen Eingriffes bei querschnittgelähmten Patienten aufgrund des erhöhten Risikos von Wundheilungstörungen einen klaren Vorteil gegenüber operativen Verfahren bietet. Trotz der geringen Invasivität ist während der Stimulation eine engmaschige Kontrolle des Blutdrucks bei Patienten mit Spinaltrauma erforderlich. Durch Stimulation des Sympathikus treten bei querschnittgelähmten Patienten Fehlschaltungen im Rückenmark auf, die zur Vasokonstriktion bzw. Pilorerektion führen können. Diese Veränderungen werden unter dem Begriff der autonomen Dysregulation zusammengefaßt und können zu systolischen Blutdruckspitzen über 200 mmHg führen. Deshalb erhalten Patienten mit Rückenmarksläsionen vor Stimuation eine einmalige antihypertensive Therapie. Nach Ejakulation oder Beendigung der Stimulation sistiert die dysregulative Reaktion.

Seager et al. erhielt bei 331 Patienten (66 % kompletter Querschnitt, 34 % inkompletter Querschnitt) in beinahe allen Fällen ein Ejakulat durch rektale Elektrostimulation. Wir verwenden die Technik analog Seager [16] und konnten bisher bei 24 Patienten in 23 Fällen ein antegrades oder retrogrades Ejakulat erhalten, in einem Fall mit nachträglich verifiziertem bilateralem Sertoli cell only-Syndrom konnte kein Ejakulat erzielt werden. Wesentlich für die Qualität der Spermatozoen ist die Dauer der Anejakulation. Je länger die Läsion besteht, umso schlechter sind die

Tabelle 3: Ursachen für Ausbildung einer Anejakulation

- Rückenmarkstrauma
- Operationen im Retroperitoneum oder kleines Becken
- Diabetes mellitus
- Encephalitis disseminata
- Medikamentös
- Psychogen
- Idiopathisch

Spermiogramme dieser Patienten. Deshalb sollte bei der Betreuung anejakulatorischer und insbesondere bei querschnittgelähmten Patienten die Frage des Kinderwunsches nicht erst nach Jahren besprochen werden, da in vielen Fällen junge Männer betroffen sind, deren Spermiogramme bei frühzeitiger Gewinnung besser sind als nach 10- bis 15jähriger Anejakulation. Die guten Resultate der Kryokonservierung eröffnen auch bei diesen Patienten eine Erweiterung der Behandlungsmöglichkeiten.

Zum sicheren Erhalt eines Ejakulates sollte bei Patienten mit Anejakulation, vor einer assistierten Reproduktion, ein Elektrostimulationsversuch erfolgen. Falls sich trotz mehrerer Versuche kein Ejakulat erzielen läßt, können je nach zugrundeliegender Hodenpathologie Spermatozoen mittels TESE gewonnen werden.

NACHSORGE NACH ICSI

Die erfolgreiche Behandlung azoospermer Patienten durch ICSI hat für die Nachkommen potentielle Risken durch Aufhebung natürlicher Barrieren sowie mechanischer Alterationen der Oozyten. Nachuntersuchungen an Kindern, die durch ICSI gezeugt wurden, haben bisher lediglich eine geringe Erhöhung geschlechtschromosomaler Veränderungen (1 %) im Vergleich zur Normalpopulation (0,2 %) nachweisen können [17]. Hingegen waren die Raten schwerer Mißbildungen in den bisherigen Untersuchungen nicht unterschiedlich [18]. Im Gegensatz dazu berichteten Kurinczuk et al. über ein signifikant höheres Risiko der Kinder nach ICSI, eine schwere Mißbildung zu erfahren (2-faches Risiko), wohingegen geringe Malformation in bis zu 50 % erhöht waren [19]. Erst kürzlich berichteten Bowen et al. anhand von 84 einjährigen Kindern über Änderungen der geistigen Entwicklung dieser Kinder. Im Vergleich zu Kindern, die durch Kohabitation (1 %) oder konventionelle ivF (2 %) gezeugt wurden, zeigten sich nach ICSI eine verzögerte Entwicklung bei 17 % der Kinder [20]. Diese Berichte wurden intensiv kontroversiell diskutiert, wobei eine sichere Aussage derzeit noch nicht zu treffen ist. Trotz der guten Erfolge der ICSI in der Behandlung des kinderlosen Paares ist die Inzidenz der Mißbildungen und möglichen Spätfolgen der Kinder derzeit noch nicht genau geklärt, so daß diese Kinder regelmäßig kontrolliert werden sollten.

ZUSAMMENFASSUNG

Die mikrochirurgische und / oder testikuläre Samenzellextraktion hat neben der ICSI zu einer wesentlichen Erweiterung der therapeutischen Möglichkeiten in der Behandung des infertilen azoospermen Patienten geführt. In Abhängigkeit der zugrundeliegenden Erkrankung sollte immer versucht werden, Spermatozoen möglichst hodenfern zu entnehmen, um eine weitestgehende Maturation der Samenzellen zu erreichen. Bei Verschlußazoospermie stellt noch immer die mikrochirurgische Rekonstruktion des Vas deferens die Therapie der Wahl dar, wobei Spermien gleichzeitig kryokonserviert werden können. Die möglichen Komplikationen nach MESA oder TESE sind gering, so daß diese Eingriffe wenig invasiv und tagesklinisch durchgeführt werden können. Bei anejakulatorischen Patienten sollte vor der operativen Gewinnung von Spermatozoen eine Elektroejakulation versucht werden.

Neue Erkenntnisse der Pathophysiologie infertiler Männer haben gezeigt, daß bei eingeschränkter Zeugungsfähigkeit oder Azoospermie genetisch vererbbare Erkrankungen vorliegen können, die durch ICSI auf die nächste Generation übertragen werden können. Bisherige Nachuntersuchungen konnten lediglich eine geringe Erhöhung sexchromosomaler Veränderungen nachweisen. Die genaue präoperative Abklärung des infertilen Mannes ist unbedingt erforderlich und hat wesentlich an Bedeutung gewonnen. Die interdisziplinäre Zusammenarbeit des Urologen mit dem Gynäkologen in der Behandlung des infertilen Paares ist für die Behandlung des kinderlosen Paares deshalb besonders wichtig.

LITERATUR

1. Palermo GD, Joris H, Devroey P, VanSteirteghem AC. Pregnancies after intracytoplasmic injection of single spermatozoon into an oocyte. Lancet 1992; 340: 17.
2. Silber SJ, Nagy Z, Liu J, Tournaye H, Lissens W, Ferec C, Liebaers I, Devroey P, Van Steirteghem AC. The use of epididymal and testicular spermatozoa for intracytoplasmic sperm injection: the genetic implications for male infertility. Hum Reprod 1995; 10: 2031.
3. Belker AM, Thomas AJ Jr, Fuchs EF, Konnak JW, Sharlip ID. Results of 1,469 microsurgical vasectomy reversals by the Vasovasostomy Study Group. J Urol 1991; 145: 505.
4. Heidenreich A, Altmann P, Engelmann UH. Microsurgical vasovasostomy versus microsurgical epididymal sperm aspiration/testicular extraction of sperm combined with intracytoplasmic sperm injection. A cost-benefit analysis. Eur Urol 2000; 37: 609.
5. Moore HDM, Hartmann TD, Pryor JP. Development of the oocyte penetrating capacity of spermatozoa in the human epididymis. Int J Androl 1983; 6: 310.
6. Moore HDM, Hartmann TD. In vitro development of the fertilising ability of hamster epididymal spermatozoa after co-culture with epithelium from the proximal cauda epididymis. J Reprod Fertil 1986; 78: 347.
7. Plas E, Pflüger H. MESA oder TESA bei Patienten mit Verschlußazoospermie? Urologe A 1997; Suppl 1: 128.
8. Plas E, Riedl CR, Engelhardt PF, Mühlbauer H, Pflüger H. Unilateral or bilateral testicular biopsy in the era of intracytoplasmic sperm injection. J Urol 1999; 162: 2010–3.
9. Manning M, Junemann KP, Alken P. Decrease in testosterone blood concentrations after testicular sperm extraction for intracytoplasmic sperm injection in azoospermic men. Lancet 1998; 352: 37.
10. Silber SJ, Van Steirteghem A, Nagy Z, Liu J, Tournaye H, Devroey P. Normal pregnancies resulting from testicular sperm extraction and intracytoplasmic sperm injection for azoospermia due to maturation arrest. Fertil Steril 1996; 66: 110.
11. Dardashti K, Williams RH, Goldstein M. Microsurgical testis biopsy: novel technique for retrieval of testicular tissue. J Urol 2000; 163: 1206.
12. Schlegel PN, Su LM. Physiological consequences of testicular sperm extraction. Hum Reprod 1997; 12: 1688.
13. Ghazzawi IM, Sarraf MG, Taher MR, Khalifa FA. Comparison of the fertilizing capability of spermatozoa from ejaculates, epididymal aspirates and testicular biopsies using intracytoplasmic sperm injection. Hum Reprod 1998; 13: 348.
14. Tournaye H. Surgical sperm recovery for intracytoplasmic sperm injection: which method is to be preferred? Hum Reprod 1999; 14 (suppl. 1): 71.
15. Harrington TG, Schauer D, Gilbert BR. Percutaneous testis biopsy: an alterative to open testicular biopsy in evaluation of the subfertile man. J Urol 1996; 156: 1647.
16. Seager SW, Halstead LS. Fertility options and success after spinal cord injury. Urol Clin North Am 1993; 20: 543.
17. Liebaers I, Bonduelle M, Van Assche E, Devroey P, Van Steirteghem A. Sex chromosome abnormalities after intracytoplasmic sperm injection. Lancet 1995; 21: 1095.
18. Bonduelle M, Camus M, De Vos A, Staessen C, Tournaye H, Van Assche E, Verheyen G, Devroey P, Liebaers I, Van Steirteghem A. Seven years of intracytoplasmic sperm injection and follow-up of 1987 subsequent children. Hum Reprod 1999; 14 (Suppl 1): 243.
19. Kurinczuk J, Bower C. Birth defects in infants conceived by intracytoplasmic sperm injection. BMJ 1997; 315: 1260.
20. Bowen JR, Gibson FL, Leslie GI, Saunders DM. Medical and developmental outcome at 1 year for children conceived by intracytoplasmic sperm injection. Lancet 1998; 351: 1529.
21. Plas E, Pflüger H. Indikation für MESA und TESA bei männlicher Infertilität. J Urol Urogyn 1997; 4 (Suppl 1): 54–55 (Abstr.).

DER BLASTOZYSTENTRANSFER IM VERGLEICH ZUM KLASSISCHEN EMBRYO-TRANSFER

H. ZECH, N. ZECH, P. VANDERZWALMEN

EINLEITUNG

Während der ersten drei Teilungsstadien entwickelt sich der Embryo normalerweise im Eileiter. Unter **physiologischen Bedingungen** erreicht dieser ca. 5 Tage nach der Fertilisierung im Blastozysten-Stadium das *Cavum uteri*. Gleichzeitig findet eine Verdünnung der *Zona pellucida* statt, diese löst sich schließlich auf, so daß sich die Blastozyste in das synchronisierte Endometrium einnisten kann.

Die Anforderungen an die Sekrete im Eileiter und im Uterus während dieser grundsätzlich unterschiedlichen Embryonalentwicklungen unterscheiden sich deutlich [1]. Nach in vitro-Fertilisierung (IVF) gibt es gravierende Unterschiede im Vergleich zur Situation in vivo: Bei der klassischen in vitro-Fertilisierung findet zwei bis drei Tage nach der Follikelpunktion ein Embryotransfer im 2–8-Zellstadium statt. Zu diesem frühen Zeitpunkt befindet sich das Endometrium im asynchronen Zustand zur Embryonalentwicklung und die Zona pellucida des Embryos ist durch die Kulturbedingungen in vitro so verhärtet, daß es nur schwer zu einem „Hatchen" kommt [2].

Nach dem Embryotransfer kann auch das weitere Schicksal dieser Zygote nicht mehr beurteilt werden. Da zur embryonalen Entwicklung eines 4–8-Zellers fast nur die Gene der Eizelle verantwortlich sind, stellt die Kultivierung bis zum Blastozystenstadium für die Beurteilung der normalen Genomaktivierung eine weitere diagnostische Maßnahme dar. Suboptimale Kulturbedingungen können zu einem „4- bzw. 8-Zellblock" führen. Nur ca. 41 % aller Embryonen von guter Qualität entwickeln sich in den **herkömmlichen Kulturmedien** zu Blastozysten. Ferner ergibt sich keine Erhöhung der Schwangerschaftsrate nach einem Transfer von Blastozysten, die in den klassischen Kulturmedien heranreifen [3].

Die relativ niedrige „Baby-take-home-rate" nach in vitro-Fertilisierung oder ICSI (Intra-Cytoplasmische Sperma-Injektion) resultiert vorwiegend aus chromosomalen Defekten in den Eizellen und Embryonen [4], der Asynchronie des Endometriums und einer erschwerten Einnistung nach stimuliertem Zyklus. Ferner ist die Vitalität der Embryonen nach in vitro-Kultur vermindert.

Um die Situation im Eileiter besser nachzuahmen, wurden schon frühzeitig **synthetische Kulturmedien** mit höherem Kaliumspiegel in Anlehnung an das Sekret im Eileiter hergestellt (Human Tubal Fluid). Alle diese einfachen Kulturmedien bestehen aus einer Konzentration verschiedener Salze, Glukose, Proteine und Antibiotika. Es konnten allerdings auch damit keine signifikant höheren Schwangerschaftsraten erzielt werden [5].

Damit die Embryonen länger in Kultur gehalten werden konnten, wurden schon frühzeitig **Co-Kulturen** eingesetzt [6]. Mögliche Kontaminationen und Probleme bei der Verwendung von Substanzen anderer Spezies, wie auch das komplizierte Arbeiten mit autologen Zellkulturen, führten schließlich zur Entwicklung von **sequentiellen Medien,** welche den metabolischen Anforderungen des sich entwickelnden Embryos besser gerecht werden [7].

In einfachen Medien (Earle's) und „Human Tubal Fluid" (HTF) entwickeln sich Embryonen nur selten bis zum Blastozystenstadium. Diesen Medien fehlen wichtige Regulatoren der Embryonalentwicklung, wie Aminosäuren, und sie entsprechen auch nicht den wechselnden Anforderungen an den Metabolismus während der ersten Phase der Embryonalentwicklung (Fertilisierung bis zum 8–10-Zell-Stadium und von der Kompaktierung bis zur Blastozystenentwicklung). Frühe Embryonen bis zum 8–10-Zell-Stadium sind charakterisiert durch eine relativ niedrige Biosynthese. Als Energiesubstrat dienen praktisch ausschließlich Laktat, Pyruvat und essentielle Aminosäuren, jedoch nicht Glukose. Ab dem Stadium der Kompaktierung bis zur Blastozystenentwicklung ist diese Relation umgekehrt, Glukose ist der Hauptenergieträger [7]. Aus diesem Grund wurden sequentielle Medien entwickelt, um den Bedürfnissen des wachsenden Embryos bezüglich Kohlenhydrat- und Aminosäure-Bedarf gerecht zu werden.

Die sequentiellen Medien G1 und G2 (Scandinavian IVF-Science) unterscheiden sich durch die Konzentration von nicht essentiellen und essentiellen Aminosäuren, Glukose, Laktat, Pyruvat und EDTA. Das G1-Medium wird für die Entwicklung vom PN-Stadium bis zum 8–10-Zell-Stadium eingesetzt.

Dieses Medium enthält wenig Glukose, da eine erhöhte Glykolyse zu einer reduzierten Embryonalentwicklung führt. Das EDTA ist diesem G1-Medium beigefügt, um die glykolytische Aktivität zu blockieren. Im zweiten Teil dieser Medien (G2) ist Glukose enthalten, da diese für die Blastozystenentwicklung notwendig ist; EDTA fehlt. Chelatbildner wie EDTA haben grundsätzlich zwei Wirkungen:

1. Sie binden toxische Schwermetalle, welche in den Medien vorkommen können.

2. EDTA verhindert die vorzeitige Glykolyse in den frühen Embryonen (PN bis 10-Zeller), während in den Medien zur Blastozystenkultur EDTA nicht vorhanden sein darf, um eine Glykolyse zu ermöglichen.

Nach der Kultur von Embryonen zum Blastozystenstadium in sequentiellen Medien berichtet Jones et al. [8] von einer signifikant höheren Implantationsrate, unabhängig davon, wie viele erfolglose IVF-Zyklen vorangegangen sind. Dies könnte durch negative uterine Faktoren gegenüber frühen Embryonalstadien oder durch eine erhöhte Implantationskapazität von Embryonen im Blastozystenstadium erklärt werden.

Bei der Entscheidung, einen Embryo am Tag 2 oder 3 oder erst im Blastozystenstadium am Tag 5 zu transferieren, sind die Vor- und Nachteile vor allem in bezug auf die Erfolgsaussichten und die laborspezifische Praktikabilität zu berücksichtigen.

Patienten und Methoden

Wir untersuchten unser Patientenklientel konsekutiv retrospektiv in bezug auf die Kulturtechnik mit Embryotransfer am Tag 2 und 3 (herkömmliche, klassische IVF-Kultur) und nach Kultur in sequentiellen Medien bis zum Tag 4 und 5. Die Ergebnisse wurden im Hinblick auf das Ansprechen auf die Follikelstimulation (gute oder schlechte Responder), das Alter, die Embryoqualität (positive Schwangerschaftstests 14 Tage nach dem Embryotransfer), die fortdauernde Schwangerschaftsrate (positive Herzaktion 4 Wochen nach dem Embryotransfer) und die Implantationsrate (positive Herzaktion pro transferiertem Embryo) analysiert. Die Qualitätsbeurteilung der Embryonen am Tag 2 und 3 erfolgte in vier Gruppen (Abbildung 1).

Die Klassifizierung von Blastozysten wurde entsprechend der Einteilung von Gardner [7] vorgenommen (Abbildung 2).

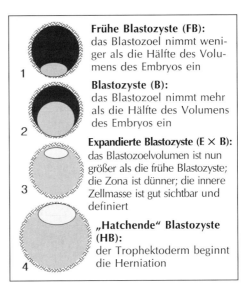

Abbildung 2: Klassifizierung von Blastozysten

ERGEBNISSE UND INTERPRETATIONEN

Nicht in allen Fällen konnte eine Entwicklung bis zur Blastozyste beobachtet werden. Nach erfolgter Follikelpunktion in 296 Fällen (davon 244 Frauen mit mehr als 7 Eizellen und 52 Frauen mit weniger als 7 Eizellen) wurden alle Embryonen in sequentiellen Medien kultiviert. Daraus ergab sich folgendes Ergebnis (Abbildung 3).

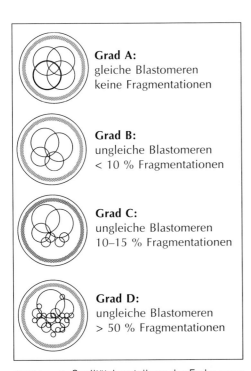

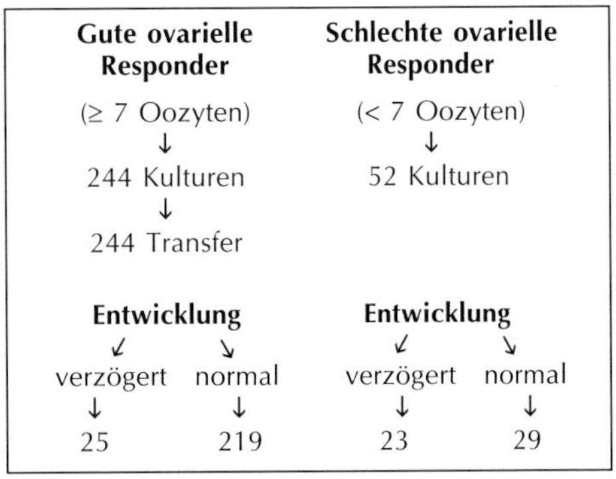

Abbildung 1: Qualitätsbeurteilung der Embryonen

Abbildung 3: 296 Kulturen in sequentiellen Medien

Fragen:

- Wie viele Patientinnen können einen Transfer mit mindestens einer Blastozyste erwarten (Tabelle 1)?
- Ist bei einer Verzögerung der Entwicklung ein Transfer sinnvoll?

Interpretation (Tabelle 1):

Der Prozentsatz der asynchronen Entwicklung ist direkt proportional zu der Zahl der bei der Punktion erhaltenen Eizellen oder der daraus resultierenden Zygoten (Tabelle 2).

Tabelle 1: Entwicklungpotential zur Blastozyste in Relation zur Anzahl der gesamten Eizellen und daraus resultierender Zygoten

(n) Eizellen	Gesamt in Kultur	(%)	Kulturen mit verzögerter Entwicklung	(%)
≥ 7	244/296	(82)	23/219	(11)
< 7	52/296	(18)	23/52	(44)
(n) Zygoten				
> 9	68/296	(23)	0/68	(0)
5–9	133/296	(45)	9/133	(7)*
< 5	95/295	(32)	39/95	(41)*
*p < 0,01				

Tabelle 2: Untersuchungen zum Transfer von Embryonen, welche eine asynchrone Entwicklung aufweisen (synchron = Blastozysten am Tag 5; asynchron = Morula-Stadium am Tag 5 [frühe Morula = Zellgrenzen z.T. noch sichtbar; kompakte Morula = keine einzelnen Zellen mehr zu erkennen]).

Embryonalstadium am Tag 5	Frühe Morula	Kompakte Morula
(n) Kulturzyklen	22	26
(n) Morula am Tag 5	168	88
(n) Blastozysten am Tag 5	0	0
(n) Blastozysten am Tag 6	23 (14 %)	23 (26 %)
(n) Transfers am Tag 6	21	24
(n) SS	0	0

Tabelle 3: Einfluß des Alters bei Patientinnen mit guter ovarieller Reaktion (≥ 7 Eizellen)

Alter	< 30	30–37	> 38	Gesamt
(n) Zyklen m. verlängerter Kultur	55	137	52	244
2 PN	401	980	322	1703
Entwicklungstypen				
Alle asynchron	6	10	9	25
Mind. eine synchron	49 (89 %)	127 (93 %)	43 (83 %)	219 (90 %)
(n) synchrone Embryonen (EB-B-exB)	121 (30 %)*	296 (30 %)*	81 (25 %)*	498 (29 %)
(n) Foeten	35	79	4	128
(n) durchschnittl. transferiert	121/49 2,5	296/127 2,3	81/43 1,9	498/244 2,0
Pos. ßhCG/Transfer	33 (60 %)	72 (52 %)	18 (35 %)	123 (50 %)
Fehlgeburten	4 (12 %)	12 (17 %)	6 (33 %)	22 (18 %)
Fortwährende SS	29	60	12	1
% /Kulturzyklus	53 %	44 %	23 %	41 %
% /Transfer mit mind. 1 EB	59 %	47 %	28 %	46 %
Implantationsrate/synchrone Entwickl.	29 %	27 %	17 %	26 %
* n.s.				

Interpretation (Tabelle 2):

Das Potential von Morulae am Tag 5 ist extrem schlecht. Ein Embryotransfer führt zu keiner Schwangerschaft.

Fragen zum Einfluß des Alters (Tab. 3)

- Blastozystentransfer – ist dieser nur für junge Patientinnen mit vielen guten Eizellen/Embryonen sinnvoll?
- Was ist zu empfehlen bei älteren Patientinnen oder wenn nur wenig Eizellen vohanden sind?

Interpretation (Tabelle 3):

Die fortdauernde Schwangerschaftsrate ist am besten bei jungen Patientinnen (< als 30 Jahre) mit dem Transfer von mindestens einer expandierten Blastozyste (E × B) (Tabelle 4, Abbildung 4).

Tabelle 4: Untersuchungen zur Anzahl der Zygoten in Relation zum Alter

Kulturen mit	< 5 Zygoten	5–9 Zygoten	> 10 Zygoten
< 30 a	7 (13 %)	30 (55 %)	18 (32 %)
30–37 a	19 (14 %)	73 (53 %)	45 (33 %)
> 37 a	17 (33 %)	30 (58 %)	5 (9 %)

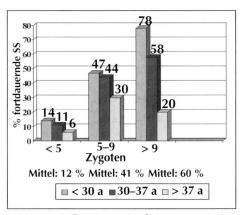

Abbildung 4: Fortdauernde Schwangerschaftsrate in Relation zum Alter der Patientin und der Zahl der Zygoten in Kultur.

Interpretation (Tabelle 4, Abb. 4):

Die höchsten Schwangerschaftsraten resultieren bei jungen Patientinnen (< 30 Jahre), wenn mehr als 9 befruchtete Eizellen (Zygoten) in Kultur gehalten werden können (Abb. 5).

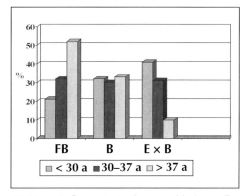

Abbildung 5: Prozentsatz der verschiedenen Typen an Blastozysten bezogen auf die Gesamtzahl der Blastozysten und das Alter der Patientinnen.

Interpretation (Abb. 5):

Die Anzahl expandierter Blastozysten ist am höchsten bei jungen Patientinnen (Abbildung 6).

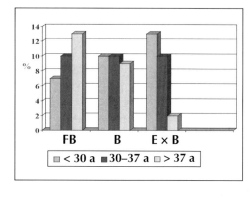

Abbildung 6: Prozentverteilung der verschiedenen Typen an Blastozysten pro Zygote in Relation zum Alter.

Interpretation (Abb. 6):

Der Prozentsatz an expandierten Blastozysten pro sich entwickelnder Zygote ist am höchsten bei jungen Patientinnen.

Frage (unabhängig von der Patientenselektion) (Abbildung 7):

- Welche Faktoren beeinflussen die Schwangerschaftsrate noch?

Interpretation (Abb. 7):

Die besten Ergebnisse können bei jungen Patientinnen mit dem Transfer von 2 Blastozysten am Tag 5 erzielt werden (synchroner Transfer).

Frage:
- Ist eine verlängerte Kulturtechnik bis zum Tag 5 sinnvoll für Patientinnen, die nur wenig Eizellen produzieren (< als 7) (Tabelle 5)?

Interpretation (Tab. 5):

Während alle Patientinnen am Tag 2 bis 3 einen Transfer erreichten, war dies nur in 56 % der Patientinnen am Tag 5 der Fall. Wenn es zu einem Transfer kam, war die Schwangerschaftsrate höher, jedoch nicht signifikant.

Das Zuwarten bis zur Blastozystenentwicklung kann als weitere Diagnostik verwendet werden. Die psychologische Belastung für den Fall, daß ein Transfer nicht erfolgen kann, ist unter Umständen mindestens gleich groß, wie ein negativer Schwangerschaftstest. Bei wiederholtem negativem Ausgang nach Transfer am Tag 2 oder 3 sollte bei diesen Patientinnen der Ver-

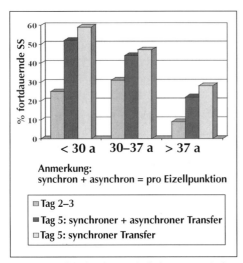

Abbildung 7: Die fortdauernde Schwangerschaftsrate in Relation zum Tag des Transfers bei Patienten mit guter ovarieller Reaktion (synchron = Blastozyste am Tag 5, asynchron = nur Morula am Tag 5)

Tabelle 5: Fortdauernde Schwangerschaftsrate und Implantationsrate nach Transfer am Tag 2/3 oder am Tag 5 bei Patientinnen mit schlechter ovarieller Reaktion (5–7 Eizellen).

Transfer an	Tag 2–3	Tag 5	
(n) Zyklen	89	52	
(n) Transfer	89 (100 %)	29 (56 %)	
(n) ohne Transfer	0	23 (44 %)	
		Pro Zyklus	Pro Transfer
ßhCG +	25 (28 %)	11 (21 %)	11 (38 %)
Fortdauernde SS	19 (21 %)*	10 (19 %)**	10 (34 %)***
Implantationsrate	10 %		24 %
(n) Embryonen transferiert	196		45
Durchschnittl. (n) Embr. transf.	2,2		1,6
χ^2 *–**n.s.; *–***n.s.			

such einer Kultur bis Tag 5 vorgenommen werden, um eine weitere Information bezüglich allfälligem 4–8-Zellblock zu erhalten.

Fragen:

- Wie sollte man im Falle von schlechter Embryoqualität am Tag 2 oder 3 vorgehen?

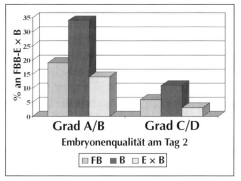

Abbildung 8: Prozent an Blastozysten in Relation zur Embryonenqualität am Tag 2

- Wie hoch sind die Chancen für die Patientin, einen Blastozystentransfer in diesem Fall zu erhalten?

Interpretation (Abb. 8):

Bei Embryonen guter Qualität am Tag 2 (Grad A und B) sind am häufigsten expandierte Blastozysten zu erwarten (Abb. 8).

DISKUSSION UND ZUSAMMENFASSUNG

Im Vergleich zum Transfer am Tag 2 und 3 erreicht man bei einer Kultivierung bis zum Blastozystenstadium gute Implantations- und Schwangerschaftsraten, obwohl sich diese im Gesamt-Klientel in unseren Untersuchungen nicht signifikant von jenen nach einem Transfer am Tag 2 oder 3 unterscheiden. Hohe Implantations- und Schwangerschaftsraten sind bei jungen Patientinnen mit mehr als 9 Zygoten zu erzielen, wenn sich daraus exandierte Blastozysten entwickeln. In diesem Falle wäre es sogar sinnvoll, nur einen Embryo zu transferieren, um Mehrlingsschwangerschaften zu vermeiden.

Bei wiederholt negativen Ergebnissen nach einem Transfer am Tag 2 und 3 kann die Kultivierung bis zur Blastozyste auf mögliche Ursachen hinweisen, wenn keine weitere Entwicklung über den Tag 3 hinaus beobachtet werden kann (fehlende Genomaktivierung – genetische Ursache?).

Die Blastozystenkultur bietet sich für alle Patientinnen mit Ausnahme der „Poor Responder" an, da bei diesen sehr oft Entwicklungsverzögerungen zu beobachten sind, die auch durch eine Kulturverlängerung nicht behebbar sind.

Die beste Implantationsrate besteht mit expandierten Blastozysten.

Aus diesem Grund ist ein Transfer am Tag 5 anzustreben. Dieser ist abhängig von folgenden Faktoren:
- Alter der Frau
- Anzahl und Qualität der Eizellen
- Qualität der kommerziell erhältlichen Medien

LITERATUR

1. Gardner DK, Lane M, Calderane I, Leeton J. Environment of the preimplantation human embryo in vivo: metabolite analysis of oviduct and uterine fluids and metabolism of cumulus cells. Fertil Steril 1996; 65: 349–53.
2. Schiewe MC, Araujo JA, Asch RH, Balmacesa JP. Enzymatic characterization of zona pellucida hardening in human eggs and embryos. J Assist Reprod Genet 1995; 12: 2–7.
3. Huisman GJ, Fauser BCJM, Eijkemans MJC, Pieters MHEC. Implantation rates after in vitro fertilization and transfer of a maximum of two embryos that have undergone three to five days of culture. Fertil Steril 2000; 73: 117–22.

4. Plachot M, Veiga A, Montagur J, De Grouchy J, Calderon G, Lepretre S. Are clinical and biological IVF parameters correlated with chromosomal disorders in early life? A multicentric study. Hum Reprod 1988; 3: 627–35.
5. Quinn O, Kerin JF and Warnes GM. Improved pregnancy rate in human IVF with the use of a medium based on the composition of human tubal fluid. Fertil Steril 1985; 44: 493–8.
6. Ménézo YJR, Guérin JF, Czyba JC. Improvement of human early embryo development in vitro by coculture on monolayers of Vero cells. Biol Reprod 1990; 42: 301–6.
7. Gardner DK, Lane M. Culture and selection of viable blastocysts: a feasible proposition for human IVF? Hum Reprod Update 1997; 3: 367–82.
8. Jones GM, Trounson AO, Gardner DK, Kausche A, Lolatgis N, Wood C. Evolution of a culture protocol for successful blastocyst development and pregnancy. Hum Reprod 1998; 13: 169–77.

Assisted Hatching

H. STROHMER

Die Zona pellucida

Alle Säugereizellen sind von der Zona pellucida (ZP), einer azellulären Hülle, umgeben, deren Dicke beim Menschen durchschnittlich 15 µm beträgt. Untersuchungen an einer Vielzahl von Spezies haben gezeigt, daß die ZP einheitlich aus drei vielfach glykosylierten Proteinen (ZP 1, 2 und 3) aufgebaut ist sowie daß bei den Proteinen der verschiedenen Spezies hochgradige Homologie der DNA-Sequenz besteht. Die Proteine werden von der Eizelle und den Granulosazellen exprimiert und formen eine poröse, hochorganisierte dreidimensionale Matrix um die Eizelle. ZP 2 und ZP 3 bilden Dimere, die durch ZP 1 quervernetzt werden, dem somit u.a. eine strukturelle Rolle zukommt. ZP 3 dient als primärer Ligand in der Samenzellbindung und triggert die Akrosomreaktion (AR) [1], ZP 2 dürfte (zumindest bei der Eizelle der Maus) eine Rolle bei der sekundären Bindung spielen, und interagiert mit der Samenzelle, nachdem die AR stattgefunden hat [2].

Neben der Funktion im Rahmen der Befruchtung verhindert die ZP darüber hinaus das Eindringen weiterer Samenzellen (Polyspermieblock), sie schützt die Integrität des Präimplantationsembryos und unterstützt dessen Transport im Eileiter. Nach der Befruchtung kommt es daher physiologischerweise zur Zunahme der „Zonahärte" (zona hardening, ZH), um diese dreifache Funktion zu gewährleisten [3]. Dieses „zona hardening" wird durch die Eizelle vermittelt und ist wahrscheinlich durch die Aussschüttung von Granula bedingt, die sich unter der Plasmamembran befinden [4]. Die Reaktion der Zona bedingt eine erhöhte Widerstandsfähigkeit der Zona gegen die Wirkung verschiedener chemischer Agentien [5]. Obwohl bereits verschiedene Substanzen und Methoden, wie Proteasen oder Disulfid-Brücken-Reduktionsmittel einerseits, sowie Herabsetzen des pH, hohe Temperaturen oder mechanische Deformation [6] andererseits für die Untersuchung der Zonareaktion herangezogen wurden, hat sie sich noch immer der exakten Quantifizierung entzogen. Lysine, entweder vom Embryo (i. e. Trophoektoderm) und/oder dem Endometrium, sowie die mechanische Expansion des Embryos führen schließlich zur Verdünnung der Zona als Vorbereitung des „Schlüpfens" (hatching) und somit als Voraussetzung für die nachfolgende Implantation [7, 8]. Dabei wird mittlerweile der Wirkung der Enzyme weitaus größere Bedeutung beigemessen.

Auch die in vitro-Kultur im Rahmen der Behandlung mit in vitro-Fertilisation (IVF) kann zum ZH führen, wobei jedoch auch hier diese Auswirkung nicht exakt quantifizierbar ist [7, 9]. Es ist somit zu vermuten, daß eine herabgesetzte Implantationsrate besteht, wenn ein Embryo für längere Zeit den künstlichen Kulturbedingungen ausgesetzt ist. Darüberhinaus wurde hypothetisiert, daß ein Implantationsversagen darauf zurückzuführen ist, daß die Zona pellucida trotz der Blastozystenexpansion nicht rupturiert. Darüber hinaus kam es bei Embryonen mit gleichförmig dicker ZP zu keiner Implantation, hingegen bestand eine Implantationsrate von 40 % bei Embryonen mit Bereichen von individuell verschiedener Zonadicke (> 25 % Streuung) [10]. In Hinblick auf eine Korrelation zwischen der absoluten Zonadicke und der Implantationsrate ergaben die bisherigen Untersuchungen widersprüchliche Ergebnisse [11, 12]. Weiters ist zu erwägen, daß suboptimale Kulturbedingungen zu einer geminderten oder fehlenden Produktion von trophoektodermalen Zonalysinen führen [13].

Assisted Hatching

All diese Überlegungen führten letztlich zu der Entwicklung der Methode des „Assisted Hatching" (AHA) durch Cohen et al. [14]. Mittlerweile wurden verschiedene Techniken entwickelt, um der Blastozyste das Verlassen der ZP zu erleichtern bzw. zu ermöglichen. Um die Öffnung sozusagen in die ZP zu ätzen, kommt beim sog. „Zona drilling" eine saure Lösung zur Anwendung (Tyrode's Lösung, pH 2,35) [15]. Dabei wird eine Mikronadel mit der Lösung gefüllt und bei der 3-h-Position des Embryos vorsichtig auf die Zona aufgebracht, möglichst in einem leeren Bereich des Perivitellinen Raumes. Die dabei entstehenden Öffnungen haben im Durchschnitt 20 ± 6,7 µm. Besonders wichtig ist es, die saure Lösung durch Spülen des Embryos auszuwaschen, zumal sie embryotoxisch ist und daher die Lebensfähigkeit des Embryos beeinträchtigen kann. Bei der mechanischen Technik hingegen wird mit Hilfe von Glaspipetten ein Schlitz gerissen bzw. geschnitten, diese Technik entspricht somit der „partial zona dissection" (PZD) und wurde als erste für das AHA angewandt [14, 15]. Darüber hinaus kamen bisher bereits mehrere LASER-Systeme zur Anwendung, wobei hauptsächlich zwischen den Kontakt- und Non-Kontakt-Verfahren unterschieden werden muß, in Abhängigkeit davon, ob die Energie mittels Quarzfaser an die ZP herangeführt wird oder der LASER-Strahl durch die Mikroskopoptik auf die ZP fokussiert wird. Im „contact-mode" wurden bisher entwickelt: Argon-Fluroid, 193 nm [16]; Nd:YAG, 1064 nm [17]; Er:YAG, 2940 nm [18, 19] und für das „noncontact"-Verfahren: Xenon-Chlorid-Excimer, 308 nm [20]; Krypton-Fluorid, 248 nm [21]; PALM UV, 337 nm [22],

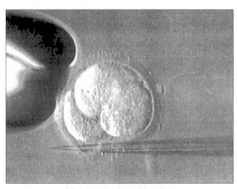

Abbildung 1: Mechanisches Hatching

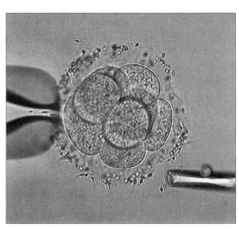

Abbildung 2: Laser-Hatching

sowie der Dioden-LASER im infraroten Bereich mit einer Wellenlänge von 1480 nm [23]. Weiters besteht die Möglichkeit, die Vibration von piezoelektrischen Pulsen für die Durchführung des AHA zu nutzen [24]. Beim sog. „zona thinning" wird die ZP in einem umschriebenen Bereich verdünnt, ohne daß eine Öffnung oder ein Schlitz erzeugt wird [25].

In vitro-Studien an Maus- und Humanembryonen haben übereinstimmend gezeigt, daß im Vergleich zu unbehandelten Embryonen das Einbringen einer Öffnung in die ZP signifikant die Fähigkeit der in vitro-kultivierten Blastozysten steigert, die ZP zu verlassen [26, 27]. Darüber hinaus konnte an unbefruchteten Eizellen und pathologisch fertilisierten Embryonen gezeigt werden, daß es durch die Anwendung des ER:YAG-LASER-Systems, das als erstes LASER-System erfolgreich für das AHA klinisch angewandt wurde [18], zu keinen negativen Auswirkungen auf die Zona-Matrix und das Ooplasma kommt [28]. Eine ähnliche Untersuchung, die Effizienz und Sicherheit betreffend, wurde auch für den infraroten Dioden-LASER durchgeführt [23].

DIE KLINISCHE RELEVANZ DES ASSISTED HATCHING

Hingegen bestehen kontroversielle Ergebnisse über die klinische Relevanz des Assisted Hatching im Rahmen der IVF-Behandlung. Dies liegt sicherlich wesentlich daran, daß bisher nur wenige randomisierte Studien über die Wertigkeit des AHA durchgeführt wurden. Diese fünf Studien mit randomisiertem Design legen die Vermutung nahe, daß für das allgemeine Patientenkollektiv kein Benefit zu erwarten ist, hingegen bei ausgesuchten Fällen eine gesteigerte Implantationsrate herbeigeführt werden kann.

Nach der Durchführung von AHA mittels chemischem Zona-Drilling bei 69 Paaren im Vergleich zu 68 Paaren der Kontrollgruppe kam es bei 28 % (66/236) der behandelten Embryonen zu einer Implantation im Vergleich zu 22 % (50/226) der unbehandelten Embryonen (p < 0,05). Bei Patientinnen mit normalem FSH (n = 137) lauteten die entsprechenden Ergebnisse: 28 % Implantationsrate nach AHA (67/239) versus 21 % (49/229), nicht signifikant [15]. Eine retrospektive Studie, die gezeigt hatte, daß insbesondere Embryonen mit einer Zonadicke > 15 µm von AHA profitieren, veranlaßte eine Untersuchung zum „selektiven" AHA. Dabei fand sich eine signifikant höhere Implantationsrate von 25 % als bei den Kontrollembryonen. Darüberhinaus erzielte die Methode bessere Ergebnisse bei älteren Patientinnen (> 38 Jahre) und bei erhöhtem FSH-Spiegel [15]. Zwei weitere prospektiven Studien erbrachten keinen Benefit durch AHA in einem unselektionierten Patientenkollektiv [29, 30]. In den retrospektiven Untersuchungen fanden sich entweder keine Unterschiede zwischen der AHA-Gruppe und den Kontrollgruppen in Hinblick auf die Implantations- oder Schwangerschaftsrate oder bessere Ergebnisse nach AHA. Dabei bestätigte sich vor allem der Nutzen für spezielle Patientinnen (erhöhter FSH-Spiegel, höheres Lebensalter und/oder mehrere vorangegangene frustrane IVF-Versuche), das retrospektive Design erlaubt jedoch keine letztgültigen Schlüsse daraus [29, 31–34]. Insbesondere der Nutzen bei höherem Lebensalter sollte noch Gegenstand weiterer Studien sein. Schließlich erbrachte die einzige randomisierte Studie keinen signifikanten Unterschied hinsichtlich Implantationsrate, klinischer Schwangerschaftsrate oder Rate der intakten Schwangerschaften [35]. Alle anderen Studien zu dieser Fragestellung zeigten einen altersabhängigen Vorteil [29, 32, 33] oder keinen Benefit [36] und hinterlassen somit einen inkonklusiven Gesamteindruck.

Schlussfolgerung

Zusammenfassend kann somit insbesondere in Hinblick auf die Ergebnisse der randomisierten Studien gesagt werden, daß das selektive AHA an Embryonen mit schlechter Prognose am effizientesten bei Frauen > 38 Jahre mit erhöhten FSH-Werten erscheint und dabei signifikant die Implantationsrate steigert. Ein positiver Effekt ist auch bei Paaren nach mehreren frustranen IVF-Versuchen zu erwarten. In einem unselektionierten Patientenkollektiv sowie bei älteren Patientinnen ohne Zusatzfaktoren steigert Assisted Hatching die Schwangerschaftsrate jedoch nicht. Vielmehr ist als möglicher Nachteil einer unkritischen Anwendung des Assisted Hatching die erhöhte Rate an Mehrlingsschwangerschaften durch dieses Verfahren anzusehen. Dabei mehren sich die Hinweise, daß es sich auffällig oft um monozygote Mehrlinge handelt. Abschließend möchte ich noch auf weiterführende Übersichtsartikel zum Thema Assisted Hatching hinweisen [8, 37–40].

LITERATUR

1. Chapman NR, Kessopoulou E, Andrews PD, Hornby DP, Barratt LR. The polypeptide backbone of recombinant human zona pellucida glycoprotein-3 initiates acrosomal exocytosis in human spermatozoa in vitro. Biochem J 1998; 330: 839–45.
2. Bleil J, Greve J, Wassarman PM. Identification of a secondary sperm receptor in the mouse egg zona pellucida: Role in maintenance of binding of acrosome-reacted sperm to eggs. Dev Biol 1988; 128: 376–85.
3. Inoue M, Wolf DP. Comparative solubility properties of the zonae pellucidae of unfertilized and fertilized mouse ova. Biol Reprod 1976; 11: 558–65.
4. Zhang X, Rutledge J, Armstrong DT. Studies on zona hardening in rat oocytes that are matured in vivo in a serum-free medium. Mol Reprod Dev 1991; 28: 292–6.
5. Bleil JD, Wassarman PN. Structure and function of the zona pellucida: identification and characterization of the proteins of the mouse oocyte zona pellucida. Dev Biol 1980; 76: 185–202.
6. Drobnis EZ, Andrew JB, Katz DF. Biophysical properties of the zona pellucida measured by suction: is zona hardening a mechanical phenomen? J Exp Zool 1988; 245: 206–19.
7. Schiewe MC, Araujo E, Asch RH, Balmaceda JP. Enzymatic characterization of zona pellucida hardening in human eggs and embryos. J Assist Reprod Genet 1995; 12: 2–7.
8. Letterie GS. Assisted hatching: Rationale, technique, and clinical outcomes. Assist Reprod Reviews 1997; 8: 116–25.
9. DeFelice M, Siracusa G. „Spontaneous" hardening of the zona pellucida of mouse oocytes during in vitro culture. Gamete Res 1982; 6: 107–15.
10. Cohen J, Inge KL, Suzman M, Wiker SR, Wright G. Videocinematography of fresh and cryopreserved embryos: A retrospective analysis of embryonic morphology and implantation. Fertil Steril 1998; 51: 820–7.
11. Tucker MJ, Luecke NM, Wiker SR, Wright G. Chemical removal of the outside of the zona pellucida of day 3 human embryos has no impact on implantation rate. J Assist Reprod Genet 1993; 10: 187–91.
12. Janssens R, Carle M, De Clerck E, Hendrix P, Laurier K, Nagy ZP, Janssenswillen C, Staessen C, Van Steirteghem A. Can zona pellucida thickness predict the implantation rate? Hum Reprod 1994; 9 (suppl 4): 78–9.
13. Perona R, Wassarman P. Mouse blastocysts hatch in vitro by using a trypsin-like proteinase associated with cells of mural trophoectoderm. Dev Biol 1986; 114: 42–52.
14. Cohen J, Elsner C, Kort H, Malter H, Massey J, Mayer MP, Wiemer K. Impairment of the hatching process following IVF in the human and improvement of implantation by assisted hatching using micromanipulation. Hum Reprod 1990; 5: 7–13.
15. Cohen J, Alikani M, Trowbridge J, Rosenwaks Z. Implantation enhancement by selective assisted hatching using zona drilling of human embryos with poor prognosis. Hum Reprod 1992; 7: 685–91.
16. Laufer N, Planker D, Shufaro Y, Safran A, Simon A, Lewis A. The efficacy and safety of zona pellucida drilling by a 193 nm excimer laser. Fertil Steril 1993; 59: 889–95.

17. Coddington CC, Veeck LL, Swanson RJ, Kaufman RA, Simonetti S, Bocca S. The Yag laser used in micromanipulation to transect the zona pellucida of hamster oocytes. J Assist Reprod Genet 1992; 9: 557–63.
18. Strohmer H, Feichtinger W. Successful clinical application of laser for micromanipulation in an in vitro fertilization program. Fertil Steril 1992; 58: 212–4.
19. Obruca A, Strohmer H, Sakkas D, Menezo Y, Kogosowski A, Barak Y, Feichtinger W. Use of lasers in assisted fertilization and hatching. Hum Reprod 1994; 9: 1723–6.
20. Neev J, Tadir Y, Ho P, Berns MW, Asch RH, Ord T. Microscope delivered ultraviolet laser zona dissection: Principles and practices. J Assist Reprod Genet 1992; 9: 513–23.
21. Blanchet GB, Russel JB, Fincher CR, Portman M. Laser micromanipulation in the mouse embryo. A novel approach to zona drilling. Fertil Steril 1992; 57: 1337–41.
22. Schutze K, Clement-Sengewald A, Ashkin A. Zona drilling and sperm insertion with combined laser microbeam and optical tweezers. Fertil Steril 1994; 61: 783–6.
23. Germond M, Nocera D, Senn A, Rink K, Delacretaz G, Fakan S. Microdissection of mouse and human zona pellucida using a 1.48 μm diode laser beam: Efficacy and safety of the procedure. Fertil Steril 1995; 64: 604–11.
24. Nakayama T, Fujiwara H, Tastumi K, Fujita K, Higuchi T, Mori T. A new assisted hatching technique using a piezo-micromanipulator. Fertil Steril 1998; 69: 784–8.
25. Khalifa EAM, Tucker MJ, Hunt P. Cruciate thinning of the zona pellucida for more successful enhancement of blastocyst hatching in the mouse. Hum Reprod 1992; 7: 532–6.
26. Dokras A, Ross C, Gosden B, Sargent IL, Barlow DH. Micromanipulation of human embryos to assist hatching. Fertil Steril 1994; 61: 514–20.
27. Mandelbaum J, Plachot M, Junca AM, Salat-Baroux J, Belaisch-Allart J, Cohen J. The effects of partial zona dissection on in-vitro development and hatching of human cryopreserved embryos. Hum Reprod 1994; 9 (suppl 4): 39.
28. Obruca A, Strohmer H, Blaschitz A, Schönickle E, Dohr G, Feichtinger W. Ultrastructural observations in human oocytes and preimplantation embryos after zona opening using an erbium-yttrium-aluminium-garnet (Er: YAG) laser. Hum Reprod 1997, 12: 2242–5.
29. Tucker MJ, Morton PC, Wright G, Ingardiola PE, Sweitzer CL, Elsner CW, Mitchell-Leef DE, Bassey JB. Enhancement of outcome from intracytoplasmic sperm injection: Does co-culture or assisted hatching improve implantation rates? Hum Reprod 1996; 11: 2434–7.
30. Hellebaut S, De Sutter P, Dozortsev D, Onghena A, Qian C, Dhont M. Does assisted hatching improve implantation rates after in vitro fertilization or intracytoplasmic sperm injection in all patients? A prospective randomized study. J Assist Reprod Genet 1996; 13: 19–22.
31. Schoolcraft WB, Schlenker T, Gee M, Jones GS, Jones HW. Assisted hatching in the treatment of poor prognosis in vitro fertilization candidates. Fertil Steril 1994; 62: 551–4.
32. Schoolcraft WB, Schlenker T, Jones GS, Jones HW. In vitro fertilization in women age 40 and older: The impact of assisted hatching. J Assist Reprod Genet 1995; 12: 581–4.
33. Stein A, Rufas O, Amit O, Avrech O, Pinkas H, Ovadia J. Assisted hatching by partial zona dissection of human pre-embryos in patients with recurrent implantation failure after in vitro fertilization. Fertil Steril 1995; 63: 838–41.
34. Chao KH, Chen SU, Chen HF, Wu MY, Yang YS, Ho HN. Assisted hatching increases the implantation and pregnancy rate of in vitro fertilization (IVF)-embryo transfer (ET), but not that of IVF-tubal ET in patients with repeated IVF failure. Fertil Steril 1997; 67: 904–8.
35. Lanzendorf SE, Nehchiri F, Mayer JF, Oehninger S, Muasher SJ. A prospective, randomized, double-blind study for the evaluation of assisted hatching in patients with advanced maternal age. Hum Reprod 1998; 13: 409–13.
36. Bider D, Livshits A, Yonish M, Yemini Z, Mashiach S, Dor J. Assisted hatching by zona drilling of human embryos in women of advanced age. Hum Reprod 1997; 12: 317–20.
37. Cohen J. Assisted hatching of human embryos. J In Vitro Fertil Embryo Transfer 1991; 8: 179–91.
38. Tucker MJ. Wiker SR, Kort HI. Embryonal zona pellucida thinning and uterine transfer. Assist Reprod Dev 1993; 3: 168–71.
39. Cohen J, Alikani M, Lie HC, Rosenwaks Z. Rescue of human embryos by micromanipulation. Baillieres Clin Obst Gynaecol 1994; 8: 95–116.
40. Mandelbaum J. The effects of assisted hatching on the hatching process and implantation. Hum Reprod 1996; 11: 43–50.

Kryokonservierung und Reproduktionsmedizin

E. Siebzehnrübl

Einleitung

In den letzten Jahren konnte sich die Kryokonservierung von Gameten als Standardverfahren im Rahmen der Methoden der „assistierten Reproduktionstechniken" (ART) etablieren. Die Gefrierkonservierung von imprägnierten Eizellen, Spermatozoen und frühen Embryonalstadien wird im Routineverfahren der meisten IVF-Labors regelmäßig angeboten. Trotz neuer Untersuchungen zur Kryokonservierung von Oozyten gibt es hier noch viele Probleme zu lösen. Auch die Kryokonservierung von Hodengewebe konnte sich etablieren, wenn auch die Erfolgsraten doch deutlich schwanken. Wie noch auszuführen sein wird, sollte heute bei Sterilitätspatienten keine Hodenbiopsie ohne Kryokonservierung eines Aliquots des Gewebes mehr stattfinden. In der neuesten Vergangenheit gab es auch Überlegungen, Ovarialgewebe tiefzufrieren, besonders wenn die Fertilität von Patientinnen mit malignen Erkrankungen erhalten werden soll. Diese Entwicklungen täuschen manchmal etwas darüber hinweg, daß die Kryokonservierung einen sehr komplexen physikalisch-chemischen Prozeß darstellt, dessen Beherrschung von der Kenntnis einiger Grundlagen abhängig ist. Diese Grundlagen sollen in diesem Kapitel ebenso dargestellt werden, wie die heute in der Routine verwandten Verfahren.

Trotz der in einigen Ländern der Europäischen Union, insbesondere in Deutschland, weiter bestehenden Restriktionen haben sich somit die Indikationen für eine Kryokonservierung humaner Gameten deutlich erweitert, ohne daß die in der ersten Auflage dieses Buches diskutierten Indikationen obsolet geworden wären. Dies gilt umso mehr, als zum einen die Erfolgsrate der IVF / ICSI-Behandlungen zu stagnieren scheint, zum anderen aber die Problematik des ovariellen Überstimulations-Syndroms (OHSS) weiterhin nur symptomatisch angegangen werden kann und überdies die Situation von Paaren mit höhergradigen Mehrlingsschwangerschaften deutlich mehr ins Bewußtsein der Öffentlichkeit und der Reproduktionsmediziner vorgedrungen ist.

Die Methoden der Assistierten Reproduktion und die Kryokonservierung

Die grundlegenden Veränderungen, die die assistierte Reproduktion in den letzten Jahren durchgemacht hat und die vor allem die Paare betreffen, bei denen eine deutliche Einschränkung der männlichen Fertilität besteht, haben zu einer drastischen Steigerung des apparativen und finanziellen Aufwandes für die einzelnen Behandlungszyklen geführt.

Besonders wenn parallele Eingriffe bei beiden Partnern notwendig sind, kommt es regelmäßig zu massivem Stress beim Ehepaar und zu erheblichen organisatorischen Problemen in den beteiligten Arbeitsgruppen. Diese Stress-Situationen können durch die Nutzung der Kryokonservierung der menschlichen Gameten erheblich entschärft werden. Aber bereits der Aufwand, der zur Erzeugung von fertilisierten Eizellen durch die Intrazytoplasmatische Spermien-Injektion (ICSI) getrieben werden muß, erfordert geradezu die Integration der Kryokonservierung in das Laborsystem. Nur so können „überzählige" Eizellen bzw. Embryonen gewinnbringend für das Ehepaar und objektiv sinnvoll genutzt werden.

Da auch die Einführung der rekombinanten FSH-Präparate und der GnRH-Antagonisten keine wesentliche Veränderung der Erfolgsrate der IVF / ICSI-Therapie bewirken konnten, bleibt die alte Aussage gültig, daß die Kryokonservierung einen unverzichtbaren Anteil zu der Verbesserung der Erfolgsrate der assistierten Reproduktion beiträgt.

KRYOKONSERVIERUNG VON SPERMA

Historische Entwicklung

Die Kryokonservierung menschlicher Spermatozoen gelang bereits 1938 [1]. Mit der Einsicht, daß eine spezifische Therapie vieler Formen der männlichen Subfertilität derzeit nicht möglich ist, wuchs in Ermangelung anderer Therapieformen in den sechziger Jahren des zwanzigsten Jahrhunderts das Interesse an der Verwendung von Fremdsamen, also der Insemination der Patientin mit dem aufbereiteten Sperma eines fertilen Spenders. Zunächst aus rein praktischen Gründen, dann auch um eine donogene Infektion sicher ausschließen zu können, wurde versucht, menschliches Sperma einzufrieren. Sehr bald entstanden auch Samenbanken, die aus kommerziellen Interessen die Entwicklung und Vereinfachung neuer Methoden vorantrieben [2]. Begünstigt wurde dieser frühe Routineeinsatz durch die Möglichkeit, Spender zu selektieren, deren Spermatozoen die Kryokonservierung besonders gut überstehen, eine Erfahrung, die aus der Tierzucht übernommen werden konnte. Natürlich spielte und spielt für die breite Anwendung und für die schnelle Verbreitung der Methode auch eine Rolle, daß Sperma relativ einfach einzufrieren ist. Wohl wegen der geringen Zellgröße überleben bei guten Ausgangsparametern ausreichend viele Spermatozoen das Auftauen, um in jedem Fall eine Befruchtung der Eizelle sicherstellen zu können. Somit wurde lange Zeit auf eine Optimierung der Verfahren verzichtet, die vor der Kryokonservierung weiblicher Gameten unabdingbar war.

Verfahren und Methoden

Aus praktischen Gründen erfolgt die Kryokonservierung von Sperma überwiegend durch die sogenannten „schnellen Gefrierverfahren", bei denen die Temperatur im Kühlbehälter mit mehr als −10 K/min abgesenkt wird. Liegt eine gute bis akzeptable Qualität des Spermas vor, so ist eine Kryokonservierung nach Mischung des Ejakulates mit einem Gefriermedium, meist im Verhältnis 1:1, durch das Verbringen der Samenprobe in den Dampf über flüssigem Stickstoff bei ca. −130 °C genauso erfolgreich, wie der Einsatz computergesteuerter Gefriersysteme [3]. Die Abbildung 1 zeigt schematisch den Ablauf eines solchen „schnellen" Gefriervorgangs. Einige Arbeitsgruppen konnten ihre Ergebnisse noch verbessern, indem sie das Sperma zunächst für 10 Minuten bei –7 °C lagern und am Ende dieser Zeit die Kristallisation auslösen. Anschließend werden die Gefrierbehälter wie im Standardverfahren weiter behandelt. Da aber vor allem die progressive Motilität der Spermatozoen unter der Kryokonservierung leidet, gehen einige Autoren davon aus, daß langsamere Verfahren, die die intrazelluläre Kristallisation und damit die Schädigung der Organellen minimieren, für Sperma mit eingeschränkter Qualität von Vorteil sind [4].

Den Medien wurden Gefrierschutzmittel, wie Glycerol oder Eidotter („egg yolk"), meist im Verhältnis 1 : 1 zugesetzt. In den letzten Jahren hat sich im klinischen Routinebetrieb aber die Verwendung von käuflichen Fertigmedien durchgesetzt, da diese besser geeignet sind, die gleichbleibend hohen Anforderungen der Qualitätssicherung zu erfüllen. Eine Auswahl klassischer und kommerzieller Medien enthält die Tabelle 1.

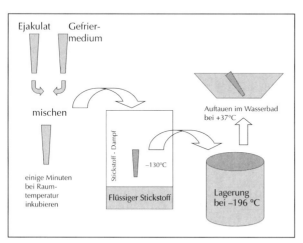

Abbildung 1: Schematische Darstellung einer Kryokonservierung von Sperma „im Stickstoffdampf". Das Ejakulat wird in den Gefrierbehälter gebracht und 1:1 mit Gefriermedium versetzt. Der verschlossene Behälter wird für 10 bis 30 Minuten über der Oberfläche flüssigen Stickstoffs bei einer Temperatur von ca. –130 °C belassen. Anschließend kann der Behälter direkt im Stickstoff gelagert werden. Das Auftauen erfolgt im +37 °C warmen Wasserbad.

Heterologe Insemination

Haupteinsatzgebiet der Spermakryokonservierung ist zweifellos die heterologe Insemination. In den meisten Ländern, in denen dieses Verfahren in größerem Umfang angeboten wird, ist die Kryokonservierung des Spermas solange vorgeschrieben, bis eine Infektion des Spenders mit Hepatitis B und HIV ausgeschlossen ist. Da die Samenspender danach ausgesucht werden können, ob ihr Sperma „einfrierbar" ist, sind die Erfolgsraten mit diesem Vorgehen mit den Schwangerschaftsraten nach der Verwendung von „Frischsperma" vergleichbar [5].

Onkologische Patienten

Die Tiefgefrierung des Spermas von Männern, die sich wegen einer bösartigen Erkrankung einer Therapie unterziehen müssen, die zur Zeugungsunfähigkeit führt, wird auch schon viele Jahre durchgeführt. Die Methoden unterscheiden sich dabei grundsätzlich nicht von den oben diskutierten. Leider waren diese Maßnahmen in der Vergangenheit nicht sehr erfolgreich, da häufig die Qualität des Spermas bereits vor der Kryokonservierung so schlecht ist, daß eine Befruchtung in vivo oder im klassischen in vitro-System kaum möglich ist. Da durch die Tiefgefrierung eine weitere Minderung der Spermaqualität eintritt, konnten bis vor wenigen Jahren nur ganz vereinzelt Schwangerschaften nach Inseminationen mit solchem Sperma erzielt werden [6]. Die Einführung des ICSI-Verfahrens in der Routine hat die Situation aber deutlich ver-

Tabelle 1: Medien zur Kryokonservierung von menschlichem Sperma.

Medium	Gefrierschutzmittel	Konzentration	Zugabe
Tris-NaOH	Glycerol + Eigelb	0,1 Mol	1:1 verdünnt
TESTCY	Eigelb	7,5 %	1:2 verdünnt
TESTCY	Eigelb + Glycerol	7,5 % + 10 %	1:2 oder 1:1 verdünnt
SpermFreeze™	Glycerol, Humanserumalbumin	15 %, 0,4 %	1:0,7 verdünnt

ändert, so daß die Prognose für den Erhalt der Fertilität nun durchaus positiv zu sehen ist [7].

Daß das Verfahren aber vor allem aus psychologischen Gründen von den Patienten gewünscht wird, zeigt die Beobachtung, daß nur 5 bis 10 Prozent der Proben des Gefrierspermas von den Patienten später auch wirklich genutzt werden [8].

KRYOKONSERVIERUNG VON HODENGEWEBE

Nach der Entwicklung des ICSI-Verfahrens und im Rahmen seiner Etablierung in der Routine der ART wurde eine Reihe von Verfahren entwickelt, die es auch Männern ermöglichen, zu genetisch eigenen Kindern zu kommen, bei denen es nicht zur Ejakulation von ausreichend vielen Spermatozoen kommt. In der Praxis haben sich inzwischen vor allem die Verfahren etabliert, bei denen die Spermatozoen direkt aus dem Hoden gewonnen werden (z. B. TESA). Aus organisatorischen Gründen und zur optimalen Nutzung des gewonnenen Materials werden diese Verfahren in aller Regel mit der Kryokonservierung eines Teils des entnommenen Hodenparenchyms und der darin enthaltenen Spermien kombiniert. Bereits 1996 konnte die Arbeitsgruppe um Schulze über die erste erzielte Schwangerschaft nach Kryokonservierung von Hodenparenchym berichten [9].

Verfahren und Methoden

Die Kryokonservierung von Hodenparenchym, bzw. der darin enthaltenen Spermatozoen gestaltet sich erstaunlich einfach, verglichen mit anderen menschlichen Geweben. Dies mag daran liegen, daß das Gewebe sehr homogen ist und wenig Strukturmaterial wie Bindegewebe enthält. So ist die Diffusion des Gefrierschutzmittels in das Gewebe einfach möglich und es werden überall ausreichende Konzentrationen erreicht, ohne daß es zu toxischen Schäden kommt.

Die Kryokonservierung wird prinzipiell wie bei Sperma durchgeführt, das Gewebe wird also mit dem Gefrierschutzmittel überschichtet und nach kurzer Inkubation in entsprechenden Behältern in den Dampf über flüssigem Stickstoff verbracht, um einige Minuten später in den Stickstoff abgeworfen zu werden.

Wegen der recht guten Erfolgsraten und des geringen Laboraufwands empfehlen viele Autoren, keine Hodenbiopsie mehr durchzuführen, ohne daß ein Aliquot des Gewebes kryokonserviert wird. Die eigentliche Zielgruppe für diese Maßnahme stellen aber Patienten dar, bei denen eine Kryptozoospermie oder sogar eine Azoospermie vorliegt.

Gerade bei Patienten, bei denen nur wenige Spermatozoen zur Befruchtung zur Verfügung stehen, sind die Methoden zur Kryokonservierung von Hodengewebe auch allen Verfahren überlegen, die darauf ausgelegt sind, einzelne Spermatozoen zu kryokonservieren. Dies umso mehr, als schon die Manipulation einzelner Spermatozoen zur Verwendung im ICSI-Verfahren eine extreme zeitliche Belastung für das Personal im IVF-Labor darstellt.

ICSI mit Spermatozoen aus kryokonserviertem Hodengewebe

Das Hodengewebe wird in der Regel im Rahmen einer diagnostischen Hodenbiopsie, oder aber als Teil eines MESA / TESE-Verfahrens gewonnen. Es ist üblich, einen Teil des Biopsats zur histologischen Untersuchung zu geben, der Rest der Probe wird teilweise „frisch" verwendet, teilweise wird aber auch das gesamte verbleibende Gewebe der Kryokonservierung zugeführt.

Das Gewebe wird zunächst mit 0,5 ml Gefriermedium, z. B. Sperm Freeze (Medicult, Hamburg), überschichtet und sofort in Gefrierbehälter verbracht. Es folgt ein schnelles Gefrierverfahren, das die meisten Arbeitsgruppen in zwei Stufen teilen; zunächst wird mit ca. –10 K/min bis zirka –60 °C abgekühlt, dann folgt oft eine Pause, nach der noch schneller bis –120 °C gekühlt und die Probe dann in flüssigen Stickstoff abgeworfen wird [10, 11].

Das Auftauen der Probe erfolgt dann in der Regel im +37 °C warmen Wasserbad für einige Minuten, bevor die Probe in 1 ml Medium (z. B. Sperm Prep, Medicult) verbracht wird. Oft stehen bei Patienten, bei denen diese Verfahren angewendet werden müssen, schon im Nativpräparat nur wenige motile Spermien zur Verfügung. Eine Überlebensrate in Prozent anzugeben, ist also nicht möglich. Nach manchmal sehr mühevoller Sucharbeit im Labor können aber oft ausreichend viele Spermien zur ICSI gefunden werden, so daß Schwangerschaften erzielt werden konnten [9]. Manche Autoren gehen sogar davon aus, daß sich die Qualität der Spermatozoen, die nach TESE zur Verfügung stehen, durch die Kryokonservierung so wenig verändert, daß diese Methode in der Routine eingesetzt werden und die Verwendung von frischem Material verlassen werden sollte, was ja die parallele Durchführung der Hodenbiopsie und der Follikelpunktion erforderlich macht [12].

Wenn auch vieles für dieses Vorgehen spricht, so zeigen eigene Erfahrung aber leider, daß gerade die Motilität der aufgetauten Spermien aus dem Hodengewebe oft sehr schlecht ist, so daß die Befruchtungsrate doch deutlich schlechter ausfällt, als bei der Verwendung von frischen Spermien. Wenigstens bei Paaren, bei denen bekannt ist, daß nur sehr wenige Spermien zur Verfügung stehen werden, sollte daher angestrebt werden, die TESE und das ICSI-Verfahren parallel durchzuführen. Natürlich sollte trotz der besprochenen Probleme das verbleibende Material für eventuell notwendige weitere Behandlungen tiefgefroren werden.

TIEFGEFRIERUNG VON EMBRYONEN

Entwicklung

Die erste erfolgreiche Kryokonservierung menschlicher Embryonen gelang der Arbeitsgruppe von Zeilmaker 1984 [13], die erste Geburt eines Kindes, das aus einem kryokonservierten Embryo entstanden ist, konnte die Gruppe um Trounson 1985 publizieren [14]. Diese Arbeitsgruppen verwendeten Methoden, die in der Veterinärmedizin entwickelt und zu Routineverfahren herangereift waren. In den folgenden Jahren veränderten die verschiedenen Arbeitsgruppen die Methodik in zwei unterschiedliche Richtungen. Während einige Arbeitsgruppen, darunter auch unsere, versuchten, die Überlebensrate der Zellen zu maximieren, auch wenn dies mit einem erheblichen Mehraufwand im Labor verbunden sein sollte, versuchten andere Gruppen, möglichst einfache und zeitsparende Verfahren zu erarbeiten, die natürlich auch eine ausreichend hohe Erfolgsrate haben sollten. Beide Konzepte haben zur Entwicklung von Gefrierverfahren geführt, die heute unter Berücksichtigung der verschiedenen Stadien als Standard gelten können.

Verfahren

Die „klassischen" Gefrierverfahren beruhen darauf, die Zellen zu dehydrieren, bevor es zur Eisbildung im Medium kommt. Dazu werden die Embryonen in hypertone Gefrierlösungen gebracht, die sogenannte Kryoprotektiva enthalten. Diese Stoffe, die wichtigsten sind Glycerol, Dimethyl-Sulfoxid (DMSO), Sucrose und Propandiol (PROH), führen osmotisch zu einem Ausstrom des intrazellulären Wassers des Mediums. Soweit sie die Membran permeieren können (z. B. DMSO), wirken sie auch intrazellulär, zum Beispiel durch die Stabilisierung von Proteinen. Nachdem die Dehydrierung der Zellen abgeschlossen ist, werden sie in speziellen Gefrierbehältern, meist dünnen Plastikröhrchen (straws), langsam abgekühlt. Die Kühlrate beträgt bei Embryonen und Eizellen meist –0,3 bis –1,0 K/min. Diese langsame Abkühlung wird bei einer Temperatur von –30 bis –120 °C gestoppt und die Gefrierbehälter werden direkt in flüssigen Stickstoff verbracht, wo sie bei einer Temperatur von –196 °C nahezu unbeschränkt lange gelagert werden können. Werden Salzlösungen, also zum Beispiel die Medien, langsam gekühlt, so kommt es häufig zum „supercooling", das heißt, die Eisbildung tritt erst weit unterhalb des Gefrierpunktes, dann aber besonders heftig ein. Dabei werden erhebliche Energiemengen frei und es kommt oft zur irreversiblen Schädigung der Embryonen. Die Kristallisation wird daher knapp unterhalb des Gefrierpunktes induziert. Dieses „Seeding" macht meist das Eingreifen des Laborpersonals erforderlich. Ansonsten werden diese klassischen Verfahren heute mit computergesteuerten Gefrieranlagen durchgeführt, die im Prinzip wie Kühlschränke arbeiten.

Einen gänzlich anderen Weg zur Tiefgefrierung der Zellen gehen die „schnellen" Gefrierverfahren. So soll bei der Vitrifikation, die Fahy 1984 zur Kryokonservierung vorschlug, die Kristallbildung vermieden und das Medium direkt in den glasartigen (amorphen) Aggregatzustand überführt werden, den Wasser unterhalb von etwa –80 °C annimmt [15]. Dazu werden die Zellen in hochkonzentrierten Gefrierlösungen direkt in den flüssigen Stickstoff abgeworfen. Da die verwendeten Substanzen hochtoxisch sind, konnte sich dieses Verfahren im Humansystem nicht etablieren. Es regte Trounson aber zur Entwicklung des sogenannten „ultra-rapid freezing" an. Dieses Verfahren verwendet ein Gefriermedium, das DMSO in einer Konzentration von 2,5 bis 4,5 Mol enthält und schließt eine kurze Äquilibrierungsphase ein, nach der man die Straws in den Stickstoff hineingleiten läßt. Dabei kommt es wahrscheinlich nur in Teilen des Gefrierbehälters zur Vitrifikation, in anderen Teilen läuft die Kristallisation ab.

Klinische Erfolge

Weltweit haben viele IVF-Arbeitsgruppen die Kryokonservierung in ihr Standardprogramm aufgenommen, meist um „überzählige" Embryonen einzufrieren, also solche, die der Patientin im Stimulationszyklus nicht übertragen werden können. Daneben erleichtert das Tieffrieren der Zellen natürlich auch eine Embryospende, da die Synchronisierung der Zyklen von Spenderin und Empfängerin nicht mehr notwendig ist.

Neue Aktualität hat die Kryokonservierung von Embryonen durch die Forderung nach dem „Single-Embryo-Transfer" erhalten. Durch dieses Vorgehen, das vor allem in den skandinavischen Ländern propagiert wird, sollen Mehrlinge nach IVF nahezu vollständig vermieden werden. Aber die Selektion von Embryonen zum Transfer erfordert ganz allgemein die Möglichkeit zur Kryokonservierung.

Die publizierten Erfolgsraten sind naturgemäß sehr unterschiedlich und hängen stark von der Qualität der Embryonen vor dem Einfrieren ab. Bei den „klassischen" Gefrierverfahren rechnen die meisten Autoren mit etwa 10 Prozent zusätzlichen Schwangerschaften durch den Transfer der kryokonservierten Embryonen. Schon 1991 veröffentlichte Feichtinger ähnliche Zahlen für das Ultra-rapid-Gefrierverfahren [16], das sich aber nicht als Standardverfahren etablieren konnte.

Perspektiven

Die Kryokonservierung von Embryonen gehört weltweit überall dort zum Standardprogramm der IVF-Gruppen, wo sie nicht verboten ist. Dabei bestimmen die „klassischen" Verfahren nach wie vor das Bild, wohl weil sie leichter in den Laboralltag zu integrieren sind.

Dennoch sollten die Probleme, die mit der Lagerung von tiefgefrorenen Embryonen verbunden sind, nicht übersehen werden. Immer wieder berichten die Medien von gerichtlichen Auseinandersetzungen um tiefgefrorene Embryonen. In Erbfolgeprozessen geht es um die Frage, ob diese im Stickstoff aufbewahrten Embryonen nach dem Tode der „Eltern" erbberechtigt sind.

Eine andere Fragestellung ergibt sich, wenn eine Frau nach dem Tode ihres Mannes den Transfer eingefrorener Embryonen fordert, oder nach der Geburt eines so entstandenen Kindes um dessen Anerkennung als eheliches Kind kämpfen muß.

Es steht zu befürchten, daß diese Probleme eher zunehmen werden, wenn man sich vor Augen hält, daß Saunders bereits auf dem IVF-Weltkongreß 1993 in Kyoto berichtete, daß alleine in Australien über 20.000 Embryonen in den Stickstoffbehältern gelagert waren, wobei diese Zahl trotz vieler Transfers aufgetauter Zellen ständig steigt. An dieser Situation hat sich trotz drastischer Maßnahmen, wie die Vernichtung von tausenden von Embryonen in Großbritannien vor einigen Jahren, nichts geändert. Ob die in Norwegen gefundene Regelung, alle eingefrorenen Embryonen, die nicht innerhalb eines Jahres transferiert werden können, zu vernichten, eine Lösung des Problems darstellt, sei dahingestellt. Billigt man diesen Embryonen den Status ungeborenen menschlichen Lebens zu, so ist ein solches Vorgehen, das nur darauf abzielt, juristische Probleme zu vermeiden, sicher nicht akzeptabel.

Eine ethisch und juristisch einwandfreie Lösung des Problems läßt sich wohl nur erreichen, wenn auf die Kryokonservierung von Embryonen ganz verzichtet wird, oder wenn es gelingt, eine Möglichkeit zu schaffen, diese Embryonen zur „Adoption" freizugeben.

Kryokonservierung von Eizellen

Entwicklung

Die erfolgreiche Kryokonservierung von Eizellen der Maus gelang Whittingham bereits 1977 [17]. Diese Eizellen wurden nach dem Auftauen in vitro fertilisiert, transferiert und entwickelten sich zu lebenden Mäusen. Schon damals zeigte sich allerdings, daß nur wenige Oozyten die Kryokonservierung überleben. Nur ein kleiner Teil der Zellen läßt sich anschließend in vitro fertilisieren und entwickelt sich zu Embryonen weiter. Diese Situation konnte auch in den folgenden Jahren nicht verbessert werden. Dennoch begann schon früh die Arbeit an der Kryokonservierung von menschlichen Eizellen. Bereits 1986 konnte Chen die erste Geburt eines Kindes publizieren, das sich aus einer eingefrorenen Eizelle entwickelt hatte, 1987 kam es in Erlangen zur weltweit zweiten Geburt [18, 19]. Wegen der erheblichen Probleme und der geringen Erfolgsrate der Methode, über die noch zu berichten sein wird, wurde in den folgenden Jahren die Kryokonservierung unfertilisierter Oozyten komplett verlassen. Erst die Untersuchungen von Gook [20] an Eizellen, die nicht transferiert wurden, weckten wieder das Interesse an der Tiefgefrierkonservierung von Eizellen. So konnte Porcu 1997 wieder über die Geburt eines gesunden Mädchens berichten, das aus einer Eizelle entstanden war, die nach dem Auftauen mit ICSI befruchtet werden konnte [21]. Weitere Publikationen dieser Arbeitsgruppe zeigten aber leider, daß eine entscheidende Verbesserung der Überlebensrate der Oozyten nicht erreicht worden war [22].

Verfahren und Probleme

Die ersten Schwangerschaften waren unabhängig voneinander mit „langsamen" Gefrierverfahren und dem Gefrierschutzmittel DMSO erreicht worden. Obgleich eine ganze Reihe weiterer Arbeiten zur Kryokonservierung von Oozyten erschienen ist, konnten bisher nur wenige Schwangerschaften erzielt werden, von denen die Hälfte als Abort endete. Da Trounson gleichzeitig seine Bedenken äußerte, die Kryokonservierung von Oozyten könnte durch die Störung der temperaturlabilen Mikrotubuli zu schweren chromosomalen Störungen führen [23, 24], wurde diese Methodik bald wieder verlassen. Auch wenn sich die Befürchtungen zur Störung der chromosomalen Integrität der Eizellen durch die Kryokonservierung nicht bestätigt haben, konnte diese Methode nach den ersten Publikationen zu diesem Thema lange nicht mehr Fuß fassen. Auch nach den neueren Publikationen aus der Arbeitsgruppe um Porcu [21, 25] bleiben Veröffentlichungen aus anderen Arbeitsgruppen aus. Dies liegt aber wohl eher daran, daß die Kryokonservierung von Embryonen wesentliche Vorteile bietet, vor allem die Möglichkeit, die „besten" Embryonen für den Transfer zu selektieren. Allerdings bleibt auch die hohe Verlustrate bei der Konservierung unfertilisierter Eizellen ein gewichtiges Argument gegen die Verwendung dieses Stadiums.

Perspektiven

Dennoch sollte die Bedeutung einer Kryokonservierung von Oozyten nicht unterschätzt werden. Zum einen ist die Konservierung von Eizellen interessant, weil eben kein männliches Genom enthalten ist. Nur die Verwendung dieses Stadiums eliminiert alle Probleme der Kryokonservierung von Embryonen (siehe oben) vollständig.

Zum anderen nimmt die Zahl der jungen Frauen zu, die durch aggressive Chemo- und Strahlentherapie zwar von einem onkologischen Leiden geheilt werden, deren Ovarialfunktion durch diese Behandlung aber dauerhaft zerstört wird. Gelänge es vor dem ersten

Therapiezyklus, genügend Eizellen dieser Patientinnen einzufrieren, so könnten sie nach einer Heilung ihren Kinderwunsch erfüllen. Da die Therapie der Primärerkrankung meist keine Zeit für längere Stimulationsbehandlungen läßt, kann die Kryokonservierung von präovulatorischen Eizellen das Problem dieser Patientinnen wohl nur selten lösen.

KRYOKONSERVIERUNG VON OVARIALGEWEBE

Ein gangbarer Weg, um bei diesen Patientinnen ausreichend viele Eizellen zur Verfügung zu haben, wäre, ein Stück der Rinde des Ovars mit möglichst vielen Primär- und Sekundärfollikeln per Laparoskopie zu entnehmen und tiefzufrieren. Bei Bedarf könnten dann entweder einige dieser Follikel aufgetaut und eine in vitro-Reifung der Eizellen induziert werden, oder man könnte das Ovarialgewebe nach dem Auftauen re-transplantieren. Das Schema in Abbildung 2 summiert die denkbaren Wege zur Nutzung von kryokonserviertem Ovarialgewebe nach dem Auftauen.

Daß die Kryokonservierung von Ovarialgewebe tierexperimentell erfolgreich durchführbar ist, konnte Gosden bereits 1994 zeigen [26]. Obwohl das Verfahren noch keinen Eingang in die Routine gefunden hat, beschäftigen sich weltweit so viele Arbeitsgruppen mit dem Problem, daß in absehbarer Zeit mit einem einfachen Verfahren zu rechnen ist, das entsprechenden Patientinnen angeboten werden kann.

Das verwendete Gefrierprogramm entspricht einem konventionellen, langsamen Verfahren und ist in der Tabelle 2 wiedergegeben [27]. Wir konnten zeigen, daß das langsame Gefrierverfahren, das wir zur Kryokonservierung von PN-Eizellen verwenden (siehe unten), auch zur Tiefgefrierung von Ovarialgewebe gut geeignet ist. Allerdings überleben deutlich weniger intakte Follikel als Eizellen, was doch noch erhebliche Probleme bei Verwendung des Gewebes nach dem Auftauen erwarten läßt.

Vorbereitung des Ovarialgewebes für die Kryokonservierung

Die Patientinnen werden möglichst in der frühen Follikelphase laparoskopiert, da in der Umgebung größerer Follikel in der *Tunica albuginea* kaum Primordialfollikel zu finden sind. Es wird von einem oder von beiden Ovarien eine Rindenbiopsie von ca. 0,5 bis 1 cm² entnommen, von der ein Aliquot zur histologischen Untersuchung gelangt. Der Rest des Gewebes wird in 2 x 2 bis 4 x 4 mm große Stückchen von Biopsiedicke zerschnitten und in 1,5 M Gefriermedium gebracht. Hier wird meist

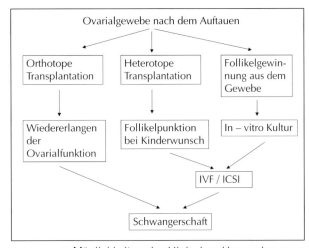

Abbildung 2: Möglichkeiten der klinischen Verwendung von kryokonserviertem Ovarialgewebe bei Kinderwunsch

Tabelle 2: Protokoll zur Kryokonservierung von humanem Ovarialgewebe nach Oktay [27]

Arbeitsschritt	Zeit
Dünne Scheiben von Ovargewebe im Medium mit Kryoprotektivum (z. B. 1,5 M DMSO), Serum (5–10%) und 0,1 M Sucrose im Eiswasserbad äquilibrieren	30 Minuten
Gewebe im Gefriercontainer in Gefriergerät einbringen, Kühlung von 0 °C bis –7° C mit 2 K/min	ca. 4 Minuten
Probe halten	10 Minuten
weitere Kühlung bis –40 °C mit 0,3 K/min	43 Minuten
Kühlung mit –10 K/min bis –140 °C	10 Minuten
Umsetzen in flüssigen Stickstoff / Lagerbehälter	Lagerung Monate bis Jahre
Auftauen bei ca. +100 K/min	ca. 2 Minuten
Kryoprotektivum schrittweise auswaschen	ca. 20 Minuten

DMSO verwendet, aber auch 1,2-Propandiol (PROH), oder eine Mischung aus beiden. Nach einer Äquilibrierungszeit von 20 bis 30 Minuten werden die Proben in einem langsamen, computergesteuerten Verfahren bis –80 °C abgekühlt und dann in flüssigen Stickstoff verbracht.

Auftauen und Überlebensrate der Follikel

Das Auftauen der Proben kann einfach an Luft mit Raumtemperatur erfolgen. Danach wird das Gefrierschutzmittel mehrfach ausgewaschen und das Gewebe entweder zur histologischen Aufarbeitung gegeben oder weiter verwendet.

Unsere Daten zeigen, übereinstimmend mit der Literatur, hohe Überlebensraten für die Eizellen. Leider können aber in vielen Follikeln tote Granulosazellen nachgewiesen werden. Die Tabelle 3 stellt diese Daten dar, deren Relevanz für die Praxis aber noch unklar ist.

Oktay konnte erst kürzlich zeigen, daß sowohl die Re-Transplantation des Gewebes in das kleine Becken, als auch subkutan in den Unterarm zu einer hormonell nachweisbaren ovariellen Aktivität führt [28].

Eigene Untersuchungen scheinen sowohl die Praktikabilität, als auch die Wirksamkeit dieser Methodik zu bestätigen. So konnte bei einer 40jährigen Patientin, bei der nach Chemotherapie eine Ovarialinsuffizienz aufgetreten war, Ovarialgewebe in multiplen Portionen kryokonserviert werden. Mehrfach konnte in den letzten Monaten eine heterotope Transplantation eines Autografts durchgeführt werden. Durch einfache transkutane Injektion von Rindenstückchen, die kurz zuvor aufgetaut worden waren, konnte eine Produktion von Steroiden erreicht werden. Ein beispielhafter Hormonverlauf ist in der Abbildung 3 wiedergegeben.

Es bleibt allerdings abzuwarten, ob diese Erfolge bei anderen Patientinnen reproduzierbar und vor allem bei der Verwendung größerer Volumina von Ovargewebe auch länger anhaltend sind. Immerhin ist hier erstmals ein gangbarer Weg für den Fertilitätserhalt von Patientinnen gezeigt worden, deren Ovarialfunktion ansonsten mit großer Sicherheit endgültig zerstört wird.

IMPRÄGNIERTE EIZELLEN

Obwohl schon vorher gelegentlich imprägnierte Eizellen eingefroren wurden, gewann dieses Stadium erst Bedeutung, als die Probleme der Kryokonservierung von Embryonen offensichtlich wurden. So begannen wir schon 1986 mit der intensiven Arbeit an einer Kryokonser-

vierung imprägnierter Eizellen (PN-Zellen), als sich zeigte, daß das stetige Anwachsen der Zahl eingefrorener Embryonen nicht anders zu stoppen war, als durch die Einstellung des Verfahrens.
Während in den meisten Ländern der Welt die Kryokonservierung junger Embryonalstadien bevorzugt wird, da in diesem Stadium die Erfolgsrate größer ist [29], gewann die Tiefgefrierkonservierung von PN-Zellen in der Bundesrepublik Deutschland 1991 mit der Verabschiedung des Embryonen-Schutz-Gesetzes extreme Bedeutung, da Embryonen nicht mehr eingefroren werden durften. Da inzwischen in vielen Ländern der Trend zur weiteren Reglementierung der Reproduktionsmedizin besteht, wird diese Methodik wohl weiter an Bedeutung gewinnen.

Verfahren

In der Dekade zwischen 1986 und 1996 haben wir uns sehr intensiv tierexperimentell und in klinischen Studien mit der Kryokonservierung von PN-Zellen befaßt. Dabei zeigte sich, daß langsame Gefrierverfahren und eine schonende Äquilibrierung im Gefrierschutzmit-

Tabelle 3: Überlebensrate von Eizellen, Granulosa und intakten Follikeln nach Kryokonservierung von Ovarialgewebe mit einem konventionellen, langsamen und einem ultraschnellen Verfahren

Verfahren zur Kryokonservierung	ausgezählte Follikel	% überlebende Eizellen	% überlebende Eizellen + größter Teil Teil der Granulosa	% komplett überlebender Follikel
Konventionelles Verfahren	1570	84,7	70,4	40,4
Ultraschnelles Verfahren	168	32	3	0

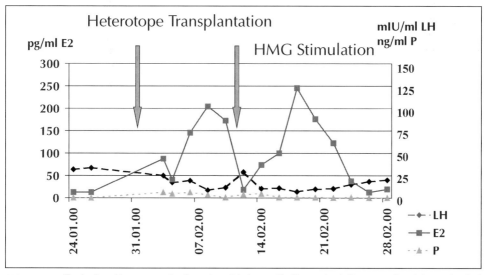

Abbildung 3: Typischer Hormonverlauf nach subkutaner Re-Transplantation von Ovarialgewebe bei einer Patientin mit Ovarialinsuffizienz nach Chemotherapie. Während die Östrogenproduktion gut ist und das Ovarialgewebe auch auch HMG reagiert, wird nur sehr wenig Progesteron gebildet. Die Daten wurden freundlicherweise durch Herrn Prof. L. Wildt zur Verfügung gestellt.

tel die Überlebensrate der Zellen nach dem Auftauen deutlich verbessert. Die Verwendung von „schnellen" Gefrierverfahren, wie dem „ultra-rapid freezing", das für menschliche Embryonen (siehe dort) und imprägnierte Eizellen der Maus durchaus geeignet zu sein scheint [30], ist für menschliche PN-Zellen – wenn überhaupt – dann nur sehr beschränkt geeignet [31]. Die Vorteile des langsamen Gefrierverfahrens liegen wohl darin begründet, daß dieses Vorgehen zum einen die osmotische Belastung der Eizellen vermindert, die als „große" Zellen ein besonders ungünstiges Oberflächen-Volumen-Verhältnis aufweisen und somit sehr empfindlich auf osmotische Belastungen reagieren. Zum anderen wird durch die Verwendung langsamer Gefrierverfahren die mechanische Belastung der Zellen während der Eisbildung so vermindert, daß keine subletalen Schäden mehr auftreten. Einen wesentlichen Anteil an diesem Effekt hat sicherlich das „Selbstseeding", das heißt die systemgesteuerte Auslösung der Kristallisation gerade unterhalb des Gefrierpunktes der Lösung, das mit unserem „offenen System" möglich ist. Dieses System von „Cryo Technik Erlangen" (CTE) hat sich inzwischen so verbreitet, daß es zum „Quasi-Standard" in vielen mitteleuropäischen IVF-Labors geworden ist. Noch immer gilt, daß dieses System die Vorteile einer einfachen Handhabung, geringer Unterhaltskosten und einer extrem genauen Kontrolle des Gefrierverfahrens verbindet. Eine Zusammenstellung der wichtigsten Komponenten zeigt die Abbildung 4.

Durch die Vermeidung dieser submikroskopischen Schäden ist ein größerer Anteil der imprägnierten Eizellen in der Lage, sich zu Embryonen zu entwickeln und nach dem Transfer zu implantieren.

Außerdem testeten wir die Verwendung von DMSO und 1,2-Propandiol als Gefrierschutzmittel. Dabei zeigte sich, daß bei imprägnierten Eizellen der Maus und des Syrischen Goldhamsters die Verwendung von Propandiol deutliche Vorteile hat. Diese Ergebnisse konnten wir sogar noch verbessern, indem wir beide Kryoprotektiva im Verhältnis 1 : 1 mischten.

Zusammenfassend ergaben unsere Untersuchungen, daß eine Minimierung der Belastungen, denen die Zellen während des Gefriervorgangs ausgesetzt sind, die Überlebensrate deutlich verbessern kann. Ein in dieser Hinsicht optimiertes Gefrierprotokoll ist in der Tabelle 4 zusammengestellt.

Die Verbreitung der Methodik, vor allem in deutschsprachigem Raum, brachte es mit sich, daß Modifikatio-

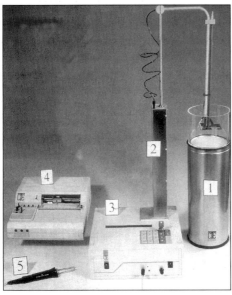

Abbildung 4: Computergesteuerte Gefrieranlage CTE (Cryo Technik Erlangen). Dieses System arbeitet durch Bewegung des Trägers (2) für die speziell entwickelten Gefrierbehälter über Stickstoffdampf (1), in dem sich jede Temperatur zwischen –180 °C und Raumtemperatur erreichen läßt. Das System besteht weiterhin aus den Komponenten: Zentraleinheit (3), Temperaturschreiber (4) und Thermopinzette (5) zum Verschluß der „Erlanger Straws" (6).

nen, vor allem zur Vereinfachung der Laborroutine erarbeitet wurden. So verkürzte Al-Hasani das langsame Gefrierverfahren durch Beendigung der kontrollierten Kühlung bei –35 °C [32] und auch die Verwendung von PROH oder DMSO als alleiniges Kryoprotektivum ergab vergleichbare Schwangerschaftsraten nach dem Transfer.

Standard ist heute das Konzept einer Integration der Kryokonservierung imprägnierter Eizellen in die Sterilitätstherapie durch in vitro-Fertilisation. Dieses Konzept umfaßt die Gewinnung

Tabelle 4: Optimierte Kryokonservierung von humanen PN nach dem Erlanger Protokoll

Arbeitsschritt	Vorgehen	Einzelschritte	Bemerkung
Selektion der Zellen	Nach Nachweis von 2 Pronuclei Beginn der Kryokonservierung ca. 24 h nach Insemination		nur Zellen guter Qualität zum Einfrieren verwenden
Einbringen das Gefriermedium	stufenweise Erhöhung der Konzentration des Kryoprotektivums DMSO + PROH im Basismedium (PBS)	Die Zellen werden für je 10 min bei +37 °C in Medium mit 0,25, 0,5 und 0,75 Mol gebracht, dann für 30 min in 1,5 Mol.	Während der letzten Stufe erfolgt das Einbringen in die Gefrierbehälter und das Anbringen der Straws auf dem Träger der CTE.
Kryokonservierung	Verwendung eines langsamen, konventionellen Gefriervorgangs	Gefrierprogramm ab Raumtemperatur: –2 K/min bis ± 0 °C –1 K/min bis –1 °C –0,3 K/min bis –6 °C –0,1 K/min bis –7 °C –0,3 K/min bis –30 °C –0,1 K/min bis –33 °C –0,3 K/min bis –100 °C –0,1 K/min bis –110 °C Umsetzen in flüssigen Stickstoff	Die Kristallisation tritt bei ca. –6 °C durch „Autoseeding" selbstständig ein, ein „Seeding", d. h. das Auslösen der Kristallisation ist nicht notwendig.
Lagerung	Die Lagerung der PN erfolgt in Stickstoffbehältern mit einer garantierten Standzeit von 10 Tagen.	Pro Gefrierbehälter werden 1 bis 3 PN eingefroren. Jeder Straw ist mit dem Namen der Patientin und einer individuellen Nummer beschriftet.	Theoretisch ist die Lagerung unbegrenzt möglich. Aus praktischen Gründen wird sie auf 2–3 Jahre begrenzt.
Auftauen	Das Auftauen erfolgt ebenfalls kontrolliert mit unserem Gefriersystem.	Auflegen der Straws auf den Träger bei –70 °C Auftauen per Programm mit +8 °C bis zum Beginn des Auftauens des Mediums Ausspülen der Zellen aus dem Straw	Die während des Auftauens des Mediums freiwerdenden Energiemengen sind so groß, daß eine Regelung nicht möglich ist.
Auswaschung der Gefrierschutzlösung	Die Kryoprotektiva werden schrittweise ausverdünnt, damit die Zellen sich osmotisch anpassen können.	Die Zellen werden für je 5 min in Lösungen mit 1,25, 1,0. 0,75, 0,50 und 0,25 Mol Gefrierschutzmittel gesetzt und anschließend in das Kulturmedium (z. B. HAM's F10) verbracht.	Vor dem Transfer sollte eine in-vitro Kulturzeit von mindestens einer Stunde eingehalten werden.

möglichst vieler, reifer Oozyten im IVF-Stimulationszyklus, wobei ein OHSS möglichst vermieden werden sollte. Alle Eizellen werden anschließend inseminiert, bzw. dem ICSI-Verfahren zugeführt. Maximal drei PN bleiben in Kultur (Deutsches Embryonen-Schutz-Gesetz) und werden als 2- bis 8-Zell-Embryonen, oder beim Vorhandensein entsprechender Kultursysteme auch in späteren Stadien transferiert. Die übrigen, diploid imprägnierten Eizellen werden kryokonserviert und stehen für weitere Transfers in späteren Zyklen zur Verfügung. Diese „Kryozyklen" werden entweder nicht oder nur niedrig stimuliert (mit Clomifen Citrat (50–100 mg, Tag 5–9 oder 1 Ampulle HMG ab dem Tag 2), die Corpus luteum-Phase wird mit natürlichem Progesteron (90 mg Crinone 8 %®, oder 3 × 200 mg Utrogest®) und / oder HCG (z. B. Choragon 1500® je 1.500 IE drei und sechs Tage später) substituiert. Bei Patientinnen mit endokrinologisch gestörtem Zyklusgeschehen ist es natürlich auch möglich, einen sog. „externen Zyklus" [33] durchzuführen und den Transfer in das so vorbereitete Endometrium hinein zu machen.

Unter den kontrollierten Bedingungen einer klinischen Studie konnten wir mit diesem System mindestens eine Verdoppelung der Schwangerschaftsrate pro Patientin erreichen [34]. Inzwischen gehört die Kryokonservierung imprägnierter Eizellen zum Routineprogramm der meisten deutschen IVF-Zentren. Im „Deutschen IVF Register" wurden für das Jahr 1998 1823 „Kryozyklen" registriert, die zu 205 klinischen Schwangerschaften führten, entsprechend einer Erfolgsrate von 11,25 % pro Zyklus. Allerdings kam es bei etwa 30 Prozent dieser Schwangerschaften zu einem Abort, während nach IVF- und ICSI-Behandlungen etwa 22 % Aborte auftraten. Diese Differenz wird in den nächsten Jahren kritisch zu beobachten sein.

Perspektiven

Mindestens in den Ländern, in denen eine Kryokonservierung von Embryonen verboten ist, oder auf Widerstand in der Bevölkerung stößt, ist das Tieffrieren imprägnierter Eizellen eine Alternativmethode, die bei vergleichbaren Erfolgsraten die ethischen und juristischen Probleme einer Kryokonservierung von Embryonen vermeiden kann. Zwar werden prinzipielle Nachteile der Methode, wie die fehlende Möglichkeit, die Entwicklungsgeschwindigkeit beurteilen zu können, bestehen bleiben, offensichtlich sind auch relativ aufwendige Gefriertechniken notwendig, um diese relativ großen Zellen mit gutem Erfolg einfrieren zu können, dennoch wird die Nutzung von PN-Zellen zur Kryokonservierung in den nächsten Jahren sicher noch zunehmen.

In den Ländern, in denen die Kryokonservierung von Embryonen zulässig ist, verstärken die Entwicklungen der letzten Jahre, insbesondere die Langzeitkultivierung der Embryonen bis zum Stadium der Blastozyste und die Selektion der „besten" Embryonen für den Transfer, aber natürlich die Bemühungen zur Kryokonservierung der Embryonen.

ZUSAMMENFASSUNG

Im Vergleich zur Situation zum Zeitpunkt der ersten Auflage dieses Buches hat sich die Kryokonservierung menschlicher Gameten zu einem Standardverfahren innerhalb der modernen Reproduktionsmedizin entwickelt. Arbeitsgruppen, die diese Verfahren nicht anbieten, müssen sich den Vorwurf gefallen lassen, die vorhandenen Möglichkeiten nicht voll auszuschöpfen und so den Patientinnen zu schaden.

Die Kryokonservierung von Ovarialgewebe steckt hingegen noch in den Kinderschuhen und muß als rein experimentelles Vorgehen betrachtet werden, das nur im Rahmen klinischer Studien akzeptabel ist. Allerdings liegen auf diesem Gebiet sicher die Herausforderungen der nächsten Jahre.

LITERATUR

1. Jahnel F. Über die Widerstandsfähigkeit von menschlichen Spermatozoen gegenüber starker Kälte – Wiederauftreten der Beweglichkeit nach Abkühlung auf –196 °C (flüssiger Stickstoff) und –269,5 °C, etwa 3,7° vom absoluten Nullpunkt entfernt (flüssiges Helium). Klin Woschr 1938; 17: 1273–4.
2. Mahadevan MM, Trounson AO, Leeton JF. Successful use of human semen cryobanking for in vitro fertilization. Fertil Steril 1983; 40: 340–3.
3. Verheyen G, Pletincx I, Van Steirteghem A. Effect of freezing method, thawing temperature and post-thaw dilution/washing on motility (CASA) and morphology characteristics of high-quality human sperm. Hum Reprod 1993; 8: 1678–84.
4. Critser JK, Huse Benda AR, Aaker DV, Arneson BW, Ball GD. Cryopreservation of human spermatozoa. I. Effects of holding procedure and seeding on motility, fertilizability, and acrosome reaction. Fertil Steril 1987; 47: 656–63.
5. Le Lannou D, Lansac J. Artificial procreation with frozen donor semen: experience of the French Federation CECOS. Hum Reprod 1989; 4: 757–61.
6. Keck C, Nieschlag E. Die Bedeutung der Kryokonservierung von Spermien als therapiebegleitende Maßnahme bei onkologischen Erkrankungen. Fertil 1993; 9: 145–51.
7. Botchan A, Hauser R, Yogev L, Gamzu R, Paz G, Lessing JB, Yavetz H. Testicular cancer and spermatogenesis. Hum Reprod 1997; 12: 755–8.
8. Hallak J, Sharma RK, Thomas AJ Jr., Agarwal A. Why cancer patients request disposal of cryopreserved semen specimens posttherapy: a retrospective study. Fertil Steril 1998; 69: 889–93.
9. Fischer R, Baukloh V, Naether OGJ, Schulze W, Salzbrunn A, Benson DM. Pregnancy after intracytoplasmic sperm injection of spermatozoa extracted from frozen-thawed testicular biopsy. Hum Reprod 1996; 11: 2197–9.
10. Salzbrunn A, Benson DM, Holstein AF, Schulze W. A new concept for the extraction of testicular spermatozoa as a tool for assisted fertilization (ICSI). Hum Reprod 1996; 11: 752–5.
11. Würfel W, Krüsmann G, Fiedler K, v. Hertwig I, Schleyer M, Böhm I, Ovens-Raeder A, Wiedemann U, Waldenmaier C, Schwarzer U. Intrazytoplasmatische Injektion (ICSI) von kryokonservierten testikulären Spermatozoen (Kryo-TESE): Eine retrospektive Analyse der ersten 250 Behandlungszyklen. Zentralbl Gynakol 1998; 120: 386–90.
12. Verheyen G, Nagy Z, Joris H, De Croo I, Tournaye H, Van Steirteghem A. Quality of frozen-thawed testicular sperm and its preclinical use for intracytoplasmic sperm injection into in vitro-matured germinal-vesicle stage oocytes. Fertil Steril 1997; 67: 74–80.
13. Zeilmaker GH, Alberda AT, Van Gent I, Rijkmans CMPM, Drogendijk AC. Two pregnancies following transfer of intact frozen-thawed embryos. Fertil Steril 1984; 42: 293–6.
14. Mohr LR, Trounson AO. Cryopreservation of human embryos. Ann NY Acad Sci 1985; 442: 536–43.
15. Fahy GM, MacFarlane DR, Angell CA, Meryman HT. Vitrification as an approach to cryopreservation. Cryobiol 1984; 21: 407–26.
16. Feichtinger W, Hochfellner C, Ferstl U. Clinical experience with ultra-rapid freezing of embryos. Hum Reprod 1991; 6: 735–6.
17. Whittingham DG. Fertilization in vitro and development to term of unfertilized mouse oocytes previously stored at –196 °C. J Reprod Fert 1977; 49: 89–94.
18. Chen C. Pregnancy after human oocyte cryopreservation. Lancet 1986; 1: 884–6.
19. van Uem JF, Siebzehnrübl E, Schuh B, Koch R, Trotnow S, Lang N. Birth after cryopreservation of unfertilized oocytes. Lancet 1987; 1: 752–3.
20. Gook DA, Osborn SM, Johnston WIH. Cryopreservation of mouse and human oocytes using 1,2-propanediol and the configuration of the meiotic spindle. Hum Reprod 1993; 8: 1101–9.
21. Porcu E, Fabbri R, Seracchioli R, Ciotti PM, Magrini O, Flamigni C. Birth of a healthy female after intracytoplasmic sperm injection of cryopreserved human oocytes. Fertil Steril 1997; 68 : 724–6.
22. Obermair A, Geramou M, Gucer F, Denison U, Graf AH, Kapshammer E, Neunteufel W, Frech I, Kaider A, Kainz C. Does hysteroscopy facilitate tumor cell dissemination? Cancer 1999; 88: 139–43.
23. Trounson A, Kirby C. Problems in the cryopreservation of unfertilized eggs by slow cooling in dimethyl sulfoxide. Fertil Steril 1989; 52: 778–86.

24. Trounson A. Preservation of human eggs and embryos. Fertil Steril 1986; 46: 1–12.
25. Fabbri R, Porcu E, Marsella T, Primavera MR, Seracchioli R, Ciotti PM, Magrini O, Venturoli S, Flamigni C. Oocyte cryopreservation. Hum Reprod 1998; 13: 98–108.
26. Gosden RG, Baird DT, Wade JC, Webb R. Restoration of fertility to oophorectomized sheep by ovarian autografts stored at − 196 °C. Hum Reprod 1994; 9: 597–603.
27. Oktay K, Gosden RG, Brinsden P (eds). A textbook of in vitro fertilization and assisted reproduction: the Bourn Hall guide to clinical and laboratory practice. 2nd ed. The Parthenon Publishing Group, New York, London 1999; 22; Cryopreservation of human oocytes and ovarian tissue, pp. 303–10.
28. Flamigni C, Porcu E (eds). Ovarian transplantation: Now a reality? Serono Symposia; Rome, 1999; 23.
29. Trounson AO. Cryopreservation. Br Med Bull 1990; 46: 695–708.
30. Van der Auwera I, Cornillie F, Ongkowidjojo R, Pijnenborg R, Koninckx PR. Cryopreservation of pronucleate mouse ova: slow versus ultrarapid freezing. Hum Reprod 1990; 5: 619–21.
31. Noto V, Campo R, Roziers P, Gordts S. Fluorescein diacetate assessment of embryo viability after ultrarapid freezing of human multipronucleate embryos. Fertil Steril 1991; 55: 1171–5.
32. Al-Hasani S, Diedrich K, Bauer O, Hartje M, Krebs D. Kryokonservierung menschlicher Oocyten im Vorkernstadium in einem automatisierten „Offenen System". Geburtsh Frauenheilk 1995; 55: 49–52.
33. Navot D, Bergh P. Preparation of the human endometrium for implantation. Ann NY Acad Sci 1991; 622: 212–9.
34. Siebzehnrübl E, Todorow S, Spitzer M, Neuwinger J, Wildt L, Lang N. Die Erweiterung des Konzepts der extrakorporalen Befruchtung durch die Kryokonservierung imprägnierter Eizellen. Geburtsh Frauenheilk 1993; 53: 359–65.

DIE BEDEUTUNG DER MIKROCHIRURGIE IM ZEITALTER DER MODERNEN ASSISTIERTEN REPRODUKTIONSMEDIZIN

M. K. HOHL, M. HÄBERLE

ZUSAMMENFASSUNG

Die operative Rekonstruktion bei tuboperitonealer Sterilität hat das Ziel, die natürliche Fertilität wiederherzustellen. Sie stellt damit eine Alternative zur assistierten Reproduktionsmedizin dar.

Der lokalisierte Tubenschaden, z. B. nach Tubensterilisation, ist nach wie vor die Domäne der Mikrochirurgie. Eine plastisch rekonstruktive Operation kann mittels Minilaparotomie oder laparoskopisch erfolgen. Bei distaler Tubenpathologie kommen heute fast ausschließlich laparoskopische Techniken zur Anwendung. Voraussetzung ist allerdings die Beachtung der mikrochirurgisch atraumatischen Operationsprinzipien unter Verwendung eines speziellen Instrumentariums. Rekonstruktive laparoskopische Eingriffe an der Tube stellen höchste technische Anforderungen an Material und vor allem an den Operateur. Ohne entsprechende Ausbildung können keine befriedigenden Ergebnisse erzielt werden. Wenn die mikrochirurgische Rekonstruktion kontraindiziert ist oder nicht zum Erfolg geführt hat, kann die assistierte Reproduktionsmedizin als weiterer Schritt in Erwägung gezogen werden. Die Mikrochirurgie und die assistierte Reproduktionsmedizin sollten als komplementäre Therapieverfahren bei der Behandlung der tuboperitonealen Sterilität gesehen werden.

EINLEITUNG

Tuboperitoneale Schäden sind mit mehr als 40 % Anteil eine der bedeutendsten Sterilitätsursachen bei der Frau.

Zahlreiche Therapie-Vorschläge haben heute wegen ungenügenden Ergebnissen keine Bedeutung mehr (Tabelle 1). Mehr Erfolg versprechen die plastisch-chirurgische Rekonstruktion geschädigter Eileiter durch eine mikrochirurgische offene oder laparoskopische Operation und die in vitro-Fertilisation mit Embryo-Transfer.

Die **plastisch-chirurgische** Rekonstruktion geschädigter Eileiter hat den

Tabelle 1: Behandlungsmöglichkeiten bei tubarer Sterilität

Operative Korrektur
- Mikrochirurgie
- Laparoskopie
- Salpingokatheterismus

in vitro-Fertilisation

Methoden ohne klinische Bedeutung
- Pertubation
- Implantation von Ovar (oder Ovarialgewebe) in den Uterus
- homologer Tubenersatz (z. B. freie Gefäßimplantate, Appendix)
- Tubenimitate (Silikon-, Polyethylenprothesen)
- heterologe Tubentransplantation
- kontralaterale Transposition
- artifizielle (computergesteuerte) Tube

grundsätzlichen Vorteil, daß dadurch die spontane Konzeptionsfähigkeit wiederhergestellt werden kann. Außerdem sind Mehrfachschwangerschaften nach erfolgreichem Eingriff ohne weitere Behandlungen möglich [1].

Da die natürliche Fertilität nach dem 35. Lebensjahr rasch abnimmt und erfahrungsgemäß die Periode, in welcher nach einer Operation konzipiert wird, ein bis zwei Jahre dauert, hat die **in vitro-Fertilisation mit Embryotransfer** als primäre Therapie vor allem bei älteren Frauen (Alter über 37 Jahre) Vorteile. Außerdem ist sie die einzige Alternative beim Vorliegen von leider relativ häufigen Kontraindikationen für die plastisch-rekonstruktive Operation (Tabelle 2).

OPERATIVE BEHANDLUNG DER TUBAREN STERILITÄT

Die Beseitigung funktionsbeeinträchtigender Veränderungen im tubouterinen Übergangsbereich und die Wiederherstellung des physiologischen Bewegungsvermögens von Trichter, Ampulle und Ovar, Korrektur einer Passage-Störung bzw. eines Verschlusses sowie die Schaffung einer rundum freien funktionsfähigen Eierstockaußenfläche sind Hauptziele rekonstruierender Eingriffe an der Tube.

Die chirurgische Rekonstruktion versagt, wenn sie sich nicht an den Erfordernissen der leicht verletzbaren, feinen Strukturen des Eileiters orientiert. So zeigen zahlreiche Statistiken, daß mit der allen Gynäkologen vertrauten, konventionellen Operationstechnik nur 5–10 % Erfolge zu erwarten sind (= Schwangerschaft mit Kind), unabhängig davon, ob ein lokal begrenzter Tubenschaden (uterusnahe Verschlüsse) oder eine Pansalpingographie vorliegt [2]. Paßt man hingegen die Technik z. B. durch die Anwendung der Mikrochirurgie den anatomischen Strukturen an, verbessern sich die Ergebnisse markant.

Das beste Beispiel für den Wert der **mikrochirurgischen Operationstechnik** an sich ist die Rekonstruktion von nicht durch eine Infektion vorgeschädigten Eileitern, z. B. nach Tubensterilisation. Hier sind Erfolge (Schwangerschaften mit lebendem Kind), von 80–90 % heute realistisch (eigene Erfahrungen), falls keine weiteren, behindernden Faktoren (männliche Subfertilität; Alter über 40 Jahre; zu kurze Eileiter – kleiner als 6 cm) hinzukommen. Ein Problem ist sicher, daß das Erlernen der mikrochirurgischen Technik zeitaufwendig ist und ein regelmäßiges Operieren notwendig macht, um sich Kompetenz über die Zeit hinweg zu bewahren.

Es ist deshalb verständlich, wenn man versucht, durch andere Methoden den unbequemen Weg der Mikrochirurgie zu umgehen. Gerade in die-

Tabelle 2: Absolute und relative Kontraindikationen gegenüber fertilitätschirurgischen Eingriffen an der Tube

Absolute Kontraindikationen
- Nicht therapierbare ovarielle und andrologische Sterilitätsfaktoren
- Nicht korrigierbare Erkrankungen von Zervix (Atresie) und Uterus (Asherman-Syndrom)
- Genitaltuberkulose
- Fehlen der Ampulle
- Tubenlänge unter 4 cm
- Bindegewebig umgewandelte („starre") Tube

Relative Kontraindikationen
- Einseitig intakte Adnexe
- Alter über 37 Jahre
- Subfertilität des Mannes
- Proximale und distale Tubenpathologie
- Salpingitis follicularis
- Vorausgegangene Fertilitätsoperation ohne Erfolg
- Verwachsungsbauch (frozen pelvis)

ser Situation kommt es besonders darauf an, patientenorientierte therapeutische Strategien zu entwickeln.

Für die betroffene Patientin mögen eine kurze Hospitalisationsdauer und ein Eingriff ohne Bauchschnitt sicher angenehme Nebeneffekte sein. Entscheidend ist jedoch eines: die Geburt eines gesunden Kindes. Eine über 20jährige Erfahrung mit mikrochirurgischen Operationstechniken hat gezeigt, was heute operativ-rekonstruktiv möglich ist (Abbildung 1). An diesen Ergebnissen müssen sich alle anderen operativen Verfahren orientieren. Endoskopische Chirurgie bedeutet nicht eine neue Operationstechnik, sondern einen anderen Zugang zum Operationsfeld. Um ähnliche Ergebnisse wie mit der mikrochirurgischen Technik zu erzielen, müssen deshalb dieselben operationstechnischen Prinzipien gelten, welche für die Mikrochirurgie entwickelt wurden.

Prinzipien der atraumatischen (mikrochirurgischen) Operationstechniken

1. Minimale Gewebetraumatisierung durch möglichst weniges Anfassen der Gewebe mit atraumatischen Instrumenten und ständiges Befeuchten der Gewebe mit warmer Ringerlösung
2. Schichtengerechtes (anatomisch-korrektes) Präparieren und Entfernen sämtlichen pathologischen Gewebes mit Hilfe einer optischen Vergrößerung
3. Komplette Hämostase mit minimaler Schädigung des Gewebes durch die Koagulation
4. Präzise, schichtengerechte Naht, wo indiziert
5. Benützung von gewebefreundlichem und möglichst dünnem Nahtmaterial mittels vergrößernder Optik und mittels feinster, atraumatischer Instrumente.

Mikrochirurgie durch Laparotomie oder Laparoskopie?

Ein Vorteil des endoskopischen Vorgehens ist sicher die geringere Invasivität bezüglich der Bauchdecke. Bei der Selbsteinschätzung endoskopisch bzw. mikrochirurgisch operierter Frauen ergibt sich allerdings kein erheblicher Unterschied in der Schmerzempfindung [3]. Grundsätzlich sind bei der laparoskopischen Technik dieselben Forderungen einer atraumatischen Operationstechnik (siehe oben) zu stellen.

In der Praxis erweist sich dieses jedoch oft als sehr schwierig und manchmal müssen operative Kompromisse gemacht werden.

Die meisten der für ablative Zwecke entwickelten laparoskopischen Instrumente entsprechen nicht den oben genannten Anforderungen. Dies gilt vor allem für Faßzangen (Quetschen des Gewebes). Besser geeignet sind Taststäbe. Die Elektrochirurgie hat bei plastischen Tubenoperationen, da blutungsfrei, eine große Bedeutung. Die herkömmlichen monopolaren Hakenelektroden sind für die Tubenchirurgie ungeeignet, da sie zu dick und zu grob sind. Die Verwendung von Mikroelektroden ist dringend zu empfehlen. Zur Koagulation sollten vor allem die fein-

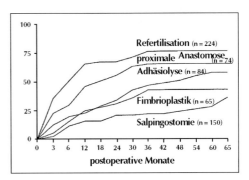

Abbildung 1: Schwangerschaften mit lebendem Kind nach mikrochirurgischer Rekonstruktion, eigene Ergebnisse Kantonsspital Baden/CH

sten erhältlichen Bipolarzangen verwendet werden.

Da endoskopische Nähte mit feinem Nahtmaterial besonders schwierig sind, werden hier oft Kompromisse gemacht (Verwendung von grobem Material). Nahtmaterialien der Stärken 6–0 bis 8–0 können mit entsprechenden Nadelhaltern verwendet werden.

Die vergrößernde Optik des Laparoskops ist eine wichtige Voraussetzung für atraumatisches Operieren an Eileiter und Ovar. Das atraumatisch zu behandelnde Gewebe (Fassen und Unter-Zug-Setzen) ist problematisch, da der Eileiter besonders empfindlich ist. Das „Handling" bedarf einer speziellen Ausbildung und eines Trainings.

Vorgehen bei Erkrankungen der proximalen Tubenabschnitte

Nicht selten sind endoluminale Plaques, Zelldetritus oder epitheliale Faltenverklebungen die Ursache einer Passagestörung des engen proximalen Tubenkanals. Diese lassen sich heute meistens durch **Katheterisieren** bzw. eine **Ballondilatation** beheben [4]. Bei den meisten proximalen Verschlüssen ist aber eine vollständige Resektion des erkrankten Abschnittes (z. B. bei Salpingitis isthmica nodosa) oder der Narbe (Status nach Tubensterilisation) gefolgt von einer mikrochirurgischen Anastomose notwendig.

Je nach Ausdehnung der Resektion ergeben sich vier Anastomosen-Typen: Die kornual-isthmische, kornual-ampulläre sowie die isthmisch-isthmische und isthmisch-ampulläre Anastomose. Die besten Ergebnisse werden nach isthmo-isthmischen Anastomosen nach Tubensterilisation beobachtet. Die publizierten Resultate (Geburten mit lebendem Kind) liegen bei über 50 % (Abbildung 1) [5]. Die Erfolgsquote wird durch die Resttubenlänge, das Alter der Patientinnen und die Fertilität des (oft) neuen Partners mitbestimmt. Ist ein Eileiter nach der Anastomose mehr als 6 cm lang, das Alter der Patientin unter 40 Jahre und das Spermiogramm des Partners normal, liegt die Erfolgsrate (Schwangerschaften mit lebendem Kind) im eigenen Krankengut bei 90 % [6].

Nach kornualen Anastomosen erkrankter Eileiter (meist postentzündlich) werden Geburten weniger häufig beobachtet (siehe Abbildung 1). Neben intrauterinen Schwangerschaften ist hier das Risiko extrauteriner Schwangerschaften mit mehr als 10 % deutlich erhöht [7].

Diese anspruchsvollen mikrochirurgischen Eingriffe erfolgen heute meist durch eine Minilaparotomie und die Patientinnen können bereits 24 Stunden nach der Operation entlassen werden (eigene Erfahrung [8]). Anastomosen können grundsätzlich auch laparoskopisch erfolgen. Sie sind technisch jedoch sehr anspruchsvoll, zeitaufwendig und die Ergebnisse sind im allgemeinen deutlich schlechter als bei den offenen Verfahren [9]. Allerdings erzielten einzelne Autoren [10, 11] Ergebnisse, die durchaus denjenigen nach mikrochirurgischer Operation ebenbürtig sind.

Die Mikrochirurgie spielt nach wie vor bei der Behandlung proximaler Tubenerkrankungen eine sehr wichtige Rolle. Bei Refertilisierungsoperationen ist sie die Methode der Wahl, auch gegenüber der in vitro-Fertilisation. Falls sich allerdings zur proximalen uterusnahen Erkrankung eine Pathologie des distalen Tubenabschnittes gesellt (sogenannte bipolare Tubenpathologie), stellt die operative Rekonstruktion eine relative Kontraindikation dar [12].

Vorgehen bei Erkrankungen der distalen Tubenabschnitte

Strukturelle Veränderungen der endständigen Tubenabschnitte und des Ovars

(Adhäsionen, Tubenverschlüsse, Stenosen) beeinträchtigen Ovulation, die Aufnahme und den Transport der Eizelle. Das Ziel einer plastisch-chirurgischen Rekonstruktion ist die Entfernung von Adhäsionen, die die Eiaufnahme und den Transport stören (Salpingolyse, Ovariolyse) und die operative Korrektur pathologischer Veränderungen am Fimbrientrichter (Fimbriolyse, Fimbrioplastik, Salpingostomie).

Zur **Salpingoovariolyse** erweist sich das laparoskopische Vorgehen als vorteilhaft, insbesondere da der Zugang in die Tiefen des kleinen Beckens oft leichter gelingt (eigene Erfahrung [13]). Bei intensiver Verschweißung zwischen dem Infundibulum der Tube und dem Ovar ohne präparatorische Ebene hingegen bietet die offene mikrochirurgische Technik, insbesondere beim Decken der breiten denudierten Ovar-Oberfläche (z. B. mit einem freien Peritonealtransplantat) Vorteile.

Die operative Behandlung einer Tubenphimose (**Fimbrioplastik**) oder einer Saktosalpinx (**Salpingostomie**) ist ebenfalls laparoskopisch möglich [13]. Die Reokklusionsrate nach Salpingostomie hingegen war nach Mikrochirurgie ein Jahr nach der Operation 12 %, nach laparoskopischer Operation jedoch 37 % [14]. Durch eine Verbesserung des laparoskopischen Instrumentariums und Verwendung feinerer Nahtmaterialien und bei konsequenter Beachtung mikrochirurgischer atraumatischer Operationsprinzipien sind beim endoskopischen Verfahren jedoch durchaus der Mikrochirurgie vergleichbare Ergebnisse zu erwarten [13].

Die wesentlichsten Prognosefaktoren bei distalen Tubenerkrankungen sind die chirurgisch nicht behandelbare Wandfibrose und Endosalpinxschäden [15]. Dies wird auch durch sog. Prognose-Scores [16] unterstrichen. Grundsätzlich treten Schwangerschaften nach operativen Eingriffen am distalen Eileitersegment seltener auf als bei proximaler Pathologie. Statistiken, die Umfang und Schweregrad des Tubenschadens nicht berücksichtigen, weisen postoperative Geburtsquoten nach Salpingostomie zwischen 15 und 25 % aus (Abbildung 1) [1]. Bei Berücksichtigung der Prognose-Scores liegen die Ergebnisse der Kategorie mit weitgehend ungeschädigter Endosalpinx (Prognose-Score 1 und 2) zwischen 32 und 45 % [16]. Das Problem ist jedoch, daß nur ca. jede vierte Patientin mit endständigem Tubenverschluß günstige Prognosekriterien aufweist (eigene Erfahrungen [15]).

Die Vergleichbarkeit der in der Literatur mitgeteilten Resultate nach den verschiedenen Eingriffen ist weiter erschwert durch die Inhomogenität des Krankengutes. Methodisch einwandfreie (prospektiv-randomisierte) Studien, die die verschiedenen Operationsmethoden miteinander und mit der in vitro-Fertilisation vergleichen, gibt es bis heute nicht. Folgende wichtige Faktoren beeinflussen die Resultate:

- Altersverteilung (abnehmende Fertilität mit zunehmendem Alter)
- Vorhandensein zusätzlicher Sterilisationsfaktoren
- Ausmaß des Tubenschadens
- Ausmaß der Verwachsungen
- Art der statistischen Resultat-Ermittlung (z. B. grobe Schwangerschaftsraten versus erfolgreiche intrauterine Schwangerschaften, Verwendung der kumulativen Erfolgswahrscheinlichkeit oder monatlichen Fekundabilität)

Unbedingt zu fordern ist heute, daß die Ergebnisse in Form der kumulativen Erfolgswahrscheinlichkeit mitgeteilt werden [6].

Mikrochirurgie bei tuboperitonealer Sterilität in Kombination mit Sterilitätsfaktoren

Bei der vollständigen Abklärung der Paare mit tuboperitonealer Sterilität finden sich bei bis zu einem Drittel zusätzliche Sterilitätsfaktoren [17]. Diese werden häufig primär einer in vitro-Fertilisation zugeführt, da die mikrochirurgische Rekonstruktion weniger erfolgreich erscheint. Diese Annahme ist in der Literatur keinesfalls belegt, denn es fehlen fast vollständig Literaturstellen über die mikrochirurgische Rekonstruktion bei tuboperitonealer Sterilität kombiniert mit anderen Sterilitätsfaktoren. Viele Paare würden aber die plastische mikrochirurgische Rekonstruktion der Tuben bevorzugen, da sie dem Ehepaar den Vorteil der Wiederherstellung der natürlichen Fertilität mit der Möglichkeit ein bzw. auch mehrere Kinder auf natürliche Weise zu zeugen, bietet.

Um dieser Frage nachzugehen, untersuchten und verglichen wir alle Patientinnen in dem Behandlungszeitraum zwischen dem 1. Januar 1986 und dem 31. Dezember 1994, welche eine Therapie bei tuboperitonealer Sterilität in Kombination mit anderen Sterilitätsfaktoren unterzogen worden waren [18].

Beim Vergleich beider Gruppen nach ihren Zusatzfaktoren fanden wir keine wesentlichen Unterschiede bei beiden Therapieformen (IVF oder Mikrochirurgie), falls es sich beim Zusatzfaktor um eine Endometriose, einen Zervixfaktor und eine leichte männliche Subfertilität handelte.

Hingegen war die kumulative Schwangerschaftsrate bei ovulatorischem Zusatzfaktor signifikant höher nach in vitro-Fertilisation.

THERAPIEWAHL BEI TUBOPERITONEALER STERILITÄT

Eine patientenorientierte Beratung sieht die verschiedenen Methoden (operative Verfahren, in vitro-Fertilisation) nicht als sich konkurrierend an, sondern versucht sie in eine multimodale Strategie zur Überwindung der tuboperitonealen Sterilität einzugliedern. Dabei wird man in erster Linie die den höchsten Erfolg versprechende Behandlungsmöglichkeit empfehlen. Daneben spielt die Akzeptanz der Verfahren durch das betroffene Paar eine ausschlaggebende Rolle. Die Wahl der Primärtherapie ist eine im wesentlichen von der individuellen Diagnose abhängige Entscheidung. Dabei spielen neben den tubaren Faktoren wie Lokalisation, Umfang und Schweregrad der Eileitererkrankung auch andere Faktoren wie Alter der Frau sowie zusätzlich Sterilitätsfaktoren (insbesondere ovarielle Faktoren sowie schwere Subfertilität des Mannes) (Tabelle 3) eine Rolle.

Heute kann auch eine sog. „Tandem"-Therapie erwogen werden (zuerst operative plastisch-chirurgische Rekonstruktion, dann IVF oder umgekehrt).

Tabelle 3: Primäre Therapiewahl bei tubarer Sterilität

Operative Korrektur als Ersttherapie
- bei Patientinnen < 36 Jahre mit günstigen Prognosekriterien
- bei erneutem Kinderwunsch nach Sterilisation

in vitro-Fertilisation als Ersttherapie
- bei Patientinnen > 37 Jahre
- bei zusätzlichen ovariellen und/oder wesentlichen andrologischen Sterilitätsfaktoren
- bei ausgedehntem Tubenschaden (frozen pelvis; double obstruction)
- bei Zustand nach wiederholten Operationen wegen Extrauteringravidität

Im Idealfall erfolgt die Therapie in einem Zentrum für Reproduktionsmedizin, das sowohl über Erfahrungen mit den endoskopischen und mikrochirurgischen Fertilitätsoperationen als auch mit der IVF verfügt [19].

LITERATUR

1. Mosgaard G, Hertz H, Steenstrup RR. Surgical management of tubal infertility: a regional study. Acta Obst Gynecol Scand 1996; 75: 469–74.
2. Watson AJS et al. The results of tubal surgery in the treatment of infertility in two non-specialist hospitals. Br J Obst Gynaecol 1990; 97: 561.
3. Korell M, Seehaus D, Osterauer S et al. Selbsteinschätzung der Lebensqualität nach Sterilitätsoperationen: Laparoskopieoperationen/Laparoskopie versus Laparotomie. J Fertil Reprod 1996; 4: 18–22.
4. Confino E, Tur-Kaspa I, De Cherney AH et al. Transcervical ballon tuboplasty. JAMA 1990; 254: 2079–83.
5. Kim SH et al. Microsurgical reversal of tubal sterilization: a report on 1.118 cases. Fertil Steril 1997; 58: 865–70.
6. Hohl MK. Mikrochirurgie in der Gynäkologie. Gynäkologische Praxis 1993; 17: 659.
7. Patton PE, Williams TJ, Coulam CB. Microsurgical reconstruction of the proximal oviduct. Fertil Steril 1987; 47: 35–9.
8. Slowey MJ, Coddington CC. Microsurgical tubal anastomoses performed as an outpatient procedure by minilaparotomy are less expensive and as safe as those performed as an input producere. Fertil Steril 1998; 69: 492–5.
9. Schlösser HW, Frantzen C, Monsour N, Verhoeven HC. Sterilisation – Refertilisierung. Erfahrungen und Ergebnisse bei 119 refertilisierten Frauen. Geburtsh Frauenheilk 1983; 43: 213–6.
10. Koh CH, Janik GM. Laparoscopic microsurgical tubal anastomosis. Obstet Gynecol Clin North Am 1999; 26: 189–200.
11. Yoon TK, Sung HR, Cha SH. Fertility outcome after laparoscopic microsurgical tubal anastomosis. Fertil Steril 1997; 67: 18–22.
12. Patton PE, Williams TJ, Coulam CB. Results of microsurgical reconstruction in patients with combined proximal and distal occlusion: double obstruction. Fertil Steril 1987; 48: 670–4.
13. Korell M, Seehaus D, Strowitzki T, Hepp H. Endoskopische Diagnostik und Therapie bei tubarer Sterilität. Gynäkologe 1997; 30: 500–6.
14. Winston RML, Magara R. Microsurgical salpingostomy is not an obsolete procedure. Br J Obstet Gynaecol 1991; 98: 637–42.
15. Vasquez G, Boeckx W, Brosens I. Tubal mucosal desionsin hydrosalpinges and fertility outcome: a prospective study. Hum Reprod 1995; 10: 1075–8.
16. Mage G, Pouly JL, Joliniere JB et al. A preoperative classification to predict the intrauterine and ectopic pregnancy rates after distal tubal microsurgery. Fertil Steril 1986; 46: 807–10.
17. Raymont A, Arronez GH, Arrata WSM. Review of 500 cases of infertility. Int J Fertil 1969; 14: 141.
18. Glaser S. Tubare Sterilität und zusätzliche Sterilitätsfaktoren: Ein Vergleich der Ergebnisse nach In-Vitro-Fertilisation oder mikrochirurgischer Operation. Dissertation Universität Basel 1999.
19. Hohl MK. Mikrochirurgie: Obsolet? Frauenheilkunde aktuell 1992; 2: 4–9.

Mikrochirurgische Refertilisierung nach Vasektomie: aktueller Stand

W.-H. WEISKE

Zusammenfassung

Die mikrochirurgische Refertilisierung des vasektomierten Mannes ist die Methode der Wahl bei erneutem Kinderwunsch. Mittels der modernen Operationstechniken liegt die Durchgängigkeitsrate für die Vasovasostomie bei 70 bis 99 % und für die Tubulovasostomie bei 39 bis 86 %. Für die Schwangerschaftsrate ergeben sich Werte zwischen 43 bis 76 % (VV) und 13 bis 72 % für die Tubulovasostomie. Die entsprechenden Werte für Reoperationen nach erfolgloser Refertilisierung liegen nur gering darunter, so daß sich ein zweiter Versuch immer lohnt, eine entsprechende Operationstechnik vorausgesetzt. Verbesserungen der Spermiogrammparameter sind bis einundhalb Jahre postoperativ möglich. Bei der Kosten-Nutzen-Analyse ist die operative Wiederherstellung der Fertilität den künstlichen Reproduktionsmethoden eindeutig überlegen, ganz abgesehen davon, daß die Risiken der ART vermieden werden. Das gleiche gilt für alle Patienten mit obstruktiver Azoospermie, bei denen eine operative Refertilisierung möglich ist. Die Spermiogenese wird durch eine Vasektomie nicht verändert. Das geschädigte Organ nach einer Vasektomie ist der Nebenhoden.

Einleitung

Die mikrochirurgische Refertilisierung gehört zu den wenigen kausalen Therapiemöglichkeiten, die es bei der Behandlung der männlichen Infertilität überhaupt gibt. Die Indikation ist immer gegeben, wenn eine sogenannte Verschlußazoospermie vorliegt. Zu etwa 85 % handelt es sich dabei um einen Zustand nach Vasektomie, da etwa 5 % aller vasektomierten Männer aufgrund veränderter Lebensumstände in einer neuen Partnerschaft erneut Kinder haben möchten [1]. Durch Einführung hochspezialisierter mikrochirurgischer Techniken sind aber auch obstruktive Veränderungen im Nebenhoden operativ erfolgreich behandelbar geworden. Da diese Techniken nur an wenigen Zentren routinemäßig durchgeführt werden, sind die Ergebnisse zum Teil unbekannt, bzw. werden sie sehr skeptisch beurteilt. In dieser Übersicht wird versucht, einen Überblick über den derzeitigen Stand der mikrochirurgischen Refertilisierung beim Mann zu geben. Insbesondere wird eingegangen auf die bisherigen Ergebnisse der Deutschen Vasovasostomie-Gruppe, die unter Leitung des Autors in einer prospektiven Studie die europaweit größte Patientenzahl an Refertilisierungsoperationen umfaßt (788 Patienten).

Mikrochirurgische Operationsmethoden

Der Vorteil der mikrochirurgischen Operationsmethoden besteht darin, daß man sieht, was man operiert. Das gilt insbesondere für die extrem kleinen Strukturen im Nebenhoden. Der *Ductus epididymidis* hat beim Mann zwar eine Länge von 6 m, aber nur einen Durchmesser von 0,1 bis 0,3 mm und eine Wandstärke von 30 µm. Das verwendete Nahtmaterial, bis hin zur Fadenstärke 11-0 ist zwar adäquat für diese minuziösen Strukturen, jedoch ohne optische Hilfe nicht verwendbar. Die Tubulovasostomie gilt u. a. als die schwierigste mikrochirurgische Operation in der Urologie überhaupt.

Die *Vasovasostomie* (VV) ist die am häufigsten durchgeführte Refertilisierungsoperation. In den meisten Zentren erfolgt sie in der von Silber (1977) [2] und Owen (1977) [3] angegebenen zweischichtigen Technik, weil nur dadurch die in der Mehrzahl der Fälle (85 %) ungleichen Lumina von testikulärem und abdominalem Samenleiterende wasserdicht miteinander verbunden werden können. Die einfachere einschichtige Technik sollte den seltenen Fällen von gleichgroßen Lumina vorbehalten bleiben, da es sonst zu Verwerfungen der Mukosa des *Ductus deferens* kommt.

Bei der *Tubulovasostomie* (TV, EVst, Epididymovasostomie) ist eine End-zu-Seit-Anastomose internationaler Standard [4]. Dabei wird die Anastomose in dem Bereich des Nebenhodens durchgeführt, wo mikroskopisch intakte Spermatozoen nachweisbar sind. Das kann im Bereich der Cauda, des Corpus, des Caput bis hin in den Bereich der *Ductuli efferentes* [5] sein. Selbst Anastomosen im Bereich des *Rete testis* führten zur Erfüllung des Kinderwunsches [6].

Ebenfalls Standard ist es, daß man bei der TV Spermatozoen aspiriert und kryokonserviert, um im Fall eines Mißerfolges den betroffenen Mann nicht nochmals operieren zu müssen (MESA in Verbindung mit ICSI). Voraussetzung ist selbstverständlich das Einverständnis des Paares. Die Mehrzahl der Paare entscheidet sich jedoch für die intraoperative Kryokonservierung. Die Ergebnisse bei der Tubulovasostomie sind das Gütesiegel eines jeden mikrochirurgischen Zentrums. Neuerdings werden in einigen Zentren Invaginationstechniken erprobt [7–9]. Die Ergebnisse sind z. T. besser als mit der bisherigen End-zu-Seit-Anastomose. Jedoch ist für die Anwendung dieser Methode die Präparation einer mobilen Schlinge des Nebenhodenkanälchens erforderlich, was nur bei einem Teil der Patienten möglich ist und somit die Methode limitiert.

Die Beherrschung der Tubulovasostomie ist deshalb so bedeutungsvoll, weil bei einer Refertilisierung nach Vasektomie sich erst intraoperativ herausstellt, ob eine VV oder eine TV durchgeführt werden muß. Das bedarf für die sicher überwiegend gynäkologisch orientierte Leserschaft einer kurzen Erklärung. Insbesondere der amerikanische Pionier auf dem Gebiet der mikrochirurgischen Refertilisierung des Mannes – Sherman Silber – hatte frühzeitig darauf hingewiesen, daß *nach einer Vasektomie nicht der Hoden das geschädigte Organ ist, sondern vielmehr der Nebenhoden* [10], was man sich folgendermaßen vorzustellen hat: Durch den permanenten Zufluß von Samenzellen in entsprechender Flüssigkeit aus dem Hoden gerät das Nebenhodengangsystem unter Druck, was in Tierversuchen durch Messung des intratubulären hydrostatischen Drukkes verifiziert werden konnte [11]. Es hängt von der Elastizität des Nebenhodenkanälchens ab, ob der Druck aus dem Hoden toleriert wird oder ob es zum Einreißen dieser 30 µm starken Wandung im Sinne eines sog. „blow outs" kommt. Sind erst einmal Samenzellen ins Gewebe ausgetreten, kommt es als Antwort des Bindegewebes zur Bildung eines mikroskopisch kleinen Spermagranuloms mit der Folge eines kompletten oder partiellen Verschlusses des Nebenhodenkanälchens. Damit wird eine Wiedervereinigung der Samenleiter im Bereich der alten Vasektomiestelle sinnlos, weil im Nebenhoden eine zusätzliche Unterbrechung des Gangsystems besteht (Abb. 1).

Die Wahrscheinlichkeit, daß es zu solchen Veränderungen im Nebenhoden kommt, erhöht sich mit der Dauer des Vasektomieintervalls. Nach einer Vasektomiedauer von über 10 Jahren ist mit einer Blockade im Nebenhoden bei 30 % der Patienten zu rechnen. Leider sind die intraepididymalen Spermagranulome nicht immer eindeutig sichtbar oder palpabel. Das gilt insbesondere für das obere Caput des Nebenhodens. Entscheidend für die Beantwortung der Frage nach VV oder TV ist die makroskopische und mikroskopische Beschaffenheit der aus dem testikulären Samenleiterende intraoperativ gewonnenen Flüssigkeit. Ist die austretende Flüssigkeit wässrig, opaleszent oder wasserlöslich, so finden sich fast immer Fragmente und vollständige Samenzellen, was auf eine intakte Nebenhodenpassage schließen läßt. Unter solchen Umständen ist die VV indiziert. Bei hoher Konsistenz der testikulären Flüssigkeit bis hin zu einer zahnpastaähnlichen Beschaffenheit finden sich mikroskopisch weder Fragmente noch Spermatozoen. In diesen Fällen ist die Nebenhodenblockade hochwahrscheinlich und eine TV indiziert [12–14].

In der prospektiven Studie der Deutschen VV-Gruppe wurden die intraoperativen Befunde mit den postoperativen Ergebnissen korreliert. Dabei ergab sich erwartungsgemäß mit der Zunahme des Vasektomieintervalls ein Ansteigen der intraoperativ zu beobachteten Azoospermie infolge der Nebenhodenobstruktionen, die in den Hauptzentren der Gruppe mit einer TV behandelt wurde. Das führte letztlich dazu, daß die Länge des Vasektomieintervalls nur gering negativ mit den Zielparametern Durchgängigkeit und Schwangerschaft korrelierte (Abb. 2).

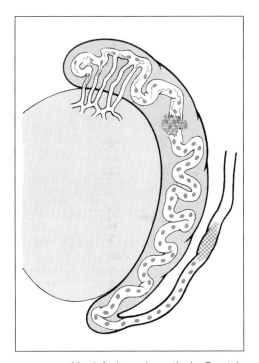

Abbildung 1: Vereinfachte schematische Darstellung des Nebenhodens bei Zustand nach Vasektomie mit Dilatation des Nebenhodenkanälchens und druckbedingter Ruptur der Wandung („blow out phenomenon") mit Ausbildung eines Spermagranuloms und dadurch bedingtem komplettem oder partiellem Verschluß des Nebenhodenkanälchens (nach [23], mit freundlicher Genehmigung des Thieme-Verlages Stuttgart).

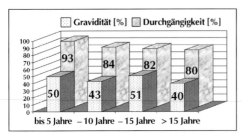

Abbildung 2: Ergebnisse einer prospektiven Untersuchung zur Refertilisierung nach Vasektomie („Deutsche Vasovasostomie Studiengruppe", bestehend aus acht Zentren). Mit zunehmender Dauer der Vasektomie kommt es im Gegensatz zur amerikanischen Studie (Abb. 3) nur zu einem minimalen Abfall der Schwangerschafts- und Durchgängigkeitsraten bedingt durch den häufigeren Einsatz einer Nebenhodenanastomose zur Umgehung einer Obstruktion im Nebenhoden („blow out phenomenon").

SPERMATOGENESE UND VASEKTOMIE

Anläßlich einer Refertilisierungsoperation wurden bei 100 vasektomierten Männern (Intervall 1 bis 20 Jahre) Hodenbiopsate entnommen und in Semidünnschnitt-Technik unter Anwendung eines modifizierten Johnson-Scores untersucht [15]. Dabei stellte sich heraus, daß die Vasektomie keinen schädigenden Einfluß auf das Hodenparenchym hat. Die festgestellten Veränderungen bei längeren Vasektomieintervallen entsprachen dem normalen Alterungsprozeß der Spermatogenese wie bei nicht vasektomierten Männern. Beim Mann wird die intraepididymale Druckerhöhung nach Vasektomie offenbar nicht auf das Hodenparenchym übertragen. Die mancherorts noch vorhandene Vorstellung, daß es nach einer Vasektomie zur Schädigung der Spermatogenese kommt, basiert auf Untersuchungen beim Tier (u. a. Hund, Meerschweinchen, Kaninchen), die auf den Menschen offenbar nicht übertragbar sind [16].

ERGEBNISSSE NACH MIKROCHIRURGISCHER REFERTILISIERUNG

Vasovasostomie

In der bisher umfangreichsten Studie zur mikrochirurgischen Refertilisierung nach Vasektomie [17] an 1469 Patienten ergaben sich für die Durchgängigkeit 71 bis 97 % und Schwangerschaftsraten von 30 bis 76 % in Abhängigkeit von der Dauer des Vasektomieintervalls (Abb. 3). Es wurden fast ausschließlich Vasovasostomien durchgeführt. Ursache der abnehmenden Rate bezüglich Durchgängigkeit und Schwangerschaft dürften die obstruktiven Veränderungen im Nebenhoden sein, die während des Vasektomieintervalls entstanden sind. Die Obstruktionen können ein- oder beidseitig, komplett oder partiell ausgebildet sein. Damit ergeben sich postoperative Spermiogram-

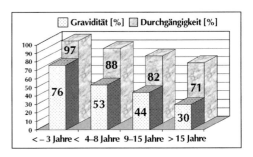

Abbildung 3: Ergebnisse der amerikanischen „Vasovasostomy Study Group" [17]. 1469 Patienten nach Vasektomie: Deutlicher Rückgang der Schwangerschafts- und Durchgängigkeitsraten mit Zunahme des Vasektomieintervalls. Es wurden überwiegend Vasovasostomien durchgeführt und nur vereinzelt Nebenhodenanastomosen.

me mit Resultaten von der Azoospermie bis hin zur Normospermie bei histologisch normaler bis leicht reduzierter Spermatogenese trotz intakter, durchgängiger Anastomose im Bereich der Vasektomie (VV).

Untersuchungen der Deutschen Vasovasostomiegruppe an 648 Patienten nach Vasektomie ergaben bei 419 Nachuntersuchungen positive Spermiogramme in 86,7 % (92,3 % für die Vasovasostomie und 82,1 % für die beidseitige Tubulovasostomie). Eine Korrelation zum Vasektomieintervall bestand nicht, im Gegensatz zur amerikanischen Studie. Die Schwangerschaftsrate der verschiedenen Zentren ergab recht unterschiedliche Werte (max. 58 %; min. 30 %) mit einem Durchschnitt aller Zentren von 46,7 %.

Die Arbeitsgruppe um Goldstein [18] erreichte für die VV eine Durchgängigkeit von 99 % bei einer Schwangerschaftsrate von 52 % respektive 65 % Durchgängigkeit für die Tubulovasostomie (Schwangerschaftsrate 21 %).

Tubulovasostomie

Im Gegensatz zur Vasovasostomie liegen die Ergebnisse bei der Vasoepididymostomie doch wesentlich weiter auseinander (Tab. 1). Bei genauer Betrachtung sind die Studien von so unterschiedlichem Design, daß ein direkter Vergleich der Ergebnisse nicht möglich ist. Die wesentlichsten Unterschiede bestehen im Follow up, wie postoperativer Zeitraum und Anzahl der Kontrolluntersuchungen, im Vasektomieintervall, Alter der Partnerinnen und deren meist unbekanntem Fertilitätsstatus. Aus der Literatur ergeben sich für die VV und die TV die aus Tabelle 2 ersichtlichen Werte bezüglich der Zielparameter Durchgängigkeit und Schwangerschaft.

Tabelle 2: Ergebnisse nach mikrochirurgischer Refertilisierung

Methode	Durchgängigkeitsrate	Schwangerschaften
Vasovasostomie	m 80 % (71–99 %)	um 50 % (43–76 %)
Tubulovasostomie	um 50 % (39–86 %)	um 30 % (13–72 %)

ERFOLGSAUSSICHTEN DER REOPERATION NACH ERFOLGLOSER REFERTILISIERUNG

Es gibt zahlreiche Ursachen für das Mißlingen einer Refertilisierungsoperation. Das sind u. a. übersehene Spermagranulome im Nebenhoden mit Ob-

Tabelle 1: Mikrochirurgische Vasoepididymostomie. Literaturübersicht bezüglich Durchgängigkeit und Schwangerschaftsrate

Autor	Jahr	Anzahl Patienten	Durchgängigkeit (%)	Gravidität (%)
Silber [24]	1989	139	(78)	(56)
Fogdestam [25]	1986	41	35 (85)	15 (37)
Fuchs [26]	1991	39	(60)	(36)
Weiske [14]	1991	68	(62)	– (35)
Thomas [27]	1992	137	108 (79)	47 (50)
Schlegel [28]	1993	107	64 (70)	28 (35)
Matthews [18]	1995	100	(65)	–
Schwarzer [29]	1996	60	(37)	– (22)
Berger [8]	1998	12	11 (92)	–
Drawz [30]	1998	74	74 (79)	– (45)
Marmar [9]	2000	9	7 (77)	–

struktion desselben. Ferner die primäre Obstruktion der Anastomose durch Narbenbildung und die sekundäre Obstruktion einer zunächst offenen Anastomose durch eine chronische Entzündung. Besonders gefährdet sind die Nebenhodenanastomosen und generell alle nicht spannungsfreien Anastomosen.

Die häufigste Ursache für eine erfolglose Vasovasostomie ist in der Regel eine Obstruktion im Nebenhoden, die bei der Erstoperation nicht erkannt oder aus operationstechnischen Gründen nicht überbrückt wurde. Wie oben bereits erwähnt, gilt die Tubulovasostomie als die schwierigste mikrochirurgische Operation in der Urologie überhaupt. Es ist nicht zu erwarten, daß in Zentren mit kleiner Operationsfrequenz diese Technik beherrscht wird. So wird es immer wieder zu Situationen kommen, in denen eine TV zwar indiziert wäre, jedoch nicht sicher durchgeführt werden kann. In diesen Fällen ist es tatsächlich besser, eine TV zu unterlassen, um dann im Falle des negativen Operationsergebnisses (Azoospermie) die Möglichkeit zu haben, an einem nicht voroperierten Nebenhoden in einem entsprechendem Zentrum die TV durchführen zu lassen. Bei einer mangelhaft durchgeführten TV ist nicht selten der ganze Nebenhoden in Mitleidenschaft gezogen, so daß eine TV nur noch im obersten Caput durchgeführt werden kann. Die operativen Chancen auf Durchgängigkeit sind in diesen Fällen um etwa 25 % aufgrund der veränderten Gewebequalität reduziert.

Ist es in diesen Fällen sinnvoll, eine zweite Refertilisierungsoperation zu versuchen, oder sollte man gleich zu den Methoden der in vitro-Fertilisation übergehen? Ein Blick in die moderne Literatur (Tabelle 3) zeigt, daß es sich auf jeden Fall lohnt. Durchgängigkeitsraten zwischen 67 und 88 % und Schwangerschaftsraten zwischen 31 und 57 % sind starke Argumente.

Die erreichbaren Ergebnisse liegen somit nur etwas unter denen von Primäreingriffen. Das ist bedingt durch die Tatsache, daß in der Mehrzahl der Reoperationen Tubulovasostomien durchgeführt werden müssen und daß die Gewebequalität der Samenleiter durch die Voroperation vermindert ist. Teilweise sind erhebliche Fibrosierungen zu beobachten, was den postoperativen Heilungsprozeß negativ beeinflußt. Zum anderen ist das Intervall zwischen Vasektomie und Sekundäroperation bei diesen Patienten in der Regel deutlich größer als bei den Primäreingriffen (> 10 Jahre gegenüber 5 bis 7 Jahre). Trotz aller Einschränkungen sind die Erfolgschancen bezüglich Schwangerschaft bei der Reoperation (> 25 %, siehe Tabelle 3) eindeutig höher als bei ICSI (baby take home rate 15,7 % [19]).

Tabelle 3: Refertilisierung nach primär erfolgloser Vasovasostomie bzw. Tubulovasostomie

Autor	Jahr	Anzahl	Durchgängigkeit (%)	Schwangerschaft (%)
Kolettis [21]	1997	55	85	44
Matthews [31]	1997	57	67	30
Donovan [20]	1998	16	78	44
Pasqualotto* [32]	1999	18	67	25 (3 von 12 Frauen)
Hernandez [33]	1999	41	79	31
Weiske [34]	2000	20	88	57 (4 von 7 Frauen)
* Nur Reoperationen nach erfolgloser Tubulovasovasostomie				

KOSTEN-NUTZEN BEI MIKROCHIRURGISCHER REFERTILISIERUNG VERSUS ART

Ein Vergleich der Kosten (USA) ergibt pro Geburt eines Kindes nach Refertilisierung einen Betrag von 14.892 US$ [20] bzw. 31.099 US$ [21] und nach ICSI mit MESA 35.570 bzw. 51.024 US$. In einer neueren holländischen Studie [22] werden für drei IVF-Zyklen mit Geburt eines Kindes bis zu 85.000 US$ angegeben.

In einer aktuellen Untersuchung aus Deutschland [1] betragen die Kosten für die Geburt eines Kindes nach TESE/MESA und ICSI das Fünffache der mikrochirurgischen Refertilisierung. Abgesehen von den eindeutig höheren Kosten für die artefiziellen reproduktionsmedizinischen Technologien (ART), verglichen mit der operativen Refertilisierung, ist es viel wichtiger zu bedenken, daß man einer gesunden Frau die Behandlung des infertilen Mannes mit all ihren Risiken für sie selbst und für das noch nicht geborene Kind auferlegt.

FAZIT

Was ist das Fazit für den Andrologen, welcher Rat suchende Paare oder nur den vasektomierten Mann beraten will?

Die **mikrochirurgische Refertilisierung** ist bei erneutem Kinderwunsch nach Vasektomie die **Methode der Wahl**, weil in ihren Ergebnissen und Kosten den artefiziellen Reproduktionsmethoden (ICSI) überlegen. Das gilt übrigens für alle operativ angehbaren obstruktiven Azoospermien, besonders für die entzündlich bedingten Verschlüsse im Nebenhoden.

Wenn auch von gynäkologischer Seite gelegentlich anders gesehen, ist es ethisch nicht vertretbar, wenn eine gesunde Frau hormonell stimuliert wird und sich dabei dem **Risiko des Hyperstimulationssyndroms** aussetzt (Häufigkeit 5 %), wenn andererseits der natürliche Weg, Kinder zu zeugen, möglich ist. Ganz zu schweigen von den immer noch offenen genetischen Fragen in Zusammenhang mit ICSI und den Problemen, die in Zusammenhang mit der um eine Zehnerpotenz höheren Anzahl an **Mehrlingsgeburten** stehen.

Das **Vasektomieintervall** beeinflußt die Ergebnisse Spermiogramm und Schwangerschaft insbesondere bei Einsatz der Tubulovasostomie nur unwesentlich. Somit stellt auch ein sehr langes Vasektomieintervall keine Kontraindikation für eine mikrochirurgische Refertilisierungsoperation dar.

Nach einer Vasektomie wird das Hodenparenchym nicht spezifisch verändert. Es kommt lediglich zu altersentsprechenden Veränderungen wie beim nicht vasektomierten Mann. Lediglich der Nebenhoden kann mit fortschreitendem Vasektomieintervall druckbedingte Schädigungen (blow out) des Gangsystems aufweisen, die aber mit einer Tubulovasostomie behoben werden können.

Reoperationen haben grundsätzlich eine günstige Prognose, die nur gering unter derjenigen der Primäreingriffe liegt.

LITERATUR

1. Heidenreich A, Altmann P, Neubauer S, Engelmann UH. Die mikrochirurgische Vasovasostomie im Zeitalter der modernen Reproduktionsmedizin. Urologe A 2000; 39: 240–5 .
2. Silber SJ. Perfect anatomical reconstruction of the vas deferens with a new microscopic surgical technique. Fertil Steril 1977; 28: 72–7.
3. Owen ER. Microsurgical vasovasostomy: a reliable vasectomy reversal. Aust NZ J Surg 1977; 47: 305–9.

4. Weiske W-H. Limits and special features of vasoepididymostomy (VE). Andrologia 1996; 28 (Supp.1): 67–70.
5. Peter TK, Chan PTK, Goldstein M. Microsurgical reconstruction of pre-epididymal obstructive azoospermia. J Urol 2000; 163 (Suppl.): Abstract 1146.
6. Weiske WH. Pregnancy caused by sperm from vasa efferentia. Fertil Steril 1994; 62: 642.
7. Stefanovic KB, Clark SA, Bundcke HJ. Microsurgical epididymovasostomy by tubule intussusception: a new technique in rat model. Fertil Steril 1991; 55: 189.
8. Berger RE. Triangulation end-to-side vasoepididymostomy. J Urol 1998; 159: 1951.
9. Marmar JL. Modified vasoepididymostomy with simultaneous double needle placement, tubulotomy and tubular invagination. J Urol 2000; 163: 483–6.
10. Silber SJ. Epididymal extravasation following vasectomy as a cause for failure of vasectomy reversal. Fertil Steril 1979; 31: 309–15.
11. Johnson AL, Howards SS. Intratubular hydrostatic pressure in testis and epididymis before and after vasectomy. Am J Physiol 1975; 228: 256–64.
12. Silber SJ. Microsurgery for vasectomy reversal and vasoepididymostomy. Urology 1984; 23: 505–24.
13. Goldstein M (ed). Surgery of male infertiliy. Saunders Company 1995; 133.
14. Weiske W-H. Strategie und Technik der Tubulovasostomie und der Gerwinung von Nebenhodenspermatozoen. In: Schwarzer, Kropp (Hrsg). Urologische Mikrochirurgie. McGraw Hill-Verlag Nürnberg, 1991; 35–50.
15. Weiske W-H, Schulze W. Spermatogenese nach Vasektomie. Urologe A 1996; Suppl. 1: 63.
16. Grewal RS, Sachan MS. Changes in testicle after vasectomy. Int Surg 1968; 49: 460–2.
17. Belker AM, Thomas AJ, Fuchs EF, Konnak JW, Sharlip IR. Results of 1,469 microsurgical vasectomy reversals by the vasovasotomy group. J Urol 1991; 145: 505–22.
18. Matthews GJ, Schlegel PN, Goldstein M. Patency following microsurgical vasoepididymostomy and vasovasostomy: temporal considerations. J Urol 1995; 154: 2070–3.
19. Deutsche Gesellschaft für Gynäkologie und Geburtshilfe. Bundesgeschäftsstelle Ärztekammer Schleswig-Holstein (Hrsg). DIR, Deutsches IVF-Register. Jahrbuch 1997.
20. Donovan JF Jr, DiBAise M, Sparks AE, Kessler J, Sandlow JI. Comparison of microscopic epididymal sperm aspiration and intracytoplasmatic sperm injection/in-vitro fertilization with repeat microscopic recontruction following vasectomy: is second attempt vas reversal worth of effort? Hum Reprod 1998; 13: 387–93.
21. Kolettis PN, Thomas AJ. Vasoepididymostomy for vasectomy reversal: a critical assessment in the era of intracytoplasmatic sperm injection. J Urol 1997; 158: 467–70.
22. Mol BWJ, Bonsel GJ, Collins JA, Wiegerinck MAHM, van der Veen F, Bossuyt PMM. Cost-effectiveness of in vitro fertilization and embryo transfer. Fertil Steril 2000; 73: 748–54.
23. Weiske W-H. Infertilität beim Mann; Thieme Verlag Stuttgart, 1994.
24. Silber SJ. Results of microsurgical vasoepididymostomy: role of epididymis in sperm maturation. Hum Reprod 1989; 4: 298.
25. Fogdestam I, Fall M, Nilsson S. Microsurgical epididymovasostomy in the treatment of occlusive azoospermia. Fertil Steril 1986; 46: 925.
26. Fuchs EF. Restoring fertility through epdidymo-vasostomy. Contemp Urol 1991; 3: 27.
27. Thomas AJ jr. Microsurgical end-to-side vasoepididymostomy: analysis of the outcome of 141 procedures. J Urol 1993; 149 (Suppl): abstr. 892.
28. Schlegel PN, Goldstein M. Microsurgical vasoepididymostomy: refinements and results. J Urol 1993; 150: 1165–8.
29. Schwarzer JU, Pickl U. Mikrochirurgische Refertilisierung: Münchner Erfahrungen bei über 250 Patienten. J Urol Urogynäkol 1996; 3 (1): 7–12.
30. Drawz B, Drawz G, Seiter H. Die direkte Epididymovasostomie. Akt Urol 1998; 29: 291–5.
31. Matthews GJ, McGee KE, Goldstein M. Microsurgical reconstruction following failed vasectomy reversal J Urol 1997; 157: 844–6.
32. Pasqualotto FF, Argarwal A, Srivastava M, Nelson DR, Thomas AJ Jr. Fertility outcome after repeat vasoepididymostomy. J Urol 1999; 61: 1626–8.
33. Hernandez J, Sabanegh ES. Repeat vasectomy reversal after initial failure: overall results and predictors for success. J Urol 1999; 61: 1153-6
34. Weiske W-H. Mikrochirurgische Refertilisierung nach erfolgloser Vasovasostomie. Angenommener Vortrag DGU-Tagung Hamburg, Sept. 2000 (Abstrakt in Urologe A Sept. 2000, Kongreßband).

Assistierte Reproduktion bei chronischen Virusinfektionen

M. WEIGEL, M. BEICHERT, F. MELCHERT

Einleitung

Für die Reproduktionsmedizin sind insbesondere diejenigen Infektionskrankheiten relevant, die sexuell übertragbar sind, chronisch persistieren können und gegen die es keine zuverlässige Immunprophylaxe gibt. Dies trifft insbesondere für die Infektion mit HIV (humanes Immundefizienz-Virus) zu, gilt aber auch für die Hepatitis C und in Sonderfällen auch für die persistierende Hepatitis B. Allen gemeinsam ist, daß die Infektion – wenn auch mit unterschiedlicher Wahrscheinlichkeit und Latenzzeit – zu den tödlich verlaufenden Krankeitsbildern AIDS bzw. Leberzirrhose führen kann.

Weiterhin ist den genannten Infektionen gemeinsam, daß bei Kinderwunsch das Übertragungsrisiko auf den gesunden Partner bzw. die gesunde Partnerin und ggf. auch auf das ungeborene Kind bedacht werden muß. In der Konsequenz dieser Überlegungen können Verfahren der Assistierten Reproduktion in einigen Fällen alleine wegen der bestehenden Infektion indiziert, in anderen aber gerade deswegen auch kontraindiziert sein (Abb. 1): Bei einer Infektion des (Ehe-) Mannes ist beispielsweise eine Indikation gegeben, wenn durch Aufbereitung des Ejakulats infektiöse Viruspartikel von den motilen Spermien separiert werden können, mit denen dann die gesunde (Ehe-) Partnerin gefahrlos zu behandeln ist. Auch bei einer Infektion der (Ehe-) Frau ist natürlich durch die Vermeidung ungeschützten Geschlechtsverkehrs die Infektionsgefahr für den gesunden Partner zu umgehen. Andererseits ist in dieser Konstellation aber eine Kontraindikation für die Anwendung dieser Verfahren dann zu sehen, wenn durch die vertikale Virustransmission besondere Risiken für das Kind bestehen. Nicht zuletzt muß auch das Infektionsrisiko für das Behandlungsteam berücksichtigt werden.

In diesem Spannungsfeld aus medizinischen Möglichkeiten und durch das Infektionsrisiko definierten Grenzen müssen medizinische, haftungsrechtliche und ethische Argumente diskutiert werden. Grundsätzlich wird in jedem Einzelfall abzuwägen sein, ob

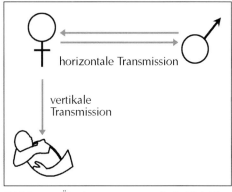

Abbildung 1: Übertragungswege, die bei Infektion eines (Ehe-) Partners zu berücksichtigen sind.

man hier behandeln kann, darf und soll. Eine Grundlage für diese individuelle Entscheidung und für die Beratung betroffener (Ehe-) Paare soll der vorliegende Beitrag liefern, in dem die reproduktionsmedizinischen Aspekte der genannten Infektionen dargestellt werden.

HIV-INFEKTION

In Deutschland sind derzeit mehr als 40.000 Menschen mit dem HI-Virus infiziert. Während die Zahl von etwa 2000 Neuinfektionen pro Jahr konstant bleibt, hat sich auf Grund der verbesserten antiretroviralen Therapiemöglichkeiten in den vergangenen 5 Jahren die Zahl der Neudiagnosen von AIDS halbiert und die der HIV/AIDS-bedingten Todesfälle etwa gedrittelt [1]. Somit keimt langsam die Hoffnung auf, daß die Infektion – wenn schon noch immer nicht heilbar – so doch wenigstens kontrollierbar geworden sei. Da 75 % der Betroffenen zwischen 20 und 40 Jahren alt sind, ist es nicht verwunderlich, wenn bei stabilem Infektionsverlauf auch der Wunsch nach einem eigenen Kind aufkommt.

Für dessen Erfüllung wird vielfach ungeschützter Geschlechtsverkehr erwogen oder sogar praktiziert. Dabei ist den meisten Paaren die Infektionsgefahr für den gesunden Partner bzw. die gesunde Partnerin und ggf. auch für das Kind vollkommen bewußt: Das Risiko einer sexuellen Transmission wird in der Literatur statistisch zwar „nur" mit 0,05 bis 0,8 % je Koitus beziffert, kann im Einzelfall aber deutlich höher liegen [2]. Das Infektionsrisiko für das Kind einer HIV-infizierten Mutter liegt unter den günstigen Bedingungen Europas und Nordamerikas bei 1 bis 2 % [3, 4]. Als Ausweg aus diesem Dilemma zwi-schen ungewollter Kinderlosigkeit und risikobehafteter Konzeption bieten sich grundsätzlich die Verfahren der assistierten Reproduktion an und werden von den betroffenen Paaren auch nachgefragt [5, 6].

HIV-Infektion der (Ehe-) Frau

Der Schutz des gesunden (Ehe-) Mannes ist zunächst auch ohne reproduktionsmedizinische Maßnahmen gewährleistet. Bei der sogenannten „Selbstinsemination" kann nach geschütztem Geschlechtsverkehr das umgestülpte – spermizidfreie – Kondom in die Scheide eingeführt oder das durch Masturbation gewonnene Ejakulat vaginal appliziert werden [7]. Besteht eine Indikation für Verfahren der Assistierten Reproduktion, müssen bei der Entscheidung über die Durchführung dieser Maßnahmen auch mögliche Interaktionen von Infektion und Gravidität, die Gefahr der materno-fetalen Virustransmission und spezielle Aspekte der Reproduktionsmedizin berücksichtigt werden.

Besondere Schwangerschaftsrisiken

Aus der Literatur gibt es keinen hinreichenden Anhalt dafür, daß Schwangerschaft und Geburt den Verlauf der Infektion beeinflussen, sofern nicht bereits eine manifeste AIDS-Erkrankung eingetreten ist. Ebensowenig gibt es Hinweise auf Teratogenität des HI-Virus. Dagegen ist die Datenlage zur Embryo- bzw. Fetotoxizität der eingesetzten antiretroviralen Medikamente noch unbefriedigend.

Nach Beobachtungen an knapp 2000 intrauterin exponierten Kindern darf derzeit lediglich Zidovudin als nicht nennenswert terato- oder kanzerogen eingestuft werden. Dabei sind bislang aber nur etwa 150 Kinder über einen Zeitraum von 3 bis 5 Jahren nachbeobachtet worden [8]. Zu den meisten anderen Virostatika gibt es zwar ebenfalls keine Hinweise auf spezifische Mißbildungen beim Menschen, eine halbwegs fundierte Risikobeurteilung der einzelnen Substanzen ist aufgrund der kleinen Fallzahlen aber noch nicht möglich [9]. Dies gilt um so mehr für Kombinationstherapien, bei denen bis zu fünf Substanzklassen kombiniert werden. Andererseits lassen auch die vorliegenden tierexperimentellen Daten kein wesentliches teratogenes Potential der meisten antiretroviralen Medikamente erkennen [10, 11]. Lediglich unter einer Therapie mit Efavirenz ist von einer Schwangerschaft unbedingt abzuraten, da im Primatenversuch schwere Mißbildungen an Gesicht und ZNS aufgetreten waren. Grundsätzlich sollte jede eingetretene Schwangerschaft frühestmöglich festgestellt werden, um erforderlichenfalls die antiretrovirale Therapie risikoadaptiert modifizieren zu können.

Hinsichtlich besonderer HIV-assoziierter Schwangerschaftsrisiken scheinen die Ergebnisse internationaler Metaanalysen, die eine Häufung von Aborten, Totgeburten, Amnioninfektionen und Wachstumsretardierungen sowie eine erhöhte maternale und neonatale Mortalität beschreiben [12], nicht unbedingt auf hiesige Verhältnisse übertragbar zu sein. Nach einer aktuellen Übersicht [13] muß man im deutschen Sprachraum vor allem mit infektiösen Komplikationen rechnen. Diese umfassen genitale Kandidosen, Herpeseffloreszenzen, HPV-assoziierte Dys- und Neoplasien und Harnwegsinfekte. Dagegen fand sich im untersuchten Kollektiv die Abortrate nicht und das Risiko für vorzeitigen Blasensprung, Amnionitis und Frühgeburtlichkeit nur gering erhöht.

Nicht nur wegen des zu erwartenden Komplikationsspektrums sollten HIV-infizierte Schwangere ohnehin grundsätzlich intensiv in Zentren betreut werden, in denen Infektiologie, Geburtshilfe, Neonatologie und psycho-soziale Dienste eng kooperieren. Diese interdisziplinäre Schwangerenvorsorge und Geburtsplanung ist zugleich die wichtigste Voraussetzung für eine effektive Senkung des materno-fetalen Transmissionsrisikos.

Die materno-fetale Transmission

Das Übertragungsrisiko korreliert allgemein mit der HI-Viruslast im Blut und dem Stadium der Infektion, hängt aber auch vom Genotyp des Virus, von ethnischen Dispositionen und von der Compliance der Patientin ab [14]. Neben diesen globalen Risikomarkern definiert aber vor allem der Geburtsverlauf das fetale Infektionsrisiko. Dieses steigt durch pathologische Wehentätigkeit, Frühgeburtlichkeit, blutiges Fruchtwasser, Amnioninfektion und eine vaginale Geburt. Ein vorzeitiger Blasensprung verdoppelt bereits nach 4 Stunden die Transmissionsrate [15].

Deshalb empfehlen heute die deutsch-österreichischen Richtlinien für die Betreuung HIV-positiver Schwangerer neben einer antiretroviralen Therapie, einer antiretroviralen Prophylaxe des Neugeborenen und dem Stillverzicht die elektive Schnittentbindung am wehenlosen Uterus unter Erhalt der Fruchtblase als Standard zur Prävention der materno-fetalen Transmission [16]. Durch die Summe dieser Maßnahmen kann das Infektionsrisiko auf 1 bis 2 % reduziert werden, welches ohne antiretrovirale Therapie und nach vaginaler Geburt noch mit 17 bis 20 % zu beziffern ist (Tabelle 1). Beobachtungen, nach denen dadurch das Risiko postoperativer mütterlicher Komplikationen erhöht sein soll [17], können wir am eigenen Patientinnengut nicht bestätigen.

Tabelle 1: Daten zur materno-fetalen Transmission (ART: antiretrovirale Therapie)

Quelle	Entbindungsmodus	Transmissionsrate (%)	
		ohne ART	mit ART
Metaanalyse 1999 [4]	vaginal elektive Sektio	19 10,4	7,3 2
Metaanalyse 1998 [3]	vaginal sekundäre Sektio elektive Sektio	17,5 15,6 17,5	6,6 11,4 0,8
Daten aus Deutschland und der Schweiz [13]	vaginal sekundäre Sektio elektive Sektio	19,5 23 4	– 14,3 1,3

Reproduktionsmedizinische Besonderheiten

Der Kinderwunsch HIV-positiver Frauen wirft ethische Fragestellungen auf, die wohl nur individuell beantwortet werden können. So ist die Lebenserwartung der künftigen Mutter trotz der verbesserten Möglichkeiten der modernen antiretroviralen Therapie nach wie vor als eingeschränkt zu betrachten. Ein weiteres Dilemma kann darin gesehen werden, eine Schwangerschaft bei einer Infektion herbeizuführen, die in anderen Fällen einen Schwangerschaftsabbruch rechtfertigt, um die Geburt eines geschädigten bzw. infizierten Kindes zu vermeiden. Ein drittes Problem ergibt sich aus der moralischen Verantwortung für Dritte, die sich als Mitwirkende bei invasiver Diagnostik oder Therapie dem Infektionsrisiko exponieren.

Darüber hinaus gilt es, potentielle haftungsrechtliche Aspekte zu berücksichtigen: Wird nach eingehender Aufklärung lediglich beraten, eine endokrine Störung korrigiert oder eine Ovulation induziert, findet ja die Konzeption in der Eigenverantwortung der Betroffenen statt und juristische Konsequenzen sind kaum vorstellbar. Problematischer kann die Situation bereits dann sein, wenn nach iatrogener Polyovulation eine Mehrlingsgravidität eingetreten ist und eines der Kinder infiziert geboren wurde. Da Mehrlingsschwangerschaften häufig mit mehreren der genannten Risikofaktoren für eine Virustransmission einhergehen, würde man sich hier zumindest des Vorwurfs der Fahrlässigkeit erwehren müssen. Tritt bei den Verfahren der assistierten Reproduktion gar ein(e) Reproduktionsmediziner(in) als „dritte Person" bei der Zeugung hinzu, übernimmt diese zudem eine weitergehende Verantwortung für das mit ihrer Hilfe erzeugte Kind. Angesichts des mit bis zu 2 % bezifferbaren Transmissionsrisikos kann somit grundsätzlich die Gefahr nicht ausgeschlossen werden, bei einer Infektion vom Kind oder von dessen Kostenträgern zivilrechtlich belangt zu werden [18].

Vor diesem medizinischen, ethischen und haftungsrechtlichen Hintergrund haben sich bei einer von uns im September 1999 durchgeführten Umfrage von den fast 100 deutschen IVF-Zentren lediglich 2 bereit gefunden, HIV-positive Frauen mit Kinderwunsch durch extrakorporale Befruchtung oder Insemination zu behandeln. Wird nach reiflicher Überlegung von einer Behandlung Abstand genommen, verletzt dies auch nicht das aus dem Grundgesetz abgeleitete Recht auf „Fortpflanzungsfreiheit". Hieraus ergibt sich nämlich kein Anspruch auf die Mitwirkung Dritter [18]. Die Freiheit, von der Mitwirkung zur Herbeiführung einer Schwangerschaft abzusehen, betont auch nochmals ausdrücklich die Bundesärztekammer in Ziffer 3.1 der Richtlinien zur Durchführung der assistierten Reproduktion [19]. Nicht zuletzt sind die deutschen Krankenversicherungsträger nach den geltenden Richtlinien des Bundesausschusses der Ärzte und Krankenkassen bei HIV-Infektion eines Ehepartners auch grundsätzlich nicht für Verfahren der assistierten Reproduktion leistungspflichtig.

Fazit

Zusammenfassend kann derzeit die Anwendung von Verfahren der Assistierten Reproduktion bei HIV-positiven Frauen wohl nicht empfohlen werden. Selbstverständlich müssen wir diese Einschätzung an künftige Entwicklungen anpassen und sie bei weiteren Verbesserungen der antiretroviralen Therapie und einer weiteren Senkung des materno-fetalen Transmissionsrisikos ggf. korrigieren und revidieren.

<u>HIV-Infektion des (Ehe-) Mannes</u>

Ist der (Ehe-) Mann HIV-infiziert, die Frau aber seronegativ, gilt es alleine, eine Übertragung der Infektion auf die (Ehe-) Partnerin zu vermeiden. Erscheint eine heterologe Insemination nicht akzeptabel, eröffnen sich heute dem (Ehe-) Paar dank besserer Kenntnisse über die Virustransmission im Ejakulat, hochsensitiver Methoden des Virusnachweises und adaptierter Verfahren der assistierten Reproduktion nahezu gefahrlose Wege zur Erfüllung des Kinderwunsches [5, 20, 21].

HI-Viren im Ejakulat

Sperma besteht bekanntlich aus drei Fraktionen: Spermien, Seminalplasma und nukleären Begleitzellen (Vorläuferzellen der Spermiogenese, Lymphozyten, Monozyten, Makrophagen). Während außer Zweifel steht, daß HI-Viren bzw. deren Progenom in weißen Blutzellen und zellfreiem Seminalplasma enthalten sein und auf Wirtszellen übertragen werden können [22, 23], wurde über Spermien als Virusträger lange kontrovers diskutiert (Tabelle 2).

In histologischen Hodenschnittpräparaten HIV-Infizierter ist mittels in-situ-PCR (Polymerase-Kettenreaktion) proviale DNA in Spermatogonien, Spermatozyten und seltener auch in Spermatiden beschrieben worden [24, 25]. Da diese keinen CD4-Rezeptor exprimieren, wird eine Infektion über ein strukturähnliches Galakto-Glycero-Lipid diskutiert, welches auf der Membranoberfläche von Spermatogonien nachweisbar ist [26]. Wenn auch andere Arbeitsgruppen diese Beobachtungen nicht bestätigen konnten [27, 28], muß man dennoch der Frage nachgehen, ob nicht doch eine klonale Infektion zu infektiösen Spermien führen kann. Nach Untersuchungen an ejakulierten

Tabelle 2: Literaturübersicht zum HIV-Nachweis an Spermien, modifiziert nach [71] (EM = Elektronenmikroskopie, ISH = in-situ-Hybridisierung, IS-PCR = in-situ-PCR, * = an vitalen, motilen Spermien)

	Nachweis	Technik	Jahr
Viruspartikel / RNA	ja	EM	1991 [23]
	ja	EM	1993 [33]
	ja	EM, ISH, RT-PCR	1994 [32]
	nein*	ISH, RT-PCR	1997 [35]
	nein*	EM, ISH, RT-PCR	1997 [28]
Provirale DNA	nein	PCR	1991 [72]
	nein	PCR	1992 [22]
	ja	IS-PCR	1994 [29]
	ja/nein*	IS-PCR	1994 [30]
	nein*	PCR	1997 [28]
	nein*	IS-PCR, PCR	1998 [27]

Spermien scheint dies aber sehr unwahrscheinlich.

Nach Aufbereitung des Ejakulats konnte lediglich eine Arbeitsgruppe in der Spermienfraktion mittels in-situ-PCR provirale DNA nachweisen [29]. Separiert man jedoch mit entsprechenden Techniken die motilen, vitalen Spermien von den unbeweglichen, unterscheiden sich beide Fraktionen wesentlich [28, 30]. Während tote bzw. immobile Spermien vereinzelt Hybridisierungssignale zeigen, ist in beweglichen Spermien virales Progenom weder mittels in-situ-PCR, noch mittels hochsensitiver PCR nachweisbar. Dieser Befund könnte das Resultat einer Spermienreifungsstörung und einer gesteigerten Spermiophagie im Nebenhoden sein, die nicht nur die Zahl epididymaler Spermiophagen erhöht, sondern auch den Anteil morphologisch auffälliger Spermien mit zytoplasmatischen Anhängseln und unreifen Spermiogenesezellen im Ejakulat [31].

Ein weiterer Diskussionspunkt ist die Frage, ob Viruspartikel an motile Spermien anhaften und über diese in die Eizelle eindringen können. Während dies unter in vitro-Bedingungen immerhin möglich scheint [23, 32, 33], konnte diese Hypothese bislang in vivo nicht belegt werden. Virale RNA kann zwar nach alleiniger Dichtegradientenzentrifugation in der Spermienfraktion detektierbar sein [34]. Werden durch weitere Aufbereitung motile Spermien HIV-positiver Männer gewonnen und separat untersucht, sind darin unter Anwendung unterschiedlicher elektronenoptischer und molekularbiologischer Methoden aber weder virale Partikel noch Virus-RNA nachweisbar [27, 28, 35].

Den heutigen Kenntnisstand über die HI-Virustransmission im Ejakulat darf man somit dahingehend zusammenfassen, daß virales Material oft im Seminalplasma und in beigemengten Leukozyten nachweisbar sein kann, daneben auch in Spermiogenesezellen und an oder in toten bzw. immobilen Spermien nachweisbar sein mag. Vitale, motile Spermien kommen aber als Virusträger nicht in Betracht.

Spermienseparation und Testverfahren

Bewegliche Spermien lassen sich mit relativ einfachen Aufbereitungstechniken isolieren, wie sie jede reproduktionsmedizinische Einrichtung anbietet: Durch Dichtegradientenzentrifugation werden zunächst die nukleären Begleitzellen und das Seminalplasma von den Spermien abgetrennt. Diese werden anschließend mit Kulturmedium gewaschen und zentrifugiert. Im letzten Schritt wird das Pellet mit Kulturmedium überschichtet und bei 37 °C inkubiert. Während unbewegliche Spermien und etwaige Beimengungen im Sediment verbleiben, reichern sich nach etwa 30 minütigem „Swim-up" die motilen Spermien in der oberen Grenzschicht an [20, 36].

Zum Ausschluß einer Kontamination mit HI-Viren sollte zudem jede Spermienprobe vor Verwendung mit hochsensitiven Nachweisverfahren getestet werden [21]. Dabei darf man auch nicht auf das Ergebnis einer früheren Testaufbereitung vertrauen, da Viruslast und -verteilung im Ejakulat nicht konstant sind [37]. Als empfindlichste Methoden gelten hierfür die PCR bzw. die RT-PCR, die theoretisch die Detektion eines einzigen Virus bzw. seiner proviralen DNA ermöglichen. Allerdings ist diese große Empfindlichkeit auch mit einem hohen Zeitaufwand und einer gewissen Störanfälligkeit verbunden. Die Nachweisgrenze hochsensitiver, handelsüblicher Testsysteme liegt deshalb bei 5 bis 10 Viruskopien je ml.

Die Forderung nach einer Testung der aufbereiteten Spermien ergibt sich nicht nur aus der Erfahrung unserer Arbeitsgruppe. Von 80 entsprechend der oben beschriebenen Technik bearbeiteten Proben mußten wir 3 wegen schwach positiver Reaktion der hochempfindlichen RT-PCR verwerfen. Auch andere Autoren konnten nach analoger Aufbereitung 6 von 107 [38] bzw. 7 von 76 Proben [39] nicht verwenden. Provirale DNA wird hingegen offenbar durch die beschriebene Technik stets vollständig eliminiert.

Praktisches Vorgehen

Aufbereitete, PCR-getestete Spermien können grundsätzlich für alle Verfahren der Assistierten Reproduktion verwendet werden. In der Regel wird bis Eingang des Testergebnisses eine Tiefgefrierkonservierung und Lagerung der Probe erforderlich sein, die zu einem Motilitätsverlust von bis zu 30 % führen kann [40]. Da das Spermiogramm HIV-Infizierter wegen Störung der Spermienreifung und der Nebenhodenfunktion aber nicht selten eingeschränkt ist [31], verbleibt vielfach nur die ICSI (Intrazytoplasmatische Spermieninjektion) als Therapieoption.

Die Mikroinjektion eines einzelnen, gewaschenen, motilen Spermiums muß überdies theoretisch als das Verfahren gelten, bei dem das Risiko einer Viruskontamination am geringsten ist. Andererseits ist die ICSI aber mit hohen Kosten verbunden und belastet die Patientin erheblich. Deshalb empfehlen wir sie nicht obligat als einzige Methode, sondern richten unser Behandlungsangebot nach den Befunden der Paardiagnostik (Tabelle 3).

Die ethische Frage, ob die eingeschränkte Lebenserwartung des künftigen Vaters einer Realisierung des Kinderwunsches entgegensteht, muß individuell beantwortet werden. Sicherlich hat das Argument, durch eine Behandlung „Halbwaisen in die Welt zu setzen" durch die Fortschritte der antiretroviralen Therapie in den letzten Jahren ganz erheblich an Gewicht verloren. Wie bei anderen potentiell lebenslimitierenden Erkrankungen ist gleichwohl die verbleibende Lebenserwartung ein Gesichtspunkt, der mit dem Paar im Rahmen des Aufklärungsgesprächs auf der Basis des bisherigen Infektionsverlaufs offen erörtert werden muß.

Ebenso selbstverständlich müssen beide (Ehe-) Partner eingehend aufgeklärt werden, daß trotz Spermienaufbereitung und der Anwendung aufwendigster Testverfahren eine Virusübertragung im Zuge der Behandlung – letztlich auch mit der denkbaren Folge einer kindlichen Infektion – nicht mit absoluter Sicherheit ausgeschlossen werden kann. Im Gegensatz zu den Gefahren eines ungeschützten Geschlechtsverkehrs ist dieses Restrisiko aber nur noch hypothetisch und nicht mehr bezifferbar. Bei Beachtung des dargestellten Vorgehens wäre dann juristisch „eine naturwissenschaftliche Kausalität zwischen Therapie und Infektion nicht mehr adäquat", also den behandelnden Ärzt(inn)en nicht haftungsbegründend zurechenbar [18].

Untermauert wird diese Argumentation auch durch die bislang vorliegenden Daten zur Behandlung HIV-diskordanter Paare. Zwar gibt es keine internationale Sammelstatistik, aber anläßlich des „1st European Symposium on HIV and Assisted Reproduction" (Barcelona, 22.–23. 10. 1999) wurden die Daten von mehr als 2000 Behandlungszyklen IUI, IVF und ICSI präsentiert. Obwohl dabei hinsichtlich Aufbereitung und Testung teilweise Standards verwendet wurden, die weit unter den geschilderten Möglichkeiten liegen, trat bei keiner der über 800 behandelten Patientinnen und keinem der über 300 geborenen Kinder eine Serokonversion ein.

Da bei HIV-Infektion des (Ehe-) Mannes eine Realisierung des Kinderwunsches ohne Gefährdung der gesunden Partnerin ausschließlich durch Verfahren der assistierten Reproduktion möglich ist, besteht auch mit Blick auf das Wohl des Kindes durchaus eine medizinische Indikation für deren Durchführung. Basis für eine erfolgreiche Behandlung ist die Kooperation zwischen HIV-Schwerpunktmediziner(innen), Infektiolog(inn)en und Reproduktionsmediziner(inn)en, ggf. unter Einbindung psycho-sozialer Dienste. Eine überregionale Anlaufstelle für die Erstberatung ist seit 1991 das Kuratorium für Immunschwäche in München, wo das Projekt „Kinderwunsch bei HIV-diskordanten Paaren" angesiedelt ist [5, 6].

Entsprechend den Richtlinien der Bundesärztekammer zur Durchführung der Assistierten Reproduktion behandeln wir ausschließlich verheiratete Paare [19]. Durch diese Regelung sollen insbesondere soziale und rechtliche Nachteile des Kindes abgewendet werden – ein gerade angesichts der potentiell eingeschränkten Lebenserwartung des künftigen Vaters sehr wesentlicher Aspekt. Da die deutschen Krankenversicherungsträger bei HIV-Infizierten grundsätzlich nicht für Verfahren der assistierten Reproduktion leistungspflichtig sind, ist es wichtig, mit dem Paar auch über die zu erwartenden Kosten zu sprechen, bzw. es mit einer ausführlichen medizinischen Begründung bei der Antragstellung auf Kostenübernahme zu unterstützen.

Die in der Sterilitätsabklärung übliche Paardiagnostik muß um einige infektionsspezifische Parameter erweitert werden (Tabelle 3). Insbesondere sollte bei der (Ehe-) Partnerin der HIV-Status regelmäßig kontrolliert werden und wegen der hohen Co-Morbidität HIV-Infizierter mit Hepatitis B und C eine entsprechende serologische Diagnostik erfolgen. Um nicht erfolgversprechende Inseminationen zu vermeiden, ist vor einer geplanten IUI selbstverständlich auch eine Abklärung des Tubenfaktors indiziert. Beim (Ehe-) Mann müssen entzündliche Genitalerkrankungen konsequent antibiogrammgerecht behandelt werden, um nicht zuletzt die Viruslast im Ejakulat zu senken. Diese korreliert übrigens insbesondere unter antiretroviraler Medikation keineswegs mit der Viruslast im peripheren Blut [41, 42], die ebenso wie die Lymphozytensubpopulationen in der betreuenden Schwerpunktpraxis bestimmt wird. Dort wird auch die antiretrovirale Therapie überwacht.

Derzeit behandeln in Deutschland 2 reproduktionsmedizinische Einrichtungen, die Universitätsfrauenkliniken in Rostock und Mannheim, uneingeschränkt HIV-diskordante Paare bei In-

Tabelle 3: Paardiagnostik bei Kinderwunsch und HIV-Infektion des (Ehe-) Mannes

bei der (Ehe-) Frau	beim (Ehe-) Mann
• Gynäkologische Untersuchung, Zytologie, Sonographie • Basaltemperaturkurve • ggf. Hormonstatus (LH, FSH, TSH, Prolaktin, DHEA-S, E2, Testosteron) • Mikrobiologie (Nativpräparat, Chlamydien-PCR) • Serologie (HIV, Röteln, TPHA, CMV, Toxoplasmose, Hepatitis B und C) • ggf. Hysterosalpingographie, Hysteroskopie, Chromo-Pelviskopie	• HIV-Status (Anamnese, Untersuchung, Viruslast, CD4/CD8-Zellen) • Serologien (Hepatitis B und C, TPHA, CMV) • Urethralabstrich (Chlamydien-PCR, pathogene Keime) • Spermiogramm mit bakeriologischer Ejakulatuntersuchung • hochsensitive HIV-PCR (DNA und RNA) in Nativejakulat und aufbereiteten Spermien • ggf. Hormonstatus (Prolaktin, LH, FSH, Testosteron)

fektion des Ehemannes. Nach den Ergebnissen einer von uns im September 1999 durchgeführten Umfrage sind aber 10 weitere IVF-Zentren künftig zur Übernahme einer Behandlung bereit, bzw. bieten diese beschränkt auf bestimmte Infektionsmodi bereits an. Weitere 25 Institutionen kooperieren bei der Vorbehandlung der Patientinnen und ermöglichen dadurch vielen Paaren erst eine Behandlung in einem der bereits etablierten Zentren.

Fazit

Bei HIV-Infektion des Ehemannes besteht eine medizinische Indikation für Verfahren der Assistierten Reproduktion. Durch entsprechende Aufbereitungstechniken können motile Spermien von im Ejakulat enthaltenen HI-Viren separiert werden und stehen nach Testung mittels hochempfindlicher Nachweisverfahren für eine Behandlung der gesunden Partnerin durch IUI, IVF oder ICSI zur Verfügung. Obwohl die heute erreichten Standards rechtliche und medizinische Bedenken weitgehend ausräumen konnten, ist die Behandlung aber noch auf wenige Zentren beschränkt.

HEPATITIS C

In Deutschland sind nach Schätzungen des Robert-Koch-Instituts mindestens 300.000, eher wohl 500.000 Menschen chronisch mit HCV (Hepatitis C Virus) infiziert. Die jährlich etwa 5.000 Neuinfektionen verlaufen in 75 % der Fälle asymptomatisch, 70 bis 80 % der Infizierten werden aber chronische Virusträger [43]. Bei etwa 20 % dieser chronisch HBV-Infizierten entwickelt sich mit einer Latenz von 20 bis 30 Jahren eine Leberzirrhose, aus der mit einer Wahrscheinlichkeit von 2 bis 5 % ein hepatozelluläres Karzinom entstehen kann [44, 45].

Bislang sind weder eine Schutzimpfung noch eine Postexpositionsprophylaxe mit Hyperimmunglobulinen verfügbar. In der seit Mai 1999 von der Europäischen Arzneimittelbehörde zur Behandlung der chronischen Hepatitis C zugelassenen Kombinationstherapie von α-Interferon und Ribavirin besteht aber ein erfolgversprechendes Behandlungskonzept. Während die Interferon-Monotherapie nur in 15 bis 20 % zu einer dauerhaften Elimination des Virus führen konnte, läßt sich durch die Kombination mit dem Nukleosidanalogon in bis zu 50 % ein anhaltender Erfolg erzielen [46–48]. Dessen Wahrscheinlichkeit ist aber im Einzelfall schwer vorherzusagen und hängt unter anderem vom HCV-Genotyp, der Erkrankungsdauer und der Viruslast ab. Allerdings ist die Therapie nebenwirkungsreich: Bei mehr als der Hälfte der Behandelten werden dosisabhängig grippeähnliche Symptome als Folge der Immuntherapie und eine Hämolyse als Folge der antiretroviralen Therapie beobachtet. Während die genannten Beschwerden vorübergehender Natur sind, können die wesentlich selteneren Polyneuropathien auch persistieren [49].

Die Infektion wird vorwiegend parenteral durch Blutkontakt und Blutprodukte übertragen, das Virus ist aber auch in anderen Körperflüssigkeiten wie Speichel, Tränen und Genitalsekreten nachweisbar [50]. Das sexuelle Transmissionsrisiko ist jedoch deutlich geringer als bei HIV oder Hepatitis B: In epidemiologischen Studien an monogamen, HCV-diskordanten Paaren wird es nach regelmäßiger, mehrjähriger Exposition mit lediglich 2,5 % beziffert [51, 52]. Die Gefahr gravierender Spätfolgen einer Infektion läßt dennoch zum Schutz des gesunden Partners bzw. der gesunden Partnerin in der

Regel Kondomgebrauch angeraten erscheinen.

Für Reproduktionsmediziner(innen) sind in Zusammenhang mit der HCV-Infektion vor allem zwei Fragestellungen relevant: Zum einen, ob bei Kinderwunsch analog zur HIV-Infektion Verfahren der Assistierten Reproduktion unter infektionsprophylaktischen Aspekten indiziert und durchführbar sind. Zum anderen, ob das Risiko einer kindlichen Infektion einer Behandlung HCV-positiver Frauen entgegensteht.

Hepatitis C-Infektion der (Ehe-) Frau

Wie bei der HIV-Infektion ist der Schutz des gesunden Partners durch Kondomgebrauch gewährleistet. Analog kann deshalb bei Kinderwunsch zunächst der Versuch einer „Selbstinsemination" empfohlen werden. Führt diese nicht zum Ziel, können durchaus Verfahren der Assistierten Reproduktion zur Infektionsprophylaxe erwogen werden, wenn das (Ehe-) Paar dies wünscht und hepatologisch keine Bedenken gegen eine Schwangerschaft bestehen.

Die Wahrscheinlichkeit einer materno-fetalen Virustransmission wird mit durchschnittlich 3 bis 5 % angegeben und korreliert mit der Viruslast der Mutter. Das Risiko reicht folglich von 1 % bei eben nachweisbarer HCV-RNA über 5 bis 10 % bei über 10^6 Kopien des Virusgenoms je ml bis zu 25 % bei HIV-Koinfektion [49]. Bei hoher Viruslast muß man deshalb mit den Eltern über die Möglichkeit einer Schnittentbindung zur Senkung des kindlichen Infektionsrisikos nachdenken, wobei diese Empfehlung bislang nicht durch Studien belegt ist. Obwohl HCV auch in der Muttermilch nachgewiesen wurde, ist das Infektionsrisiko durch Stillen aber wohl so gering, daß allenfalls bei sehr hoher Viruslast davon abzuraten wäre [53].

Kommt es dennoch zu einer kindlichen HCV-Infektion, verläuft diese in aller Regel lange Zeit asymptomatisch und unterscheidet sich in ihrer Langzeitprognose offenbar wesentlich von einer Infektion im Erwachsenenalter: Nach neueren Untersuchungen sind Spontanheilungen nicht selten und das Virus persistiert in lediglich 50 bis 60 % der Fälle bis in das Erwachsenenalter. Bei chronischer Infektion kommt es meist nur zu geringer Leberschädigung mit langsamer Progredienz [54–56]. Vor diesem Hintergrund erscheinen weder haftungsrechtliche Einwände noch ethische Bedenken gegen eine reproduktionsmedizinische Behandlung gerechtfertigt. Vor deren Beginn sollte aber grundsätzlich gemeinsam mit den betreuenden Hepatologen die Möglichkeit einer Kombinationstherapie mit α-Interferon und Ribavirin erwogen werden.

Hepatitis C-Infektion des (Ehe-) Mannes

Wie in anderen Körperflüssigkeiten kann HCV-RNA wohl auch im Ejakulat nachweisbar sein [4, 57, 58]. Obwohl die sexuelle Transmissionsrate gering ist, erfordert daher der sichere Schutz der gesunden Partnerin den Gebrauch von Kondomen. Offenbar ist die Viruslast im Sperma aber nicht sehr hoch und zugleich der Nachweis von HCV-RNA methodisch recht schwierig und störanfällig durch PCR-Inhibitoren [57]. So sind auch einige Untersuchungen publiziert, bei denen im Ejakulat HCV-infizierter Männer kein virales Genom zu finden war [59, 60]. Vorhandene HCV-RNA kann aber durch konventionelle Spermienaufbereitung mittels Dichtegradientenzentrifugation zuverlässig unter die Nachweisgrenze sensitiver Testverfahren reduziert werden, provirale DNA wurde im Sperma ohnehin bislang nicht nachgewiesen [57, 58]. Dies legt den Schluß nahe, daß die Viruspartikel im Seminalplasma enthalten sein können, nicht aber an oder in Spermien.

Analog zum Vorgehen bei HIV-Infektion kann man daher auch bei Kinderwunsch in HCV-diskordanter Partnerschaft Verfahren der Assistierten Reproduktion mit aufbereiteten Spermien alleine unter dem Aspekt der Infektionsprophylaxe erwägen. Dabei muß man allerdings das Paar darüber aufklären, daß derzeit kein handelsübliches hochsensitives Nachweissystem für HCV zur abschließenden Testung einer aufbereiteten Spermienprobe adaptiert ist und somit eine Viruskontamination letztlich nicht zuverlässig ausgeschlossen werden kann. Mit Sicherheit besteht aber in der HCV-Infektion des (Ehe-) Mannes eher eine Indikation als eine Kontraindikation für Assistierte Reproduktion.

Natürlich muß man auch kritisch hinterfragen, ob bei der ohnehin geringen sexuellen Übertragungsrate überhaupt zur Risikoreduktion reproduktionsmedizinisch interveniert werden sollte. Da es hierzu keine auf Evidenz basierende Empfehlung gibt, liegt es nahe, sich bei dieser Abwägung an der Viruslast im Blut zu orientieren und bei einer hohen Virusbelastung über 10^6 Kopien pro ml eine Behandlung anzubieten. In jedem Falle erscheint es auch unter haftungsrechtlichen Aspekten empfehlenswert, sich nach dem Sicherheitsbedürfnis des (Ehe-) Paares richten. Optimal in diesem Sinne wäre es sicherlich, die chronische Infektion auszuheilen. Deshalb sollte vor allen anderen Maßnahmen mit dem Patienten und den betreuenden Hepatologen der Versuch einer Viruselimination diskutiert werden.

Fazit

Die geringe materno-fetale Übertragungsrate und die eher günstige Langzeitprognose connatal HCV-infizierter Kinder lassen Einwände gegen eine Assistierte Reproduktion bei HCV-positiven Frauen nicht gerechtfertigt erscheinen. Bei HCV-Infektion des (Ehe-) Mannes kann eine Risikoreduktion durch Behandlung mit aufbereiteten Spermien angeboten werden. Grundsätzlich sollte vor jeder reproduktionsmedizinischen Intervention die Möglichkeit einer Viruselimination geprüft werden.

HEPATITIS B

Hepatitis B ist weltweit eine der häufigsten Infektionskrankeiten. In Deutschland haben nach Schätzungen des Robert-Koch-Instituts fast 5 Millionen Menschen im Laufe ihres Lebens eine Infektion mit HBV (Hepatitis B Virus) durchgemacht, bis zu 650.000 bleiben chronisch Träger des HBs-Antigens. Jährlich ist von bis zu 50.000 Neuinfektionen auszugehen, die lediglich in einem Drittel der Fälle asymptomatisch verlaufen [43]. 5 bis 10 % der chronisch infizierten Erwachsenen entwickeln binnen weniger Jahre eine Leberzirrhose, aus der in 2 bis 5 % der Fälle ein Leberzellkarzinom entstehen kann [44, 45]. In den westlichen Industrieländern gilt HBV in erster Linie als Erkrankung bestimmter Risikogruppen, wie iv-Drogenabhängige, Homosexuelle, Prostituierte und Empfänger(inne)n von Blutbestandteilen. In der „Normalbevölkerung" dürfte die sexuelle Übertragung vor der vertikalen Transmission die größte Rolle spielen [43].

Eine Schutzimpfung ist in Deutschland für Risikogruppen seit mehr als 15 Jahren verfügbar. 1995 wurde die Impfempfehlung auch auf alle Säuglinge und Kleinkinder ausgeweitet. Außerdem ist postexponentiell eine Prophylaxe mit Hyperimmunglobulinen möglich. Chronifiziert die Hepatitis B, ist durch die Behandlung mit α-Interferon in 30 bis

50 % der Fälle eine Serokonversion von HBeAg zu Anti-HBeAg mit Sistieren einer quantitativ nachweisbaren Virusreplikation und der Übergang in einen asymptomatischen HBs-Ag-Trägerstatus zu erwarten. Bei etwa 10 bis 15 % dieser sogenannten Responder ist sogar eine vollständige Ausheilung mit Serokonversion von HBs-Ag zu Anti-HBs-Ag möglich. Bei der Mehrzahl der Behandelten geht die Immuntherapie aber mit grippeähnlichen Symptomen und Gewichtsverlust einher, schwerere Nebenwirkungen sind jedoch selten [61]. In Zukunft könnte auch die antiretrovirale Therapie mit Lamivudin eine erfolgversprechende Behandlungsalternative bzw. -ergänzung sein [62].

HBV erreicht insbesondere im Serum sehr hohe Konzentrationen von bis zu 10^9 Kopien je ml, ist aber auch in anderen Körpersekreten und -geweben nachweisbar [63]. Reproduktionsmedizinisch sind bei der chronischen HBV-Infektion insbesondere zwei Fragestellungen interessant, die sich beide auf das Risiko einer kindlichen Infektion fokussieren: Zum einen, ob sich aus dem materno-fetalen Transmissionsrisiko eine Kontraindikation gegen die Behandlung einer HBV-positiven (Ehe-) Frau ergeben könnte. Zum anderen, ob bei HBV-positiven Männern durch Verfahren der Assistierten Reproduktion die Gefahr einer paterno-fetalen Infektion besteht.

Hepatitis B-Infektion der (Ehe-) Frau

Für den gesunden (Ehe-) Partner besteht nach einer erfolgreichen Impfung zuverlässiger Schutz vor einer Infektion. Um auch das Neugeborene einer chronisch infizierten Mutter schützen zu können, ist seit 1994 in den Mutterschafts-Richtlinien ein HBV-Screening jenseits der 32. Schwangerschaftswoche festgeschrieben. Neugeborene HBs-Ag-positiver Mütter sollten dann unmittelbar post partum, in jedem Falle aber in den ersten 12 Lebensstunden, simultan eine HBV-Immunprophylaxe erhalten und mit HBV-Vakzine geimpft werden. Diese Grundimmunisierung wird jeweils nach 1 Monat und nach 6 Monaten durch weitere Impfungen vervollständigt. Dadurch kann das Risiko einer vertikalen Transmission, das bei Virämie der Mutter oder nachweisbarem HBeAg über 90 % beträgt, auf deutlich unter 5 % gesenkt werden. Geimpfte Neugeborene sollen und dürfen gestillt werden [49, 64].

Infiziert sich der Säugling trotz einer lege artis durchgeführten Simultanimpfung, kommt als Ursache entweder eine bereits intrauterin erworbene Infektion in Betracht oder das Vorkommen eines mutanten Virusstammes, der auf die Impfung nicht anspricht [65]. Anders als bei Infektion im Erwachsenenalter ist der klinische Verlauf perinatal infizierter Kinder aber meist asymptomatisch. In über 90 % kommt es jedoch zur Viruspersistenz mit dem Risiko, später einmal eine Leberzirrhose zu entwickeln [49].

Viele chronisch HBV-infizierte Frauen haben selbst die Infektion connatal erworben und spüren keine Einschränkung der Lebensqualität. Insofern dürfte es kaum möglich sein, ethisch wegen „besonderer kindlicher Risiken" gegen Verfahren der Assistierten Reproduktion bei diesen Patientinnen zu argumentieren. Auch haftungsrechtliche Bedenken erscheinen vor dem geschilderten Hintergrund kaum zu begründen. Insbesondere bei chronisch-aggressiven Verlaufsformen und persistierender Infektion mit hoher Viruslast sollte jedoch mit den betreuenden Hepatologen die Möglichkeit einer Viruseliminationsbehandlung vor einer reproduktionsmedizinischen Intervention diskutiert werden.

Hepatitis B-Infektion des (Ehe-) Mannes

Während die gesunde Partnerin eines chronisch HBV-infizierten Mannes durch eine erfolgreiche Impfung zuverlässig vor einer horizontalen Transmission geschützt werden kann, muß man zumindest diskutieren, ob eine paterno-fetale Transmission durch infizierte Spermien – insbesondere bei Anwendung von Mikroinjektionstechniken – möglich ist. Wie auch in anderen Geweben ist HBV-DNA mittels PCR auch in Hodenbiopsaten nachweisbar [63]. In-situ zeigen Spermatogonien, Spermatozyten, Spermatiden und Sertolizellen Hybridisierungssignale für virale Genomsequenzen [66]. Im Ejakulat findet sich virale DNA in freier und integrierter Form: Freies Virus findet sich im Seminalplasma, integriertes Genom in Leukozyten, aber auch in Spermien [67, 68].

Berichte über kindliche Infektionen HBV-negativer oder geimpfter Mütter sind selten [69]. Vor kurzem beschrieb aber eine chinesische Arbeitsgruppe die intrauterine Infektion von 8 spontan empfangenen Feten HBs-Ag-negativer Mütter, bei denen die Nukleotidsequenzanalyse eine sehr hohe Homologie zum HBV-Genotyp des Vaters zeigte [70]. Dies legt die Vermutung nahe, daß – anders als bei der HIV-Infektion – infizierte Spermien das integrierte virale Genom auf die Eizelle übertragen und so das Kind im Moment der Zeugung infizieren können. Solange dieser Verdacht nicht durch systematische Untersuchungen bestätigt oder widerlegt ist, sollten zur Vermeidung mediko-legaler Komplikationen (Ehe-) Paare, bei denen der Mann HBsAg positiv ist, vor einer Behandlung durch Assistierte Reproduktion auf diese Möglichkeit hingewiesen werden.

Fazit

Durch die Simultanimpfung aller Neugeborener HBs-Ag-positiver Mütter ist das Risiko einer materno-fetalen Übertragung gering. Auch die eher günstige Langzeitprognose connatal HBV-infizierter Kinder läßt Einwände gegen eine Assistierte Reproduktion bei chronisch HBV-infizierten Frauen nicht gerechtfertigt erscheinen. Bei chronischer HBV-Infektion des (Ehe-) Mannes sollte das (Ehe-) Paar darüber informiert werden, daß grundsätzlich die Möglichkeit einer paterno-fetalen Virustransmission durch infizierte Spermien nach dem derzeitigen Wissensstand nicht völlig ausgeschlossen werden kann.

ZUSAMMENFASSUNG

Ist bei einem (Ehe-) Paar eine Assistierte Reproduktion geplant, aber ein Partner mit einem chronisch persistierenden Virus infiziert, so müssen neben den rein reproduktionsmedizinischen auch infektiologische Überlegungen angestellt werden. Diese betreffen den Infektionsverlauf, das Risiko einer Infektion des jeweils gesunden Partners und ggf. auch des zu erzeugenden Kindes sowie Strategien der Prävention. Die Schlußfolgerungen, die nach Abwägung medizinischer, ethischer und haftungsrechtlicher Aspekte gezogen werden, sind dabei selbstverständlich von der Art der Infektion abhängig, insbesondere aber auch davon, welcher Partner infiziert ist:

So kann derzeit bei einer HIV-Infektion der (Ehe-) Frau insbesondere auch zur Vermeidung mediko-legaler Konsequenzen die Anwendung von Verfahren der Assistierten Reproduktion wegen der Gefahr einer materno-fetalen Virustransmission wohl nicht empfohlen werden. Ist dagegen der (Ehe-) Mann HIV-infiziert, erscheinen Verfahren der Assistierten Reproduktion gerade deshalb indiziert. Denn entsprechende Aufbereitungsverfahren können motile Spermien von den infektiösen Ejakulatbestandteilen separieren, mit denen dann die gesunde (Ehe-) Frau nahezu risikolos behandelt werden kann.

Bei chronischer Infektion der (Ehe-) Frau mit Hepatitis C ist angesichts der niedrigen kindlichen Infektionsrate und der eher günstigen Langzeitprognose connatal infizierter Kinder eine Behandlung wohl kaum abzulehnen. Da HCV bei Infektion des (Ehe-) Mannes auch im Ejakulat nachweisbar ist, kann zur Risikoreduktion für die gesunde Partnerin eine Behandlung mit aufbereiteten Spermien angeboten werden. Grundsätzlich sollte aber zuvor die Möglichkeit einer Viruselimination geprüft werden.

Vor einer Hepatitis B-Infektion kann der gesunde Partner durch eine erfolgreiche Impfung zuverlässig geschützt werden. Nach neonataler Simultanimpfung ist auch das Infektionsrisiko für Kinder HBV-infizierter Mütter gering und zudem die Prognose einer connatalen Infektion eher günstig. Deshalb sind hier Kontraindikationen gegen eine Assistierte Reproduktion ebensowenig zu erkennen, wie bei einer chronischen HBV-Infektion des (Ehe-) Mannes, bei der aber grundsätzlich das Risiko einer paterno-fetalen Transmission nicht auszuschließen ist.

LITERATUR

1. Robert-Koch-Institut. AIDS/HIV Quartalsbericht IV/99. Robert-Koch-Institut, AIDS-Zentrum, Berlin.
2. Royce RA, Sena A, Cates W Jr, Cohen MS. Sexual transmission of HIV. N Engl J Med 1997; 336: 1072–8.
3. Mandelbrot L, Le Chenadec J, Berrebi A et al. Perinatal HIV-1 transmission: interaction between zidovudine prophylaxis and mode of delivery in the French Perinatal Cohort. JAMA 1998; 280: 55–60.
4. The International Perinatal HIV Group. The mode of delivery and the risk of vertical transmission of human immunodeficiency virus type 1 – a meta-analysis of 15 prospective cohort studies. N Engl J Med 1999; 340: 977–87.
5. Sonnenberg-Schwan U, Hengelein H, Reuter U et al. Planned fatherhood in HIV-discordant couples. VIII. International Conference on AIDS, Amsterdam, 1992; Abstract PuD9175.
6. Sonnenberg-Schwan U, Jäger H. Psychological implications of artificial insemination with processed sperm in HIV-discordant couples. In: Friedrich D, Heckmann W (eds). AIDS in Europe – the behavioural aspect. Vol. 5: Cure and Care. Ed. Sigma, Berlin, 1995.
7. Sonnenberg-Schwan U. Der Kinderwunsch HIV-positiver Frauen und Möglichkeiten zur Verwirklichung. In: Jäger H (Hrsg.) Mit AIDS leben. Prävention, Therapie, Behandlungsalternativen, psychosoziale Aspekte. ecomed-Verlag, Landsberg, 1999; 304–12.
8. Culnane M, Fowler M, Lee SS, et al. Lack of long-term effects of in utero exposure to zidovudine among uninfected children born to HIV-infected women. Pediatric AIDS Clinical Trials Group Protocol 219/076 Teams. JAMA 1999; 281: 151–7.
9. Antiretroviral Pregnancy Registry 1998. International interim report for didnosine, indinavir, lamivudine, saquinavir, stavudine, zalcitabine and zidovudine. 1 January 1989-31 December 1997.
10. Public Health Service. Task Force Recommendations for the Use of Antiretroviral Drugs in Pregnant Women Infected with HIV-1 for Maternal Health and for Reducing Perinatal HIV-1 Transmission in the United States. MMWR 1998; 47: 5–9.
11. Schäfer C. Schwangerschaft und HIV-Medikamente. In: Jäger H (Hrsg.) Mit AIDS leben. Prävention, Therapie, Behandlungsalternativen, psychosoziale Aspekte. ecomed-Verlag, Landsberg, 1999; 147–51.
12. Brocklehurst P, French R. The association between maternal HIV infection and perinatal outcome: a systematic review of the literature and meta-analysis. Br J Obstet Gynaecol 1998; 105: 836–48.
13. Schäfer A. HIV in Gynäkologie und Geburtshilfe. Gynäkologe 1999; 32: 540–51.
14. Garcia PM, Kalish LA, Pitt J et al. Maternal levels of plasma human immunodeficiency virus type 1 RNA and the risk of perinatal transmission. N Engl J Med 1999; 341: 394–402.
15. Landesman SH, Kalish LA, Burns DN et al. Obstetrical factors and the transmission of human immunodeficiency virus type 1 from mother to child. The Women and Infants Transmission Study. N Engl J Med 1996; 334: 1617–23.
16. Brockmeyer N. German-Austrian Guidelines for HIV-therapy during pregnancy, status: May/June 1998, common statement of the Deutsche AIDS-Gesellschaft (DAIG) and the Österreichische

AIDS-Gesellschaft (OAG). Eur J Med Res 1999; 4: 35–42.
17. Grubert TA, Reindell D, Kastner R et al. Complications after caesarean section in HIV-1-infected women not taking antiretroviral treatment. Lancet 1999; 354: 1612–3.
18. Eberbach W. Ethische und rechtliche Fragestellungen der HIV-Erkrankung. In: Jäger H (Hrsg.) Mit AIDS leben. Prävention, Therapie, Behandlungsalternativen, psychosoziale Aspekte. ecomed-Verlag, Landsberg, 1999; 369–74.
19. Bundesärztekammer. Richtlinien zur Durchführung der assistierten Reproduktion. Dtsch Ärzteblatt 1998; 95: A3167–71.
20. Semprini AE, Levi-Setti P, Bozzo, M et al. Insemination of HIV-negative women with processed semen of HIV-positive partners. Lancet 1992; 340: 1317–9.
21. Weigel M, Friese K, Beichert M, et al. Kinderwunsch HIV-diskordanter Paare: Möglichkeiten und Grenzen der assistierten Reproduktion. In: Jäger H (Hrsg.) AIDS - Neue Perspektiven. Therapeutische Erwartungen. Die Realität. Ecomed, Landsberg/Lech, 1997; 396–98.
22. Anderson DJ. Mechanisms of HIV-1 transmission via semen. J NIH Res 1992; 4: 104–8.
23. Baccetti B, Benedetto A, Burrini AG et al. HIV particles detected in spermatozoa of patients with AIDS. J Submicrosc Cytol Pathol 1991; 23: 339–45.
24. Muciaccia B, Filippini A, Ziparo E et al. Testicular germ cells of HIV-seropositive asymptomatic men are infected by the virus. J Reprod Immunol 1998; 41: 81–93.
25. Nuovo GJ, Becker J, Simsir A et al. HIV-1 nucleic acids localize to the spermatogonia and their progeny. A study by polymerase chain reaction in situ hybridization. Am J Pathol 1994; 144: 1142–8.
26. Brogi A, Presentini R, Piomboni P et al. Human sperm and spermatogonia express a galactoglycerolipid which interacts with gp120. J Submicrosc Cytol Pathol 1995; 27: 565–71.
27. Pudney J, Nguyen H, Xu C, Anderson DJ. Microscopic evidence against HIV-1 infection of germ cells or attachment to sperm. J Reprod Immunol 1998; 41: 105–25.
28. Quayle AJ, Xu C, Mayer KH, Anderson DJ. T-lymphocytes and macrophages, but not motile spermatozoa, are a significant source of human immunodeficiency virus in semen. J Infect Dis 1997; 176: 960–8.
29. Bagasra O, Farzadegan H, Seshamma T et al. Detection of HIV-1 proviral DNA in sperm from HIV-1-infected men. AIDS 1994; 8: 1669–74.
30. Scofield VL, Rao B, Broder S et al. HIV interaction with sperm. AIDS 1994; 8: 1733–6.
31. Dondero F, Rossi T, D'Offizi G et al. Semen analysis in HIV seropositive men and in subjects at high risk for HIV infection. Hum Reprod 1996; 11: 765–8.
32. Baccetti B, Benedetto A, Burrini AG et al. HIV-particles in spermatozoa of patients with AIDS and their transfer into the oocyte. J Cell Biol 1994; 127: 903–14.
33. Dussaix E, Guetard D, Dauguet C et al. Spermatozoa as potential carriers of HIV. Res Virol 1993; 144: 487–95.
34. Dulioust E, Tachet A, De Almeida M et al. Detection of HIV-1 in seminal plasma and seminal cells of HIV-1 seropositive men. J Reprod Immunol 1998; 41: 27–40.
35. Brechard N, Galea P, Silvy F et al. Study of HIV localization in sperm. Contracept Fertil Sex 1997; 25: 389–91.
36. Anderson DJ, Politch JA, Oneta M et al. Efficacy of conventional semen processing techniques in separation of motile sperm from HIV-1 and HIV-1 host cells. 48th Annual Meeting American Fertility Society. New Orleans 1992 (abstr.).
37. Anderson DJ, O'Brien TR, Politch JA et al. Effects of disease stage and zidovudine therapy on the detection of human immuno-deficiency virus type 1 in semen. JAMA 1992; 20: 2769–74.
38. Marina S, Marina F, Alcolea R et al. Human immunodeficiency virus type 1-serodiscordant couples can bear healthy children after undergoing intrauterine insemination. Fertil Steril 1998; 70: 35–9.
39. Elkington NM, Chrystie LL, Mullen JE et al. The efficacy of „sperm washing" tested by NASBA in the treatment of HIV discordant couples requesting assisted conception. In: Jäger H (Hrsg.) Mit AIDS leben. Prävention, Therapie, Behandlungsalternativen, psychosoziale Aspekte. ecomed-Verlag, Landsberg, 1999; 320–1.
40. Schill WB. Fertilitätsstörungen des Mannes – Diagnostik und Therapie. In: Runnebaum B, Rabe T (Hrsg). Gynäkologische Endokrinologie und Fortpflanzungsmedizin. Bd. 2, Springer-Verlag, Berlin-Heidelberg-New York, 1994; 287–337.
41. Coombs RW, Speck CE, Hughes JP et al. Association between culturable human immunodeficiency virus type 1 (HIV-1) in semen and HIV-1 RNA levels in semen and blood: evidence for compartmentalization of HIV-1 between semen and blood. J Infect Dis 1998; 177: 320–30.
42. Zhang H, Dornadula G, Beumont M, et al. Human immunodeficiency virus type 1 in the semen of men receiving highly active antiretroviral therapy. N Engl J Med 1998; 339: 1803–9.
43. Robert-Koch-Institut. Epidemiologisches Bulletin 17/1999: Jahresbericht zu wichtigen Infektionskrankheiten in Deutschland, Teil 2: Virushepatitiden. Robert-Koch-Institut, Berlin.
44. Chiaramonte M, Stroffolini T, Vian A et al. Rate of incidence of hepatocellular carcinoma in patients with compensated viral cirrhosis. Cancer 1999; 85: 2132–7.
45. Tsai JF, Jeng JE, Ho MS et al. Effect of hepatitis C and B virus infection on risk of hepatocellular carcinoma: a prospective study. Br J Cancer 1997; 76: 968–74.
46. Davis GL. Combination therapy with interferon alpha and ribavirin as retreatment of interferon relapse in chronic hepatitis C. Semin Liver Dis 1999; 19 (Suppl 1): 49–55.
47. McHutchinson JG, Gordon SC, Schiff ER et al. Interferon alpha-2b alone or in combination with ribavirin as initial treatment for chronic

hepatitis C. Hepatitis Interventional Therapy Group. N Engl J Med 1998; 339: 1485–92.
48. Poynard T, Marcellin P, Lee SS et al. Randomized trial of interferon alpha-2b plus ribavirin for 48 weeks or for 24 weeks versus interferon alpha-2b plus placebo for 48 weeks for treatment of chronic infection with hepatitis C virus. International Hepatitis Interventional Therapy Group (IHIT). Lancet 1998; 352: 1426–32.
49. Schneider T, Wirth. Hepatitisinfektionen des Neugeborenen. In: Friese K, Kachel W (Hrsg.). Infektionserkrankungen der Schwangeren und des Neugeborenen, 2. Aufl., Springer-Verlag, Berlin, Heidelberg, 1998; 136–50.
50. Tang Z, Yang D, Hao L et al. Detection and significance of HCV RNA in saliva, seminal fluid and vaginal discharge in patients with hepatitis C. J Tongji Med Univ 1996; 16: 1–3.
51. Neumayr G, Propst A, Schwaighofer H et al. Lack of evidence for the heterosexual transmission of hepatitis C. QJM 1999; 92: 505–8.
52. Zylberberg H, Thiers V, Lagorce D et al. Epidemiological and virological analysis of couples infected with hepatitis C virus. Gut 1999; 45: 112–6.
53. Pembrey L, Newell ML, Tovo PA. European paediatric hepatitis C virus network. Antenatal hepatitis C virus screening and management of infected women and their children: policies in Europe. Eur J Pediatr 1999; 158: 842–6.
54. Locasciulli A, Testa M, Pontisso P et al. Prevalence and natural history of hepatitis C infection in patients cured of childhood leukemia. Blood 1997; 90: 4628–33.
55. Tovo PA, Pembrey LJ, Newell ML. Persistence rate and progression of vertically acquired hepatitis C infection. European Paediatric Hepatitis C Virus Infection. J Infect Dis 2000; 181: 419–24.
56. Vogt M, Lang T, Frosner G et al. Prevalence and clinical outcome of hepatitis C infection in children who underwent cardiac surgery before the implementation of blood-donor screening. N Engl J Med 1999; 34: 866–70.
57. Levy R, Tardy JC, Bourlet T et al. Transmission risk of hepatitis C virus in assisted reproductive techniques. Hum Reprod 2000; 15: 810–6.
58. McKee TA, Avery S, Majid A, Brinsden PR. Risks for transmission of hepatitis C virus during artificial insemination. Fertil Steril 1996; 66: 161–3.
59. Hollingsworth RC, Jameson CL, Minton JE et al. GBV-C/HGV coinfection in HIV-1-positive men: frequent detection of viral RNA in blood plasma but absence from seminal fluid plasma. J Med Virol 1998; 56: 321–6.

60. Semprini AE, Persico T, Thiers V et al. Absence of hepatitis C virus and detection of hepatitis G virus/GB virus C RNA sequences in the semen of infected men. J Infect Dis 1998; 177: 848–54.
61. Hopf U, Niederau C, Kleber G, Fleig WE. The treatment of chronic viral hepatitis B/D and acute and chronic viral hepatitis C. The consensus of the German Society for Digestive and Metabolic Diseases. Z Gastroenterol 1997; 35: 971–86.
62. Gordon SC. Antiviral therapy for chronic hepatitis B and C. Which patients are likely to benefit from which agents? Postgrad Med 2000; 107: 135–8, 141–4.
63. Mason A, Wick M, White H, Perrillo R. Hepatitis B virus replication in diverse cell types during chronic hepatitis B virus infection. Hepatology 1993; 18: 781–9.
64. Poovorawan Y, Sanpavat S, Chumdermpadetsuk S, Safary A. Long-term hepatitis B vaccine in infants born to hepatitis B antigen positive mothers. Arch Dis Child Fetal Neonatal Ed 1997; 77: F47–51.
65. Ngui SL, Andrews NJ, Underhill GS et al. Failed postnatal immunoprophylaxis for hepatitis B: characteristics of maternal hepatitis B virus as risk factors. Clin Infect Dis 1998; 27: 100–6.
66. Lang ZW Distribution of hepatitis B virus in testicle tissue in patients with hepatitis B infection. Chung Hua I Hsueh Tsa Chih 1993; 73: 329–31.
67. Davison F, Alexander GJ, Trowbridge R et al. Detection of hepatitis B virus DNA in spermatozoa, urine, saliva and leucocytes, of chronic HBsAg carriers. A lack of relationship with serum markers of replication. J Hepatol 1987; 4: 37–44.
68. Hadchouel M, Scotto J, Huret JL et al. Presence of HBV DNA in spermatozoa: a possible vertical transmission of HBV via the germ line. J Med Virol 1985; 16: 61–6.
69. Xu X. The possible role of sperm in family HBV infection. Chung Hua Liu Hsing Ping Hsueh Tsa Chih 1992; 13: 337–9.
70. Wang S, Jiang P, Peng G. HBV transmission from father to foetus and HBV DNA in tissues outside the liver. Chung Hua Kan Tsang Ping Tsa Chih 1999; 7: 203–6.
71. Weigel M, Beichert M, Melchert F. Assistierte Reproduktion bei HIV-Infektion des Ehepartners – Von der Kontraindikation zur Indikation? Reproduktionsmedizin 1999; 15: 410–8.
72. Mermin JH, Holodniy M, Katzenstein DA, Merigan TC. Detection of human immunodeficiency virus DNA and RNA in semen by the polymerase chain reaction. J Infect Dis 1991; 164: 769–72.

AUSWIRKUNGEN VON UMWELT-BELASTUNGEN UND SCHADSTOFFEN AUF DIE REPRODUKTION

D. SPITZER

EINLEITUNG

Die Begriffe „Sterilität" und „Infertilität" werden häufig synonym verwendet, obwohl sie eine unterschiedliche Bedeutung beinhalten. Unter Sterilität versteht man das fehlende Eintreten einer Schwangerschaft innerhalb von 24 Monaten trotz regelmäßiger, ungeschützter Kohabitationen. Infertilität bezeichnet die Unfähigkeit, eine Schwangerschaft bis zur Geburt eines lebensfähigen Kindes auszutragen. Umweltbelastungen und Schadstoffe werden sowohl für einen Teil der Störungen der Fortpflanzung und Frühgravidität, als auch für Schädigungen der embryonalen Entwicklungsstadien verantwortlich gemacht. Die zunehmende Inzidenz von Kinderlosigkeit in den Industrieländern in den letzten Jahrzehnten (1950/60: 8 %, 1990: 15–20 %) weist ebenfalls darauf hin, daß ein Zusammenhang mit der Schadstoffbelastung besteht [1, 2].

BEEINFLUSSUNGEN DES REPRODUKTIONSZYKLUS DURCH UMWELTNOXEN

Da kindliche Fehlbildungen und intrauterine Fruchttode einfacher faßbar sind als Hemmungen der männlichen und weiblichen Fortpflanzungsfähigkeit, wurde bisher vorwiegend der Embryo- und Feto-Toxizität, sowie der Teratogenität Bedeutung beigemessen. Diese Tatsache ist auch durch die Thalidomid- (Contergan®) Katastrophe begründbar. Reproduktions- und Entwicklungs-Toxikologie sind umfassendere Begriffe, die sich mit der Beeinträchtigung der männlichen und weiblichen Fruchtbarkeit, mit prä- und postnatalen Schädigungen, bis hin zu Effekten, die sich erst in der nächsten Generation manifestieren, befassen.

Der Reproduktionszyklus ist bei allen Säugern prinzipiell ähnlich angelegt. Physikalische und chemische Noxen können in jeder Phase den Reproduktionszyklus beeinträchtigen. Beim Menschen sind Risikoabschätzungen auf Grund der Komplexität und der langen Zeitspanne, die der vollständige Zyklusablauf umfaßt, äußerst schwierig [3].

Die Deutsche Forschungsgemeinschaft „Arbeitsstoffkommission" hat maximale Arbeitsplatz-Konzentrationen und Biologische Arbeitsstoff-Toleranz-Werte definiert und gibt für die Schwangerschaft eine Liste von geprüften Gefahrenstoffen bekannt, die in 4 Klassen A (Fruchtschädigung sicher) bis D (abschließende Beurteilung noch nicht möglich) eingestuft werden [4]. Fruchtschädigend sind Stoffe, die zu einer gegenüber der physiologischen Norm veränderten Entwicklung des Organismus Anlaß geben können. Diese kann dann vor oder nach der Geburt zum Tod oder zu einer bleibenden morphologischen oder funktionellen Schädigung der Frucht führen. Schutzziel ist nicht nur die Vermeidung organischer Schädigungen, sondern auch die Abwendung von nachteiligen Effekten auf Wachstum, Lernen und Verhalten. Daß grundsätzlich jeder chemische Stoff experimentell eine Schädigung erzeugen kann, wenn die angewandte Dosis hoch genug ist, hat Karnofsky bereits 1965 festgestellt. So gesehen gäbe es mehrere tausend Stoffe, die fruchtschädigend wirken könnten, aber nur ca. 50 haben erwiesenermaßen oder mit einer bestimmten Wahrscheinlichkeit Fruchtschädigungen am Menschen hervorgerufen [4].

SCHADSTOFFE, DIE DIE REPRODUKTION BEEINFLUSSEN

Sogenannte „Hormonunterbrecher" sind exogene Substanzen, die strukturelle Ähnlichkeiten mit Hormonen aufweisen und dadurch die weibliche Reproduktion beeinflussen können. *Diäthylstilbestrol (DES)*, ein synthetisches Östrogen, wurde bereits 1971 verboten, nachdem bei in utero-Exposition vaginale Adenokarzinome aufgetreten waren. DES bindet zwar mit viel niedrigerer Affinität als endogene Hormone an den Östrogen-Rezeptor, trotzdem hat eine chronische Exposition negative Auswirkungen. In vielen Studien wurde eine Assoziation zwischen DES und Menstruationsstörungen, Infertilität, Brustkrebs, ektoper Gravidität, Fehlgeburt und Frühgeburt nachgewiesen. In der Untersuchung von Giusti u. Mitarb. wiesen Kinder, die intrauterin DES ausgesetzt waren, keine reproduktiven Abnormitäten auf, andere Studien geben dagegen bei 69 % der Exponierten uterine Fehlbildungen an [6].

Auch *Phytoöstrogene* wirken direkt als „Hormonunterbrecher" und scheinen so nicht nur günstige Eigenschaften bei menopausalen Beschwerden und bei der Reduktion des Brustkrebs- und Endometriumkarzinom-Risikos aufzuweisen, sondern können auch Zyklusstörungen und frühzeitige Thelarche hervorrufen [7].

Schwermetalle

Blei (Pb) findet in der Industrie (Farben, Druckerei, Galvanotechnik, Treibstoff) reiche Verwendung. Die Aufnahme erfolgt durch Inhalation von Abgasen und über den Magen-Darmtrakt durch bleibelastete Nahrungsmittel und Trinkwasser. In Amerika schätzt man, daß 42 Millionen Menschen einer exzessiven Pb-Exposition ausgesetzt sind, und daß 52 % der amerikanischen Eigenheime einen Anstrich mit inakzeptablen Pb-Konzentrationen aufweisen [5]. Pb passiert die Plazenta und kann in Fruchtwasser und Eihäuten in deutlich höheren Konzentrationen nachgewiesen werden als im mütterlichen Blut und im Nabelschnur-Blut [8]. In stark bleibelasteten Gegenden Südaustraliens wurden häufiger Aborte, Frühgeburten, Totgeburten, Wachstumsretardierungen und Mißbildungen festgestellt [9, 10]. Erhöhte Pb-Konzentrationen im Samen scheinen sich dagegen nicht auf die Fertilität auszuwirken.

Cadmium (Cd) wird ebenfalls durch Einatmung von Stäuben und Dämpfen aufgenommen und kann selten zu akuten Intoxikationen führen. Häufiger sind chronische Vergiftungen durch cadmiumhaltige Lebensmittel wie Fisch, Säugetierleber, Reis und Getreidesorten aus stark kontaminiertem Grundwasser (Japan). Über die Wirkung von Cd auf die weibliche Fertilität ist zwar wenig bekannt, da bei Labortieren negative Effekte allerdings gut dokumentiert sind, werden ähnliche Auswirkungen auch beim Menschen vermutet. Statistische Untersuchungen bei Frauen in technischen und Heilberufen ergaben signifikant höhere Konzentrationen als bei anderen Berufsgruppen. Bei einer Untersuchung an über 500 Frauen mit Kinderwunsch wurde allerdings in weniger als 3 % eine Cadmiumbelastung nachgewiesen [11]. Der Fet ist durch die Plazentabarriere vor Cadmiumbelastungen geschützt [8]. Bei Raucherinnen wurde eine direkte Korrelation zwischen der Höhe des Zigarettenkonsums und der Cadmium-Konzentration im Fruchtwasser festgestellt [12].

Quecksilber (Hg) kommt in elementarer (metallischer), anorganischer und organischer Form vor. Berufliche Expositionen bestehen in Zahnarztpraxen, der Batterie- und Thermometer-Herstellung. Amalgame sind Legierungen von elementarem Hg mit Silber, Zink, Kupfer und Zinn. Die Zahl der Amalgamfüllungen korreliert mit der Höhe der Quecksilberdepots. Eine epidemiologische Untersuchung in Schweden bei über 40.000 Zahnärzten und deren Personal ergab keinen Unterschied in Abort- und Mißbildungs-Häufigkeit bei hoher und niedriger Hg-Exposition [13]. In einer anderen schwedischen Studie wurde bei Kindern von Zahnärzten, Zahnarzt-Assistentinnen und Zahn-Technikern eine signifikant niedrigere perinatale Mortalität festgestellt, dagegen war ein erhöhtes Abort- und Spina bifida-Risiko auch in dieser Untersuchung nicht nachgewiesen worden. Über Störungen der Schwangerschaft durch anorganisches Hg ist wenig bekannt. Organisches Hg wird durch verseuchten Fisch über den Magen-Darmtrakt resorbiert. Massenvergiftungen in Japan, GUS und Irak sind bekannt. Neugeborene wiesen Hirnschädigungen (Krämpfe, Lähmungen, geistige Retardierung, Gang- u. Sprachstörungen) auf [11].

Mangan ist in Getreide, Gewürznelken und Tees aber auch in Benzinprodukten enthalten. Obwohl niedrige Mengen für eine normale Entwicklung notwendig sind, können höhere Mangan-Konzentrationen mit reproduktiven Prozessen interferieren, wobei Untersuchungen beim Menschen noch spärlich sind. In einer australischen Population wurde eine Manganexposition mit einer höheren Anzahl an Totgeburten und Klumpfüßen assoziiert, als zu erwarten war [5].

Nachweis einer Schwermetallbelastung

Schwermetalle können im Urin nach Mobilisation durch einen Chelatbildner nachgewiesen werden. Im Dimercaptopropionsulfonsäure (DMPS)-Provokationstest kann die Ausscheidung von Schwermetallen (Blei, Quecksilber, Thallium, Arsen und Cadmium) vor und nach Mobilisation mit DMPS mit Hilfe der Atomadsorptionsspektroskopie gemessen werden. Dabei ist die Schwermetall-Ausscheidung direkt proportional der Gesamtkörperbelastung [11].

Mit dem Kaugummitest sind erhöhte Hg-Ausscheidungen aus Amalgamfüllungen meßbar. Speichel wird vor und nach dem Kauen eines zuckerfreien Kaugummis gesammelt und auf den Gehalt an Hg, Cu, Sn, Ag untersucht. Bei starkem Anstieg der Konzentrationen sollten die Amalgam-Füllungen entfernt und durch nicht quecksilberhaltiges Material ersetzt werden [11].

Bei Frauen mit Allergien, Alopezie, polyzystischen Ovarien und Hyperandrogenämie wurden signifikant höhere Quecksilberausscheidungen gefunden als bei asymptomatischen Frauen [15]

Mineralstoffe

In Hinblick auf mögliche Auswirkungen auf die Reproduktion gibt es für Mengenelemente (Natrium, Kalium, Chlorid, Kalzium, Magnesium) wesentlich weniger Untersuchungen als für Spurenelemente. Unter den Spurenelementen spielen vor allem Zink, Selen und Kupfer eine Rolle. Beim Menschen gibt es Hinweise, daß ein Zinkmangel als Ursache für eine Spina bifida in Frage kommt. Im Säuglings- und Kleinkindesalter wird über eine verlangsamte Entwicklung und im Schulalter über Dyslexie berichtet. Der Zinkspiegel steht zyklusabhängig mit verschiedenen Hormonen in Verbindung. Ein verminderter Zinkgehalt des Nabelschnur-Blutes ist bei erhöhter Cadmiumbelastung bei Raucherinnen mit einem niedrigeren Geburtsgewicht korreliert [16].

Für Selen ist bekannt, daß Frauen einen höheren Bedarf als Männer aufweisen. Bei Einnahme oraler Kontrazeptiva und in der Schwangerschaft steigt der Bedarf noch weiter an.

Spurenelemente binden an dieselben Proteine wie Schwermetalle und können sie daher eliminieren. So führen Zink und Selen z. B. zu einer vermehrten Cadmiumausschwemmung. Als Kombinationstherapie bei schwermetallbelasteten Personen wird eine Behandlung mit Natriumselenit 100–200 µg/Tag, Zinkorotrat 80 mg/Tag, Kalzium 500–1000 mg jeden zweiten Tag, Vitamin C 1000–2000 g/Tag, Vitamin E 300–600 mg/Tag, Knoblauchpillen und evtl. Vitamin B6 200 mg/Tag empfohlen [11].

Lösungsmittel

Lösungsmittel sind ein Medium für chemische Reaktionen, ein Grundstoff von vielen technischen Produkten und Extraktionsmitteln für pflanzliche Öle, Fette und Riechstoffe. Sie werden häufig im Haushalt benutzt, finden bei der Papier-, Zellophan- und Desinfektionsmittel-Herstellung Verwendung und sind in Klebstoffen, Filzstiften und Polituren enthalten.

Vor allem die chlorierten aliphatischen Kohlenwasserstoffe sind sehr giftig, wobei vor allem Toluol, Xylol und Formaldehyd als Problemstoffe gelten. Die Empfindlichkeit gegenüber Lösungsmitteln ist individuell sehr unterschiedlich. Bei Kindern von Frauen, die im 1. Trimenon organischen Lösungsmitteln ausgesetzt waren, sind Herzfehler und Urogenitalmißbildungen (v. a. bei Toluol) beschrieben worden. Bei Exposition von Schwangeren am Arbeitsplatz lag die Präeklampsie-, Hypertonie- und Sectiorate viermal höher als bei einer Kontrollgruppe. Das relative Abortrisiko ist bei Arbeiterinnen in der Schuhindustrie (toluenhaltige Mittel) am größten. Lösungsmittel wirken sich auch auf die Samenqualität in Form einer signifikanten Zunahme von Oligo- und Azoospermien, Motilitätsstörungen und Mutationen der Spermien aus [17].

Pestizide

Auf Grund tierexperimenteller Untersuchungen und Mitteilungen in der Literatur muß bei Pestizidexposition mit verschiedensten Auswirkungen auf die Reproduktion gerechnet werden. Pestizide werden nicht nur über die Atmung, sondern auch über den Verdauungstrakt und die Haut aufgenommen. In der Landwirtschaft und bei Frauen von Plantagenarbeitern, die mit Pestiziden zu tun hatten, wurden höhere Abort- und Totgeburten-Raten festgestellt.

Polychlorierte Biphenyle = PCBs wurden in vielen Bereichen als Kühlflüssigkeit, Imprägniermittel oder in Transformatoren verwendet und gelangten durch mangelhafte Müllbeseitigung in die Umwelt. Sie sind seit 1983 in Deutschland verboten, trotzdem werden diese Umwelttoxine noch heute über Fische aus kontaminiertem Wasser oder auch durch Käse, Butter und fettes Fleisch aufgenommen. PCB wurde in 10- bis 20fach höheren Konzentrationen im Zervikalsekret als in der Follikelflüssigkeit und im Seminalplasma nachgewiesen. Die Lebensfähigkeit der Spermien leidet darunter und ihre Motilität nimmt ab. Bei idiopathischer Sterilität wurden signifikant höhere PCB-Konzentrationen im Sperma und DDT-Konzentrationen in den Follikelflüssigkeiten, die im Rahmen einer in vitro-Fertilisierung gewonnen wurden, nachgewiesen [18]. Bei normozoospermen Samenproben zeigte sich unter in vitro-Bedingungen mit verschiedenen chlorierten Kohlenwasserstoffen eine zeit- und dosisabhängige negative Beeinflussung der Spermaqualität [19].

Hexachlorcyclohexan (HCH) ist als Pestizid in der Landwirtschaft und als Holzschutzmittel (Imprägniermittel) in Verwendung. Verschiedene Insektizide und Fungizide wurden in der Follikelflüssigkeit nachgewiesen, wobei regionale Unterschiede festgestellt wurden. Frauen in Österreich wiesen höhere Konzentrationen an HCH, DDT, Dieldrin und PCB auf als deutsche Frauen. Ein Einfluß auf die Fertilisation menschlicher Oozyten oder die Spermaparameter Motilität, Dichte und Morphologie konnte nicht nachgewiesen werden [20].

Pentachlorphenol (PCP) wird industriell hergestellt, wobei chlorierte Phenole und verschiedene Dioxine und Furane entstehen, die in vielen Industriezweigen verwendet werden. Die Dioxinbelastung während des Vietnamkrieges führte noch Jahrzehnte später zu einer schlechteren Spermaqualität als bei gleichaltrigen unbelasteten Männern. Zwar war die Zahl der Nachkommen gleich, es traten aber vermehrt Spontanmutationen, Frühaborte und Chromosomenanomalien auf [21]. In Belgien, einem Land mit sehr hoher Dioxin-Exposition, wurde festgestellt, daß Dioxin in großen Mengen in die Muttermilch übergeht. Da auch die Inzidenz schwerer Endometriosen in Belgien sehr hoch ist, wurde ein Zusammenhang mit der Dioxin-Belastung nicht ausgeschlossen [22].

Genußmittel

Rauchen: Tabak ist das führende reproduktive Gift des 20. Jahrhunderts. Tabak enthält neben dem Suchtstoff Nikotin das Radioisotop Polonium 210 und hunderte andere mutagene Substanzen. In den USA rauchen 23,1 % der Frauen und 28,2 % der Männer im reproduktionsfähigen Alter [5]. Die Auswirkungen des Zigarettenrauches auf die Reproduktion sind weniger bekannt als die nicht reproduktiven Effekte. Zahlreiche Studien belegen eine höhere Inzidenz von Infertilität bei Raucherinnen [23, 24]. Die Konzeptionsrate pro Zyklus lag bei der Untersuchung von Hakim u. Mitarb. bei Raucherinnen bei 6,3 %, dagegen bei Nichtraucherinnen bei 16,8 % [25].

Auch die Erfolgsrate bei assistierter Reproduktion wird durch das Rauchen schlechter (Odds Ratio 0,62). Aktive Raucherinnen haben eine um 50 % geringere Implantationsrate und „Ongoing"-Schwangerschaftsrate als Nichtraucherinnen. Frauen, die vor der Behandlung zu rauchen aufhören, haben allerdings die gleiche Schwangerschaftschance wie Nichtraucherinnen [26]. Raucherinnen benötigen höhere Gonadotropin-Dosen, haben trotzdem niedrigere Östrogenspiegel in der Follikelflüssigkeit und schlechtere Fertilisierungsraten [27].

In einer Metaanalyse von Augood u. Mitarb. wurde das Infertilitäts-Risiko für Raucherinnen gegenüber Nichtraucherinnen mit einer Odds-Ratio von 1,60 angegeben. Auch in den Studien, die sich mit der Schwangerschaftsrate pro IVF-Zyklus bei Raucherinnen und Nichtraucherinnen beschäftigten, betrug die Odds-Ratio 0,66 [28]. Rauchen führt zu einer Zunahme des späten intrauterinen Fruchttodes um 40 % und der fetalen Mortalität um 10–20 % [29, 30].

Alkohol: Klinische Beobachtungen und Tierexperimente legen nahe, daß zwischen Akoholkonsum und Reproduktion ein Zusammenhang besteht. Der Großteil epidemiologischer Studien hat bisher aber noch keine Assoziationen zwischen Fertilität und Alkoholkonsum bewiesen. In einer neueren Studie wurde allerdings festgestellt, daß mit zunehmendem Alkoholkonsum die Konzeptionschancen signifikant sanken [25].

Koffein (Kaffee, Tee, Cola, koffeinhaltige Getränke): Koffein potenziert die Wirkung anderer Schadstoffe wie Alkohol, Nikotin und kann dadurch zu überadditiven Effekten führen. Mehrere Untersuchungen konnten eine Zunahme des Infertilitätsrisikos mit steigendem Kaffeekonsum zeigen, während andere Arbeiten diesen Zusammenhang nicht bestätigten [31, 32]. Daß bereits ab 1 Tasse Kaffee täglich die Konzeptionschancen signifikant abnehmen, zeigte die Untersuchung von Hakim u. Mitarb. [25].

DIAGNOSTIK UND THERAPIE

Der Verdacht auf Umweltschadstoff-Einwirkungen kann durch Direktnachweis der Substanz in verschiedenen Körpersäften, wie Blut, Harn, Speichel, Sperma, Follikelflüssigkeit, und in Körpergeweben bestätigt werden. Indirekte Schädigungsnachweise sind durch klinische, laborchemische und apparative Untersuchungen von Gehirn und inneren Organen (Leber, Niere, Nebenniere und Schilddrüse) möglich.

Zur Behandlung von schadstoffbedingten Schäden ist primär die Eliminierung der Expositionsquelle erforderlich. Zur Verbesserung der Abwehrlage ist die Entfernung von Entzündungsherden und die Sanierung des Darmes notwendig. Im Sinne einer ganzheitlichen Therapie sollen Vitamine, Mengen- und Spuren-Elemente substituiert werden. Additiv wirken die Vermeidung von Genußgiften (Alkohol, Nikotin) und eine ausgewogene Ernährung.

LITERATUR

1. Beier HM. Umweltbelastungen als Störungen der Frühgravidität und als Abortursache. Gynäkologe 1988; 21: 245–8.
2. Feichtinger W. Environmental factors and fertility. Hum Reprod 1991; 6: 1170–5.
3. Spielmann H. Reproduktionstoxikologie: Oogenese und frühe embryonale Entwicklung. Fertilität 1992; 8: 100–6.
4. Hofmann A. MAK-Werte und Schwangerschaft. Gynäkologe 1991; 24: 265–704.
5. Sharara F, Seifer D, Flaws J. Environmental toxicants and female reproduction. Fertil Steril 1998; 70: 613–22.
6. Giusti R, Iwamoto K, Hatch E: Diethylstilbestrol revisited: a review of the long-term health effect. Ann Intern Med 1995; 122: 778–88.
7. Whitten P, Lewis C, Russel E, Naftolin F. Potential adverse effects of phytoestrogens. J Nutrition 1995; 125: 771S–6S.
8. Korpela H, Louvenvia R, Yrjaenheikki E, Kauppila A. Lead and cadmium concentrations in maternal and umbilical cord blood, amniotic fluid, placenta, and amniotic membranes. Am J Obstet Gynecol 1986; 155: 1086–9.

9. Al-Hakkak Z, Hammamy H, Murad A, Hussain A. Chromosome aberrations in workers at a storage battery plant in Iraq. Mutat Res 1986; 171: 53–60.
10. McMichael A, Vimpani F, Robertson E, Baghurst P, Clark P. The Port Pirie cohort study: maternal blood lead and pregnancy outcome. J Epidemiol Community Health 1986; 40: 18–25.
11. Gerhard I, Runnebaum B. Schadstoffe und Fertilitätsstörungen – Schwermetalle und Mineralstoffe. Geburtsh Frauenheilk 1992; 52: 383–96.
12. Klink F, Jungblut J, Oberheuser F, Siegers C. Cadmium- und Bleikonzentrationen im Fruchtwasser von rauchenden und nicht-rauchenden Gravida. Geburtsh Frauenheilk 1983; 43: 695–8.
13. Brodsky K, Cohen E, Whitcher C, Brown B, Wu M. Occupational exposure to mercury in dentistry and pregnancy outcome. JAMA 1985; 11: 779–80.
14. Ericson A, Kallen B. Pregnancy outcome in women working as dentists, dental assistants or dental technicians. Int Arch Occup Environ Health 1989; 61: 329–33.
15. Gerhard I, Runnebaum B. Grenzen der Hormonsubstitution bei Schadstoffbelastung und Fertilitätsstörungen. Zentrbl Gynäkol 1992; 114: 593–602.
16. Kuhnert B, Kuhnert P, Debanne S, Wiliams T. The relationship between cadmium, zinc and birth weight in pregnant women who smoke. Am J Obstet Gynecol 1987; 157: 1247–51.
17. Gerhard I, Eckrich W, Runnebaum B. Schadstoffe und Fertilitätsstörungen – Lösungsmittel, Pestizide. Geburtsh Frauenheilk 1993; 53: 147–60.
18. Wagner U, Schlebusch H, van der Ven H, Krebs D. Pestizide in Follikelflüssigkeit und Seminalplasma. Arch Gynecol Obstet 1989; 245: 1039–40.
19. Roediger B, van der Ven H, Schlebusch H, Wagner U, Knapp M, Al-Hasani S, Diedrich K, Krebs D. Einfluß von Pestiziden auf die Funktion von Spermatozoen in vitro. Arch Gynecol Obstet 1989; 245: 1041–2.
20. Ensslen S, Riedel H, Blöthgen H, Heeschen W, Grillo M, Jung H. Chlorkohlenwasserstoffe in Follikelflüssigkeit und Sperma. Fertilität 1990; 6: 119–22.
21. De Stefano F, Amnest J, Kresnow M, Schrader S, Katz D. Semen characteristics of Vietnam veterans. Reprod Toxicology 1989; 3: 165–73.
22. Koninckx P, Braet P, Kennedy S, Barlow D. Dioxin pollution and endometriosis in Belgium. Hum Reprod 1994; 9: 1001–2.
23. Laurent S, Thompson S, Addy Ch, Garrison C, Moore E. An epidemiologic study of smoking and primary infertility in women. Fertil Steril 1992; 57: 565–72.
24. Howe G, Westhoff C, Vessey M, Yeates D. Effect of age, cigarette smoking and other factors on fertility: findings in a large prospective study. Br Med J 1985; 290: 1697.
25. Hakim R, Gray R, Sc M, Zacur H. Alcohol and caffeine consuption and decreased fertility. Fertil Steril 1998; 70: 632–7.
26. Van Voorhis B, Dawson J, Stovall D, Sparks A, Syrop Ch. The effects of smoking on ovarian function and fertility during assisted reproduction cycles. Obstet Gynecol 1996; 88: 785–79.
27. Elenbogen A, Lipitz S, Mashiach S, Dor J, Levran D, Ben-Rafael Z. The effect of smoking on the outcome of in-vitro fertilization-embryo transfer. Hum Reprod 1991; 6: 242–4.
28. Augood C, Duckitt K, Templeton A: Smoking and female infertility: a systematic review and meta-analysis. Hum Reprod 1998; 13: 1532–9.
29. Kleinman J, Pierre M jr. Madans J, Land G, Schramm W. The effects of maternal smoking on fetal infant mortality. Am J Epidemiol 1988; 127: 274–82.
30. Cnattingius S, Hagland B, Meirik O. Cigarette smoking as a risk factor for late fetal and early neonatal death. Br Med J 1988; 297: 258–61.
31. Wilcox A, Weinberg C, Baird D. Caffeinated beverages and decreased fertility. Lancet 1988; 2: 1453–6.
32. Joesoef M, Beral V, Rolfs R, Aral A, Cramer D. Are caffeinated beverages risk factors for delayed conception? Lancet 1990; 335: 1136–7.

Die Zukunft der assistierten Reproduktion: Klonen und Gentechnik in der Reproduktionsmedizin

K. ILLMENSEE

Der Begriff „Klonen" kommt ursprünglich aus dem Griechischen und bedeutet im Sinne der Reproduktionsmedizin die **ungeschlechtliche** Vermehrung. Damit ist das Kopieren gleicher Individuen sowie die Reproduktion gleicher Zellen, gleicher Moleküle und damit gleicher Lebewesen gemeint. Der Begriff bezieht sich sowohl auf einzellige Lebewesen, Pflanzen, Tiere als auch Menschen. Schon in der Antike finden sich mythologische Darstellungen zum Thema Klonen, beispielsweise in einem Relief, das zeigt, wie Pallas Athene aus dem Kopf des Göttervaters Zeus geklont wird. In der Wirklichkeit hingegen ist lediglich gleichgeschlechtliches Klonen möglich. Auch das christliche Beispiel, in dem Eva aus der Rippe Adams „geklont" wird, läßt die geschlechtsbestimmende Funktion der Geschlechts-Chromosomen außer acht. Klon-Geschwister können also nur entweder alle weiblich oder männlich sein und tragen zudem das gleiche Geschlecht wie ihr(e) Spender(in). Monozygote, also von einer befruchteten Eizelle stammende Zwillinge und Mehrlinge sind menschliche Klone, die uns die Natur schenkt.

Gelegentlich werden die Begriffe Klonen und Inzucht fälschlicherweise und irreführend miteinander verknüpft und in einen genetischen Topf geworfen. Im Gegensatz zu Klonen bedeutet Inzucht die **geschlechtliche** Vermehrung zwischen genetisch nahe verwandten Individuen, welches zu Konsanguinität und zur Häufung von kranken Genen unter den Nachkommen führen kann. Geklonte Lebewesen als „genetische Müllhalden" zu bezeichnen und mit sehr geringen Überlebensqualitäten, mit gehäuftem Krebs und anderen Krankheiten zu behaften – wie es sogar manche Kollegen in der Öffentlichkeit vertreten – gehören in den Bereich der „science fiction".

Klonen und Reproduktion

Biologisch und technisch gesehen kann beim Klonen von Säugetieren nicht wie bei Pflanzen von einzelnen somatischen Zellen (Körperzellen) ausgegangen werden, um daraus und direkt ein Lebewesen zu schaffen. Die Medizin muß hier auf die Eizelle oder frühe Blastomeren (Embryonalzellen) zurückgreifen, wenn sie ein Lebewesen reproduzieren will. Vorerst sind nur diese Zellen in der Lage, den Ursprung eines Säugerlebens zu gewährleisten. Der Eizelle muß ihre genetische Information (Genom) entnommen werden, sie wird mikrochirurgisch „entkernt". Was zurückbleibt, ist die zytoplasmatische Hülle dieser Eizelle, in die nun ein Kern aus der Embryozelle eines fremden Spenders oder der Körperzelle eines fremden Spendertiers mit unterschiedlichen Mikromethoden transplantiert wird. Das Klon-Procedere kann mehrmals wiederholt werden. Ein weiterer limitierender Faktor ist allerdings vorerst noch die zur Verfügung stehende geringe Anzahl von Eizellen. Anschließend werden die mit einem fremden Genom ausgestatteten Eizellen in einer Nährlösung kultiviert. Nach einigen Tagen entwickeln sich aus diesen Kulturen die geklonten Embryonen, die dann in den Uterus scheinträchtiger Weibchen implantiert werden. Die Amme gebärt schließlich Nachkommen, die untereinander, aber nicht mit ihr, sondern mit dem ursprünglichen Spender genetisch identisch sind. Diese Vorgangsweise wird als **reproduktives Klonen** bezeichnet (Abb. 1).

Der aktuelle wissenschaftliche Stand des Klonens beim Säugetier stammt aus dem Jahre 1981, als derartige Experimente erstmals an Mäusen durchgeführt wurden [1]. Die Maus stellt das ideale Tiermodell dar, da einerseits zahlreiche ihrer Erbanlagen (Gene) bekannt sind, andererseits viele genetische Defekte, Krankheiten und Mißbildungen auch beim Menschen vorkommen. In diesen ersten Experimenten, die unter den damaligen Voraussetzungen einer „tour de force" gleichkamen, wurden Kerne aus Zellen früher Embryonen (Blastozysten) in entkernte Eizellen transplantiert. Diese entwickelten sich zu Klon-Embryonen, die nach ihrem Transfer in den Uterus von Ammentieren als Klon-Mäuse geboren wurden. Zu diesem Zeitpunkt setzte weltweit nicht nur ein wissenschaftlicher, sondern auch ein massenmedialer Diskurs über das Für und Wider des Klonens ein. Befürchtungen und Visionen von geklonten Menschen, die damals laut wurden, schienen sich 1993 zu bestätigen, als in den USA die ersten Klon-Versuche mit menschlichen Embryonen gestartet, später jedoch wieder abgebrochen wurden [2, 3]. Die amerikanischen Gesetze sind heute noch in dieser Hinsicht weit weniger restriktiv als die europäischen. In Europa ist das reproduktive Klonen im Bereich der artifiziellen Reproduktions-Technologie (ART) bei Nutztieren erlaubt, in den USA hingegen dürfen auch menschliche Embryonen in Kulturen gehalten und experimentell manipuliert werden.

Demnächst wird England als erstes Land der Welt ein Gesetz erlassen, welches im September 2000 in Kraft treten und rechtlich ermöglichen soll, daß menschliche Embryonen – allerdings vorerst nur für therapeutische Zwecke zur Gewinnung von embryo-

Tabelle 1: Chronik des Klonens bei Säugetieren

1981	Illmensee und Hoppe klonieren Mäuse aus embryonalen Zellen.
1986	Willadsen kloniert Schafe aus embryonalen Zellen
1993	Hall kloniert menschliche Embryonen via Embryoteilung in einzelne Blastomeren. Die genetisch identischen Mehrlinge werden allerdings keiner Frau eingepflanzt.
1994	Keefer und Mitarbeiter klonieren Rinder aus embryonalen Zellen.
1996	Wilmut und Campbell entnehmen Euterzellen aus einem erwachsenen Schaf zur Klonierung von „Dolly". Damit gelingt zum ersten Mal die Zeugung eines Säugers aus normalen Gewebezellen eines erwachsenen Tiers.
1997	Meng und Mitarbeiter klonieren Rhesusaffen aus embryonalen Zellen.
1998	Wakayama und Yanagimachi klonen Mäuse aus adulten Cumulus-Zellen des Ovars; Tsunoda und Mitarbeiter klonen acht Kälber von somatischen Zellen eines einzigen Rindes; Lee Bo-Yeon und Mitarbeiter berichten über Klonen eines menschlichen Embryos via Kerntransplantation. Der Vierzell-Embryo wurde aber nicht rückverpflanzt.
1999	Dominko und First klonen mit adulten Fibroblast-Zellen verschiedener Säugetier-Spezies in Rinder-Eizellen die ersten interspezifischen Klon-Embryonen.
2000	Kubato und Yang klonen Kälber mit somatischen Zellen aus dreimonatiger in vitro-Kultur; Großbritannien wird therapeutisches Klonen mit menschlichen Embryonen legalisieren.

nalen Stammzellen – geklont werden dürfen. Therapeutisches Klonen wird somit in England legalisiert und eröffnet für die Reproduktionsmedizin eine völlig neue weitreichende Dimension (Tab. 1).

Zurück ins Jahr 1997, in dem erstmals ein geklontes Säugetier aus den somatischen Zellen einer erwachsenen Spenderin geschaffen wurde [4]. Klon-Schaf „Dolly" machte weltweit Schlagzeilen; sie stammte genetisch von der Euterzelle eines Schafes, deren Kern in eine entkernte Eizelle verpflanzt wurde. Noch im selben Jahr erfolgte der Sprung zu den Primaten, als Rhesus-Affen mittels embryonaler Stammzellen als Kern-Spender geklont wurden [5]. 1998 kamen acht Klon-Kälber auf die Welt, die von den somatischen Zellen eines einzigen Rindes stammten; die ersten Mehrfach-Klone waren geschaffen [6]. Im selben Jahr entstand erneut eine weltweite Diskussion über menschliches Klonen, als von der Universitäts-Klinik von Seoul über einen menschlichen Klon-Embryo berichtet wurde, dessen Entwicklung jedoch auf dem Vierzell-Stadium abgebrochen wurde. 1999 entstanden die ersten interspezifischen Säuger-Klon-Embryonen. Wie war dies möglich? Zellkerne aus adulten Fibroblasten verschiedener Säuger-Spezies wie Schaf, Schwein, Ratte und Affe wurden in entkernte Rinder-Eizellen verpflanzt [7]. Diese entwickelten sich weiter zu morphologisch normalen Embryonen, die allerdings nicht in den Uterus von Ammentieren implantiert wurden. Ein wahrlich kontroverses Experiment! Denken wir daran, daß – technisch gesehen – auch menschliche Zellkerne als Spender für ein derartiges interspezifisches Klonen zur Verwendung kommen könnten.

Zu Beginn des Jahres 2000 wurde über Klon-Kälber berichtet, die von adulten Fibroblasten-Zellkernen aus einer dreimonatigen in vitro-Kultur mit bis zu 15 Zellteilungen stammten [8]. Die solange kultivierten Zellen behielten ihren normalen (diploiden) Chromosomensatz. Damit wird ein bedeutender und weiterer Fortschritt des Klonens mit etablierten Zellkulturen aufgezeigt. Die Lebenserwartung kultivierter Zellen, aber auch sich teilender Kör-

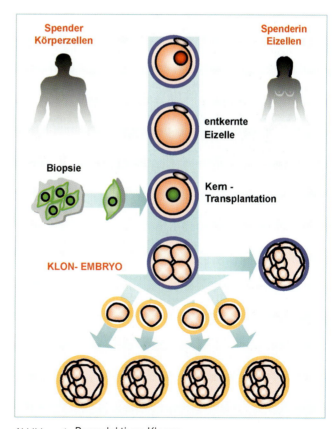

Abbildung 1: Reproduktives Klonen

perzellen im Organismus, hängt unter anderem von den Endabschnitten der Chromosomen – der Telomerenregion – ab. Diese funktionell bedeutsamen und aus TTAGGG repetitiv aufgebauten DNS-Abschnitte der Chromosomenenden verkürzen sich bei jeder Zellteilung und leiten damit den Alterungsprozeß der Chromosomen ein. Unterschreiten die Telomere eine bestimmte Länge, sterben die Zellen ab. Bei Menschen mit Progeria – einer vorzeitigen Vergreisung – schrumpfen die Telomere im Zeitraffer. Auch bei Arteriosklerose und Ataxia telangiectasia ist eine dramatische Verkürzung der Telomere nachgewiesen worden. 1998 wurde berichtet, daß die Lebenserwartung menschlicher Zellen in Kultur nahezu verdoppelt werden kann, d. h. von 50 auf 90 Zellteilungen, wenn die Telomerenregion der Chromosomen gentechnisch verlängert wird [9]. Alternde Zellen können somit experimentell verjüngt werden, um für zukünftiges Klonen als geeignete Spenderzellen zu dienen.

Ein weiterer experimenteller Bereich des Klonens befaßt sich mit der Schaffung von Mehrlingen durch Aufteilung der Embryonen in einzelne Zellen (Blastomeren). Jede dieser Zellen wird mit einer künstlichen Hülle aus Natriumalginat – einer abbaubaren Polysaccharidmasse – umgeben, die als Ersatz für die natürliche Hülle (Zona pellucida) dient. Jede der einzelnen Blastomeren teilt sich normal weiter und entwickelt sich zu einem Klon-Embryo, der in den Uterus verpflanzt werden kann. Auf diese Weise wurden auch die ersten menschlichen Embryonen geklont [2, 3]. In Tierversuchen hat sich gezeigt, daß einzelne Blastomeren eines Säugerembryos bis zum Achtzellen-Stadium (Tag 3 nach der Befruchtung) noch alle Entwicklungseigenschaften besitzen, die zu einem erwachsenen und gesunden Lebewesen führen können. Solche Zellen werden als totipotent bezeichnet [10]. Dieses ART-Verfahren der Embryonenteilung ist technisch wesentlich einfacher als die Methode der Kerntransplantation, hat allerdings den limitierenden Nachteil, daß sich aus älteren Zellen keine Klone züchten lassen. Embryonale Zellen verlieren im Verlauf der Entwicklung ihre Totipotenz und werden sukzessiv für gewebe- und organbildende Funktionen im Fötus vorbestimmt (determiniert). Eine artifizielle Embryonenteilung läßt sich nicht nur mit Blastomeren, sondern auch noch mit der Blastozyste (Präimplantations-Embryo am Tag 5) erzielen (Abb. 2). Diese kann mikrochirurgisch in zwei Hälften geteilt werden. Eine wichtige Voraussetzung für eine erfolgreiche Teilung der Blastozyste in zwei funktionierende Hälften ist die Trennung durch die innere Zellmasse (ICM), aus der sich der eigentliche Embryo entwickelt. Zellen der ICM müssen also in beiden Hälften vorhanden sein; nur so können sie sich normal weiterentwickeln und nach deren Transfer in den Uterus zu Klon-Zwillingen aufwachsen, ähnlich den auf natürliche Weise entstehenden monozygoten Zwillingen. Auch besteht die Möglichkeit, nur einen der beiden Klon-Embryonen austragen zu lassen, während der andere kryokonserviert wird und zu einem späteren Zeitpunkt ebenfalls in den Uterus eingesetzt werden kann. Paare hätten somit die Möglichkeit, zeitversetzt ihre ART-Zwillinge zu bekommen.

KLONEN UND THERAPIE

ICM-Zellen aus menschlichen Embryonen können mittlerweile auch erfolgreich in geeigneten Nährlösungen kultiviert werden [11]. Diese Embryo-Stamm (ES)-Zellen bleiben diploid und konservieren ihre embryonalen Eigenschaften über viele Zellteilungen hinweg. ES-Zellen scheinen jedoch nicht mehr totipotent zu sein, da es bisher noch nicht gelungen ist, aus ihnen ein gesamtes Lebewesen zu schaffen. Deshalb müssen sie entweder in eine Empfänger-Blastozyste in ICM-Nähe implantiert werden, also in die Embryoblast-Region, aus der sie ursprünglich stammen, oder der Kern einer ES-Zelle kann in eine entkernte Eizelle transplantiert werden. In ersterem Fall entsteht ein chimäres Lebewesen, zusammengesetzt aus ES-Zellen und Zellen der Empfänger-Blastozyste. Im zweiten Fall entwickelt sich ein Lebewesen, welches ganzheitlich vom Genom der ES-Zelle geklont ist. Chimären können auch beim Menschen in natürlicher Form vorkommen, nämlich durch frühembryonale Vermischung (Aggregation) zweier genetisch verschiedener dizygoter Zwillinge.

Der aus dem Griechischen stammende Begriff „Chimäre" benennt damit ein neues Mischlebewesen, welches eine vermehrte genetische Vielfalt und erhöhte biologische Widerstandskraft (Heterosis) besitzt. In ähnlicher Weise kann zukünftig das therapeutische Klonen zur Anwendung kommen, wenn gesunde ES-Zellen via chirurgische Dottersack-Implantation in einen genetisch defekten Embryo eingeschleust werden. Gleiches gilt für die Verpflanzung gesunder fötaler Stamm (FS)-Zellen, die via Nabelschnur-Transfusion in den kranken Fötus oder postnatal in den Patienten übertragen werden können. Die Züchtung von FS-Zellen aus menschlichem Abort-Gewebe oder Nabelschnurblut ist im Gegensatz zur ES-Zellkultur weltweit gesetzlich zugelassen. Unter geeigneten Kulturbedingungen lassen sich verschiedene und in ihrer Entwicklungskapazität vielseitige (pluripotente) FS-Zellen etablieren [12], die sich gewebe- und organspezifisch weiterentwickeln. In einer **somatischen Zell-**

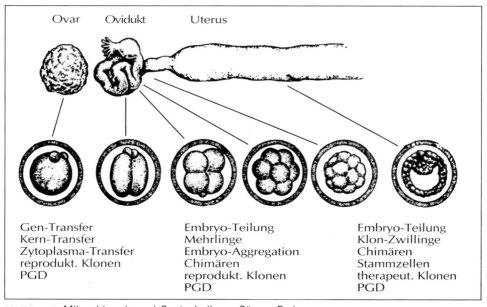

Abbildung 2: Mikrochirurgie und Gentechnik am Säuger-Embryo

therapie können genetisch intakte FS-Zellen zur Behandlung von Diabetes (pankreatische Inselzellen), Morbus Parkinson (neuronale Zellen), Thalassämie und Sichelzellanämie (hämopoetische Zellen), Hämophilie (Fibroblasten), Immundefizienz oder Infektionskrankheiten (lympho- und myelopoetische Zellen), Leberinsuffizienz und Hypercholesterinämie (hepatische Zellen), Defizienz des von Willebrand-Faktors (endotheliale Zellen) sowie Lesch-Nyhan-Syndrom, Niemann-Pick-Krankheit oder Morbus Gaucher (FS-Zellen der Blutbahn) verwendet werden, um nur einige Anwendungsbereiche für therapeutische Zwecke aufzuzeigen.

ES-Zellen können zukünftig in vielfältiger Hinsicht ihre Anwendung in der Reproduktionsmedizin finden. Dies kann als **therapeutisches Klonen** gesehen werden, wie es demnächst in England gesetzlich zugelassen wird. Ausgehend von menschlichen Blastozysten können aus deren ICM erfolgreich ES-Zellkulturen etabliert werden. Daraus lassen sich eine Reihe von verschiedenen wie leber-, herz-, nerven-, pankreas-, haut- und bindegewebe- sowie blutbahnspezifische Zelltypen von den ES-Zellen isolieren. Diese können kryokonserviert und als vielseitige Spender für eine spätere Zellen-, Gewebe- oder Organ-Therapie bei allfälligen Erkrankungen verwendet werden (Abb. 3). Des weiteren bestünde die Möglichkeit, nach einer artifiziellen Embryoteilung einen Embryo als ES-Zelldepot in vitro zu etablieren und anschließend zu kryokonservieren, so daß der Klon-Zwilling später im Krankheitsfall auf seine eigenen und gesunden Zellen zurückgreifen kann.

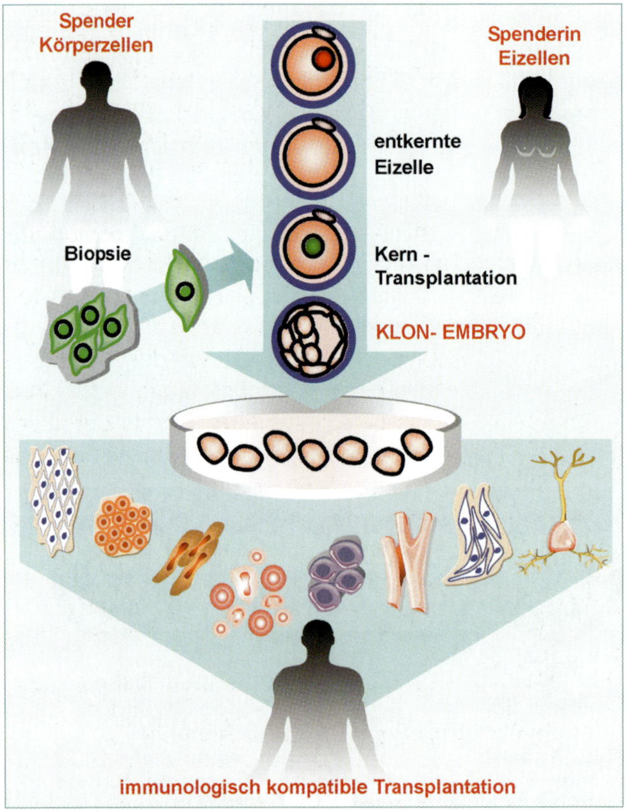

Sind Stammzellen – gleichgültig ob vom Embryo, Fötus oder erwachsenen Patienten – mit einem genetischen Defekt belastet, der sich in einer Erbkrankheit manifestieren würde, können diese mit dem entsprechenden gesunden und zuvor gentechnisch geklonten Gen in der Kultur transfiziert werden. Solche Zellen können molekularbiologisch an der genomischen Integrationsstelle genau untersucht werden. Nur diejenigen Zellen, bei denen das geklonte Gen an einer ganz bestimmten und funktionell erwünschten Stelle

Abbildung 3: Therapeutisches Klonen

im Genom stabil integriert ist, werden in vitro klonal vermehrt. Darüber hinaus besteht die weitere Möglichkeit, ein krankes Gen durch das entsprechende gesunde Klon-Gen auszutauschen. Dieser erfolgreiche genomische Austausch homologer Gene (homologe Rekombination) kann wiederum molekularbiologisch bestätigt werden, bevor die gentechnisch veränderten ES-Zellen als Spenderzellen für eine **somatische Gentherapie** verwendet werden. Dabei kommen am ehesten Krankheiten in Frage, die auf ein einziges, in seiner gesunden Version bereits kloniertes Gen zurückgehen und sich in Organen manifestieren, die für eine ärztliche Behandlung zugänglich sind. Zu den zuvor, im Rahmen einer somatischen Zelltherapie erwähnten Erkrankungen, die ebenfalls für eine somatische Gentherapie kandidieren, können noch weitere erbliche Gendefekte hinzugefügt werden, wie etwa zystische Fibrose oder Mukoviszidose, Duchenne-Muskeldystrophie, erbliches Emphysem, Morbus Alzheimer und lysosomale Speicherkrankheiten.

Alle im Zusammenhang mit einer somatischen Therapie verbundenen Behandlungen können lediglich die betroffenen Körperzellen oder Organe heilen. Die Patient(inn)en sind zwar – wie auch bei einer normalen medizinischen Therapie – geheilt, übertragen jedoch weiterhin den genetischen Defekt auf ihre Nachkommen. Sollen hingegen die genetischen Defekte nicht nur im Soma, sondern auch in der Keimbahn repariert werden, so daß nicht mehr das kranke, sondern das gesunde Gen weitervererbt wird, müssen andere reproduktionstechnische Methoden angewendet werden, um eine **vererbbare Gentherapie (Keimbahntherapie)** durchführen zu können. Zum einen kann der in einer in vitro-Kultur gentechnisch korrigierte Kern einer ES-Zelle in eine Eizelle transplantiert werden, deren genetisch defekter Kern mikrochirurgisch entfernt wird. Der daraus resultierende Embryo entwickelt sich nach normaler Schwangerschaft zu einem gentechnisch geklonten Lebewesen, das nunmehr das gesunde Klon-Gen via Keimbahn an die folgenden Generationen weitervererben kann. Zum anderen kann das gesunde, geklonte Gen direkt in einen der beiden Vorkerne der befruchteten und genetisch defekten Eizelle mikroinjiziert werden, so daß es entweder auf die väterlichen oder mütterlichen Chromosomen transferiert wird (Abb. 4). Damit kann derjenige elterliche Chromosomensatz gentechnisch therapiert werden, auf welchem die defekte Erbanlage sitzt. Allerdings ist ein gezielter Einbau des Gens an einer bestimmten Stelle des Genoms mit dieser Methode noch nicht gewährleistet. Vererbbare Gentherapie und damit Eingriffe in die Keimbahn sind laut Österreichischem Fortpflanzungsmedizingesetz von 1992 unzulässig.

KLONEN UND DIAGNOSTIK

Mit einer seit einigen Jahren anwendbaren Präimplantations-Gen-Diagnose

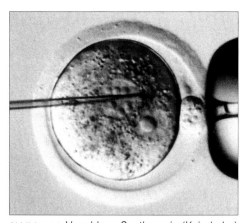

Abbildung 4: Vererbbare Gentherapie (Keimbahn)

(PGD) stößt die Reproduktionsmedizin in Grenzbereiche ärztlichen Handelns vor. Ziel und Zweck der PGD ist es, bei ART-Paaren mit erblichen Gendefekten oder Chromosomenstörungen die künstlich befruchteten Embryonen mit molekularbiologischen Mikromethoden zu untersuchen, um so festzustellen, ob die Erbkrankheit im Embryo vorliegt oder ob ein Embryo genetisch gesund ist [13]. Bei Erbkrankheiten, deren dafür verantwortliche Gene auf den mütterlichen X-Chromosomen liegen, ist von Bedeutung, im Rahmen der PGD das Geschlecht der zu untersuchenden Embryonen festzustellen. Die PGD sollte jedoch nicht für generelle Geschlechtsbestimmung unter dem Motto „unbedingt ein Mädchen/Junge" mißbraucht werden.

Bei einer Indikation für PGD müssen der Schweregrad der Erkrankung, die Therapiemöglichkeiten und die Prognose der Erbkrankheit sowie ein hohes genetisches Risiko einer Weitervererbung von humangenetischer Seite untersucht und geklärt werden [14]. Der Anwendungsbereich der PGD liegt in der assistierten Reproduktion und sollte Paaren mit einem hohen Risiko für Kinder mit schweren genetisch bedingten Erkrankungen zur Verfügung stehen. Zur Anwendung kommt PGD sicherlich auch dann, wenn in ethnischen Gruppen eine Häufung bestimmter Genmutationen vorliegt (Tabelle 2).

Wie und was wird nun eigentlich bei der PGD untersucht?

Zur molekularbiologischen Analyse müssen entweder die Polkörper von der Eizelle (am Tag der Befruchtung), ein bis zwei Blastomeren aus dem frühen Embryo (Tag 2 bis 3) oder einige Trophoblast-Zellen aus der Blastozyste (Tag 5) mikrochirurgisch entnommen werden (Abb. 5). Diese Zellen werden einem PCR-Verfahren unterworfen, um deren DNS in millionenfachen Kopien zu vermehren. Dann erst lassen sich mit molekularbiologischen Methoden die gezielten Genanalysen durchführen. Schon nach etwa drei Stunden kann gezeigt werden, ob die untersuchte DNS mit oder ohne genetischem Defekt vorliegt.

Nach heterozygotem Erbgang eines defekten Gens kann nach einer PGD des ersten Polkörpers festgestellt werden, ob dort das defekte Gen sitzt. Wenn ja, kann die gesunde Eizelle für eine IVF oder ICSI verwendet werden. Wenn nein, sollte die defekte Eizelle nicht zur Befruchtung kommen. Diese Ausschlußkriterien beruhen auf der zytologischen Tatsache, daß während der ersten Meiose ein Satz homologer Chromosomen in den ersten Polkörper ausgeschieden wird, während der andere in der Eizelle bleibt. Nach der Befruchtung kann der 2. Polkörper ebenfalls einer PGD unterzogen werden. In beiden Fällen wird allerdings nur das mütterliche Genom untersucht. Hinge-

Tabelle 2: Präimplantationsdiagnostik in über 20 Ländern und über 100 Zentren

Chromosomale Anomalien
- Translokationen
- Inversionen
- Mono-, Di- und Trisomien

Genetische Defekte (auto- und X-chromosomal)
- Adrenoleukodystrophie
- Cystische Fibrose
- Tay-Sachs-Erkrankung
- Hämophilie A und B
- Sichelzellanämie
- Thalassämie
- α-I-Antitrypsin-Defizienz
- Morbus Fabry
- Fragiles X-Chromosom
- Lesch-Nyhan-Syndrom
- Duchenne-Muskeldystrophie
- G6PD-Defizienz
- Chorea Huntington
- Morbus Gaucher

gen kann bei der PGD von Blastomeren und Trophoblast-Zellen sowohl das mütterliche als auch das väterliche Genom analysiert werden.

Die PGD ermöglicht es, Anomalien des Erbgutes bereits **vor** der Rückimplantation des Embryos in den Uterus aufzudecken. **Ohne** PGD kann üblicherweise erst im Verlauf der 11. bis 12. Schwangerschaftswoche eine Chorionzotten-Biopsie oder in der 15. bis 16. Woche eine Amniozentese durchgeführt werden, um zytogenetisch oder molekularbiologisch nach Chromosomenanomalien und Erbschäden zu fahnden. Sollte sich herausstellen, daß der Embryo oder Fötus genetisch defekt ist, würde ein legaler Abort als medizinische Indikation vorliegen. **Mit** PGD hingegen kann dieses physiologische und psychologische Trauma eines eingeleiteten Schwangerschaftsabbruches nach ART nahezu verhindert werden, wenn nicht die genetisch defekten, sondern nur die gesunden Embryonen rückverpflanzt werden.

Nicht in allen Ländern ist die PGD gesetzlich zugelassen. In Deutschland sind kürzlich Richtlinien für eine PGD erstellt worden, die es ermöglichen sollen, die PGD legal einzuführen, ohne das Embryonenschutzgesetz zu verletzen [15]. Auch in Österreich ist die PGD vorerst noch nicht erlaubt. Nach einheitlicher Meinung von Experten ist die Trophoblast-PGD konzeptionell mit einer zeitlich in den frühen Embryo vorverlegten Chorionzotten-Biopsie zu vergleichen, zumal die Trophoblast-Zellen der Blastozyste besagtes Chorion bilden, aus dem die legale Biopsie vor- genommen wird. Bei der Polkörper-PGD werden ein oder zwei nicht zum Embryo gehörende Zellen untersucht, die vielmehr als evolutiver Ballast von der Eizelle abgegliedert werden und bald absterben. Lediglich bei der Blastomeren-PGD handelt es sich um die Untersuchung von eigentlichen Embryo-Zellen. Der zu dieser Thematik relevante Paragraph 9 unseres Fortpflanzungsmedizingesetzes aus dem Jahre 1992 besagt:

„*Entwicklungsfähige Zellen dürfen nicht für andere Zwecke als für medizinisch unterstützte Fortpflanzungen verwendet werden. Sie dürfen nur insoweit untersucht und behandelt werden, als dies nach dem Stand der medizinischen Wissenschaft und Erfahrung zur Herbeiführung einer Schwangerschaft erforderlich ist.*"

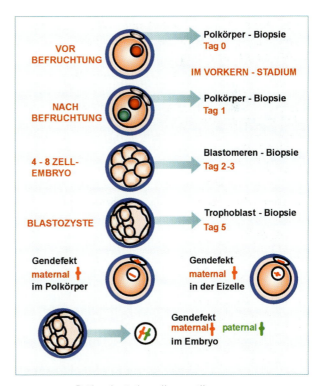

Abbildung 5: Präimplantationsdiagnostik

Genau dies soll eigentlich mit der PGD erreicht und durch sie unterstützt werden. Über eine Untersuchung entwicklungsfähiger Zellen nach dem aktuellen Stand der Wissenschaft soll eine Schwangerschaft herbeigeführt werden.

KLONEN UND PHARMAZEUTIK

Rasante Fortschritte in der Grundlagenforschung der Säuger-Gentechnologie – wie das exakte Herausschneiden von Genen zellulärer DNS mittels spezifischer Restriktionsenzyme und molekulare Klonen in geeigneten viralen Plasmiden, den Einbau spezifischer Expressions-Sequenzen und der funktionellen Integration von geklonten Genen in geeignete Säugerzellen – haben die Pharmaindustrie revolutioniert. Biotechnologisch erzeugte Arzneimittel werden aus der menschlichen Erbsubstanz gewonnen [16]. Von dieser atemberaubenden Entwicklung hat nicht zuletzt auch die Reproduktionsmedizin auf vielfältige Weise profitiert (Tabelle 3). Das pharmazeutische Klonen beinhaltet eine Fülle von komplexen Anwendungsmöglichkeiten, von denen nur einige erwähnt seien:

- Säuger-Stammzellen synthetisieren in großtechnisch angelegten Kulturen geklonte menschliche Genprodukte, die – isoliert und gereinigt – zur jeweiligen therapeutischen Anwendung gelangen. So werden rekombinante Hormone erfolgreich in der Reproduktionsmedizin eingesetzt.
- Säuger-Stammzellen mit geklonten menschlichen Genen werden zum Klonen von Nutztieren verwendet. Die von den geklonten Tieren synthetisierten menschlichen Genprodukte werden pharmazeutisch vermarktet.

Tabelle 3: Gentechnik und Pharmazeutik für die Medizin

Produkt	Verwendung
α-1-Antitrypsin	Cystische Fibrose, Emphysem
CFTR	Ionentransport, cystische Fibrose
α-Glukosidase	Glykogen-Speicherdeffekt
Antithrombin III	Embolie, Thrombose
Kollagen	Rheumatische Arthritis
Hämoglobin	Blutergänzung, Thalassämie
Faktor VIII und IX	Blutkoagulation, Hämophilie
Protein C	Blutkoagulation
tPA	Lösung von Fibrinkoagel, Herzattacke, Ischämie
Fibrinogen	Gewebebindung, Inflammation
LDL-Rezeptor	Hypercholesterinämie
Dystrophin	Muskeldystrophie (Duchenne)
Lactoferrin	Säuglings-und Kindernahrung
Casein, Lactoglobulin	Allergien gegen Nichthuman-Milch
Antikörper	Tumortherapie
MHC-I, II, III	Xenotransplantationen
Antigene	Immundefizienz
Adenosindesaminase (ADA)	schwerer, kombinierter Immundefekt (SCID)
β-Galactosidase	Speicherkrankheiten wie Morbus Fabry
Glukocerebrosidase	Morbus Gaucher
α-Iduronidase	Morbus Hurler
β-Hexosaminidase	Tay-Sachs-Erkrankung
HPRT	Lesch-Nyhan-Syndrom
rec hGH	Wachstumsinsuffizienz
rec FSH, rec LH, rec GnRH	Hormontherapie, assistierte Reproduktion, Endokrinologie

- Säuger-Stammzellen mit menschlichen Genen der MHC I-, II- und III-Klassen werden zum Klonen von Nutztieren eingesetzt, welche als vielfältige Gewebe- und Organspender für Xenotransplantationen beim Menschen dienen. In diesem Sinne wird von PPL Therapeutics in Schottland am Klonen transgener Schweine gearbeitet, die menschliche MHC-Antigene synthetisieren, so daß das menschliche Immunsystem nach einer Organtransplantation nicht mehr auf das Fremdorgan mit einer immunologischen Abstoßung reagiert.

PERSPEKTIVEN

Die Reproduktionsmedizin hat sich in den letzten Jahren deutlich weiterentwickelt und wird zukünftig mit weiteren Applikationen bereichert werden,

Tabelle 4: Biotechnologie in der Reproduktionsmedizin: Gegenwart und Zukunft

Eingriffe	Anwendungsbereiche
Spermieninjektion in unbefruchteten Eizellen	ICSI-Mikrochirurgie bei Fertilitätsstörungen in der ART
Zytoplasmatransfer zwischen unbefruchteten Eizellen	Mitochondrien und Zytoplasmafaktoren in mitochondrial-defekten und älteren Eizellen
Kerntransfer aus embryonalen, fötalen oder adulten Zellen in entkernte Eizellen	Reproduktives Klonen zur Schaffung genetisch identischer Individuen
Teilung des frühen Embryos in einzelne Blastomeren	Reproduktives Klonen zur Erzeugung von monozygoten Zwillingen oder Mehrlingen
In vitro-Kultur von embryonalen und fötalen Zellen	Therapeutisches Klonen über pluripotente Stammzellen zur Gewebe- und Organtherapie; Organdepot im Krankheitsfall
Entnahme von Polkörpern der Eizelle oder Blastomeren und Trophoblastzellen des frühen Embryos	Präimplantationsdiagnostik (PGD) zur Aufklärung von genetischen Defekten und zur Selektion von gesunden Embryonen
Transplantation von embryonalen Stammzellen in die Blastozyste	Entwicklung menschlicher Chimären, Heterosis-Effekt
Biopsie von Chorionzotten oder Entnahme von Zellen aus der Amnionflüssigkeit während der Schwangerschaft	Pränatale Diagnose (PND) zur Fahndung nach chromosomalen und genetischen Defekten des Fötus
Gewinnung von Stammzellen aus Nabelschnurblut	Ersatzzellen für das Kind für spätere Therapiezwecke, Spenderzellen-Depot
Injektion von klonierten Genen in befruchtete Eizellen	Korrektur von Erbkrankheiten im Embryo über eine Keimbahntherapie
In vitro-Gentransfer in embryonale, fötale oder adulte Stammzellen	Ersatz von kranken Genen, Ausschalten von Risiko-Genen, Einbau von Resistenz-Genen; Zelltransplantation in einen kranken Organismus über eine somatische Gentherapie
Interspezifische, rekombinante Gentransfektion von Stammzellen	Pharmazeutisches Klonen, Klonen von Organen für Xenotransplantationen
In vitro-Kultur von fötalem, juvenilem oder adultem Ovar- und Hoden-Gewebe	Weiterentwicklung unreifer Follikel und Eizellen sowie Spermien für ART; Transplantation, Ersatz und Verjüngung der Reproduktionsorgane
In vitro-Kultur des Fötus	Pränatale Ausreifung in artifiziellem Uterus bei Risikoschwangerschaften

die entweder im Vorfeld schon getestet wurden oder derzeit noch in ihrer experimentellen Phase stecken (Tabelle 4).

Die in vitro-Kultur von Ovargewebe wird soweit etabliert, daß primordiale Follikel ausreifen. Unreife Eizellen werden in vitro kultiviert, um sie danach für eine ART zu verwenden. Biochemische Untersuchungen der Follikelflüssigkeit werden dazu beitragen, die diagnostische Prognose für eine erfolgreiche Schwangerschaft bei ART zu verbessern und biochemische Marker für Fertilität/Infertilität anzubieten. Von zentraler Bedeutung für eine Diagnostik wird sein, in der Follikelflüssigkeit bestimmte „Schlüsselproteine" für die Eizellreifung, die Embryoqualität und für eine gut verlaufende Schwangerschaft aufzuzeigen.

Des weiteren werden Bemühungen honoriert, die das physiologische und molekulare „Implantationsfenster" weiter charakterisieren und aufklären, um profunde Einblicke in die komplexen Vorgänge und Mechanismen zu gewinnen, die während der Einnistung des Embryos in den Uterus ablaufen. Die nahe Zukunft wird auf dem Gebiet der Biotechnologie eine erregende Fülle neuer Erkenntnisse bringen, welche vor allem den Patienten zugute kommen sollten und der Reproduktionsmedizin zu weiterem Fortschritt und zu hoher Gunst gereichen werden.

LITERATUR

1. Illmensee K, Hoppe P. Nuclear transplantation in Mus musculus: Developmental potential of nuclei from preimplantation embryos. Cell 1981; 23: 9–18.
2. Hall JL, Gindoff PR, Stillman RJ. Use of the artificial zona pellucida and zona replacement in assisted reproduction. Assist Reprod Rev 1993; 3: 129–35.
3. Hall JL, Engel D, Gindoff PR, Mottla GL, Stillman RJ. Experimental cloning of human polyploid embryos using an artificial zona pellucida. Fertil Steril 1993; 60 (Suppl): S1, Abstr. O-001.
4. Wilmut I, Schnieke AE, McWhir J, Kind AJ, Campbell KHS. Viable offspring derived from fetal and adult mammalian cells. Nature 1997; 385: 810–3.
5. Meng L, Ely JJ, Stouffer RL, Wolf DP. Rhesus monkeys produced by nuclear transfer. Biol Reprod 1997; 57: 454–9.
6. Kato Y, Tani T, Sotomaru Y, Kurokawa K, Kato J, Doguchi H, Yasue H, Tsunoda Y. Eight calves cloned from somatic cells of a single adult. Science 1998; 282: 2095–8.
7. Dominko T, Mitalipova M, Haley B, Beyhan Z, Memili E, McKusick B, First NL. Bovine oocyte cytoplasm supports development of embryos produced by nuclear transfer of somatic cell nuclei from various mammalian species. Biol Reprod 1999; 60: 1496–502.
8. Kubota C, Yamakuchi H, Todoroki J, Mizoshita K, Tabara N, Barber M, Yang X. Six cloned calves produced from adult fibroblast cells after long-term culture. PNAS 2000; 97 (3): 990–5.
9. Bodnar AG, Quellette M, Frolkis M, Holt SE, Chiu CP, Morin GB, Harley CB, Shay JW, Lichtsteiner S, Wright WE. Extension of lifespan by introduction of telomerase into normal human cells. Science 1998; 279:349–34.
10. Beier HM. Zur Vision vom vervielfältigten Menschen: Sinn und Unsinn des Klonierens menschlicher Embryonen. Fertilität 1995; 11: 73–81.
11. Thomson JA, Itskovitz-Eldor J, Shapiro SS, Waknitz MA, Swiergiel JJ, Marshall VS, Jones JM. Embryonic stem cell lines derived from human blastocysts. Science 1998; 282: 1145–7.
12. Gutierrez-Rodriguez M, Reyes-Maldonado E, Mayani H. Characterization of the adherent cells developed in Dexter-type long-term cultures from human umbilical cord blood. Stem Cells 2000; 18 (1): 46–52.
13. Verlinsky Y, Kuliev AM. Preimplantation diagnosis of genetic diseases. Wiley-Liss Inc., New York, 1993.
14. Engel W, Neesen J. Praxisbezogene genetische Aspekte der assistierten Reproduktion und der Präimplantationsdiagnostik. J Fertil Reprod 2000; 10 (1): 7–14.
15. Bundesärztekammer. Diskussionsentwurf zu einer Richtlinie zur Präimplantationsdiagnostik. Deutsches Ärztebl 2000; 97 (9): C423–6.
16. Cohen JS, Hogan ME. Arzneimittel aus Erbsubstanz: Antisense- und Triplex-DNA. Spektrum Wissenschaft 1995; Februar: 28–34.

OVARIAN TISSUE BANKING ZUR LANGZEITERHALTUNG DER EIERSTOCKFUNKTION

M. IMHOF, S. IMHOF

Der menschliche Eierstock enthält bei der Geburt mehrere 100.000 Primär- bzw. Primordialfollikel. Diese reichen für eine fertile Phase der Frau von etwa 25 bis 35 Jahre aus. In dieser Zeit sorgen sie für das regelmäßige Heranreifen von monatlich zumindest einer befruchtbaren Eizelle, sowie für einen monatlichen Zyklus und einer dem Lebensalter entsprechenden Hormonproduktion.

Erkrankungen der Eierstöcke bzw. direkte oder indirekte iatrogene Schädigungen derselben können den Vorrat an Primordialfollikel verringern und damit die fertile Phase beenden oder stark verkürzen.

Besonders angesprochen sind Erkrankungen der Eierstöcke, die eine beidseitige Ovarektomie bzw. Chemotherapien und Ganzkörperbestrahlungen bedingen, wie sie zum Beispiel im Rahmen der Knochenmarkstransplantation durchgeführt werden. Die tatsächliche Auswirkung der Behandlung auf den Primordialfollikelvorrat ist sehr individuell und läßt sich im seltensten Fall verläßlich vorhersagen. Abhängig ist der Schaden am Eierstock vor allem von der verwendeten chemotherapeutischen Substanzgruppe, sowie von der Art und der Stärke der Bestrahlungstherapie [1–3].

Chemotherapeutika, die mit hoher Wahrscheinlichkeit einen Schaden am Primärfollikelvorrat hinterlassen, sind Alkylantien, wie z. B. die Zyklophosphamide. Bei der Bestrahlung macht letztendlich die Dosis das Gift. So ist die vermutete LD 50 des Ovars etwa bei 4 Gray gelegen. Die durchschnittlich angewandte Strahlendosis in Vorbereitung einer Knochenmarkstransplantation beträgt zumindest 20 Gray, womit ein fast vollständiges Versiegen der ovariellen Funktion mit hoher Wahrscheinlichkeit zu erwarten ist. Zum Thema des ovariellen Schadens nach Chemo- bzw. Strahlentherapie gibt es bisher nur wenig Literaturstellen, da die schlechte Überlebenswahrscheinlichkeit onkologischer Grunderkrankungen in der Vergangenheit die Fragen nach der Lebensqualität im Zusammenhang mit Fortpflanzung und hormoneller Produktion in den Hintergrund gedrängt hat. Deutliche Erfolge in der Behandlung onkologischer Erkrankungen lassen allerdings das Problem der posttherapeutischen ovariellen Dysfunktion immer mehr in den Mittelpunkt des Interesses rücken.

So war bisher die Möglichkeit, die Fruchtbarkeit und die natürliche Hormonproduktion zu erhalten, sehr eingeschränkt. Bei Notwendigkeit einer chemo- oder strahlentherapeutischen Behandlung junger Frauen, von welchen eine vorsorgende Erhaltung der Fruchtbarkeit gewünscht wurde, war die Kryokonservierung von Eizellen oder Embryonen die Methode der Wahl. Um genügend Eizellen zu gewinnen, ist es allerdings nötig, prätherapeutisch eine hormonelle Stimulationsbehandlung mit nachfolgender ultraschallgezielter Gewinnung der Eizellen (etwa 5 bis 15 Stück) durchzuführen. Dazu ist es notwendig, trotz der schweren Grunderkrankung hohe Dosen an Hormonen zu verabreichen und die dringend notwendige onkologische Behandlung zumindest um den Zeitraum der Eizellgewinnung und damit bis zu eineinhalb Monaten aufzuschieben. Im ungünstigeren Falle wurden sofort die gewonnen Eizellen oder im besseren Falle die Embryonen, nach Befruchtung mit Spermien eines vorhandenen Lebenspartners, tiefgefroren.

Diese Methode hat sich leider nur in wenigen Fällen als verläßlich erwiesen, da Befruchtungs- und Implantationsrate kryokonservierter Eizellen und die Erfolgsrate mit kryokonservierten Embryonen als sehr schlecht eingestuft werden können. Je nach Literatur ist mit einer Schwangerschaftsrate von etwa 5 % mit kryoykonservierten Oozyten bzw. von etwa 15–20 % mit kryokonservierten Embryonen bei sonst idealen Bedingungen zu rechnen. Das größte Problem allerdings stellt die limitierte Menge des auf „Eis" gelegten Embryonen- bzw. Oozytenvorrats dar. Gelingt es nicht, innerhalb der zumeist max. drei möglichen Transfers eine Schwangerschaft zu erzielen, so ist keinerlei Wiederholung mehr möglich. Eine zweite Schwangerschaft kann praktisch ausgeschlossen werden.

Verschärft wird die Problematik durch eine teilweise unverständliche Gesetzgebung in Österreich, wodurch die Lagerungsdauer der Eizellen bzw. Embryonen mit einem Jahr beschränkt ist. Das bedeutet, daß die IVF-Behandlung noch innerhalb oder kurz nach der aktiven Behandlung des Tumors durchgeführt werden müßte. Bei Überschreitung der gesetzlichen Lagerungsdauer muß der angelegte Eizellen- oder Embryonenvorrat vernichtet werden.

Auf eine Erhaltung der hormonellen Aktivität kann bei diesem Verfahren natürlich keine Rücksicht genommen werden. Dies wurde bisher in der posttherapeutischen Phase besonders bei jungen Frauen mittels enteraler Hormonersatztherapie oft mit einem grenzwertigen bis völlig unbefriedigenden Ergebnis durchgeführt. So kann die physiologisch sehr intensive und stark schwankende hormonelle Aktivität durch Tabletten bzw. Pflaster nur unzureichend simuliert werden. Häufig kommt es zu hormonmangelbedingten Beschwerden trotz regelmäßiger medikamentöser Hormonersatztherapie.

Diese Problematik verlangt nach einer neuen Methode, wodurch die Fruchtbarkeit und Fortpflanzungsfähigkeit junger Frauen nach onkologischer Therapie und besonders vor dem Hintergrund der deutlich erhöhten Lebenserwartung erhalten werden kann. Als vielversprechendste Technik zur Erhaltung der Eierstockfunktion gilt die Gewinnung und Kryokonservierung des Eierstockgewebes selbst. Immerhin enthalten schon Biopsien bzw. dünne Scheiben ovariellen Gewebes mehrere tausend Primordialfollikel, deren Verwendung in der posttherapeutischen Phase ganz neue Perspektiven eröffnen könnten. Die Entwicklung dieser Technik, das Ovarian Tissue Banking (OTB), steckt allerdings noch in den Kinderschuhen.

Namhafte Wissenschafter beschäftigen sich seit Jahren mit den verschiedenen Aspekten der Gewinnung, Kryokonservierung und Anwendung von ovariellem Gewebe [4]. Die tatsächliche Tragweite dieser neuen Technik konnte allerdings durch eine Arbeit von Roger Gosden 1994 demonstriert werden, als es ihm gelang, mit Hilfe einer autotransplantierten kryokonservierten Scheibe in einem Schaf eine Schwangerschaft zu erzielen [5].

Viele Fragen im Bereich des Ovarian Tissue Banking sind noch offen. Zur Diskussion stehen die Art der Gewebsentnahme (ganzes Ovar, ovarielle Scheibe, Biopsie) die Einfriertechnik, das ideale Kryokonservierungsmedium und vor allem die Art der Wiederverwendung des eingefrorenen Materials. Die Technik, mit der bisher die meisten Erfahrungen gesammelt werden konnten, ist die Kryokonservierung von ovariellen Scheiben.

Der Vorteil ovarieller Scheiben ist, daß mit der Kryokonservierung von Geweben, die zwischen 1 mm und 3 mm dick sind, bereits in anderen Bereichen ausreichend Erfahrung gesammelt werden konnte. Hierbei konnte bis zu 97 % des Zellmaterials nach Kryokonservierung und Auftauen vital erhalten werden. Zu diesem Zweck wird zumeist laparoskopisch oder im Rahmen einer anderen geplanten Operation ovarielles Gewebe gewonnen und in 1 bis 3 mm dicke Scheiben geschnitten. Danach wird das Gewebe ohne zeitliche Verzögerungen in ein auf 4 °C temperiertes Medium (bestehend aus einem geeigneten Kulturmedium, 10 % Patientenserum und DMSO (Dimethylsulfoxyd) mit einer Molarität von 1,5) eingebracht [5]. Die optimalen Ergebnisse, vor allem unter Verwendung von DMSO, konnten in einer Arbeit von Helen Newton 1998 gezeigt werden [6]. Nach einer Diffusionszeit von etwa 30 min. wird anhand eines handelstypischen computergesteuerten Einfriergerätes der Friervorgang bis auf eine Temperatur von minus 150 °C vorgenommen (Abb. 1, 2).

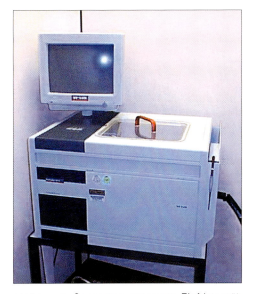

Abbildung 1: Computergesteuertes Einfriergerät

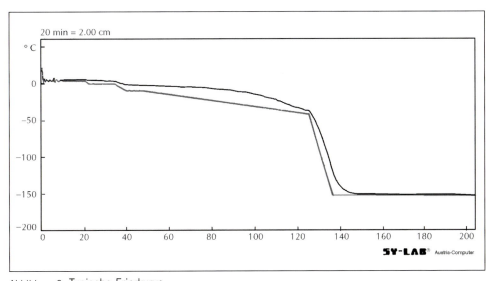

Abbildung 2: Typische Frierkurve

Bei dieser Technik wird bei minus 9 °C ein Seeding (= die Auslösung des Kristallisationsprozesses) durchgeführt. Die endgültige Lagerung findet in der Gasphase in flüssigem Stickstoff bei etwa minus 180 °C statt. Eine biologische Grenze der Lagerungsdauer ist bisher nicht bekannt. Unter optimalen Bedingungen erscheint die Lagerung über mehrere Jahrzehnte möglich.

Die Verarbeitung von ovariellen Biopsien kann spiegelbildlich zu dieser Technik durchgeführt werden. Histologische Untersuchungen, wie sie von K. Oktay et al. 1997 in Fertility & Sterility publiziert wurden, haben gezeigt, daß der Auftauprozeß, wenn er in optimaler standardisierter Weise durchgeführt wird, keinen wesentlichen Schaden am ovariellen Gewebe hinterläßt. Immerhin bleiben nach dem Auftauprozeß etwa 70 bis 90 % der im Gewebe enthaltenen Primordialfollikel vital [7]. Nach einer 5-minütigen Auftauphase bei Zimmertemperatur wird das Gewebe weiter bei 21 °C in einem Wasserbad erwärmt, wobei das im Gewebe enthaltene Dimethylsulfoxyd ab einer Temperatur von 4 °C mit einer physiologischen Kochsalzlösung ausgespült werden sollte, da es ab dieser Temperatur zytotoxisch wirkt.

Eine wissenschaftliche Grauzone ist auch die optimale Anwendungstechnik des kryokonservierten und aufgetauten ovariellen Gewebes. Als in vivo-Verwendung des ovariellen Materials besteht die Möglichkeit einer Reimplantation an unterschiedlichen Körperstellen. Versuche einer Reimplantation wurden am oberen abdominellen Peritoneum anliegend, am Peritoneum im Bereich der Fossa ovaria, direkt an der Gebärmutter bzw. auch im subkutanen, abdominalen Fettgewebe, sowie in Muskelzwischenräumen des Unterarms durchgeführt. Wiederholt konnte im Tierversuch eine hormonelle Aktivität erzielt werden, eine tatsächliche Schwangerschaft wurde allerdings erst in der oben erwähnten Arbeit von Roger Gosden am Schaf durch die Reimplantation einer Scheibe im Bereich des Gefäßstiels des entnommenen Ovars erzielt.

Der gravierendste Nachteil dieser Methode ist sicherlich der zusätzliche Verlust an Primordialfollikel in der ischämischen Postimplantationsphase. Das Gewebstrauma und vor allem die verzögerte Revaskularisierung und damit der Versorgungsengpaß der Primordialfollikel bedingen einen ausgeprägten Follikelschaden. So konnte gezeigt werden, daß nach Kryokonservierung und Reimplantation einer ovariellen Scheibe nur mehr 10 bis max. 30 % der primär vorhandenen Primordialfollikel tatsächlich vital erhalten waren [5]. Damit ist zwar theoretisch eine Schwangerschaft erzielbar, die Wahrscheinlichkeit wie auch die einer dauerhaften hormonellen Aktivität ist als gering einzustufen. Wie von Baird et al. 1996 in Human Reproduction publiziert wurde, konnte eine hormonelle Aktivität von 22 Monaten nach Transplantation einer Scheibe in einem Schaf erzielt werden [8]. Diese Technik würde also für die Patientin einen regelmäßigen chirurgischen Eingriff bedeuten. Eine natürliche Empfängnis ist bei Anwendung dieser Technik theoretisch nur dann möglich, wenn die Scheibe ovariellen Gewebes direkt im Bereich der Fimbrien in den Unterbauch reimplantiert wird. Alternativ besteht nur die Möglichkeit einer in vitro-Fertilisation, sofern eine Eizelle punktiert werden kann.

An einer modifizierten Technik der Retransplantation von ovariellen kryokonservierten Scheiben wird zur Zeit an der Frauenklinik der Universitätsklinik Wien, Abteilung für Endokrinologie, gearbeitet. Hier wird im Tiermodell versucht, kryokonservierte ovarielle Scheiben ins inaktivierte, aber durchblutete kontralaterale Ovar zu implantieren („Slicing-Methode"). Dadurch soll eine verbesserte Durchblutung und eine verkürzte Ischämiephase und damit eine höhere Anzahl an vitalen Primordialfollikeln erzielt werden. Die orthotope Lage des Präparats könnte auch eine natürliche Empfängnis ermöglichen. Aussagekräftige Ergebnisse dieser Methode sind allerdings noch ausständig.

Alternativ könnten kryokonservierte Scheiben bzw. Biopsien auch im Rahmen von in vitro-Maturationsverfah-

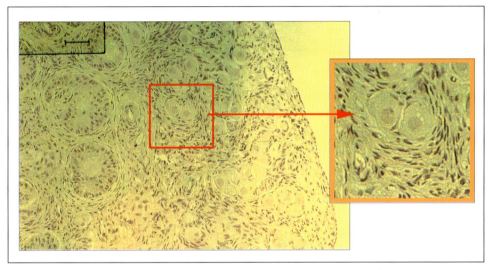

Abbildung 3: Computergefrorenes und wieder aufgetautes ovarielles Gewebe mit intakten Primordialfollikeln (Lichtmikroskopie)

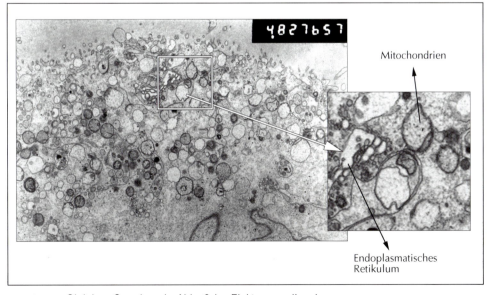

Abbildung 4: Gleiches Gewebe wie Abb. 3 im Elektronenmikroskop

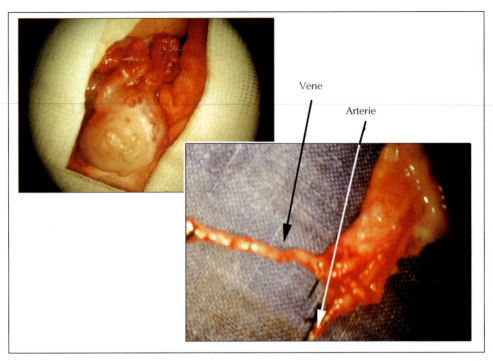

Abbildung 5: Schafsovar: Gefäßstiel sowie Arterie infundiert vor Perfusion

ren verwendet werden. Dazu muß es gelingen, entweder durch direkte Induktion der 2. Reifeteilung bzw. durch eine erfolgreiche Langzeitkultur von Primordialfollikel diese bis zu einem reifen Oozyten bzw. einem Graaf'-schen Follikel heranzuziehen. Diese können dann im Rahmen einer in vitro-Fertilisationsbehandlung verwendet werden bzw. mit zusätzlicher Zuhilfenahme der ICSI-Technik befruchtet und reimplantiert werden. Bisher konnte allerdings nur in Einzelfällen Primordialfollikel erfolgreich bis zur reifen Oozyte kultiviert werden. Die lange Kulturdauer von mehreren Wochen bedingt eine hohe Anfälligkeit für Kulturfehler oder Infektionen. Eine erfolgreiche Induktion der 2. Reifeteilung bei einem Primordial-

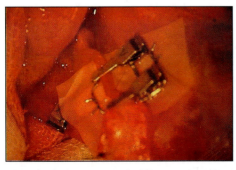

Abbildung 6: Anastomose bei Retransplantation, durch das Op-Mikroskop gesehen

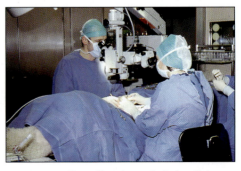

Abbildung 7: Operationsteam bei der Retransplantation

follikel ist bisher noch nicht gelungen. Gelingt die Reifung der Primordialfollikel im Labor, könnte die in vitro-Fertilisation einer dramatischen Revolution unterzogen werden. Dann wäre es nur mehr notwendig, am Anfang einer Behandlung eine bzw. mehrere ovarielle Biopsien vorzunehmen, die Primordialfollikel zyklisch heranreifen zu lassen, zu befruchten und regelmäßig zur zyklisch optimalen Zeit im Sinne eines Embryotransfers einzupflanzen. Hormonelle Stimulation und regelmäßige ovarielle Punktionen würden bei dieser Technik vollkommen wegfallen und somit die IVF-Behandlung für die betroffene Frau deutlich angenehmer werden.

Die optimalste Behandlungsform, besonders für Patientinnen, die einer Chemo-/Strahlentherapie bedürfen, wäre die Explantation, wie die autologe orthotope Reimplantation eines ganzen Ovars, mit sofortiger Wiederherstellung der Gefäßversorgung. Hierbei könnte posttherapeutisch ovariell praktisch der prätherapeutische Ausgangszustand wiederhergestellt werden. Durch den sofortigen Anschluß des ganzen Ovars an die Gefäßversorgung könnte die Ischämie-Zeit deutlich verkürzt und damit auch der dramatische Verlust an Primordialfollikel, wie er bei der Scheiben- bzw. Biopsietechnik vorkommt, auf ein Minimum reduziert werden. Durch die großen Anzahl erhaltener Primordialfollikeln ist eine relativ lange hormonelle Funktion des Ovars zu erwarten und damit die Beseitigung der typischen menopauseähnlichen Ausfallserscheinungen im Idealfall für die Dauer der verbliebenen natürlichen fertilen Phase denkbar. Wird das ganze Ovar idealerweise orthotop bzw. kontralateral im Bereich des anderen Ovars reimplantiert, ist eine natürliche Empfängnis ohne Zuhilfenahme weiterer technischer Hilfsmittel möglich.

An der Universitätsklinik für Frauenheilkunde werden bereits seit geraumer Zeit Versuche in Richtung Transplantation eines ganzen Ovars durchgeführt. Als Pilotstudie wurden im Schlachthof frisch gewonnene Schweineovarien über den Gefäßstiel mit einer 1,5 M Dimethylsulfoxyd-Lösung gespült, eine Diffusionszeit von 30 min. bei 4 °C abgewartet, und sodann die Eierstöcke mit 3 variierenden Gefriertechniken in der oben erwähnten computergesteuerten Gefrierkurve tiefgefroren. Nach dem in der Literatur beschriebenen standardisierten Auftauverfahren wurden die Ovarien bei 4 °C mit physiologischer Kochsalzlösung perfundiert, um das ab 4 °C zytotoxisch wirkende Dimethylsulfoxyd zu entfernen. Anschließend wurden sie lichtmikroskopisch sowie elektronenmikroskopisch auf Schäden an den Primordialfollikeln untersucht (Abb. 3 u. 4). Im Rahmen dieses Versuches, welcher auch zur Publikation eingereicht wurde, konnte demonstriert werden, daß bei geeigneter Perfusions- und Friertechnik selbst bei ganzen kältekonservierten Ovarien kein ausschlaggebender Schaden an dem Primordialfollikelkonvolut nachweisbar ist. Als Vergleichsgruppe wurden Schweineovarien herangezogen, die unbehandelt schockgefroren wurden. Hier konnte ein deutlich größerer Schaden an den Primordialfollikel nachgewiesen werden.

Diese Studie ermutigte, in einem vom Jubiläumsfonds der Nationalbank finanzierten Folgeversuch die Transplantation von ganzen Ovarien im Schafsmodell durchzuführen. Hierzu wurden 7 Schafe im Zeitraum von 1 Jahr einseitig ovarektomiert. Unter Zuhilfenahme eines Operationsmikroskopes konnte ein möglichst langer Gefäßstiel erhalten werden (Abb. 5). Unmittelbar nach Explantation wurde der arterielle Schenkel intubiert und das Ovar mit einer kryoprotektiven Lösung (siehe oben) 10 min. lang perfundiert. Danach wurde eine weitere Diffusionszeit von 20 min. bei 4 °C abgewartet. Das Ovar wurde nach der im Vorversuch entwickelten Frierkurve computergesteuert gefroren und 3 Wochen in einem handelsüblichen Kryobehälter gelagert.

Die Reimplantation erfolgte wiederum unter Zuhilfenahme eines Operationsmikroskopes in Allgemeinnarkose (Abb. 6 u. 7). Parallel zur Gefäßpräparation und Entnahme des kontralateralen Ovars wurde das kryokonservierte Ovar nach oben beschriebender Technik aufgetaut und ab 4 °C mit physiologischer Kulturlösung gespült. Die Reimplantation erfolgte mit Hilfe zweier Mikrogefäßanastomosen orthotop an Stelle des in der selben Sitzung explantierten verbliebenen Ovars. Das Ovar wurde mit einfachen Haltenähten am Mesovar fixiert und nach Durchblutungskontrolle die Laparotomie verschlossen. Postoperativ wurden die Versuchstiere heparinisiert. Der Erfolg der Retransplanation wurde durch regelmäßige klinische Kontrollen sowie durch laufende Bestimmung der Hormonwerte kontrolliert. Um das optimale Ziel, eine natürliche Schwangerschaft, zu ermöglichen, werden die Schafe mit einem Bock über ein Jahr im Freiland gehalten.

Bei 3 Schafen konnte innerhalb des ersten Jahres eine Wiederaufnahme der hormonellen Aktivität nachgewiesen werden. Dabei wurde ein der normalen fertilen Phase entsprechender Progesteronspiegel festgestellt. Bei einem der Schafe mit Progesteronaktivität konnte im Rahmen einer operativen Biopsie ein Graaf'scher Follikel gefunden werden. Auf Grund dieser Ergebnisse erscheint eine Schwangerschaft im Bereich des Möglichen. Bei Drucklegung dieses Artikel wird ersten Hinweisen einer bereits bestehenden Schwangerschaft nachgegangen.

Auch wenn die bisherigen Ergebnisse sehr vielversprechend sind, sind zur routinemäßigen Anwendung am Menschen erst einige Schritte getan. Da die erfolgreiche Einlagerung von ovariellem Gewebe wiederholt im Labor und auch im Tierversuch gelungen ist, wird an der Frauenklinik des AKH Wien in speziellen Fällen (z. B. Leukämie mit geplanter Knochenmarkstransplantation, aggressiv behandlungsbedürftige Autoimmunerkrankungen) eine endoskopische Gewinnung und Kältekonservierung von Eierstockgewebe durchgeführt. Dabei wird je nach wahrscheinlicher Restfunktion der Ovarien nach onkologischer Therapie ein ganzes bzw. ein Anteil eines Ovars entnommen. Nach der ersten Retransplantation von ovariellem Gewebe in den USA 1999 konnte bereits eine hormonelle Aktivität nachgewiesen werden.

Trotzdem werden sich der routinemäßigen Retransplantation von Eierstockgewebe noch einige Hürden in den Weg stellen. Vorrangig ist sicherlich die Frage zu beantworten, ob und in welchem Ausmaß die Gefahr einer Reimplantation von Tumorzellen durch die Verwendung von prätherapeutisch entnommenem ovariellem Gewebe besteht [9, 10]. Auch wenn die Wahrscheinlichkeit einer Übertragung sehr gering ist, konnte die prinzipielle Möglichkeit in einem Tierversuch von Shaw et al. nachgewiesen werden. Die Art der in vivo-Anwendung (Scheibe, Biopsie und ganzes Ovar) wird sicher auch davon abhängen, ob die in vitro-Verarbeitung eine routinemäßig anwendbare Alternative bieten kann. Erfüllen sich die bereits gegebenen Erwartungen, ist der Einzug des Ovarian Tissue Banking auch in der normalen „klassischen" IVF-Behandlung nicht aufzuhalten.

LITERATUR

1. Marcello FM, Nuciforo G, Romeo R, Di Dino G, Russo I, Russo A, Palumbo G, Schilirò G. Structural and ultrastructural study of the ovary in childhood leukemia after successful treatment. Cancer 1990; 66: 2099–104.
2. Wallace WHB, Shalet SM, Hendry JH, Morris-Jones PH, Gattamaneni HR. Ovarian failure following abdominal irradiation in childhood: the radiosensitivity of the human oocyte. Br J Radiol 1989; 62: 995–8.
3. Newton H. The cryopreservation of ovarian tissue as a strategy for preserving the fertility of cancer patients. Hum Reprod Update 1998; 4: 237–47.
4. Newton H, Aubard Y, Rutherford A. Low temperature storage and grafting of human ovarian tissue. Hum Reprod 1996; 11: 1487–91.
5. Gosden RG, Baird DT, Wade JC, Webb, R. Restoration of fertility to oophorectomized sheep by ovarian autografts stored at –196 °C. Hum Reprod 1994; 9: 597–603.
6. Newton H, Fisher J, Arnold JRP, Pegg DE, Faddy MJ, Gosden RG. Permeation of human tissue with cryoprotective agents in preparation for cryopreservation. Hum Reprod 1998; 3: 376–80.
7. Oktay K, Nugent D, Newton H, Salha O, Chatterjee P, Gosden RG. Isolation and characterization of primordial follicles from fresh and cryopreserved ovarian tissue. Fertil Steril 1997; 67: 481–6.
8. Baird DT, Webb R, Campell B, Harkness L, Gosden RG. Autotransplantation of frozen ovarian strips in sheep result in normal oestrus cycles for at least 22 months. Hum Reprod 1996; 11 (Abstract book 1): 58.
9. Meirow D, Yehuda DB, Prus D, Pollack A, Schenker JG, Rachmilewitz EA, Lewin A. Ovarian tissue banking in patients with Hodgkin's disease: is it safe? Fertil Steril 1998; 69: 996–8.
10. Shaw JM, Bowles J, Koopman P, Wood EC, Trounson AO. Fresh and cryopreserved ovarian tissue samples from donors with lymphoma transmit the cancer to recipients. Hum Reprod 1996; 11: 1668–73.

Stellenwert der Präimplantationsdiagnostik in der assistierten Reproduktionsmedizin

H.-U. PAUER, W. ENGEL

Einleitung

Von Edwards und Gardner wurden bereits vor mehr als 20 Jahren erfolgreiche Versuche zu einer Präimplantationsdiagnostik (PGD = Prenatal Genetic Diagnosis) an Kaninchenblastocysten zur Geschlechtsdiagnostik unternommen. Bei diesen Versuchen wurde das X-Chromosom zur Geschlechtsbestimmung dargestellt und alle retransferierten Blastocysten führten zu erfolgreichen Schwangerschaften, wobei das Gechlecht der geborenen Kaninchen mit dem Vorhergesagten übereinstimmte [1]. In dieser Arbeit verwiesen die Autoren bereits auf zukünftige Möglichkeiten der PGD beim Menschen, um genetisch bedingte Erkrankungen beim präimplantativen Embryo zu diagnostizieren. Die Voraussetzungen für die PGD beim Menschen wurden jedoch erst durch die Möglichkeiten der extrakorporalen Befruchtung (IVF; ICSI) und der genetischen Analyse an einzelnen Zellen (PCR; FISH) geschaffen. Vor 10 Jahren berichteten Handyside et al. über die erste erfolgreiche Schwangerschaft beim Menschen nach durchgeführter Präimplantationsdiagnostik zur Geschlechtsbestimmung [2]. In Deutschland ist die PGD zur Erkennung von Chromosomenaberrationen oder von Erkrankungen aufgrund von Gendefekten zur Zeit nicht erlaubt. Weltweit gibt es mittlerweile mehr als 50 Zentren, die eine PGD anbieten. Es sind bislang etwa 200 Kinder nach PGD geboren worden.

Im folgenden soll auf den Stellenwert der PGD in der assistierten Reproduktionsmedizin eingegangen werden. Hierfür sollen die einzelnen Techniken zunächst kurz beschrieben werden.

in vitro-Fertilisation (IVF)

Bei der IVF werden Eizellen nach Durchführung einer hormonellen Stimulationsbehandlung durch in der Regel transvaginale Punktion gewonnen und in ein Kulturmedium gebracht. Zu denen im Kulturmedium befindlichen Eizellen werden von der Seminalflüssigkeit getrennte, bewegliche Spermien hinzugegeben, die die Zona pellucida durchdringen. Die Befruchtung findet also extrakorporal statt. Eine erfolgreiche Befruchtung wird an der Bildung beider Vorkerne, die etwa 15–18 Stunden nach der Befruchtung erfolgt, registriert. Nach weiterer Kultur der befruchteten Eizellen zu etwa 4-zelligen Embryonen können diese in den Uterus transferiert werden. Die klassische Indikation für eine IVF bildet die tubare Sterilität der Frau bei unauffälliger andrologischer Fertilität.

Intrazytoplasmatische Spermieninjektion (ICSI)

Bei der ICSI wird nach ähnlichen Vorbereitungen wie bei der IVF (Stimulation, Punktion etc.) ein vitales Spermium unter Umgehung der Zona pellucida direkt in das Zytoplasma der Eizelle injiziert. Es handelt sich um das invasivste Verfahren in der assistierten Reproduktion. Einzelne Spermien aus dem Ejakulat, aus dem Nebenhoden, aus dem Testis oder unreife haploide Spermatiden können in die Eizelle injiziert werden und zu Schwangerschaften führen. Die intrazytoplasmatische Spermieninjektion wird erfolgreich zur Überwindung der andrologisch bedingten Infertilität angewendet.

Präimplantationsdiagnostk (PGD)

Bei der PGD werden 1–2 Blastomeren eines nach IVF oder ICSI entstandenen 8- bis 10-zelligen Embryos zur Diagnostik entnommen. Hierfür wird die Zona pellucida mittels einer Säure oder eines Lasers eröffnet. Die molekulargenetische Untersuchung der Blastomeren ist durch die Polymerasekettenreaktion (PCR) und die zytogenetische Untersuchung durch die Fluoreszenz-in situ-Hybridisierung (FISH) möglich geworden. Mit der PCR können ein einzelnes Gen oder ein Teil eines Gens exponentiell amplifiziert werden, so daß Erkrankungen, die durch Mutationen in diesem Gen bedingt sind, untersucht werden können (Übersicht über die heute bereits durch PGD diagnostizierbaren monogenen Defekte bei [3]). Mittels der FISH-Methode, bei der mit einem Fluoreszenzfarbstoff markierte DNA-Sonden zur Anwendung kommen, lassen sich grundsätzlich numerische und strukturelle Chromosomenaberrationen untersuchen. Des weiteren wird im Rahmen der PGD die FISH-Methode auch zur Geschlechtsbestimmung bei X-chromosomal vererbten Erkrankungen verwendet, bei denen der zugrundeliegende Gendefekt unbekannt ist. Nach PGD werden nur weibliche, also XX-tragende Embryonen, transferiert.

STELLENWERT DER PGD IN DER ASSISTIERTEN REPRODUKTIONSMEDIZIN

Bei Paaren mit Fertilitätsstörungen können die Methoden der assistierten Reproduktion zur Realisierung des Kinderwunsches eingesetzt werden. An den dabei in vitro erzeugten Embryonen kann die PGD durchgeführt werden. Dies ist dann sinnvoll, wenn die Fertilitätsstörung genetisch bedingt ist und für die Kinder dieser Paare ein hohes Risiko für eine genetisch bedingte Erkrankung besteht. Neben dieser primären Indikation zur PGD werden auch andere Anwendungsmöglichkeiten der PGD bei der assistierten Reproduktion gesehen und auch praktiziert. Mit Hilfe der PGD können nämlich bei Embryonen Chromosomenanomalien erkannt werden, und durch Transfer der chromosomal normalen Embryonen können die klinischen Schwangerschaftsraten nach IVF oder ICSI deutlich gesteigert werden.

Es ist davon auszugehen, daß bei 20–30 % aller infertilen Männer die Infertilität genetisch bedingt ist. Bei Paaren, bei denen der Mann aufgrund eines genetischen Defektes infertil ist, kommt der PGD an den nach ICSI in vitro gezeugten Embryonen ein hoher Stellenwert zu.

1. Über die Inzidenz von Chromosomenaberrationen bei infertilen Männern gibt es unterschiedliche Angaben, sie

reichen von 2 bis 8 % [4]. Faßt man die größten Studien zusammen, so beträgt die Inzidenz etwa 5 %. Die verschiedenen Angaben in den Studien sind auf die unterschiedliche Zusammensetzung der untersuchten Kollektive zurückzuführen [4, 5]. Es ist bekannt, daß eine Korrelation zwischen der Inzidenz von Chromosomenanomalien und der Spermatozoendichte besteht. Dabei ist die Wahrscheinlichkeit für eine Chromosomenanomalie um so größer, je geringer die Spermienanzahl ist. Die Rate von Chromosomenanomalien bei Männern mit einer Oligozoospermie und einer Spermatozoendichte unter 20 Millionen/ml reicht von 0,4–2,7 %. Bei Männern mit einer Spermatozoendichte unter 5 Millionen/ml steigt die Rate auf ca. 9 %. Bei Männern mit einer nicht-obstruktiven Azoospermie erreicht diese Rate sogar einen Prozentsatz von 21 % [4, 6]. Bei Männern mit einer Azoospermie werden häufiger Aberrationen der Geschlechtschromosomen, bei Männern mit einer Oligozoospermie häufiger Aberrationen der Autosomen (wie Translokationen) gefunden [7]. Werden die Spermien solcher Männer für ICSI verwendet, dann besteht in Abhängigkeit von den an der Translokation beteiligten Chromosomen und deren Anteilen an der Translokation ein erhöhtes Risiko für einen Abort und ein Risiko von bis zu 25 % oder mehr für ein Kind mit einer unbalancierten Chromosomentranslokation, die zu schweren geistigen und körperlichen Fehlbildungen führen kann.

Ist beim Mann oder in selteneren Fällen auch bei der Frau eine Chromosomenaberration diagnostiziert worden, so kann mittels FISH in einem Teil der Fälle eine PGD durchgeführt werden. Relativ unproblematisch gestaltet sich die PGD bei der Diagnostik numerischer Chromosomenaberrationen. Schwieriger ist die PGD zur Untersuchung struktureller Chromosomenaberrationen. Für Träger einer Robertson'schen Translokation (Fusion zwischen 2 akrozentrischen Chromosomen) sind bereits mehrere Fälle unter Verwendung sog. Whole Chromosome Painting Sonden (WCP-Sonden), die es kommerziell für alle akrozentrischen Chromosomen gibt, publiziert worden [8, 9]. Für reziproke Translokationen (Stückaustausch zwischen 2 oder mehr Chromosomen) ist die Durchführung einer PGD sehr viel schwieriger, da die Bruchpunkte an jeder Stelle eines jeden Chromosoms vorkommen können. Für reziproke Translokationen werden 2 spezifische DNA-Proben verwendet, die den Bruchpunkt des Translokationschromosoms charakterisieren und eine dritte für das andere Chromosom [10, 11]. Munné et al. konnten zeigen, daß die Spontanabortrate bei 7 Paaren, bei denen die Frau Trägerin einer strukturellen Chromosomenaberration (Robertson'sche Translokationen oder reziproke Translokationen) war, von 95 % bei natürlicher Konzeption auf 12,5 % nach Durchführung einer PGD reduziert werden konnte [12]. Dennoch sind zum gegenwärtigen Zeitpunkt die Erfahrungen über einen verläßlichen Einsatz solcher Sonden auf dem Einzelzellniveau nur sehr eingeschränkt, so daß hier noch spezifischere Methoden zur Untersuchung von Translokationen entwickelt werden müssen. Bei Chromosomenanalysen im Rahmen der PGD ist derzeit noch mit 10 % fehlerhaften Ergebnissen zu rechnen.

2. Bei etwa 2 % der Männer mit Infertilität besteht eine congenitale Aplasie der Vasa deferentia (CBAVD). Bei Vorliegen einer obstruktiven Azoospermie steigt der Anteil auf bis zu 25 % [13]. Bei Patienten mit CBAVD findet man Mutationen im Gen für die Cystische Fibrose (CF-Gen). Im Gen für die

CF auf Chromosom 7 (7q31) sind mehr als 700 verschiedene Mutationen bekannt. Dörk et al. weisen darauf hin, daß bei 75 % der Patienten mit einer CBAVD (ohne Nierenbeteiligung) mehrere Mutationen oder Varianten im CF-Gen gefunden werden, bei 20 % nur eine [14]. Auch bei der congenitalen unilateralen Aplasie des Vas deferens (CUAVD) sind Mutationen im CF-Gen gefunden worden [15]. Je nachdem, ob bei der Partnerin eines Mannes mit CBAVD eine Mutation im CF-Gen ausgeschlossen oder vorhanden ist (Wahrscheinlichkeit für Heterozygotie beträgt 25 %), hat ein solches Paar ein sehr niedriges oder ein sehr hohes Risiko für ein Kind mit CF oder im Falle eines Jungen ein entsprechendes Risiko für eine CBAVD bei dem Jungen [16]. Liegt eine entsprechende Risikokonstellation aufgrund des Nachweises einer CF-Mutation bei der Partnerin vor, kann mittels der Single-Cell-PCR eine PGD durchgeführt werden. Eine Risikokalkulation ist jedoch bei den Paaren problematisch, bei denen beim Mann keine CF-Mutation gefunden wird, wohl aber bei der Frau. Da nur ca. 90 % der CF-Mutationen nachweisbar sind, schließt dies das Vorhandensein einer CF-Mutation nicht aus. Auch bei dieser Konstellation wird in einigen Ländern die Durchführung einer PGD empfohlen [17]. In diesen Fällen werden für den Embryotransfer nur Embryonen ausgewählt, die die mütterliche CF-Mutation nicht tragen.

3. Seit einigen Jahren weiß man, daß im langen Arm des Y-Chromosoms (Region Yq11.23) Gene lokalisiert sind, die für die Spermatogenese notwendig sind. Nach den Angaben in der Literatur findet man bei 3,5–15 % der Männer mit einer hochgradigen Oligozoospermie (< 1 Mill. Spermien/ml) oder einer nicht-obstruktiven Azoospermie molekulargenetisch nachweisbare Mikrodeletionen in der Region Yq11.23 [18, 19]. Bei einer unselektionierten Gruppe von Männern mit Fertilitätsstörungen findet man solche Deletionen in einer Häufigkeit von etwa 0,6 % [20]. Wird bei einem Patienten eine Deletion in der Region Yq11.23 nachgewiesen, so werden seine durch das ICSI-Verfahren gezeugten männlichen Nachkommen ebenfalls die Deletion tragen und damit infertil sein. Männer mit einer Mikrodeletion in der Region Yq11.23 sind zwar infertil, aber ansonsten gesund. Daher ist bei den entsprechenden Paaren die PGD auf eine entsprechende Mikrodeletion nicht zu vertreten. Gleichwohl wird die Untersuchung in der Arbeitsgruppe um Steirteghem in Brüssel angeboten [Libaers, persönliche Mitteilung].

4. Grundsätzlich kann die Infertilität bzw. Spermatogenesestörung auch ein Teilsymptom eines genetisch bedingten Syndroms bzw. Erkrankung sein. Es sind mehr als 50 solcher Syndrome bekannt [21], bei denen neben der Fertilitätsstörung auch unterschiedlich schwere körperliche und/oder geistige Fehlbildungen vorkommen. Bei Kindern, die durch IVF oder ICSI zustandekommen, besteht daher ein Wiederholungsrisiko für das bei Mutter oder Vater bestehende Syndrom, wobei das Risiko bei einem autosomal dominanten Erbgang 50 %, bei einem X-chromosomal rezessiven Erbgang 50 % für jeden männlichen Nachkommen beträgt. Sofern der für das jeweilige Syndrom verantwortliche Gendefekt bekannt und mit Hilfe molekulargenetischer Verfahren diagnostiziert werden kann, ist eine PGD möglich. Grundsätzlich gilt, daß alle monogen bedingten Erkrankungen, die mit molekulargenetischen Methoden an Chorionzotten oder Amnionzellen diagnostiziert werden können, auch durch die PGD erkennbar sind. Die Rate an fehlerhaf-

ten DNA-Analysen im Rahmen der PGD wird derzeit mit 1,4 % angegeben.

5. Im Jahr 1998 kam es in Deutschland bei 22016 Embryotransfers nur bei 5228 Frauen zu klinischen Schwangerschaften: 22,6 % nach IVF und 23,5 % nach ICSI. Wenn bei den nach IVF oder ICSI gezeugten Embryonen eine Chromosomenanalyse im Rahmen der PGD durchgeführt würde und nur die Embryonen transferiert würden, die keine Chromosomenanomalie tragen, dann könnten die Erfolgsraten nach IVF und ICSI deutlich gesteigert und die hohe Mehrlingsrate bei diesen reproduktionsmedizinischen Verfahren reduziert werden. Wir wissen, daß mehr als 35 % der befruchteten Eizellen eine Chromosomenanomalie tragen [22], die entweder ein Absterben des Embryos vor der Implantation, zum Ausbleiben der Implantation oder zum Abort führen. Nur 30 % aller befruchteten Eizellen erreichen das Stadium der expandierten Blastocyste, also das Entwicklungsstadium, in dem der Embryo sich implantiert. Da in Deutschland die PGD nicht zulässig ist, hat Michelmann in diesem Zusammenhang vom „programmierten Mißerfolg nach IVF und ICSI" gesprochen.

6. Das mütterliche Alter hat einen entscheidenden Einfluß auf die Erfolgsrate einer durchgeführten IVF/ICSI-Behandlung. Es ist allgemein bekannt, daß mit zunehmendem mütterlichem Alter das Risiko für numerische Chromosomenaberrationen (z. B. Trisomien) in Schwangerschaften ansteigt [24]. Da das Alter der Frauen, die eine IVF/ICSI-Behandlung in Anspruch nehmen, aufgrund der vorangegangenen Infertilität im Vergleich zu den sich normal reproduzierenden Frauen höher liegt, muß das Risiko für diese Frauen für Embryonen bzw. Schwangerschaften mit entsprechenden Chromosomenanomalien erhöht sein. Eine PGD zum Ausschluß von Chromosomenanomalien mittels FISH bei den Embryonen von Frauen über 35 Jahren führt zu einer signifikant erhöhten Schwangerschafts- und Geburtenrate [25, 26]. Dies ist in der Tatsache begründet, daß die Selektion chromosomal unauffälliger Embryonen für den Transfer die Spontanabortrate erniedrigt. Munné et al. berichten über eine Spontanabortrate bei Frauen über 35 Jahren nach IVF und PGD von 9 %, ohne PGD von 23 %, sowie von einer Geburtenrate von 16,1 % mit PGD und 10,5 % ohne PGD [26]. Zu vergleichbaren Ergebnissen kommen Gianaroli et al., die in der Durchführung einer PGD an durch IVF gewonnenen Embryonen bei Frauen ≥ 38 Jahren eine Verbesserung der Effizienz reproduktionsmedizinischer Behandlungsmöglichkeiten sehen [25].

Zusammenfassend läßt sich also sagen, daß sich bei der Behandlung eines ungewollt kinderlosen Paares mit IVF/ICSI sinnvolle Indikationen für die Durchführung einer PGD ergeben können, die jedoch in jedem Einzelfall geprüft werden müssen.

Grenzen der PGD

Es wurde der mögliche Stellenwert der PGD in der assistierten Reproduktionsmedizin dargestellt. Die Grenzen der PGD liegen in der Tatsache begründet, daß man für die Diagnostik nur maximal 2 Zellen zur Untersuchung zur Verfügung hat. Für die Diagnose eines Einzelgendefektes wird daher eine hoch sensitive PCR verwendet, die die im Reagenz vorhandene DNA amplifiziert. Nur die geringste Kontamination der Probe kann zur Amplifikation der Kontamination und damit zu einem falschen Ergebnis führen, welches eines der größten Probleme bei der PGD darstellt [27]. So können neben den durch den Untersucher verursachten Kontaminationen auch in die Zona pellucida eingebettete Spermien nach IVF bei der Biopsie der Blastomeren fälschlicherweise aspiriert werden. Die meisten Zentren, die eine PGD durchführen, erzeugen daher die Embryonen durch ICSI [28]. Im Verbleiben der mütterlichen Cumuluszellen besteht eine weitere Gefahr der Kontamination.

Eine weitere Gefahr für eine Fehldiagnose nach PGD für Einzelgendefekte besteht im Allelic Drop Out (ADO). Unter ADO versteht man einen partiellen Ausfall der Amplifikation eines Allels. Wenn bei einer Untersuchung z. B. das mutationstragende Allel nicht amplifiziert wird, sondern nur das intakte Allel, erhält man einen scheinbar homozygot normalen Status. Auf dieses Problem haben Navidi und Arnheim aufgrund theoretischer Überlegungen erstmals 1991 hingewiesen [29]. In einer klinischen Studie konnten Ray et al. zeigen, daß bei 25 % der von ihnen untersuchten Blastomere, die heterozygot für die ΔF508 Mutation im CF-Gen waren, ein ADO nachweisbar war [30]. Auch nach Verbesserung der PCR-Konditionen muß man heute mit einer fehlerhaften DNA-Analyse bei der PGD von 1,4 % rechnen.

Für die PGD mittels FISH zum Ausschluß von Chromosomenaberrationen muß man von einer Fehldiagnoserate von 10–15 % ausgehen [31, 32]. Dies kann durch das Überlappen von Fluoreszenzsignalen bei der FISH-Technik (z. B. 2 Fluoreszenzsignale für ein Chromosom liegen so dicht beieinander, daß sie nur als ein Signal bewertet werden) oder durch das Vorliegen eines Chromosomenmosaiks begründet sein. Irrtümer in der Diagnose bedingt durch ein Mosaik oder überlappende Signale können durch die Untersuchung von 2 Zellen reduziert werden [33].

Trotz der umfangreichen Optimierungen in den Untersuchungsprotokollen bei der PGD bleiben die o. a. Probleme bei der Diagnosestellung mittels der PGD im Grundsatz bestehen. Da an das die PGD durchführende Labor höchste Anforderungen hinsichtlich der Erfahrungen mit den verschiedenen Untersuchungsmethoden sowie den hygienischen Gegebenheiten gestellt werden müssen und die meisten genetisch bedingten Erkrankungen selten sind, sollte die Anwendung der PGD spezialisierten Labors und damit einigen wenigen Zentren vorbehalten bleiben.

AKTUELLER STATUS IN DEUTSCHLAND

In Deutschland ist die Präimplantationsdiagnostik verboten bzw. ist es zumindest in rechtlicher Hinsicht unklar, ob man sie durchführen darf. Dies ergibt sich aus dem Embryonenschutzgesetz aus dem Jahre 1991. Danach darf eine Eizelle nur zum Zwecke der Herbeiführung einer Schwangerschaft künstlich befruchtet werden und ein extrakorporal erzeugter Embryo darf zu keinem anderen Zweck als zu seiner Erhaltung verwendet werden. Früher wurde auch der Totipotenzaspekt als Grundlage des Verbots einer PGD vorgebracht. Heute weiß man, daß die Blastomeren von menschlichen Embryonen nach dem 8–10-Zellstadium nicht mehr totipotent sind.

Zum gegenwärtigen Zeitpunkt muß eine Frau, die ein hohes Risiko für ein Kind mit einer Chromosomenanomalie oder mit einer genetisch bedingten Erkrankung (z. B. Cystische Fibrose, Duchenne'sche Muskeldystrophie) hat, 10–14 Wochen warten, bis sie eine pränatale Diagnostik in Anspruch nehmen kann. Ist der Fetus von der Erkrankung betroffen, hat die Frau zwei Optionen: Sie kann die Schwangerschaft weiterführen und ein betroffenes Kind bekommen oder sie kann die Schwangerschaft abbrechen, wofür die Frauen sich i. d. R. entscheiden. Die PGD erlaubt die Erkennung von Chromosomenanomalien und Gendefekten bereits zu einem Zeitpunkt, an dem die Frau noch gar nicht schwanger ist. Die Belastung eines Schwangerschaftsabbruchs im I. oder II. Trimenon nach Diagnose eines betroffenen Feten entfällt. Würde man die PGD bei Paaren zulassen, die ein hohes Risiko für ein Kind mit einer genetisch bedingten Erkrankung haben, so ergäben sich etwa 50–100 PGD`s in Deutschland.

In Europa ist die PGD in allen Ländern außer in Deutschland, in der Schweiz, in Österreich und in Portugal zugelassen. Die Frage, ob die PGD in Deutschland zugelassen werden soll, wird sehr kontrovers diskutiert. Die Bundesärztekammer hat zur PGD ein Diskussionspapier publiziert, in dem die Zulässigkeit der PGD auf solche Paare beschränkt wird, die ein hohes Risiko für ein Kind mit einer schwerwiegenden, prognostisch ungünstigen und nicht therapierbaren Erkrankung haben. Auch dieser restriktive Vorschlag wird von vielen abgelehnt. Bei dieser Ablehnung wird die Position der Betroffenen nicht berücksichtigt. Die Mehrheit der Betroffenen, gerade diejenigen, die bereits wegen einer nach Chorionzottenbiopsie oder Amniocentese beim Feten festgestellten schweren genetisch bedingten Erkrankung einen oder mehrere Aborte haben durchführen lassen, wünscht die PGD [34–36].

In einer Fragebogenstudie konnten Chamayou et al. zeigen, daß der Wunsch nach einer PGD im Vergleich zur konventionellen Pränataldiagnostik (Chorionzottenbiopsie oder Amniocentese) nicht nur bei Paaren bestand, die ein Risiko für eine genetisch bedingte Erkrankung (hier β-Thalassämie) hatten, sondern auch bei Paaren mit einem an sich niedrigen Risiko. Diese Gruppe setzte sich aus 74 infertilen Paaren zusammen, die kein erhöhtes Risiko für eine genetisch bedingte Erkrankung hatten. Die Akzeptanz einer PGD als Technik zum Ausschluß von Chromosomenanomalien in dieser Gruppe war im Vergleich zur Akzeptanz der konventionellen Pränataldiagnostik mit 82,4 % deutlich höher als für die konventionelle Pränataldiagnostik (4,1 %). 96 % dieser Paare würden in eine PGD zum Ausschluß von Chromosomenanomalien einwilligen. Diese hohe Akzeptanz einer PGD bei infertilen Paaren wird mit den Erfahrungen begründet, die diese Paare durch ihre bisherige Sterilitätsbehandlung gemacht haben [36]. Die Sterilitätsbehandlung bedeutet nämlich für die meisten Paare eine schwerwiegende Belastung aufgrund der häufig wiederkehrenden Rückschläge, durch die Behandlung doch nicht schwanger geworden zu sein bzw. einen Abort nach eingetretener Schwangerschaft gehabt zu haben.

LITERATUR

1. Gardner RL, Edwards RG. Control of sex ratio at full term in the rabbit by transferring sexed blastocysts. Nature 1968; 218: 346–8.
2. Handyside AH, Kontogianni EH, Hardy K, Winston RML. Pregnancy from biopsied human preimplantation embryos sexed by specific DNA amplification. Nature 1990; 344: 768–70.
3. Geraedts J, Handyside A, Harper J, Liebaers I, Sermon K, Staessen C, Thornhill A, Vanderfaeillie A, Viville S. ESHRE Preimplantation Genetic Diagnosis (PGD) Consortium: preliminary assessment of data from January 1997 to September 1998. ESHRE PGD Consortium Steering Committee. Hum Reprod 1999; 14: 3138–48.
4. Pauer HU, Engel W. Die Bedeutung chromosomaler Anomalien bei der männlichen Infertilität. Gynäkologe 2000; 33: 88–93.
5. Pauer HU, von Beust G, Bartels I. Zytogenetische Ursachen von Aborten. Reproduktionsmedizin 1999; 15: 124–32.

6. Rucker GB, Mielnik A, King P, Goldstein M, Schlegel P. Preoperative screening for genetic abnormalities in men with non-obstructive azoospermia before testicular sperm extraction. J Urol 1998; 160: 2068-71.
7. Yoshida A, Miura K, Shirai M. Cytogenetic survey of 1007 infertile males. Urol Int 1997; 58: 166-76.
8. Munné S, Scott R, Sable D, Cohen J. First pregnancies after pre-conception diagnosis of translocations of maternal origin. Fertil Steril 1998; 69: 675-81.
9. Conn CM, Harper JC, Winston RML, Delhanty JDA. Infertile couples with Robertsonian translocations: preimplantation genetic analysis of embryos reveals chaotic cleavage divisions. Hum Genet 1998; 102: 117-23.
10. Conn CM, Cozzi J, Harper JC, Winston RML, Delhanty JDA. Preimplantation genetic diagnosis for couples at high risk of Down syndrome pregnancy owing to parental translocation or mosaicism. J Med Genet 1999; 36: 45-50.
11. Van Asche E, Staessen C, Vegetti W, Bonduelle M, Vandervorst M, Van Steirteghem A, Libaers I. Preimplantation genetic diagnosis and sperm analysis by fluorescence in situ hybridisation for the most common reciprocal translocation t(11;22)(q25; q12). Mol Hum Reprod 1999; 5: 682-90.
12. Munné S, Morrison L, Fung J, Marquez C, Weier U, Bahce M, Sable D, Grundfeld L, Schoolcraft B, Scott R, Cohen J. Spontaneous abortions are reduced after pre-conception diagnosis of translocations. J Assist Reprod Genet 1998; 15: 290-6.
13. Patrizio P, Asch RH, Handelin B, Silber SJ. Aetiology of congenital absence of vas deferens: genetic study of three generations. Hum Reprod 1993; 8: 215-20.
14. Dörk T, Dworniczak B, Aulehla-Scholz C et al. Distinct spectrum of CFTR gene mutations in congenital absence of vas deferens. Hum Genet 1997; 100: 365-77.
15. Mickle J, Milunsky A, Amos JA, Oates RD. Congenital unilateral absence of the vas deferens: a heterogeneous disorder with two distinct subpopulations based upon aetiology and mutational status of the cystic fibrosis gene. Hum Reprod 1995; 7: 1728-35.
16. Stuhrmann M. Das klinische Spektrum von Fertilitätsstörungen durch Mutationen im CFTR-Gen. Reproduktionsmedizin 1998; 14: 54-65.
17. Lissens W, Mercier B, Tournaye H, Bonduelle M, Ferec C, Seneca S, Devroey P, Silber S, Van Steirteghem A, Libaers I. Cystic fibrosis and infertility caused by congenital bilateral absence of the vas deferens and related clinical entities. Hum Reprod 1996; 11 (Suppl. 4): 55-78.
18. Kim SW, Kim KD, Paick JS. Microdeletions within the azoospermia factor subregions of the Y chromosome in patients with idiopathic azoospermia. Fertil Steril 1999; 72: 349-53.
19. Liow SL, Ghadessy FJ, Ng SC, Yong EL. Y chromosome microdeletions, in azoospermic or near-azoospermic subjects, are located in the AZFc (DAZ) subregion. Mol Hum Reprod 1998; 4: 763-8.
20. Schlösser M, Vogelsang S, Engel W. Mikrodeletionen im Y-Chromosom als Ursache männlicher Infertilität. Fertilität 1997; 13: 95-108.
21. Meschede D, Horst J. The molecular genetics of male infertility. Mol Hum Reprod 1997; 3: 419-30.
22. Plachot M, de Grouchy J de, Junca AM et al. From oocyte to embryo: a model, deduced from in vitro fertilization, for natural selection against chromosome abnormalities. Ann Genet 1987; 30: 22-32.
23. Michelmann HW. Der programmierte Mißerfolg – die Dilemma-Situation der deutschen Reproduktionsmedizin. Reproduktionsmedizin 2000; 16: 181-2.
24. Hook E. Rates of chromosomal abnormalities at different maternal ages. Obstet Gynecol 1981; 58: 282-5.
25. Gianaroli L, Magli MC, Ferraretti AP, Munné S. Preimplantation dignosis for aneuploidies in patients undergoing in vitro fertilization with a poor prognosis: identification of the categories for which it should proposed. Fertil Steril 1999; 72: 837-44.
26. Munné S, Magli C, Cohen J et al. Positive outcome after preimplantation diagnosis of aneuploidy in human embryos. Hum Reprod 1999; 14: 2191-9.
27. Wells D, Sherlock JK. Strategies for preimplantation genetic diagnosis of single gene disorders by DNA amplification. Prenat Diagn 1998; 18: 1389-401.
28. Harper JC, Wells D. Recent advances and future developments in PGD. Prenat Diagn 1999; 19: 1193-9.
29. Navidi W, Arnheim N. Using PCR in preimplantation diagnosis. Hum Reprod 1991; 6: 836-49.
30. Ray PF, Winston RML, Handyside AH. Single cell analysis for diagnosis of cystic fibrosis and Lesch-Nyhan-Syndrome in human embryos before implantation. Miami Bio/ Technology short reports: Proceedings of the 1994 Miami Bio/Technology European Symposium, Advances in Gene Technology: Molecular Biology and Human Genetic Disease 1994; 5: 46.
31. Munné S, Marquez C, Magli C, Morton P, Morrison L. Scoring criteria for preimplantation genetic diagnosis of numerical abnormalities for chromosomes X, Y, 13, 16, 18 and 21. Mol Hum Reprod 1998; 4: 863-70.
32. Sasabe Y, Katayama KP et al. Preimplantation diagnosis by fluorescence in situ hybridization using 13-, 16-, 18-, 21-, 22-, X- and Y-chromosomes probes. J Assist Reprod Genet 1999; 16: 92-6.
33. Kuo HC, Mackie Ogilvie C, Handyside AH. Chromosomal mosaicism in cleavage-stage human embryos and the accuracy of single cell genetic analysis. J Assist Reprod Genet 1998; 15: 276-80.
34. Miedzybrodzka Z, Templeton A, Dean J, Haites N, Mollison J, Smith N. Preimplantation diagnosis or chorionic villus biopsy? Women's attitudes and preferences. Hum Reprod 1993; 8: 2192-6.
35. Palomba ML, Monni G, Lai R, Cau G, Olla G, Cao A. Psychological implications and acceptability of preimplantation diagnosis. Hum Reprod 1994; 9: 360-2.
36. Chamayou S, Guglielmino A, Giambona A et al. Attitude of potential users in Sicily towards preimplantation genetic diagnosis for β-thalassaemia and aneuploidies. Hum Reprod 1998; 13: 1936-44.

DAS RECHT DER FORTPFLANZUNGSMEDIZIN 2000: EIN DREILÄNDERVERGLEICH (DEUTSCHLAND, ÖSTERREICH, SCHWEIZ)

E. BERNAT

1. RECHTSENTWICKLUNG UND GESETZGEBUNG

In den neunziger Jahren des 20. Jahrhunderts ist die Diskussion der Frage, in welchem Ausmaß sich der Gesetzgeber des Regelungsgegenstandes Fortpflanzungsmedizin annehmen solle, zu einem wenigstens vorläufigen Abschluß gekommen (Überblick bei [1–3]). Denn in den letzten zehn Jahren sind nicht nur in Deutschland und in Österreich die legislativen Entscheidungen gefällt worden. Das Recht der Fortpflanzungsmedizin hat in diesem Zeitraum auch in anderen europäischen Ländern und in Übersee zahlreiche Veränderungen erfahren [4].

Der rechtliche Rahmen, der der Fortpflanzungsmedizin im vergangenen Jahrzehnt gesetzt worden ist, ist wohl auch das Produkt der nicht immer emotionsfrei geführten Auseinandersetzung der Öffentlichkeit sowie verschiedenster Fachwissenschafter mit dem hier interessierenden Thema. Wie sich das Recht der Fortpflanzungsmedizin bis zum Jahr 2000 in Deutschland, Österreich und der Schweiz entwickelt hat, wird im folgenden (1.1. bis 1.3.) kurz dargestellt.

1.1. Bundesrepublik Deutschland

Schon 1986 hat sich der Deutsche Juristentag, eine renommierte Gesellschaft (e. V.) mit rechtspolitischer Ausrichtung, Fragen der Zulässigkeit und zivilrechtlichen Probleme im Zusammenhang mit – wie die Fortpflanzungsmedizin damals genannt wurde – der „künstlichen Befruchtung" zugewandt. Ein Jahr zuvor wurde vom Deutschen Ärztetag die (Muster-) Berufsordnung um einen § 6a ergänzt, demzufolge jeder Arzt, der die IVF durchführen will, gezwungen wurde, sein Vorhaben der Landesärztekammer anzuzeigen. Gleichzeitig sind vom Wissenschaftlichen Beirat der deutschen Bundesärztekammer „Richtlinien zur Durchführung von In-vitro-Fertilisation (IVF) und Embryotransfer (ET) als Behandlungsmethode der menschlichen Sterilität" beschlossen worden, deren Inhalt für den Reproduktionsmediziner mittelbar zum verbindlichen Standesrecht geworden ist. Diese standesrechtlichen Regelungen sind mehrfach ergänzt und zuletzt als „Richtlinien zur Durchführung der In-vitro-Fertilisation mit Embryotransfer und des intratubaren Gameten- und Embryotransfers als Behandlungsmethoden der menschlichen Sterilität" vom 98. Deutschen Ärztetag kundgemacht worden (BÄK-Richtlinien) [5].

Nach 1986 ging es im Bereich des staatlichen Rechts Schlag auf Schlag. Ein 1986 vom deutschen Bundesministerium der Justiz als bloßer „Diskussionsentwurf eines Gesetzes zum Schutz von Embryonen" [6] vorgestellter Regelungsvorschlag ist 1989 – in modifizierter Fassung – als Regierungsentwurf in das Parlament eingebracht und am 24. 10. 1990 vom Bundestag beschlossen worden. Das Gesetz zum Schutz von Embryonen [7] beinhaltet hauptsächlich kriminalstrafrechtliche Verbotsbestimmungen, auf die später noch näher einzugehen sein wird. Um einem „Handel" mit Ersatzmüttern vorzubeugen, wurde zudem das Adoptionsvermittlungsgesetz 1989 geändert bzw. ergänzt, das dem ESchG 1990 als „flankierende Maßnahme" zur Seite steht. Etwa zur gleichen Zeit ist vom deutschen Gesetzgeber eine speziell für den frei niedergelassenen Reproduktionsmediziner wichtige Bestimmung erlassen worden: § 27a Sozialgesetzbuch V, der bestimmt, daß die Leistungen der Krankenbehandlung grundsätzlich auch medizinische Maßnahmen zur Herbeiführung einer Schwangerschaft umfassen.

Am 27. Oktober 1994 hat der deutsche Verfassungsgeber das Bonner Grundgesetz (die deutsche Verfassung) geändert (BGBl I; 3146–48), das nun in Art. 74 Nr. 26 dem Bund die Gesetzgebung in Angelegenheiten der „künstlichen Befruchtung beim Menschen" (sic) zuordnet. Daher kann der deutsche Bundesgesetzgeber nun auch jene administrativ-prozeduralen Angelegenheiten der Fortpflanzungsmedizin regeln, die bislang in die Gesetzgebungszuständigkeit der Länder gefallen sind (personelle und sachliche Mindestausstattung der Einrichtungen, die Fortpflanzungsmedizin praktizieren dürfen, Kryokonservierung etc.). Das ESchG 1990 ist als Nebenstrafrecht ohnedies schon von der Bundeskompetenz gem. Art. 74 Nr. 1 Bonner GG erfaßt gewesen.

Das Kindschaftsrechtsreformgesetz 1997 (BGBl I; 2942) hat zuletzt den familienrechtlichen Status des nach Ei- oder Embryonenspende geborenen Kindes klargestellt.

1.2. Österreich

Drei Jahre nach der Geburt des ersten in Österreich extrakorporal gezeugten Kindes [8] mußte sich der Gesetzgeber den rechtlichen Fragen der Fortpflanzungsmedizin erstmals stellen. Der von Abgeordneten der ÖVP 1985 eingebrachte Initiativantrag 156/A zu einem „Bundesgesetz über das Verbot der Embryo-Manipulation" hatte im Kern dem ESchG 1990 verwandte, also kriminalstrafrechtliche Zielsetzungen. Wegen des gänzlichen Fehlens familienrechtlicher Regelungsvorschläge, vor allem aber ihrer legistischen Unausgegorenheit wegen, wurde diese Gesetzesinitiative in der Literatur zum Teil herber Kritik ausgesetzt [9] und „entschlummerte sanft" [10]. Wegweisend für das geltende Recht war hingegen ein Gutachten einer von der österreichischen Rektorenkonferenz eingesetzten Expertenkommission „für In-vitro-Fertilisation" (1986) [11]. Die Arbeit des Österreichischen Juristentages, der sich 1988 mit den „Rechtsproblemen der medizinisch assistierten Fortpflanzung und Gentechnologie" [12] beschäftigte, konnte auf dieser auch legistisch sehr genau erarbeiteten Expertise weitgehend aufbauen. Im selben Jahr wurde im Bundesministerium für Justiz eine Arbeitsgruppe gebildet, der neben Abgeordneten zum Nationalrat und Mitarbeitern der Parlamentsklubs auch Vertreter des Bundeskanzleramts (Verfassungsdienst und damalige Sektion Volksgesundheit), des Bundesministeriums für Umwelt, Jugend und Familie und des (damaligen) Staatssekretariats für allgemeine Frauenfragen sowie Experten aus der Medizin und der Rechtswissenschaft angehörten. Ergebnis der fast zweijährigen Arbeit dieses Gremiums war der Ministerialentwurf eines „Bundesgesetzes über die medizinische Fortpflanzungshilfe beim Menschen (Fortpflanzungshilfegesetz – FHG) sowie über Änderungen des ABGB und des EheG." (Abdruck in [13]). Nach Abschluß des Begutachtungsverfahrens ist der Entwurf nochmals überarbeitet und im Juli 1991 vom Ministerrat als Regierungsvorlage zu einem „Bundesgesetz, mit dem Regelungen über die medizinisch unterstützte Fortpflanzung getroffen (Fortpflanzungsmedizingesetz – FMedG) sowie das ABGB, das EheG und die Jurisdiktionsnorm geändert werden", beschlossen worden [14]. Am 8. November 1991 nahm ein Unterausschuß des Justizausschusses die Verhandlungen zur Regierungsvorlage des FMedG auf, die mit der Verabschiedung dieses Gesetzes im Nationalrat am 14. Mai 1992 ihr Ende fanden [15]. Das FMedG trat bereits wenige Wochen später, am 1. Juli 1992, in Kraft.

1999 wurde dem FMedG das IVF-Fonds-Gesetz [16] zur Seite gestellt, das einen Fonds errichtet hat, der die Kosten der IVF teilweise übernimmt.

1.3. Schweiz

Wer mit den legislativen Entwicklungstendenzen des Rechts der medizinisch assistierten Zeugung weniger vertraut ist, den wird erstaunen, daß die Schweiz sowohl die kindschaftsrechtlichen Probleme als auch administrativ-prozedurale Voraussetzungen der modernen Fortpflanzungstechnologien zum Teil schon seit längerem gesetzlicher Regelung unterzogen hat.

Bereits in den siebziger Jahren des 20. Jahrhunderts wurden im Rahmen der großen Reform des Kindschaftsrechts zwei Bestimmungen in das Zivilgesetzbuch (ZGB) eingefügt, die zwar nicht direkt die heterologe Insemination und die Ei- bzw. Embryonenspende ansprechen, aber dennoch große juristische Unsicherheiten, die mit diesen Verfahren verknüpft sind, beseitigt haben. In Art. 256 Abs. 3 ZGB heißt es nunmehr: „Der Ehemann hat keine Klage, wenn er der Zeugung durch einen Dritten zugestimmt hat." Und Art. 252 Abs. 1 ZGB bestimmt: „Das Kindesverhältnis entsteht zwischen dem Kind und der Mutter mit der Geburt." Wir werden auf diese Regelungen noch unter 5. zu sprechen kommen.

1981 hat die Schweizerische Akademie der medizinischen Wissenschaften (SAMW) „medizinisch-ethische Richtlinien für die artifizielle Insemination" [17] erlassen, der 1984 und 1985 „medizinisch-ethische Richtlinien für die In-vitro-Fertilisation und den Embryotransfer zur Behandlung der menschlichen Infertilität" folgten [18, 19]. Beide Richtlinien wurden 1990 von den „medizinisch-ethischen Richtlinien für die ärztlich assistierte Fortpflanzung" [20] abgelöst. Bei diesen Richtlinien handelte es sich zunächst um bloße Empfehlungen. Ihre Verletzung konnte primär berufsständische Sanktionen nach sich ziehen. Die Richtlinien der SAMW hatten aber mittelbar auch gesetzliche Wirkung, da sie in einer ganzen Reihe von Kantonen in die kantonalen Gesundheitsgesetze eingeflossen sind. Viele der in der Schweiz für das Gesundheitsrecht zuständigen Kantone haben in der Folge für die Praxis von künstlicher Insemination, IVF und ET bzw. GIFT eigenständige kantonalrechtliche Grundlagen geschaffen. Diese Gesetzgebung, die seit etwa 1985 beobachtet werden kann, fiel – betrachtet man sie vergleichend – mehr als uneinheitlich aus. Ergebnis: Was im einen Kanton verboten wurde, war im anderen noch allemal erlaubt (Überblick bei [21]). So konnte man bis vor kurzem in der Schweiz auch nicht von einem Recht der medizinisch unterstützten Fortpflanzung sprechen, sondern mußte in die jeweiligen Gesundheitsgesetze der Kantone blicken, um sich das richtige Bild zu verschaffen.

Diese Rechtszersplitterung wird allerdings schon bald ein Ende haben. Zum einen wurde schon 1992 – kraft einer eidgenössischen Volksabstimmung – ein Art. 119 Abs. 2 in die Schweizer Bundesverfassung eingefügt, der den Bund ermächtigt, „Vorschriften über den Umgang mit menschlichem Keim- und Erbgut" zu erlassen. Und zum anderen haben sich die Schweizer am 12. März 2000 im Rahmen eines Referendums für die Annahme eines vom Bundesrat unterbreiteten Entwurfes eines „Bundesgesetzes über die medizinisch unterstützte Fortpflanzung (Fortpflanzungsmedizingesetz, FMedG)" [22] entschieden (FMedG-Entwurf [FMedG-E]) [3]. Dieses Gesetz ist im Zeitpunkt der Abfassung dieser Arbeit noch nicht in Kraft getreten.

2. Fortpflanzungsmedizin und Grundrechte

War es immer schon unstrittig und ist es teilweise auch verfassungsrechtlich verbürgt, daß Männer und Frauen grundsätzlich das Recht haben, „eine Ehe einzugehen und eine Familie zu gründen" (Art. 12 der Europäischen Konvention zum Schutze der Menschenrechte und Grundfreiheiten [EMRK]), so stellt sich heute die Frage, ob auch ein verfassungsrechtlich geschützter Anspruch auf Teilhabe an den nichtkoitalen Methoden menschlicher Reproduktion Anerkennung finden sollte. Anders formuliert: Darf der Staat die Methoden der Fortpflanzungsmedizin regulieren oder sogar verbieten, ohne die positive Freiheit jener Personen zu verletzen, die auf die Fortschritte der Fortpflanzungsmedizin angewiesen sind und sie auch in Anspruch nehmen wollen?

Diese Frage ist sowohl in der Schweiz als auch in Österreich verfassungsgerichtlicher Prüfung unterzogen worden.

Nach Auffassung des für Verfassungsbeschwerden zuständigen Bundesgerichts in Lausanne verstößt ein generelles Verbot der heterologen Insemination (in vivo) jedenfalls gegen das Grundrecht der persönlichen Freiheit [23]. Ebenfalls verfassungswidrig erscheint dem Bundesgericht ein generelles Verbot der IVF mit anschließendem ET [24].

Der österreichische Verfassungsgerichtshof (VfGH) mußte überprüfen, ob das Verbot der IVF mit (von dritter Seite) gespendetem Samen sowie das Verbot der Eispende gegen Art. 8 Abs. 1 EMRK (Anspruch auf Achtung des Privatlebens) verstoßen [25]. Der VfGH hat einerseits bejaht, daß der von Ehegatten oder Lebensgefährten gefaßte Entschluß, ein Kind haben zu wollen und sich hiezu erforderlicher medizinischer Unterstützung zu bedienen, dem Schutzbereich des Art. 8 Abs. 1 EMRK unterliegt. Andererseits hat der VfGH aber betont, daß es dem Gesetzgeber derzeit nicht verwehrt sein könne, die IVF mit (von dritter Seite) gespendetem Samen sowie die Eispende zu verbieten, um Rechtsgüter zu schützen, die einen angeblich höheren Stellenwert haben als die Fortpflanzungsfreiheit der Wunscheltern (Art. 8 Abs. 2 EMRK). Im Rahmen seiner Begründung bleibt der VfGH allerdings viel schuldig. Das Erkenntnis ist daher in der Literatur auch zu Recht fundamental kritisiert worden [26, 27].

3. Zugangsschranken im Gesetzes- und Standesrecht

3.1. Zeugung im homologen System

Homologe Insemination, IVF mit ET und GIFT werden in Deutschland, der Schweiz und Österreich im allgemeinen als rechtlich vertretbar eingestuft und insoweit prinzipiell erlaubt. Gem. Pkt. 3.2.3 der BÄK-Richtlinien darf grundsätzlich nur der Samen des Ehepartners Verwendung finden (homologes System). Ausnahmen sind nur nach vorheriger Anrufung der bei den Ärztekammern eingerichteten Kommissionen zulässig.

§ 2 Abs. 1 der Regierungsvorlage eines (öst.) FMedG [14] sah noch vor, daß sämtliche Techniken der Reproduktionsmedizin zugunsten einer eheähnlichen Lebensgemeinschaft nur angewandt werden dürfen, soferne die Wunscheltern seit mindestens drei Jahren zusammen sind. Diese Einschränkung wurde vom Justizausschuß allerdings gestrichen. Nichtverheiratete Partner dürfen also nach österreichischem Recht schon unmittelbar nach Begründung ihrer Wohn-, Wirtschafts- und Geschlechtsgemeinschaft als Patienten des Reproduktionsmediziners behandelt werden. Gleichgeschlechtliche Partner und alleinstehende Personen werden hingegen nicht zugelassen.

In jedem Fall muß die Vornahme der medizinisch unterstützten Fortpflanzung aber wegen Sterilität (entweder des Mannes oder der Frau) indiziert sein (§ 2 Abs. 2 FMedG), gleichgültig ob die Wunscheltern miteinander verheiratet oder Partner einer eheähnlichen Lebensgemeinschaft sind.

In der Schweiz dürfen die Fortpflanzungsverfahren nur angewandt werden, wenn das Kindeswohl gewährleistet ist (Art. 3 Abs. 1 FMedG-E). Art. 3 Abs. 2 lit. a FMedG-E beschränkt zudem die Fortpflanzungsverfahren auf Elternpaare, zu denen ein Kindesverhältnis (Art. 252–263 ZGB) begründet werden kann. Ausgeschlossen werden dadurch gleichgeschlechtliche Paare sowie alleinstehende Frauen, nicht jedoch eheähnliche Partnerschaften. Und schließlich ordnet Art. 3 Abs. 2 lit. b FMedG-E an, daß nur solche Wuncheltern an den Errungenschaften der Fortpflanzungsmedizin teilhaben dürfen, „die aufgrund ihres Alters und ihrer persönlichen Verhältnisse voraussichtlich bis zur Mündigkeit des Kindes für dessen Pflege und Erziehung sorgen können."

3.2. Zeugung im heterologen System

3.2.1. Samenspende

Was die heterologe Insemination und das ihr entsprechende Verfahren in vitro (bzw. den GIFT mit gespendetem Samen) anlangt, unterscheiden sich die Rechtsordnungen Deutschlands, Österreichs und der Schweiz schon wesentlicher. Für die Bundesrepublik bleibt festzuhalten, daß die heterologe (in vivo) Insemination weder in den BÄK-Richtlinien noch im ESchG (1990) bedacht worden ist. Sie ist daher sowohl standes- wie auch strafrechtlich erlaubt. IVF und GIFT unter Zuhilfenahme fremden Samens unterfallen hingegen dem schon erwähnten Pkt. 3.2.3. der BÄK-Richtlinien und dürfen daher nur ausnahmsweise praktiziert werden.

Wesentlich strenger werden die heterologen Varianten medizinisch assistierter Zeugung in Österreich beurteilt. Während die heterologe (in vivo) Insemination – wenn auch unter sehr einschneidenden Auflagen – erlaubt worden ist (§ 3 Abs. 2 FMedG), hat der österreichische Gesetzgeber IVF und GIFT mit Spendersamen als verwaltungsstrafbewehrtes Delikt erfaßt (§ 3 Abs. 1 FMedG). Was freilich – rechtsethisch betrachtet – die Unterscheidung von in vivo und in vitro (bzw. bei GIFT im Eileiter) appliziertem fremdem Samen rechtfertigen soll, können auch die Erläuterungen zur Regierungsvorlage des FMedG 1992 nicht wirklich erhellen.

Ähnliche Wertungsinkongruenzen kann man auch im Recht der Schweiz beobachten. Gem. Art. 3 Abs. 3 FMedG-E dürfen gespendete Samenzellen „nur bei Ehepartnern verwendet werden." Diese Regelung ist einerseits enger, andererseits aber auch großzügiger als §§ 2, 3 Abs. 2 des öst. FMedG 1992. Während in Österreich die heterologe Insemination (in vivo) auch nichtverheirateten Lebenspartnern angeboten werden darf, steht diese Methode in der Schweiz nur verheirateten Wunscheltern offen. Andererseits darf in der Schweiz eine Samenspende auch im Rahmen einer IVF verwendet werden, was in Österreich kategorisch verboten worden ist (vgl. nochmals § 3 Abs. 1 und 2 des öst. FMedG 1992).

3.2.2. Ei- und Embryonenspende

Etwas homogener erscheint das Ergebnis unseres Dreiländervergleichs mit Blick auf Ei- und Embryonenspende auszufallen. Die sich an Ei- bzw. Embryonenspende anschließende IVF mit ET bzw. der entsprechende GIFT werden in allen drei Ländern vom staatlichen Gesetzgeber als verbotswürdige Therapien eingestuft. § 1 Abs. 1 Nr. 1, 2 und 6 des deutschen ESchG (1990) droht jedem Arzt Freiheitsstrafe bis zu drei Jahren oder Geldstrafe an, der

a) auf eine Frau eine fremde unbefruchtete Eizelle überträgt (§ 1 Abs. 1 Nr. 1 EschG) oder
b) es unternimmt, eine Eizelle zu einem anderen Zweck künstlich zu befruchten, als eine Schwangerschaft der Frau herbeizuführen, von der die Eizelle stammt (§ 1 Abs. 1 Nr. 2 EschG) oder
c) einer Frau einen Embryo vor Abschluß seiner Einnistung in der Gebärmutter entnimmt, um diesen auf eine andere Frau zu übertragen ... (§ 1 Abs. 1 Nr. 6 EschG).

Diesen drei Verbotsbestimmungen ist gemeinsam, daß sie das Auftreten der sog. „gespaltenen Mutterschaft" verhindern wollen. Das Kind soll nur eine und nicht zwei biologische Mütter haben. Hingegen ist die Weitergabe sogenannter „übriggebliebener" Embryonen nicht von § 1 Abs. 1 Nr. 2 EschG erfaßt. Ein derartiges Verbot wäre auch, wie die Erläuterungen zum Regierungsentwurf eines EschG anmerken, „zumindest in den Fällen nicht unbedenklich, in denen eine Embryospende die einzige Möglichkeit bietet, den Embryo vor seinem Absterben zu bewahren."

Trotz vehementer Kritik am Entwurf des FHG 1990 hat der österreichische Gesetzgeber im FMedG nicht bloß jede Form der Eispende, sondern auch die Übertragung von „übriggebliebenen" Embryonen verboten (§ 3 Abs. 3 FMedG). Die Grundwertung lautet also: Embryonen besser sterben zu lassen, als einem Wunschelternpaar heterolog zu übertragen. Gerade das von den Erläuterungen zur Regierungsvorlage des FMedG 1992 viel strapazierte Kindeswohlargument (kritisch [28]) taucht im jetzigen Zusammenhang nicht mehr auf; warum eigentlich?

In der Schweiz sind die Ei- und Embryonenspende ebenfalls unzulässig (Art. 4 FMedG-E). Das Verbot der Embryonenspende ist sogar verfassungsrechtlich verankert (Art. 119 Abs. 2 lit. d Bundesverfassung).

Im Gesetzgebungsverfahren wurden in allen drei Ländern ähnliche Argumente für das Verbot von Ei- bzw. Embryonenspende vorgebracht. Diese Verfahren seien „unnatürlich"; sie könnten zur psychischen Belastung des Kindes führen, wenn dieses erfährt, daß es zwei biologische Mütter habe; und schließlich gebe es auch kaum wissenschaftliche Untersuchungen über die Auswirkungen der „gespaltenen Mutterschaft".

Diese Argumente sind allerdings nicht wirklich plausibel. Denn auch Kinder, die einer Ei- oder Embryonenspende entstammen, werden von den Wuncheltern wohl genauso geliebt wie Kinder, die ihr Leben einer Samenspende verdanken [29]. Zwischen Ei-, Samen- und Embryonenspende zu differenzieren, verstößt daher gegen das Sachlichkeitsgebot.

3.3. Schaffung von Surrogatmutterschaftsverhältnissen

Völlig einig sind sich die Gesetzgeber Deutschlands, Österreichs und der Schweiz, was die Ablehnung von Surrogatmutterschaftsverhältnissen anlangt. In Deutschland ist in diesem Zusammenhang § 1 Abs. 1 Nr. 7 ESchG 1990 einschlägig, der dem Arzt verbietet, „bei einer Frau, welche bereit ist, ihr Kind nach der Geburt Dritten auf Dauer zu überlassen (Ersatzmutter), eine künstliche Befruchtung durchzuführen oder auf sie einen Embryo zu übertragen."

Das österreichische FMedG 1992 untersagt die Schaffung von Surrogatmutterschaftsverhältnissen schon kraft § 2 Abs. 2, wonach die Praxis der Reproduktionsmedizin nur zulässig ist, sofern alle anderen möglichen und zumutbaren Behandlungen zur Herbeiführung einer Schwangerschaft durch Geschlechtsverkehr erfolglos gewesen oder aussichtslos sind: Surrogatmütter sind nicht Patientinnen einer Sterilitätstherapie.

Ebenso deutlich verbietet Art. 4 des schweizerischen FMedG-E die Schaffung von Surrogatmutterschaftsverhältnissen. Dieses Verbot ist im übrigen – wie die Embryonenspende – verfassungsrechtlich abgesichert: „[A]lle Arten von Leihmutterschaften sind unzulässig" (Art. 119 Abs. 2 lit. d Bundesverfassung).

4. ADMINISTRATIV-PROZEDURALE ANORDNUNGEN

Nach den Bestimmungen des FMedG 1992 wird der Gynäkologe sehr umfassenden Berichts-, Dokumentations- und Aufklärungspflichten unterworfen. Nehmen wir den Fall eines nichtverheirateten Paares, dessen Wunsch nach einem Kind bislang unerfüllt geblieben ist. Nach sorgfältiger Diagnose empfiehlt der Frauenarzt wegen einer vernarbten Zervix der Wunschmutter die Vornahme einer homologen (in vivo) Insemination. Was hat nun der Frauenarzt zu tun, bevor er den Eingriff vornehmen darf? Zuallererst muß der Arzt die Wuncheltern über die Methode sowie über die möglichen Folgen und Gefahren der Behandlung für die Frau und das gewünschte Kind eingehend aufklären und beraten (§ 7 Abs. 1 FMedG 1992). Hier ist wohl insbesondere die Einholung eines „informed consent" gemeint [30]. Sodann hat der Gynäkologe eine psychologische Beratung oder eine psychotherapeutische Betreuung der Wuncheltern zu veranlassen [31]. Diese Beratung können die Partner gemäß § 7 Abs. 2 FMedG 1992 freilich ablehnen. Wenn die Lebensgefährten glauben, nun bald behandelt werden zu dürfen, werden sie enttäuscht sein. Zuvor nämlich muß sie der Arzt noch zu Gericht oder Notar schicken, wo sie über die rechtlichen Folgen der homologen Insemination(!) eingehend beraten werden sollen. Diese Pflicht zur Rechtsbelehrung erstreckt sich gem. § 7 Abs. 3 FMedG 1992 im Falle der heterologen Insemination auch auf Ehegatten. Nach einem entsprechenden Beratungsgespräch müssen die nichtverheirateten Wuncheltern sodann ihre Zustimmung zur homologen

Insemination in Form eines gerichtlichen Protokolls oder in Form eines Notariatsaktes erteilen (§ 8 Abs. 1 FMedG 1992). Jetzt erst darf der Gynäkologe mit der Therapie beginnen.

Mit Bezug auf jene Sterilitätstherapien, die das FMedG 1992 erlaubt hat, gelten strenge, in §§ 18 f. näher umschriebene Aufzeichnungs- und Berichtspflichten. Danach muß der Frauenarzt, der eine medizinisch unterstützte Fortpflanzung durchführt,

a) Vor- und Familiennamen, gegebenenfalls auch Geschlechtsnamen,
b) Geburtstag und -ort,
c) Staatsangehörigkeit und
d) Wohnort

der Wunschmutter, des Wunschvaters sowie – hievon getrennt – allenfalls des Samenspenders schriftlich aufzeichnen. Nach § 18 Abs. 2 FMedG 1992 hat der Arzt weiters schriftliche Aufzeichnungen über das Vorliegen der Voraussetzungen für die Durchführung der medizinisch unterstützten Fortpflanzung, den Verlauf der Behandlung und deren Dauer sowie die nach dem Stand der medizinischen Wissenschaft und Erfahrung für die Schwangerschaft, die Geburt und die gesundheitliche Entwicklung des gewünschten Kindes wesentlichen Umstände zu führen. Nähere Vorschriften enthält eine erst 1998 ergangene Verordnung zu § 19 Abs. 2 FMedG. In dieser Verordnung sind auch Formblätter abgedruckt, die der Reproduktionsmediziner verwenden kann, um seinen Berichtspflichten gegenüber dem Landeshauptmann zu entsprechen [32].

Auch das Recht der Schweiz hat sehr kasuistische Regeln eingeführt, die der Reproduktionsmediziner vor dem Eingriff zu beachten hat. Diese Regeln entsprechen in weiten Teilen §§ 7 und 8 des öst. FMedG 1992. So ist etwa auch in der Schweiz die Theorie vom free and informed consent ausdrücklich im Gesetz verankert worden (Art. 6 Abs. 1 FMedG-E). Im Beratungsgespräch muß der Reproduktionsmediziner die Wunscheltern aber auch „in geeigneter Weise [. . .] auf andere Möglichkeiten der Lebensgestaltung und der Erfüllung des Kinderwunsches hinweisen" (Art. 6 Abs. 1 FMedG-E). Zwischen dem Beratungsgespräch und der Behandlung muß eine angemessene Bedenkfrist liegen, die in der Regel vier Wochen dauern soll. Der Reproduktionsmediziner hat die Wunscheltern auch auf die Möglichkeit einer unabhängigen Beratung hinzuweisen (§ Art. 6 Abs. 2 FMedG-E) und vor, während und nach der Behandlung „eine psychologische Begleitung anzubieten" (Art. 6 Abs. 3 FMedG-E). Im Gegensatz zum österreichischen Recht sind im FMedG-E keine besonderen Formpflichten im Zusammenhang mit der Einwilligung der Wunscheltern vorgesehen. Art. 7 Abs. 1 FMedG-E sagt bloß, daß „Fortpflanzungsverfahren [. . .] nur mit schriftlicher Einwilligung des betroffenen Paares angewendet werden" dürfen. Diese Einwilligung ist zu erneuern, wenn drei Behandlungszyklen ohne Erfolg geblieben sind (Art. 7 Abs. 1 Satz 2 FMedG-E).

Für den Reproduktionsmediziner, der IVF betreibt, sind § 1 Abs. 1 Nr. 5 ESchG 1990 und § 10 FMedG 1992 besonders wichtige Bestimmungen. Beide Regelungen wollen das Entstehen „überzähliger" Embryonen verhindern und setzen daher der Anzahl der gewonnenen Eizellen, die befruchtet werden dürfen, eine Obergrenze. Am jeweiligen Stand der *lex artis medicinae* orientiert sich § 10 FMedG 1992. Entscheidend ist danach, wieviele Eizellen nach dem Stand der medizinischen Wissenschaft und Erfahrung innerhalb eines Zyklus für eine aussichtsreiche und zumutbare medizinisch unterstützte Fortpflanzung notwendig sind. Diese Regelung scheint mir – akzeptiert man ihr grundsätzliches Anliegen – im Vergleich zu § 1 Abs. 1 Nr. 5 i.V.m. Nr. 3 ESchG 1990 angemessener, der die Anzahl der zu befruchtenden Eizellen <u>numerisch</u> erfaßt und auf <u>drei</u> begrenzt. Müßte der deutsche Gesetzgeber das ESchG nicht ändern, wenn sich herausstellen sollte, daß die optimale Anzahl der zu transferierenden Keimlinge über der Zahl drei liegt? Abgesehen von diesem Einwand ist zu bedenken, daß der Reproduktionsmediziner unter Umständen mit dem grundsätzlichen Problem konfrontiert wird, <u>welche</u> der gewonnenen <u>Eizellen</u> er befruchten soll und welche nicht. Sollten etwa sechs Eizellen gewonnen worden sein, so darf der deutsche Gynäkologe lediglich drei, der österreichische dem Stand der *lex artis* entsprechend viele fertilisieren. Welche ausgewählt werden, bleibt dem Reproduktionsmediziner überlassen. So gesehen wird die Auswahl aber wiederum zu einem „reproductive roulette", da, wenn ich recht informiert bin, die Befruchtungstauglichkeit der Eizelle aufgrund ihrer Morphologie nicht sicher abgeschätzt werden kann.

Ein solches „reproductive roulette" wird nun auch in der Schweiz gespielt. Art. 17 FMedG-E hat die entsprechenden deutschen und österreichischen Regelungen nämlich – wenn auch in vereinfachter Form – zur Gänze übernommen. Der Regelungsinhalt von Art. 17 FMedG-E ist übrigens auch in der Bundesverfassung dem Grunde nach festgeschrieben: „Es dürfen nur so viele menschliche Eizellen außerhalb des Körpers der Frau zu Embryonen entwickelt werden, als ihr sofort eingepflanzt werden können" (Art. 119 Abs. 2 lit. c Satz 3 Bundesverfassung).

5. Fortpflanzungsmedizin und Kindschaftsrecht

Die Praxis der Fortpflanzungsmedizin wirft nicht zuletzt schwierige familien- und erbrechtliche Fragen auf (rechtsvergleichender Überblick bei [33]). Dabei geht es in erster Linie um eine sachgerechte Aufteilung der personen- und vermögensrechtlichen Verantwortung zwischen Wuscheltern und Keimzellenspendern gegenüber dem erwünschten Kind. Das bislang geltende Recht ließ zumeist klare Positionen vermissen. So war etwa strittig, ob der sterile Muttergatte, der einer heterologen Insemination zugestimmt hat, nachträglich die <u>formell</u> ihm zugeordnete Vaterschaft beseitigen kann oder ob ihm wegen seines fragwürdigen Sinneswandels die Klagsmöglichkeit von vornherein versagt bleiben sollte. Umstritten war auch, ob die Rechtsordnung ein Recht des Menschen kennt, zu wissen, von wem er genetisch abstammt [34] und ob dem Samenspender/der Eispenderin die rechtliche Stellung als Vater/Mutter abgesprochen werden sollte. Während diese Fragen in den anglo-amerikanischen Rechtsordnungen spätestens seit Mitte der siebziger Jahre diskutiert und heute bereits weitgehend geklärt worden sind [4], müssen die einschlägigen Probleme in Deutschland auch heute noch großteils durch richterliche Rechtsfortbildung und die Wissenschaft einer Lösung zugeführt werden. In Österreich und der Schweiz ist das Abstammungsrecht hingegen schon zur Gänze den neuen medizinischen Möglichkeiten angepaßt worden.

5.1. Ehelichkeitsvermutung und Ehelichkeitsbestreitung nach heterologer Insemination

Wird ein Kind in der Ehe oder innerhalb eines gewissen Zeitraumes nach Auflösung der Ehe geboren, ist es automatisch dem Muttergatten rechtlich zugeordnet. Diese allein als Reflexwirkung der Ehe mit der Mutter angenommene Vaterschaft kann der Ehemann allerdings binnen gewisser Fristen bestreiten, wenn er beweist, daß das Kind nicht von ihm, sondern von einem Ehebrecher gezeugt worden ist. Nicht eindeutig geregelt ist bis heute im deutschen Recht, ob sich der Ehemann den Einwand des *venire contra factum proprium* entgegenhalten lassen muß, wenn er die Ehelichkeit des Kindes bestreitet, obwohl er zuvor der heterologen Insemination seiner Frau zugestimmt hat (dafür [35], dagegen [36]). Obwohl die Doktrin hier ohnedies überwiegend Rechtsmißbrauch annahm, hat der Gesetzgeber in der Schweiz diese Frage schon 1976 eindeutig geklärt und in Art. 256 Abs. 3 ZGB dem Ehemann die Anfechtung ausdrücklich versagt, wenn er der Zeugung durch einen Dritten zugestimmt hat.

In Österreich ist eine ähnliche Regelung geschaffen worden. § 156a ABGB in der Fassung des FMedG 1992 knüpft den Ausschluß des Anfechtungsrechts allerdings an die Einhaltung gewisser prozeduraler Absicherungen, von denen schon die Rede war: „Hat der Ehemann der Mutter einer medizinisch unterstützten Fortpflanzung mit dem Samen eines Dritten in Form eines gerichtlichen Protokolls oder Notariatsakts zugestimmt, so kann die Ehelichkeit des mit dem Samen des Dritten gezeugten Kindes nicht bestritten werden" (vgl. [37]).

In Deutschland mangelt es zur Zeit an einer entsprechenden gesetzlichen Vorschrift, aber auch an Regelungsvorschlägen seitens der Bundesregierung.

5.2. Ausschluß der rechtlichen Verantwortung des Samenspenders

Wird ein Kind im Wege künstlicher Insemination gezeugt und nichtehelich geboren, treffen allein den Samenspender Vaterrechte und -pflichten. Diese Rechtsfolge ist nicht zu beanstanden, wenn der genetische Vater auch gleichzeitig die soziale und rechtliche Vaterschaft übernehmen möchte; wie etwa im Fall einer Insemination mit Samen des mit der Wunschmutter nichtverheirateten Lebensgefährten. Hingegen erscheint es generell unbillig, den Samenspender haften zu lassen (aufschlußreich [38–40]), wenn ihm nicht von vornherein die sozio-juristische Elternschaft zugedacht war. Ganz in diesem Sinne schließt § 163 Abs. 4 ABGB in der Fassung des FMedG 1992 eine Vaterschaftsfeststellung des *extraneus* aus: „Ein Dritter, dessen Samen für eine medizinisch unterstützte Fortpflanzung verwendet wird, kann nicht als Vater des mit seinem Samen gezeugten Kindes festgestellt werden."

In der Schweiz wurde eine ähnliche Regelung ins Gesetz aufgenommen: „Ist ein Kind durch Samenspende gezeugt worden, so ist die Vaterschaftsklage gegen den Samenspender (Art. 261 ff. ZGB) ausgeschlossen." (Art. 23 Abs. 2 FMedG-E) Im Gegensatz zum österreichischen Recht wird allerdings eine Ausnahme gemacht: „Die Klage ist [...] zulässig, wenn die Samenspende wissentlich bei einer Person erfolgt, die keine Bewilligung für die Fortpflanzungsverfahren oder für die Konservierung und Vermittlung gespendeter Samenzellen hat" (Art. 23 Abs. 3 FMedG-E). Damit wollte der Gesetzgeber klarstellen, daß das Kind den Spender auf Feststellung der Vaterschaft klagen kann, wenn der Spender ein Mann ist, der seine Samenzellen einer Frau für eine Selbstbehandlung zur Verfügung stellt [22].

5.3. Recht auf Kenntnis der genetischen Abstammung

In krassem Gegensatz zur Wertung des § 163 Abs. 4 ABGB in der Fassung des FMedG 1992 steht § 20 FMedG 1992, der – entsprechend dem schwedischen Recht – dem durch heterologe Insemination gezeugten Kind das höchstpersönliche Recht zugesteht, die Identität des genetischen Vaters in Erfahrung zu bringen. Dieses Recht wird dem Kind ab Vollendung des vierzehnten Lebensjahres eingeräumt (§ 20 Abs. 2 FMedG). Zum Wohl des Kindes kann dessen gesetzlicher Vertreter oder dessen Erziehungsberechtigter in medizinisch begründeten Ausnahmefällen mit pflegschaftsgerichtlicher Genehmigung Einsicht und Auskunft auch schon vor Vollendung des vierzehnten Lebensjahres verlangen. Das Gericht hat in einem solchen Fall zu prüfen, ob das Wissen um die Identität des Spenders medizinisch notwendig ist. Das wird beispielsweise der Fall sein, wenn das Kind an Leukämie erkrankt und eine Knochenmarkspende des biologischen Vaters oder seiner Blutsverwandten medizinisch indiziert erscheint.

In Deutschland wird die Anonymität des Samenspenders gar als verfassungswidrig beurteilt [41]. Diese Wertung hat allerdings noch nicht zu einer Reform des Kindschaftsrechts geführt.

Auch in der Schweiz genießt das Recht des Kindes auf Kenntnis der Identität des Samenspenders hohen Rang. Es wird schon von der Bundesverfassung anerkannt: „Der Zugang einer Person zu den Daten über ihre Abstammung ist zu gewährleisten" (Art. 119 Abs. 2 lit. g Bundesverfassung). In Ausführung dieser Verfassungsbestimmung ordnet Art. 27 Abs. 1 FMedG-E an, daß das durch heterologe Insemination gezeugte Kind ab vollendetem 16. Lebensjahr „Auskunft über die äußere Erscheinung und die Personalien des Spenders verlangen" kann. Art. 27 Abs. 3 FMedG-E ergänzt diese Regelung. Bevor das Kind über die Personalien des Spenders Auskunft erhält, soll der Spender wenn möglich von dem Auskunftsbegehren des Kindes in Kenntnis gesetzt werden. Lehnt dieser den persönlichen Kontakt mit dem Kind ab, muß das Kind davon informiert und auf die Persönlichkeitsrechte des Spenders hingewiesen werden. Nach den amtlichen Erläuterungen zu Art. 27 Abs. 3 FMedG-E überwiegt allerdings im Kollisionsfall „das Interesse des Kindes an der Kenntnis seiner Abstammung gegenüber dem Interesse des Spenders an der Wahrung der Anonymität" [22].

Das österreichische und Schweizer Regelungsmodell sollte ernsthaft überdacht werden: Welcher Spender ist schon bereit, seine Anonymität freiwillig preiszugeben? Sollte das Recht des Kindes auf Kenntnis der Identität des Spenders à la longue tatsächlich, wie das von Reproduktionsmedizinern befürchtet wird, zu einem weitgehenden „Rückzug" der Samenspender und damit gleichzeitig zu einem „Auslöschen" der heterologen Insemination führen, wäre der Gesetzgeber gut beraten, die Anonymität des Samenspenders wieder anzuerkennen (vgl. [42]).

5.4. Ausschluß der rechtlichen Verantwortung der Eispenderin

Ein nach Ei- bzw. Embryospende geborenes Kind hat – biologisch gesehen – zwei Mütter: eine plazentare und eine genetische. Nach geltendem Recht wird allerdings ausschließlich die Gebärende in rechtliche Verantwortung genommen. Der Schweizer Gesetzgeber hat dies in Art. 252 Abs. 1 ZGB auch schon implicite zugestanden, wenn es heißt, daß das Kindesverhältnis zwischen dem Kind und der Mutter mit der Geburt entsteht. Noch klarer ist dieses Ergebnis in § 137b ABGB in der Fassung des FMedG 1992 zum Ausdruck gebracht worden: „Mutter ist die Frau, die das Kind geboren hat." Diese

Regelung hat nun auch der deutsche Gesetzgeber in § 1591 BGB (in der Fassung des Kindschaftsrechtsreformgesetzes 1997) anerkannt.

Damit ist in Österreich, der Schweiz und Deutschland das Abstammungsrecht im Falle der „gespaltenen Mutterschaft" geklärt worden, obwohl die Ei- und Embryonenspende in diesen Ländern gar nicht durchgeführt werden darf. Die gesetzlichen Regeln haben aber für verbotswidrig oder im Ausland durchgeführte heterologe Embryotransfers praktische Bedeutung.

6. FORTPFLANZUNGSMEDIZIN UND DAS RECHT DER SOZIALEN SICHERHEIT

Nach langem Hin und Her wurde in Deutschland die medizinisch assistierte Zeugung als Krankenbehandlung anerkannt, für die die Sozialversicherung grundsätzlich leistungspflichtig ist. Der Versicherungsfall tritt gem. § 27a Sozialgesetzbuch V ein, wenn

a) die medizinisch assistierte Zeugung nach ärztlicher Feststellung erforderlich ist,
b) nach ärztlicher Feststellung hinreichend Aussicht besteht, daß durch die medizinisch assistierte Zeugung eine Schwangerschaft herbeigeführt wird (allerdings werden grundsätzlich nur vier Versuche zugestanden),
c) die Wuscheltern miteinander verheiratet sind,
d) die medizinisch assistierte Zeugung homolog (Ei- und Samenzellen der Wuscheltern) durchgeführt wird und
e) sich die Wuscheltern von einem anderen Arzt als dem, der die medizinisch assistierte Zeugung durchführt, über die medizinischen und psychosozialen Aspekte der Sterilitätstherapie haben unterrichten lassen.

Der österreichische OGH hat im Jahre 1998 entschieden, daß die IVF aufgrund der allgemeinen Bestimmungen des Rechts der gesetzlichen Krankenversicherung (§§ 120, 133 ASVG) nicht als Krankenbehandlung anzuerkennen sei, für die die Gebietskrankenkassen aufzukommen haben [43]. In Reaktion auf dieses Urteil wurde 1999 das IVF-Fonds-Gesetz [16] beschlossen, das einen Fonds errichtet hat, der die IVF mitfinanziert. Dieser Fonds hat unter bestimmten Voraussetzungen 70 % der Kosten der IVF zu tragen (§ 2 Abs. 2 IVF-FondsG). Die restlichen 30 % der Behandlungs- und Medikamentenkosten müssen von den Wuscheltern aufgebracht werden. Die Mittel des IVF-Fonds werden zum einen durch Überweisungen aus dem Ausgleichsfonds für Familienbeihilfen und zum anderen durch Überweisungen der Krankenversicherungsträger aufgebracht, und zwar zu je 50 % (§ 3 IVF-FondsG).

Zur Zeit wird dem österreichischen Reproduktionsmediziner ein IVF-Behandlungszyklus mit ATS 19.500,– (zuzüglich USt) abgegolten; wenn die Befruchtung der Eizelle nach der ICSI-Methode notwendig ist, mit ATS 23.000,– (zuzüglich USt). Die Kosten jener Arzneimittel, die für die Vorbereitung und Durchführung der Stimulation, Eisprungsauslösung und Lutealphase benötigt werden, sind davon allerdings nicht erfaßt.

In der Schweiz mangelt es meines Wissens an speziellen Regelungen, die die Vornahme der IVF aus sozialrechtlicher Sicht eigenständig erfassen. Das Bundesgericht hat allerdings – ähnlich wie der OGH [43] – eine Leistungspflicht des Versicherungsträgers für Maßnahmen der Reproduktionsmedizin schon 1987 allgemeiner Überlegungen wegen abgelehnt [44].

7. Verbrauchende Forschung am Embryo in vitro

Völlig einheitlich sind in Deutschland, Österreich und der Schweiz die Auffassungen zum Thema „verbrauchende" Forschung am Embryo. Embryonenforschung, die zum Absterben des Keimlings führt, wird in allen drei Ländern verworfen. Die schärfsten gegen den Reproduktionsmediziner gerichteten Sanktionen sind in § 2 ESchG 1990 angedroht: Freiheitsstrafe bis zu drei Jahren oder Geldstrafe, während sich das FMedG 1992 auf die Androhung einer bloßen Verwaltungsstrafe beschränkt. Diese wird freilich als Geldstrafe bis zu 500.000,– Schilling, bei Uneinbringlichkeit als Ersatzfreiheitsstrafe bis zu sechs Wochen (§ 22 Abs. 1 Z. 3, Abs. 2 Z. 1 i.V.m. § 9 Abs. 1 FMedG 1992), ebenso präventiv wirken wie das kriminalstrafrechtliche Verbot in § 2 ESchG 1990.

In der Schweiz verbietet schon die Verfassung, die Verfahren der Fortpflanzungshilfe anzuwenden, um Forschung zu betreiben (Art. 119 Abs. 2 lit. c Bundesverfassung). In Ausführung dieser programmatischen Vorschrift ordnet Art. 29 Abs. 1 FMedG-E an: „Wer durch Imprägnation einen Embryo in der Absicht erzeugt, diesen zu einem anderen Zweck als der Herbeiführung einer Schwangerschaft zu verwenden oder verwenden zu lassen, wird mit Gefängnis bestraft."

LITERATUR

1. Bernat E. The interaction of rationality and freedom of conscience in legislation on controversial bioethical issues. In: Evans D, ed. Creating the Child. The Ethics, Law and Practice of Assisted Procreation. Martinus Nijhoff, The Hague, 1996; 167–73.
2. Lippert H-D. Der deutsche Sonderweg in der Fortpflanzungsmedizin – eine Bestandsaufnahme. In: Bernat E, Hrsg. Die Reproduktionsmedizin am Prüfstand von Recht und Ethik. Manz, Wien, 2000; 74–83.
3. Wildhaber I. Auf dem Weg zu einem eidgenössischen Fortpflanzungsmedizingesetz: Quo vadis? In: Bernat E, Hrsg. Die Reproduktionsmedizin am Prüfstand von Recht und Ethik. Manz, Wien, 2000; 84–107.
4. Daar JF. Assisted reproductive technologies and the pregnancy process: Developing an equality model to protect reproductive liberties. Am J L & Med 1999; 25: 455–77.
5. Richtlinien zur Durchführung der In-vitro-Fertilisation mit Embryotransfer und des intratubaren Gameten- und Embryotransfers als Behandlungsmethoden der menschlichen Sterilität. In: Laufs A, Hrsg. Handbuch des Arztrechts. 2. Aufl. Beck, München, 1999; 1011–7.
6. Günther H-L, Keller R (Hrsg). Fortpflanzungsmedizin und Humangenetik – Strafrechtliche Schranken? Beiträge zum Diskussionsentwurf eines Gesetzes zum Schutz von Embryonen. 2. Aufl. J.C.B. Mohr, Tübingen, 1991; 349–62.
7. Gesetz zum Schutz von Embryonen (Embryonenschutzgesetz – ESchG). Bundesgesetzblatt I. 1990; 2746–8.
8. Feichtinger W, Kemeter P. Über die In-vitro-Fertilisierung beim Menschen. In: Bernat E, Hrsg. Lebensbeginn durch Menschenhand. Probleme künstlicher Befruchtungstechnologien aus medizinischer, ethischer und juristischer Sicht. Leykam, Graz, 1985; 59–71.
9. Bernat E, Schick PJ. Embryomanipulation und Strafrecht. Gedanken zum Initiativantrag 156/A vom 25. September 1985 (II-3306 Blg StProt XVI. GP). ÖÄZ 1986; 41(7): 31–9.
10. Bernat E. Auf dem Weg zu einem neuen Recht der medizinisch unterstützten Fortpflanzung. Öst AmtsV 1991; 23: 63–5.
11. Fischer H (Hrsg). Bericht des Bundesministers für Wissenschaft und Forschung an den Nationalrat: Zu grundsätzlichen Aspekten der Gentechnologie und humanen Reproduktionsbiologie. Eigenverlag, Wien, 1986; 13–33.
12. Posch W. Rechtsprobleme der medizinisch assistierten Fortpflanzung und Gentechnologie. Manz, Wien, 1988.
13. Bernat E (Hrsg). Fortpflanzungsmedizin. Wertung und Gesetzgebung. Beiträge zum Entwurf eines Fortpflanzungshilfegesetzes. Verlag der Öst. Staatsdruckerei, Wien, 1991; 123–34.
14. Regierungsvorlage zu einem Bundesgesetz, mit dem Regelungen über die medizinisch unterstützte Fortpflanzung getroffen (Fortpflanzungsmedizingesetz – FMedG) sowie

das Allgemeine Bürgerliche Gesetzbuch, das Ehegesetz und die Jurisdiktionsnorm geändert werden. In: 216 der Beilagen zu den Stenographischen Protokollen des Nationalrates, 18. Gesetzgebungsperiode 1991; 1–30.
15. Fortpflanzungsmedizingesetz. Bundesgesetzblatt. 1992; 275: 1299–304.
16. Bundesgesetz, mit dem ein Fonds zur Finanzierung der In-vitro-Fertilisation eingerichtet wird (IVF-Fonds-Gesetz). Bundesgesetzblatt I. 1999; 180: 1405–7.
17. Schweizerische Akademie der medizinischen Wissenschaften. Medizinisch-ethische Richtlinien für die artifizielle Insemination. Bull Méd Suisse 1982; 63: 623.
18. Schweizerische Akademie der medizinischen Wissenschaften. Medizinisch-ethische Richtlinien für die In-vitro-Fertilisation und den Embryotransfer zur Behandlung der menschlichen Infertilität. Bull Méd Suisse 1984; 65: 1502–3.
19. Schweizerische Akademie der medizinischen Wissenschaften. Directives médico-éthiques pour le traitement de la sterilité par fécondation in vitro et transfer d'embryons. Bull Méd Suisse 1985; 66: 1130–2.
20. Schweizerische Akademie der medizinischen Wissenschaften. Medizinisch-ethische Richtlinien für die ärztlich assistierte Fortpflanzung. Eth Med 1992; 4: 55–7.
21. Frank R. Die künstliche Fortpflanzung beim Menschen im geltenden und im künftigen Recht. Schulthess, Zürich, 1988; 79–105.
22. Botschaft zu einem Bundesgesetz über die medizinisch unterstützte Fortpflanzung (Fortpflanzungsmedizingesetz, FMedG). Bundesblatt. 1996 III; 148: 205–305.
23. Bundesgericht 15. 3. 1989. Europ. GrundrechteZ 1989; 16: 370–84.
24. Bundesgericht 22. 12. 1993. Europ. GrundrechteZ 1994; 21: 223–38.
25. Verfassungsgerichtshof 14. 10. 1999. Recht der Medizin 2000; 7: 21–8.
26. Strasser P. Ethik der Fortpflanzung. In: Bernat E, Hrsg. Die Reproduktionsmedizin am Prüfstand von Recht und Ethik. Manz, Wien, 2000; 23–39.
27. Novak R. Fortpflanzungsmedizingesetz und Grundrechte. In: Bernat E, Hrsg. Die Reproduktionsmedizin am Prüfstand von Recht und Ethik. Manz, Wien, 2000; 62–73.
28. Bernat E. Das Kindeswohl auf dem Prüfstand des Rechts. Gedanken zur Funktionsbestimmung einer familienrechtlichen Generalklausel. Öst AmtsV 1994; 26: 43–9.
29. Snowden R, Mitchell GD, Snowden EM. Artefizielle Reproduktion. Enke, Stuttgart, 1985.
30. Giesen D. The patient's right to know – a comparative law perspective. Med Law 1993; 12: 553–65.
31. Fiegl J. Ungewollt kinderlos. Zur Situation des Kinderwunschpaares und der Rolle der Medizin. J Fertil Reprod 1991; 1 (1): 6–9.
32. Verordnung der Bundesministerin für Arbeit, Gesundheit und Soziales über Meldungen hinsichtlich von Tätigkeiten und Erfahrungen auf dem Gebiet der medizinisch unterstützten Fortpflanzung (FMedV). Bundesgesetzblatt II. 1998; 362.
33. Bernat E. Statusrechtliche Probleme im Gefolge medizinisch assistierter Zeugung. MedR 1986; 4: 245–53.
34. Frank R. Recht auf Kenntnis der genetischen Abstammung? Z ges FamR 1988; 35: 113–20.
35. Bundesgerichtshof 7. 4. 1983. Neue Juristische Wochenschrift 1983; 36: 2073–5.
36. Amtsgericht Lüdenscheid 12. 6. 1985. Neue Juristische Wochenschrift 1986; 39: 784–5.
37. Oberster Gerichtshof 13. 3. 1996. Öst AmtsV 1996; 28: 164–5.
38. Henry VL. A tale of three women: a survey of the rights and responsibilities of unmarried women who conceive by alternative insemination and a model for legislative reform. Am J L & Med 1993; 19: 285–311.
39. Jones OD. Reproductive autonomy and evolutionary biology: a regulatory framework for trait-selection technologies. Am J L & Med 1993; 19: 187–231.
40. Kaiser D. Artificial insemination: donor rights in situations involving unmarried recipients. U Louisville J Fam L 1987/88; 26: 793–811.
41. Giesen D. Genetische Abstammung und Recht. JuristenZ 1989; 44: 364–77.
42. Bernat E. Der anonyme Vater im System der Fortpflanzungsmedizin: Vorfindliches, Rechtsethik und Gesetzgebung. In: Bernat E, Hrsg. Die Reproduktionsmedizin am Prüfstand von Recht und Ethik. Manz, Wien, 2000; 161–81.
43. Oberster Gerichtshof 24. 11. 1998. Österreichische Juristen-Zeitung 1999; 54: 346–9.
44. Tribunal Fédéral Suisse. L'arrêt du 2 février 1987. Recueil Officiel 113; V: 42–7.

SACHWORTVERZEICHNIS

Aberration 104ff, 128, 174, 271ff, 278ff
ACTH 50
Adoption 24, 43, 286
AIDS 231ff
Akrosom 137ff
Akrosomenreaktion 138ff, 168, 193
Alkohol 52, 252
Alter
– der Frau 15, 47ff, 111, 281
– des Mannes 127
– ovarielles 108ff
Amalgam 249
Ambivalenz 31, 38
Amnionhöhle 118
Androgenisierungserscheinungen 99
Anejakulation 181ff
Aneuploidie 109ff
Ängste 35ff
Anovulation 93ff
Apoptose 121, 149
Aspermie 135
Assisted Hatching (AHA) 159, 163, 193ff
Asthenozoospermie 136, 137
Aszites (OHSS) 62, 83, 84
AZF (Azoospermiefaktor) 126
Azoospermie 36, 124ff, 127ff, 135, 137, 145, 174, 175, 202, 223ff, 280

Baby take home-Rate 19, 185
Basaltemperaturkurve 33, 238
Befruchtungsrate 104ff, 125, 155, 203
Behandlungserfolg 38ff
Blastomere 115ff, 255, 257, 258, 278, 282
Blastozyste (Blastocyste) 115ff, 185ff, 256ff, 281
Blastozystentransfer 15, 149, 185ff
Blei 248
Body Mass Index (BMI) 108

Cadmium 248
Cavum uteri 185

Chimäre 259
Chlamydieninfektion 50
Chlorkohlenwasserstoffe 250
Chorion laeve 119
Chromosomenaberration 278ff
Chromosomenanalyse 33, 111, 174
Clomiphenstimulation 59, 73ff, 110, 154
Co-Kulturen 186
Coping 34
Corona radiata 104, 115, 169
Corpus haemorrhagicum 61
Corpus luteum 61, 68, 73
Corpus luteum-Insuffizienz 32, 63
Cumulus oophorus 61, 115, 169
Cystische Fibrose 124, 127, 174, 261, 279ff

Decidua (Dezidua) 117, 120
Dezidualisierung 117ff
Diabetes 93ff
Diäthylstilbestrol (DES) 248
Diploidie 257, 259
Dominanter Follikel 72, 74, 60, 61, 63, 110
Donorinsemination 146
Dopplersonographie 67ff
DMPS (Dimercaptopropion-sulfonsäure)
    -Provokationstest 2249
DNA, DNS 50, 109, 262ff, 279, 281
Doppler-Strömungsmessungen 57, 61ff
Down-Regulation 77, 81ff, 85, 98, 102, 151, 154
Dreidimensionaler Ultraschall 67, 68

Earle's Medium 186
Eizelle
– degenerierte 104
– gewinnung 63ff, 151, 163, 268
– haploide 115
– Kryokonservierung 205
– morphologie 104
– präparation 169

– qualität 103ff
– reserve 110
– spende 290
– zahl 110
Ejaculatio praecox 34
Ejakulation, retrograd 182
Ejakulataufbereitungsverfahren: s. Samenpräparation
Ektodermzelle 118
Embryo 187ff
– blast 116
– Kryokonservierung 203
– morphologie 104
– qualitätsbeurteilung 187
– transfer 15, 104, 149ff, 185
Embryonenschutzgesetz 16, 72, 85, 209, 263, 282, 289ff
Endometriose 149
Endometrium 117
Endometriumsdicke 59
Entodermzelle 118
Epiblast 116
Epidemiologie 47ff
Er:YAG-Laser 171, 194ff

Farbdopplersonographie 67, 68
Fertilisation 168
Fimbrien 115
Fimbrioplastik 217
Follikelpunktion 65ff, 151ff, 168
– abdominal 65
– vaginal 65, 151ff
Follikulometrie 57ff
Follikel-stimulierendes Hormon (FSH) 72
Fortpflanzungsfreiheit 17, 288
Fortpflanzungsmedizingesetz 16, 146, 261, 285ff
Freier Androgen Index (FAI) 97
Furchungen 115

Gametentransfer (GIFT = Gamete Intrafallopian Transfer) 288ff
Gefrieranlage 210
Genom 256
Gentechnik 255ff
Gentherapie 261ff
Genußmittel 251

Gestagentherapie 98
Glykocalyx 117
Gonadotropine (GnRH) 72, 76ff
GnRH-Agonisten 76ff
GnRH-Analoga 73
GnRH-Antagonisten 85ff, 144, 154, 169
Granulosazellen 115ff

Haltepipetten 170
Hatching 193ff
Hepatitis B u. C 231ff
Heterologe Insemination (AID) 145ff, 201, 289
Hexachlorcyklohexan (HCH) 251
HIV 146, 201, 231ff
Hodenbiopsie 125, 181
Homologe Insemination (IUI) 141ff, 288
Hormonunterbrecher 248
HOX-Gene 118
Humanes Choriongonadotropin (hCG) 119
Human tubal fluid (HTF) 186
Hyaluronidase 169
Hypoblast 116
Hyperandrogenämie 94
Hyperinsulinämie 96
Hyperprolaktinämie 93

ICSI (Intrazytoplasmatische Spermieninjektion) 128ff, 150, 167ff, 203, 237, 278ff
ICSI-Schälchen 172
Immunologische Aspekte 121
Implantation 115ff, 193
Impotenz 34
Imprinted gene 118
Infertilität 47
Informed consent 291
Inhibin B 108, 110
Innere Zellmasse (IZM, ICM) 116, 258
Insemination 115
– heterologe (AID) 145ff, 289
– homologe (IUI) 141ff, 288
– katheter nach Fischl/Pickhard 142ff
– rechtliche Aspekte 288ff

Insulinresistenz 95ff
in vitro-Fertilisierung und Embryotransfer (IVF-ET) 149ff, 285
in vitro-Fertilisation 15, 104, 149ff, 185, 277ff
in vitro-Maturation (IVM) 98, 272
Inzest 34

Kapazitation 137ff, 168
Keimbahntherapie 261
Keimscheibe 116, 118
Kinderwunschsprechstunde, Arzt-Patienten-Beziehung 31ff
Kindschaftsrecht 293ff
Klinefelter-Syndrom 126, 145, 174
Klonen 255ff
Koffein 252
Kompaktion 116
Kontraindikationen (Sterilitätstherapie) 37ff
Kontraktionen, subendometriale 59
Kontrollierte ovarielle Hyperstimulation (KOH) 71ff, 98, 143ff, 169
Krykonservierung 199ff
– Eizellen 205, 268
– Embryonen 203
– Hodengewebe 202
– Imprägnierte Eizellen 208
– Ovarialgewebe 207, 268ff
– Sperma 200ff
Kryoprotektiva 204, 211
Kryptozoospermie 135, 168, 202
Kulturmedien 185ff
Kurzes Protokoll 77ff, 107

Langes Protokoll 79, 107, 144
Leihmutterschaft 16, 160
LH/FSH-Ratio 93, 97
Lösungsmittel 250
Low responder 81
Lutealinsuffizienz 32, 63
Lutealsupport 80
Luteinisierendes Hormon (LH) 72
Luteinized Unruptured Follikel (LUF) Syndrom 63ff

Machbarkeit 15

Makler-Kammer 135
Mammakarzinom 161
Mangan 249
Masturbation 34, 133
Medizinethik 15ff
Mehrlingsschwangerschaft 15, 19, 149
MESA (Mikrochirurgische epididymale Spermaaspiration) 174, 177ff
Mikrochirurgische Refertilisation 215ff, 223ff
– Fimbrioplastik 217
– Salpingostomie 217
– Tubulovastostomie 223ff
– Vasovasostomie 223ff
Mikromanipulationsgeräte 170
Mikromanipulationmethoden 169ff
Mineralstoffe 250
Mißerfolg 40ff, 103
Morulastadium 116, 188ff
Motilität (Spermien) 136
Mukoviszidose 127, 261
Myometrium 117

Neuroendokrine Ursachen v. Sterilität 49ff
Nikotin 52
Normozoospermie 124
Nukleoli 104

Oligo-Astheno-Teratozoospermie (OAT) 135
Oligozoospermie 34, 135, 279
Oolemma 104
Ooplasma 106
Oozyten 104ff
– Mikromorphometrie 106
Organellen 104
Ovarielle Stimulation 71ff
Ovarielles Hyperstimulationssyndrom (OHSS) 82ff, 98, 160
Ovarialgefäße 61ff
Ovarialkarzinom 161
Ovarian tissue banking 267ff
Ovarian reserve testing 110
Ovarielle Reserve 110ff
Overprotection 22
Ovulationsinduktion 74

Pars ampullaris tubae 115
Partial zona dissection (PZD) 128, 150, 167, 170ff, 194
Pathogenese (Sterilität) 49ff
Pentachlorphenol (PCP) 251
Perimetrium 118
Perivitelliner Spalt/Raum 104, 106, 115ff, 168, 194
Perkutane Spermaaspiration (PESA) 181
Pestizide 250
Phytoöstrogene 248
Plasminogen-Aktivator-Inhibitor (PAI) 120ff
Plazentaentwicklung 118ff
Polkörperchen 104, 115ff
Polychlorierte Biphenyle (PCB) 251
Polymerase chain reaction (PCR) 235ff, 262, 278
Polyspermieblock (Spermienblockade) 115, 168, 193
Polyzystisches Ovarialsyndrom (PCOS) 62, 82, 93ff
– Pathogenese 94ff
– Diagnostik 97
– Therapie 98
Postkoitaltest 33
Präimplantationsdiagnostik 24, 262ff, 277ff
Primärzotten 118
Primordialfollikel 267ff
Pronukleusstadium 72
Pseudogestationssack 59
Psychosomatische Sterilitätstherapie 29ff

Quecksilber 249

Rauchen 251
Reimplantation 270

Salpingostomie 218
Samenanalyse 133ff
Samenparameter 124, 133, 251
Samenpräparation 138ff, 168, 236
– Dichte-Gradienten-Präparation 139
– Swim up-Technik 138
Samenqualität 250

Samenspende 289
Schadstoffe 247ff
Schwermetalle 248ff
Schlüpfen (Blastozyste) 117, 193ff
Schlüsselfragen 43ff
Schuldzuweisung 13
Seeding 204, 211, 270
Sekundärzotten 118
Selen 250
Sexual-hormone binding globulin (SHBG) 94, 96
Sexual-Transmitted-Diseases 50
Sexualverhalten 32, 34, 39
Sonographie 57ff
Sperma-Kryokonservierung 200ff
Spermatideninjektion 175
– Elongated sperm injection (ELSI) 175
– Round spermatid nucleus injection (ROSNI) 175
Spermatozoen 125ff, 200ff
Spermienblockade (Polyspermieblock) 115, 168
Spermienmorphologie 136
Spermiogenese (Spermatogenese) 180, 226ff
Spermiogramm 33, 123ff, 133ff, 154, 238
Sterilität 47
Stimulation 71ff, 168
– insuffiziente 63
– Protokoll 77ff, 107
Straws 204
Subzonale Spermatozoeninsemination (SUZI) 128, 150, 171
Sunburst-Phänomen 104
Supercooling 204
Surrogatmutterschaft 23, 291
Syncytium 118
Syncytiotrophoblast 118

Tabak 251
Technical Fixing 19
Technology Assessment 23
Teilungsrate 104
Teilungsschritte 115ff
Testikuläre Spermaextraktion (TESE) 174, 179ff

Teratozoospermie 137
Tertiärzotten 118
Transabdominaler Ultraschall 65ff
Transmission (vertikale, horizontale) 231ff
Transvaginale Follikelpunktion 65ff, 151ff
Transvaginaler Ultraschall 65ff
Trophektoderm 116ff, 193
Trophoblastzellen 115ff
Tubendurchgängigkeit 57, 67ff
Tubenfaktor 49
Tubulovastostomie 124, 223ff

Überstimulationssyndrom s. Ovarielles Hyperstimulationssyndrom (OHSS)
Übertragung, Gegenübertragung 41ff
Ultrakurzes Protokoll 78
Ultraschalldiagnostik 57ff
Umweltnoxen 247

Vaginosonographie 57ff
Vakuolen 105
Vasektomie 223ff
Vasovasostomie 124, 223ff
Vibrostimulation 181
Vierzeller 115

Wachstumsfaktoren 117, 120

Zelladhäsionsmoleküle 117
Zellorganellen 104
Zell-Matrix-Interaktion 118
Zigarettenrauchen 251
Zona-Drilling (ZD) 167, 194
Zona pellucida 104, 115ff, 167, 185, 193ff
Zygote 115, 185, 189ff
Zyklusmonitoring 58
Zystische Fibrose: s. Cystische Fibrose
Zytoplasma 104, 126, 173
Zytotrophoblastzellen 118

Ein Ratgeber für Ihre Patientinnen

Unerfüllter Kinderwunsch – unabwendbares Schicksal oder positive Herausforderung?

Von Univ.-Prof. Dr. Franz Fischl

In diesem Patientenratgeber werden die normalen, physiologischen Abläufe der Fortpflanzung sowie deren Störungen in leicht verständlicher Form den Patienten nahegebracht. Den komplizierten Hormonstörungen, die einem unerfüllten Kinderwunsch zugrunde liegen können, ist ein eigenes übersichtliches Kapitel gewidmet. Ausführlich wird über das diagnostische Vorgehen bei Kinderlosigkeit berichtet. Die modernen Behandlungsmöglichkeiten des unerfüllten Kinderwunsches, wie ICSI, MESA, TESE etc., werden anschaulich und mit vielen Abbildungen versehen geschildert. Der Autor informiert jedoch auch über Erfolgsaussichten und Risiken und gibt Tips, wie man sich verhält, wenn der Kinderwunsch trotz modernster Techniken nicht erfüllt werden kann. Ein Kapitel über die rechtlichen Grundlagen in Österreich, Deutschland und der Schweiz sowie ein Ausblick auf zukünftig mögliche Techniken runden die Gesamtinformation ab.

Dieser Ratgeber empfiehlt sich nicht nur für betroffene Paare, sondern auch für alle in Familienplanung und Familienmedizin tätigen Berater, wie Ärzte, Sozialarbeiter, Psychologen, Krankenschwestern, Ehe- und Familienberater etc.

Das 80-seitige Buch ist durchgehend farbig gedruckt und mit vielen Abbildungen versehen. Erhältlich um ATS 198,– in allen Buchhandlungen (ISBN 3-901299-22-X) oder direkt (per Nachnahme, zuzügl. Versandkosten) beim Verlag Krause & Pachernegg, A-3003 Gablitz, Postfach 21, e-mail: k_u_p@Eunet.at